成 / 人 / 高 / 等 / 教 / 育 / 药 / 学 / 专 / 业 / 教 / 材

总主编 / 陈金宝 刘 强

新药研究与开发

RESEARCH AND DEVELOPMENT OF NEW DRUGS

—— 主 编 ——

陈再兴

—— 副主编 ——

孟 舒 刘 涛 魏斌斌

上海科学技术出版社

图书在版编目（ＣＩＰ）数据

新药研究与开发 / 陈金宝，刘强总主编 ；陈再兴主编. -- 上海 ：上海科学技术出版社，2021.8
成人高等教育药学专业教材
ISBN 978-7-5478-4591-2

Ⅰ．①新… Ⅱ．①陈… ②刘… ③陈… Ⅲ．①新药—研制—成人高等教育—教材 Ⅳ．①R97

中国版本图书馆CIP数据核字(2019)第218242号

获取《成人高等教育医学专业教材·考前模拟试卷》指南

扫描封面二维码→点击第一条"考前模拟试卷使用指南"，了解使用方法→刮开封底涂层，获取购物码→点击第二条"考前模拟试卷"PDF 文件，立即购买→选择"使用购物码支付"→输入购物码并使用→立即查看后成功获取。

新药研究与开发

总主编 陈金宝 刘 强
主 编 陈再兴

上海世纪出版(集团)有限公司
上海科学技术出版社 出版、发行
(上海钦州南路 71 号 邮政编码 200235 www.sstp.cn)
常熟兴达印刷有限公司印刷
开本 787×1092 1/16 印张 19
字数：500 千字
2021 年 8 月第 1 版 2021 年 8 月第 1 次印刷
ISBN 978-7-5478-4591-2/R·1925
定价：55.00 元

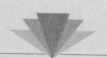

编 委 会

主 编

陈再兴

副主编

孟 舒 刘 涛 魏斌斌

编 者 （以姓氏笔画为序）

王 岩 王 星 王 琳 白立川

刘 涛 陈再兴 孟 舒 祝 妍

靳 鑫 魏斌斌

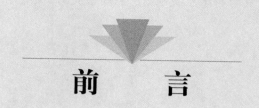

前　言

成人高等教育医学系列教材出版发行已经多年，该系列教材编排新颖，内容完备，版式紧凑，注重实践，深受学生和教师好评，在全国成人医学高等教育中发挥了巨大作用。为了适应发展需要，紧跟学科发展动向，提升教材质量水平，更好地把握 21 世纪成人高等教育医学内容和课程体系的改革方向，使本系列教材更夯实能力基础、激发创新思维、培养合格的医学应用型人才，故决定扩展部分品种。

本系列教材将继续明确坚持"系统全面、关注发展、科学合理、结合专业、注重实用、助教助学"的编写原则。每章仍由三大部分组成：第一部分是导学，告知学生本章需要掌握的内容和重点、难点，以方便教师教学和学生有目的地学习相关内容；第二部分是具体教学内容，力求体现科学性、适用性和易读性的特点；第三部分是复习题，便于学生课后复习，其中选择题和判断题的参考答案附于书后。

本系列教材分为成人高等教育基础医学教材和成人高等教育护理学专业教材、成人高等教育药学专业教材，使用对象主要为护理学专业及药学专业的高起本、高起专和专升本三个层次的学生。其中，对高起本和专升本层次的学习要求相同，对高起专层次的学习要求在每章导学部分予以说明。本套教材中的一些基础课程也适用于其他相关医学专业。

除了教材外，我们还将通过中国医科大学网络教育平台（http://des.cmu.edu.cn）提供与教材配套的教学大纲、网络课件、电子教案、教学资源、网上练习、模拟测试等，为学生自主学习提供多种资源，建造一个立体化的学习环境。

为了方便学生复习迎考，本套教材的每门学科都免费赠送 5 套考前模拟试卷，并配有正确答案。学生只要用手机微信扫描封面的二维码，输入封底刮开涂层的购物码即可获取。学生可以做到随时随地练习，反复实战操练，掌握做题技巧及命题规律，轻松过关。

本系列教材扩展品种的编写得到了以中国医科大学为主，包括沈阳药科大学、天津中医药大学、辽宁中医药大学、辽宁省肿瘤医院等单位专家的鼎力支持与合作，对于他们为此次编写工作做出的巨大贡献，谨致深切的谢意。

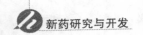

　　由于编写工作任务繁重、工程巨大,在教材中难免存在一些不足,恳请广大读者惠予指正,使本套教材更臻完善,成为科学性更强、教学效果更好、更符合现代成人高等教育要求的精品教材。

陈金宝　刘　强

2021 年 6 月

编 写 说 明

新药的诞生,不仅标志着国家制药工业发展的水平,而且能根本改变某种疾病的治疗状况,同时新药的发展直接影响着防病治病的质量和进程。因此,《新药研究与开发》这门课程已成为当今药学相关专业学生的必修课。

本书第一章新药研究概论、第二章新药研究与生物技术和第十四章《新药研究与开发》综合实验由陈再兴副教授编写。第三章新药研究的分子生物学基础由王琳副教授编写。第四章新药研究的分子药理学基础由王岩讲师编写。第五章机体内源性生物活性调节物质由白立川讲师编写。第六章先导化合物的发现及优化由魏斌斌副教授编写。第七章药物靶点与药物发现由王星讲师编写。第八章新药研究信息的收集与利用由靳鑫讲师编写。第九章新药研究的思路、方式和方法和第十一章新药的临床前研究由刘涛副教授编写。第十章新药的工艺与质量研究和第十三章新药研究案例由孟舒研究员编写。第十二章新药的临床试验由祝妍讲师编写。

本教材主要从机体与新药研究的关系、新药研究的过程、新药研究的实例等方面进行编写。由于整体编写任务繁重,水平有限,在编写过程中难免存在一些不足,恳请广大读者惠予指正。希望通过不断修订,本教材能更臻完善,成为科学性更强、教学效果更好、更符合现代成人高等教育要求的精品教材。

《新药研究与开发》编委会

2021 年 6 月

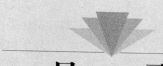

目 录

新药研究概论

内容及要求

本章主要讲述全球和我国新药研究概况以及我国药品制造业发展趋势;新药的定义、分类及新药研究过程;以及新药研究和开发中的常见问题。要求学生掌握:①新药的定义;②新药分类的原则;③中药、天然药物注册分类;④化学药品注册分类。熟悉:①我国新药批准的情况;②我国新药申报情况。了解:①全球在研新药概况;②全球上市新药概况;③治疗用生物制品注册分类;④新药研发具有哪些特点?

重点、难点

本章重点是新药的定义;本章难点是中药、天然药物注册分类。

20世纪以来,科学技术进入了一个高速发展的历史时期。信息技术、现代生物技术的发展迅速地改变着世界的面貌,推动着社会的进步。进入21世纪,生命科学领域更是发生了翻天覆地的变化,许多生命科学的最新成果已经应用到药物研究领域中。新药的研究与开发有着显著的进步。

近些年,药物研发重心随着世界疾病谱发生变化。20世纪七八十年代主要研发重心为感染性疾病、消化系统疾病等,90年代后主要集中在高血压、糖尿病、抑郁症等领域,而如今,因为环境的恶化以及人口老龄化问题,药物研发重心主要集中在肿瘤、慢性病和老年疾病。整个药物市场持续增大,但是增速有所变化。美国、欧洲、日本等发达国家仍然占市场很大的份额,发展速度将趋向稳定。而以中国、印度、俄罗斯为代表的新兴市场正快速发展。

当前,虽然化学药还占市场的主导地位,但生物技术类药物比重上升得非常快,药物开发风险增加。美国药物研究中心(CMR)分析表明:新开发项目的药物Ⅱ期临床试验成功率已经从28%降到18%。近年来,新药Ⅲ期临床试验和新药申报的平均成功率已经降至50%左右。失败的原因主要是安全性不好、有效性不够等问题;研发投入持续高涨,投入产出比持续降低。2019年初有报告指出,大型药企的药物研发投入在过去10年中已经从原来的31%降到了不足20%。2018年全球医药市场规模约为1.25万亿美元,这一整年中,销售额最高的15家制药公司对新药研发的投入总计达到了1 000亿美元。由此可见,新药研发的市场格局正在慢慢发展变化,药物开发的成本正不断上升,因专利到期而失去独占市场权利的"重磅炸弹"级产品,在带来很多新机遇的同时也会使市场竞争更加激烈。

随着全球医药企业对新药研发的重视,以及对药物作用靶点研究的进一步阐明,越来越多新的

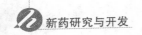

活性化合物被发现,更多新的药物靶标被确认,使得全球新药研发呈现出诸多新的特点。目前,药物创新面临着三大挑战和机遇:一是随着分子生物学、基因组学的发展,疾病的致病机制将逐渐清晰,会给新靶点和新先导结构的发现带来空前的机会;二是随着对复杂疾病的作用网络研究不断推进,将给糖尿病、心血管疾病、肿瘤等复杂疾病的药物创新带来机会;三是成药性的早期评价与判断仍不够理想,导致后期研发失败的风险提高,带来研发成本的攀升。

第一节　全球新药研究概况

一、全球在研新药概况

全球在研新药整体规模稳步增长,在研新药包括临床前研究项目、处于临床研究及注册阶段的项目,以及增加新适应证的已上市药物项目。截至 2016 年 1 月,全球在研新药数量为 13 718 个。从 2001—2016 年数据来看(图 1-1),全球在研新药数量继续保持稳定增长态势,2016 年全球在研新药数量增幅高达 11.5%,远超 2015 年 8.8% 的同比增幅。对在研新药数据进行深入分析后发现,2016 年首次出现的在研药物品种数量为 3 442 个,而 2015 年该数据为 3 138 个。这也从侧面表明,与往年相比,2016 年因各种原因终止的在研药物数量相对减少。

尽管全球在研新药数量呈现持续增长的态势,但由于化学合成小分子药物开发难度逐年增加,全球在研药物市场增长的可持续性存在一定的不确定性。以 2015 年上市的新活性物质(NAS)为例,其数量已从 2014 年的 63 个[含新分子实体(NMEs)57 个,疫苗 6 个]下降至 48 个(含 NMEs 43 个,疫苗 3 个),这也是 2011 年以来 NAS 首次出现下滑。

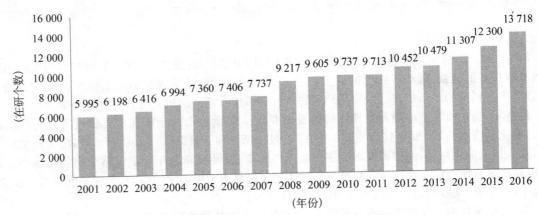

图 1-1　2001—2016 年全球在研药物数量的变化情况

二、全球上市新药概况

1. 全球上市新药的数量　分析显示,自 2007 年至 2016 年,全球共有 737 个新药上市并投放市场,全球市场和美国市场的逐年上市新药趋势基本趋同(图 1-2)。与 1996 年至 2005 年年均 40 个新药相比,2007—2016 年全球年均上市新药 74 个,增幅达 85%。

此外,2007—2011 年全球上市新药平均数为 67 个,2012—2016 年平均数达到 80.4 个。可见,近年来,多国药审部门推出的多种快速审评途径对新药上市有较为明显的提速作用。尤其以美国为例,2012 年 9 月美国食品药品监督管理局(food and drug administration,FDA)首创突破性治疗

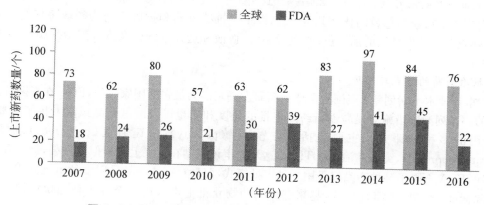

图1-2　2007—2016年全球及FDA上市新药逐年分布情况

(breakthrough therapy designation，BTD)的新药审评方式，并于2013年首次使用该审评方式。不难看出，FDA管理理念和审批方式的改进在2012年之后对新药获批高峰起着较为重要的作用。

2. **全球上市新药的市场分布**　2007—2016年美国居新药研发及首次上市市场的头把交椅，年均上市新药约30个。从所占比例来看，美国市场总体占比近4成，几乎占据了全球新药市场的半壁江山。其次是日本，近10年上市新药总数占全球总数的13%。德国位列第三，占比达9%。亚洲国家中，韩国、印度和中国的表现相当不俗，甚至超过了加拿大、澳大利亚等发达国家，见表1-1。

表1-1　2007—2016年新药首次上市国家前10名

年份	全球总数	美国	日本	德国	韩国	英国	印度	中国	加拿大	俄罗斯	澳大利亚
2007	73	18	3	9	6	3	6	2	1	—	2
2008	62	24	6	9	2	5	2		3	2	1
2009	80	26	5	13	4	5	2	3	3	2	4
2010	57	21	9		3		3	2	3	1	1
2011	63	30	7	7	2	—		1	2	1	
2012	62	39	9	4	6	5	1	5		3	1
2013	83	27	8	5	3	2	5	—		3	
2014	97	41	22	7	5	10	5	3	3	3	—
2015	84	45	12	5		3		3		3	
2016	76	22	14	2	10	4	3	4	1	3	—
合计	737	293	95	66	41	39	27	23	19	17	10

由此可见，医药市场活力正在由美国、日本、德国、法国等发达国家向韩国、中国、俄罗斯、印度等这些新兴市场转变，尤其中国、韩国本土医药企业发展迅猛，整个制药行业的地理分布呈现较为明显的向东部迁移的趋势。

2007—2016年中国逐渐在新药领域寻求到发力点，正崛起成为亚洲最大的新药研发国，同时也是全球第四大新药研发国。2017年总部在中国的新药研发企业数量占全球药物研发企业的比例，从2016年的4%增长至5%。未来中国将作为全球最大的医药市场之一，成为拉动全球药品消费增长的主要力量。

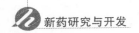
3. 上市新药的治疗领域分布 2007—2016 年,每年上市药物数量排名前 5 位的治疗领域的药物总数占当年上市新药总数的比例均为 70% 以上。抗感染药和抗肿瘤药物领域每年均有新药上市,位居热点药物研发领域的前 2 位;心血管系统、血液和造血系统以及内分泌治疗领域年均 4～6 个药物上市。

4. 批准新药的特点与趋势

(1) 审评技术不断创新:美国是全球新药研发创新能力最强的国家之一,FDA 在新药注册审批中实施的一系列激励措施对提高创新药品审批的速度和质量以及降低药品风险发挥了重要作用。FDA 采用的多种审评方式主要包括:优先审评(priority)、快速通道(fast track)、加速审批(accelerated approval)、突破性治疗(BTD)。这几个审评机制在定义上虽相似或重叠,但却互相独立而不排斥,FDA 不限于某种产品仅采用一种审批模式,而是对有的产品采用多种审批方式加快审批进度。除标准(standard)审评模式,越来越多的药物获批上市采用了至少 1 种加快审评模式。自 2013 年开创 BTD 审评方式以来,有的产品甚至采用了全部 4 种加快审批模式。

(2) 孤儿药物(罕见药)、特色药物的研发日益受到重视:制药企业曾经专注于那些发病人群广、市场潜力巨大的新药的研制开发,造就了许多年销售额超过百亿美元的"重磅炸弹"级药物。但是随着众多重磅炸弹级药物的专利陆续到期,以及一些热门治疗领域药物研发的不断受挫,加之以基因组学(genomics)为代表的分子生物学研究和疾病生物标志物研究不断取得进展,近年来,众多医药厂商逐渐将研究重心转向市场潜力和盈利空间更大的孤儿药物(罕见药)以及特色药物的研发,近几年 FDA 批准上市孤儿药物比重的日益增加(超过 40%)也反映了这一趋势。此外,近些年不少医药企业积极探索传统小分子、抗体药物以外的空间,首创一类新药(first-in-class)也大幅增加。肿瘤分子靶向药物是近年来首创性药物审批的热门,其中激酶类肿瘤分子靶向药物是首创性药物最多的种类。

(3) 生物制品药物发展迅猛:结合近 10 年的数据可以看出,生物技术药物的研发进入蓬勃发展的阶段。以美国为代表,FDA 批准新药中,生物制品的占比先升后降,2014 年之后的 3 年上升趋势明显,生物制品占比达到 1/3 左右。2016 年,FDA 药品审评和研究中心共批准了 22 个新药,少于过去 10 年的年均批准数,但生物制品的比例却达到近 10 年的峰值(31.8%)。除上市的 7 个全新抗体药物外,还有 3 个抗体类似药获批,这对于抗体药物领域的发展具有里程碑式的意义。2016 年,全球销售量最大的前 10 位药物中,6 个为生物技术药物。

(4) 个体化治疗药物获重要进展:近些年获批上市的肿瘤治疗药物中,不仅每一种药物都针对特定类型的肿瘤,更细分至其中的某一特定人群,提高了临床治疗的针对性与实际效果,也显示近年来在肿瘤领域基因与分子研究的进展,为个体化治疗提供了基础。

在全球环境风起云涌之下,我国作为未来全球最大的医药市场之一,迅速适应国际规则,迅速实现从原料药和仿制药的生产者到市场创新者的转变。必将成为拉动全球药品消费增长的主要力量。

第二节 我国新药研究概况

近年来我国正在进行中的药品监管审批制度改革,对药物创新的积极影响也正在显现,获批上市的新药和取得关键进展的在研新药无论在数量上还是质量上均有明显提高。从国家食品药品监督管理总局(China food and drug administration, CFDA)和国家药品监督管理局药品审评中心(center for drug evaluation, CDE)公开的数据来看,我国新药研究目前是申请量回落、通过率上升;获批新药的创新度较高;一类新药迎来爆发式增长;自主创新一类新药 2017 年度再创新高。

一、我国新药批准情况

1. 上市申请审批完成量回落、通过率上升　2017 年,CFDA 共完成约 390 件新药上市的审评审批(包括企业主动撤回的申请),与 CDE 集中开展药品注册申请积压清理工作的前两年相比已明显下降,基本上回归到 2011—2014 年的水平。而审批通过的情况则相反,2017 年直接获得国产药品批准文号或进口药品注册证号的新药上市申请约 130 件,与企业大规模撤回注册申请的 2016 年相比有明显回升,但与之前的几年相比仍处于低位。

2. 获批新药创新度高　数据显示,以上直接获得批准的新药上市申请,将为中国药品市场带来 47 个全新药品品种。其中,含有首次获准上市新活性成分的药品有 37 种,与往年相比,不仅占比高,在绝对数量上也创下自 2010 年以来的新高。长期以来,我国上市新药“新药不新”,通过改变酸根、碱基、剂型或者复方等方式产生的改良型新药充斥市场的问题正在改观。

众多全新活性成分药物得以在 2017 年获批上市,主要得益于优先审评审批制度的实施,以及进口药品审批制度的改革。我国优先审评审批制度的引入始于 CFDA 在 2015 年 11 月 11 日发布的《关于药品注册审评审批若干政策的公告》,公告明确规定防治艾滋病、恶性肿瘤等重大疾病的创新药、儿童用药等 8 类药品注册申请,申请人可向 CDE 提出加快审评的申请。截至 2018 年 2 月,CDE 已先后发布了 26 批优先审评目录,将 465 件药品注册申请纳入优先审评通道。数据显示,优先审评审批制度的实施大大加快了创新药和临床急需仿制药的审批上市,在 2017 年首次获批上市的药品品种中,有近 60% 是通过优先审评通道完成审评的,这些品种从 CDE 受理注册申请到 CFDA 批准发件,最快只需 47 天,平均耗时约 14 个月,而其他未被纳入优先审评通道的品种平均审评耗时是它的 2.7 倍(38 个月)。

针对已经在发达国家上市的新药在我国准入时间过长的问题,2017 年 CFDA 对进口药品注册管理制度进行了大幅调整,包括接受境外药物临床试验数据用于药品上市申请,对以国际多中心临床试验数据提出免做进口药品临床试验的注册申请,允许直接批准进口;允许在中国同步开展国际多中心Ⅰ期临床试验,取消临床试验用药物应当已在境外注册,或者已进入Ⅱ期或Ⅲ期临床试验的要求(预防用生物制品除外)等。借由政策调整,一批代表国际先进治疗水平的进口新药在 2017 年获准上市,既满足了公众对新药的临床需求,也有利于引导国内制药产业尽快提升创新能力,提高国际竞争力。

3. 抗感染和抗肿瘤领域获批数量居前　从首次获批上市新药的治疗领域来看,抗肿瘤药、抗感染药以及糖尿病治疗药物位列批准数量的前列,合计约占批准新药总量的 53.2%。肿瘤治疗药物、抗肝炎病毒感染药物是 CDE 优先审评的纳入条件之一,糖尿病治疗领域则属于国内外用药水平差距较大的领域,以上 3 个领域成为新药产出的热门领域,既体现了这些领域巨大的需求,也预示着未来药品市场增长之所系。

二、我国新药申报情况

1. 新药临床试验(investigational new drug,IND)申请一类新药迎来爆发式增长　鼓励药品创新一直是本轮药品审评审批制度改革的主要目标之一,在完成化学药品注册分类改革解决行业内的“伪”创新问题之后,药物临床试验管理模式改革成为 2017 年政策调整的主要着力点。经过大半年的酝酿,在 2017 年 10 月 8 日中共中央办公厅、国务院办公厅发布的《关于深化审评审批制度改革鼓励药品医疗器械创新的意见》(厅字[2017]42 号)中,药物临床试验机构资格认定制改为备案管理制,临床试验申请由审批制改为默认许可制,消除了阻碍新药进入临床研究阶段的主要制度性障碍,对于创新药研发申报无疑是一重大利好。

从申报受理数据可以看到,进入 2017 年之后,一类新药注册申请量迎来快速增长,2017 年内首次申报的国产化药一类品种达 94 个,同比增长 16%,首次申报的国产一类生物技术药物品种达到

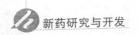

45个,同比增长了2倍,均刷新历年最高纪录。随着进口药品注册管理制度的调整,进口IND申报也展现出一些新的特点。数据显示,2017年共受理24个一类化药新药的IND申请,同比增长超1倍。其中超过半数为处于Ⅰ期或Ⅱ期临床试验等早期研发阶段的新药项目,并出现由跨国公司主导研发在国内率先开展临床研究并推向全球性注册的新模式。

2. 新药申请(new drug application, NDA)自主创新一类新药数量再创新高 鼓励药品医疗器械创新系列组合还包括新药上市审批制度调整,《关于深化审评审批制度改革鼓励药品医疗器械创新的意见》中明确,对于治疗严重危及生命且尚无有效治疗手段疾病以及公共卫生方面等急需的药品医疗器械,临床试验早期、中期指标显示疗效并可预测其临床价值的,可附带条件批准上市。对于罕见病治疗药品医疗器械,注册申请人可提出减免临床试验的申请。对境外已批准上市的罕见病治疗药品医疗器械,可附带条件批准上市。这一政策实施后将有望进一步加快恶性肿瘤、严重传染性疾病及罕见病等治疗领域的创新药上市进程。数据显示,有6个国产一类新药在2017年向CDE申报新药上市,为2012年以来的新高,以抗肿瘤药为主,且均已进入优先审评或特殊审评名单。自主创新药在历经临床试验数据自查核查洗礼之后,有望迎来一拨上市的小高潮。

2017年,围绕着鼓励药品创新这一明确导向,中国药品监管审批制度经历了深刻的变革,改革力度和深度前所未有,超越了过去数十年的进展。在国家政策的指挥棒下,国内药物创新积极性显著提高,创新药研发进展加快,一批具有国际研发前沿水平的创新药物获准上市。中国医药产业正进入一个全新的、机遇和挑战并存的发展阶段。从长远来看,致力于创新药、优质药研发的企业将获得市场的认可,从而得到分享新时代红利的机会。

第三节 我国药品制造业发展趋势

我国医药市场发展空间巨大,2009年我国医药工业总产值(即七大子行业:化学原料药、化学药品制剂、生物制剂、医疗器械、卫生材料、中成药、中药饮片)首次突破万亿元,同比增长19.9%,我国已成为全球第二大非处方药(OTC)药物市场。目前我国医药市场位列全球第三,预估2020年将与美国并列全球第一,将成为全球重要医药市场。近十年来,我国政府对创新药物研究开发给予了高度重视,国家在"十一五""十二五"科技发展计划中,分别设立了"新药研究与产业化开发"和"创新药物与中药现代化"重大专项,加大了投资力度,重点加强新药研究基础条件建设和有自主知识产权的新药研究开发,取得了显著成效。目前,我国已建立了药物筛选、新药临床前药效学评价、药物临床前安全评价、药物代谢动力学关键技术研究、药物临床试验研究以及生物技术产品质量标准和检测等关键技术平台,研究开发了一批具有自主知识产权的创新药物,培养了一批医药科技创新人才,初步形成了政府主导、企业为主体、产学研结合的医药科技创新体系,大大提高了我国创新药物研究开发的整体水平和综合实力,为我国创新药物研究的跨越式发展奠定了坚实的基础。我国创新药物研究体系建设已经有了初步的基础,创新药物研究领域与国际上的差距很大的情况已开始扭转,开展创新药物研究的环境与条件已经比过去显著改善。

一、原料药

原料药是指用于药品制造中的一种物质或物质的混合物,是药品的一种活性成分。原料药中,有机合成药的品种、产量及产值所占比例最大,是化学制药工业的主要支柱。化学原料药作为我国医药领域的主导产业之一,已经形成了较为完备的工业体系。中国化学原料药产业研发水平在不断提高,产量和销量逐年攀升,行业产品逐渐由中低端向中高端产品转变。近年来,国际上许多制药巨头企业出于对生产成本的控制,逐渐将其制药生产重心向域外、向发展中国家转移。目前,我国以规模大、成本低、产量高等明显优势,成为全球主要原料药的生产"基地"。

2015年至今,《环保法》《水污染防治行动计划》《关于印发控制污染物排放许可制实施方案的通知》等一系列重磅措施的出台,将原料药生产企业"逼上"绿色发展之路。以污染严重的维生素 B$_2$、维生素 B$_1$ 及叶酸等原料药为主营业务的生产企业产量大幅锐减,原料药行业正面临着空前巨大的环保压力。未来原料药生产企业将通过研发生物合成、催化、碳纤维吸附等清洁生产工艺,推广应用微生物发酵无害化固体废物处理技术,提高原料药清洁生产水平,沿着绿色清洁的方向发展。

原料药生产企业的海外并购与整合是推动化学原料药国际化的重要途径。推动国内企业并购或开发建设境外大规模标准化生产基地,将极大地促进国际合作交流,利用我国原料药产业优势,带动制剂国际化是医药产业国际化的重要环节。该项举措不仅能够深度利用境外环境资源,更好地服务国内市场,同时也可降低国内的环境污染压力。

二、药物制剂

药物制剂是指具体的、按照一定形式制备的,用于预防、治疗、诊断人类疾病的药物成品,包括片剂、胶囊剂、针剂、软膏、粉剂等多种剂型。

在过去的五年里,我国化学药物制剂水平有了较大的提升。目前国内化学药物制剂企业在基础设施建设方面,满足国际先进水平 GMP 要求的已经达到 60 余家,产品出口的比重也在逐年增加,部分制剂药物已经打开了发达国家的市场。在创新药方面,五年来,我国大约有 210 个创新药获批,这些药已经或准备开展临床研究。也有品种获得美国 FDA 批准,可在美国直接开展 III 期临床试验,这标志着我国医药创新在质量、疗效以及安全性等方面已得到国际认可。

当前,化学药物制剂在蓬勃发展的同时,我们应当清醒地意识到,创新动力不足、基础研究和转化研究能力薄弱等问题仍然较为突出,化学仿制药的质量标准不高等问题仍然存在。在未来的五年里,我们的目标定位是实现企业规模效益稳定增长、提升向国际化进军的步伐。为避免化学仿制药产品市场集中度低的现象,推动产业升级,应当鼓励发展知名品牌非处方药品种,形成一批品牌仿制药,支持强企联姻,提高大型企业的国际竞争力。同时,继续推动小微型创业企业的新产品、新技术与大型药企已有产能对接,并结合上市许可人政策进一步促进工业分工,提升生产集中度。

三、药用辅料

药用辅料是指生产药品和调配处方时,除活性成分以外,使用的赋形剂和附加剂的总和。药用辅料除了具有充当载体、赋形、提高稳定性等作用,还具有增溶、助溶、缓控释等重要功能。2016年,我国出台了药用辅料关联审评制度,从此我国的药用辅料的注册从批准文号管理制度,也就是单独审评审批正式转变为关联审评审批。药用辅料管理模式的转变,也标志着我国制药生产的管理模式正在逐步与国际接轨。

当前,我国药用辅料行业的生产主要存在以下问题:①药用辅料产品稳定性差,主要体现在产品具有不同程度的批间差上,国内大型辅料生产企业,不同批次产品之间会存在质量差别,一些小型辅料生产企业,甚至于同一批产品的质量也会有差别。②药用辅料的产品品种、型号不明确。目前国内大部分的辅料规格型号没有精细划分,甚至有些辅料产品没有具体规格。鉴于以上问题,指南提出了化学仿制药质量升级计划。升级化学仿制药,研发应用新型药用辅料是关键。在未来五年内,行业内将以"建设完善药用辅料标准,增加药典收载品种,引导企业规范生产工艺,提高生产能力"为发展的主要方向。

虽然我国制药生产企业在短期内,对于高端化学药物辅料的需求仍然主要依赖于进口,但随着中长期利好政策对国产药用辅料生产企业的正确引导,以及制药行业高端制剂对药用辅料产品的高要求,必将促进国内药用辅料产品的长足发展,未来 5～10 年内,国内药用辅料的种类必将逐步丰

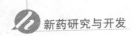

富,质量也必将提升。

四、仿制药

仿制药是指相对于原研药而言,在活性成分、给药途径、安全性、有效性以及适应证等方面一致的仿制品。与原研药相比,仿制药的研发时间短,经济投入低,价格相对低廉,为降低患者的经济负担起到了重要的作用。

当今,开发原研药和发展仿制药,已成为发展提升医药产业的两条有力途径,创仿结合不能偏废的发展理念,引导着全球仿制药迎来了新一轮的发展机遇。发展仿制药的主要原因有以下几点:一是原研药的研发难度增大,总体成功率下降,凸显了发展仿制药的重要性;二是大量专利药保护品种到期,为发展仿制药提供了良好的契机;三是发展仿制药可大幅降低医疗费用支出,获得市场青睐。同时高速发展的医药领域新技术推动仿制药发展走上了"快车道",另外,跨国药企对仿制药关注度的增加,也为仿制药的发展提供了新的契机。

当前,仿制药企业的发展目标是全面提高产品质量,加强完善供应保障体系。短期内,新的原研药上市速度减缓,而一些获得专利的仿制药将有可能快速在我国甚至于在欧美市场同步上市,市场营销合规的国内企业或者大型的规范生产企业将更有优势得到这类药品的代理生产或者销售的权利。由于国际上一些大型制药企业的专利到期,一些热销药品失去专利的保护,让新兴国家市场迎来仿制药的发展良机。

面对有利的国际环境,我国有关部门将协同制药企业做好以下几个方面的工作:全面贯彻落实大宗药物制剂的质量、疗效一致性评价工作;支持具有一定市场占有量的仿制药大品种的技术升级改造工作,鼓励优胜劣汰,完善退出机制;加强常用低价基本药品的供应能力,加快临床急需且期专利的仿制药开发;加强具有临床需求的小品种药规范化、规模化生产基地建设工作,提高供应保障能力。

医药产业是国际上公认的最具发展前景的国际化高技术产业之一,也是世界贸易增长最快的朝阳产业之一。当前,面对复杂多变的国际形势,正是我国制药企业为自身发展方向做出选择的关键时期,但我们应当认识到,只有中国制药企业发展壮大,才能推动我国化学药制造业实现跨越式发展,最终完成我国从"中国制造"到"中国智造"的转变。

第四节　新药的定义及分类

一、新药的定义

不同的历史时期,新药的定义和分类是不同的。新药(new drugs)本指那些化学结构、药品组分和药理作用不同于现有药品的药物。但按照 2007 年 10 月 1 日起经国家食品药品监督管理总局局务会审议通过并施行的《药品注册管理办法》以及《药品管理法》,新药是指未曾在中国境内上市销售的药品,包括国内外均未生产过的创制药品。已上市药品改变剂型、改变给药途径或增加新的适应证,不属于新药,但药品注册按照新药申请的程序申报。2015 年对新药的概念进行了更改,新药是指未曾在中国境内外上市销售的药品。

二、新药的分类原则及注册分类

(一)新药的分类原则

新药的分类应注意掌握如下原则。

(1)新药的类别要从药政管理角度划分,以便于新药的研究和审批,而不完全从药物的药理作用角度考虑。对每类药品都相应规定必须进行的研究项目和审批必须申报的资料。

（2）对每类新药，要求呈报相应的资料，必须能够保证该类药品的安全与有效。而不能仅仅为了简化手续或减少人、财、物的消耗而忽视新药研究的质量进而影响到新药的评价。

（3）属于同一类别的新药，原则上应该具备相似的条件，即它们所需要研究的项目和审批时必须提供的资料是相同的或大部分是相同的。

（4）新药的类别中，尽可能包含各种类别的新药，以便于研究者对号入座，正确地执行国家关于新药的规定。

（二）新药的分类

为保证新药质量，同时提高新药研制的投入和产出的效率，目前我国对于新药进行分类审批管理，即将新药分成中药、天然药物、化学药品及生物制品三大部分，再对各类新药申请注册所提交资料分门别类做出规定，具体如下。

1. 中药、天然药物注册分类

（1）未在国内上市销售的从植物、动物、矿物等物质中提取的有效成分及其制剂。

（2）新发现的药材及其制剂。

（3）新的中药材代用品。

（4）药材新的药用部位及其制剂。

（5）未在国内上市销售的从植物、动物、矿物等物质中提取的有效部位及其制剂。

（6）未在国内上市销售的中药、天然药物复方制剂。

（7）改变国内已上市销售中药、天然药物给药途径的制剂。

（8）改变国内已上市销售中药、天然药物剂型的制剂。

（9）仿制药。

2. 化学药品注册分类

（1）未在国内外上市销售的药品

1）通过合成或者半合成的方法制得的原料药及其制剂。

2）天然物质中提取或者通过发酵提取的新的有效单体及其制剂。

3）用拆分或者合成等方法制得的已知药物中的光学异构体及其制剂。

4）由已上市销售的多组分药物制备为较少组分的药物。

5）新的复方制剂。

6）已在国内上市销售的制剂增加国内外均未批准的新适应证。

（2）改变给药途径且尚未在国内外上市销售的制剂。

（3）已在国外上市销售但尚未在国内上市销售的药品

1）已在国外上市销售的制剂及其原料药，和（或）改变该制剂的剂型，但不改变给药途径的制剂。

2）已在国外上市销售的复方制剂，和（或）改变该制剂的剂型，但不改变给药途径的制剂。

3）改变给药途径并已在国外上市销售的制剂。

4）国内上市销售的制剂增加已在国外批准的新适应证。

（4）改变已上市销售盐类药物的酸根、碱基（或者金属元素），但不改变其药理作用的原料药及其制剂。

（5）改变国内已上市销售药品的剂型，但不改变给药途径的制剂。

（6）已有国家药品标准的原料药或者制剂。

3. 生物制品注册分类

（1）治疗用生物制品注册分类

1）未在国内外上市销售的生物制品。

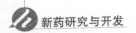

2）单克隆抗体。

3）基因治疗、体细胞治疗及其制品。

4）变态反应原制品。

5）由人、动物的组织或者体液提取的，或者通过发酵制备的具有生物活性的多组分制品。

6）由已上市销售生物制品组成新的复方制品。

7）已在国外上市销售但尚未在国内上市销售的生物制品。

8）含未经批准菌种制备的微生态制品。

9）与已上市销售制品结构不完全相同且国内外均未上市销售的制品（包括氨基酸位点突变、缺失，因表达系统不同而产生、消除或者改变翻译后修饰，对产物进行化学修饰等）。

10）与已上市销售制品制备方法不同的制品（如采用不同表达体系、宿主细胞等）。

11）首次采用DNA重组技术制备的制品（如以重组技术替代合成技术、生物组织提取或者发酵技术等）。

12）国内外尚未上市销售的由非注射途径改为注射途径给药，或者由局部用药改为全身给药的制品。

13）改变已上市销售制品的剂型但不改变给药途径的生物制品。

14）改变给药途径的生物制品（不包括上述12项）。

15）已有国家药品标准的生物制品。

（2）预防用生物制品注册分类

1）未在国内外上市销售的疫苗。

2）DNA疫苗。

3）已上市销售疫苗变更新的佐剂，偶合疫苗变更新的载体。

4）由非纯化或全细胞（细菌、病毒等）疫苗改为纯化或者组分疫苗。

5）采用未经国内批准的菌毒种生产的疫苗（流感疫苗、钩端螺旋体疫苗等除外）。

6）已在国外上市销售但未在国内上市销售的疫苗。

7）采用国内已上市销售的疫苗制备的结合疫苗或者联合疫苗。

8）与已上市销售疫苗保护性抗原谱不同的重组疫苗。

9）更换其他已批准表达体系或者已批准细胞基质生产的疫苗；采用新工艺制备并且实验室研究资料证明产品安全性和有效性明显提高的疫苗。

10）改变灭活剂（方法）或者脱毒剂（方法）的疫苗。

11）改变给药途径的疫苗。

12）改变国内已上市销售疫苗的剂型，但不改变给药途径的疫苗。

13）改变免疫剂量或者免疫程序的疫苗。

14）扩大使用人群（增加年龄组）的疫苗。

15）已有国家药品标准的疫苗。

第五节　新药研究过程

　　新药研究是一个涉及多种学科和领域的系统工程，是一项特殊的科学研究。研究实验及其程序必须合法、规范并遵守伦理道德要求。新药研究具有显著的"三高一长"特点：①高技术，涉及多个学科和多种技术；②高成本，新药研发资金投入额度巨大；③高风险，新药研发的成功率很低；④周期长，新药研发需要耗费较长的时间。此外，新药开发还具有突出的进入与退出壁垒高，以及对于特定的医药市场而言其需求呈相对刚性等特点。

总的来说,新药的研发分为两个阶段:研究阶段和开发阶段。研究阶段包括四个重要环节,即靶标的确定、模型的建立、先导化合物的发现、先导化合物的优化。该阶段的目的是确定候选药物,属于药物化学研究的范畴。开发阶段包括四个重要环节:临床前研究、临床研究、新药申请、批准上市四个环节。完成临床前研究后提出新药研究申请,经批准后进入临床试验阶段。各期临床试验也要循序渐进地开展,临床候选药完成Ⅲ期临床试验,提出新药上市申请,并获得新药证书,新药才能生产上市,同时进入Ⅳ期临床研究阶段。其目的是验证候选药物有效、安全且质量可控。这两部分是有机地交互联系在一起的。区分两个阶段的标志是候选药物的确定,即在确定候选药物之前为研究阶段,确定之后的工作为开发阶段。所谓候选药物,是指拟进行系统的临床前试验并进入临床研究的药物(图1-3)。

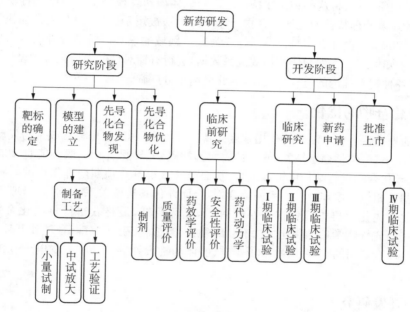

图1-3 新药研究过程示意图

一、靶标的确立

体内与药物发生相互作用产生生物效应的部位称为药物的作用靶点,是确定治疗疾病目标和作用的环节和靶标,是创制新药的出发点,也是以后施行各种操作的依据。药物的靶标包括酶、受体、离子通道转运的蛋白以及核酸等。作用于不同靶标的药物在全部药物中所占的比重是不同的。以2000年为例,在全世界药物的销售总额中,酶抑制剂占32.4%,转运蛋白抑制剂占16.0%,受体激动剂占9.1%,受体拮抗剂占10.7%,作用于离子通道的药物占9.1%等。目前,较为新兴的确认靶标的技术主要有两个:一是利用基因重组技术建立转基因动物模型或进行基因敲除以验证与特定代谢途径或表型相关的靶标。这种技术的缺陷在于,不能完全消除由敲除所带来的其他效应。二是利用反义寡核苷酸技术通过抑制特定的信使RNA对蛋白质的翻译来确认新的靶标。

二、模型的确立

靶标选定以后,要建立生物学模型,以筛选和评价化合物的活性。通常要制定出筛选标准,如果化合物符合这些标准,则研究项目继续进行;若未能满足标准,则应尽早结束研究。一般试验模型标

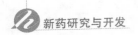

准大致上有：化合物体外实验的活性强度；动物模型是否能反映人体相应的疾病状态；药物的剂量（浓度）-效应关系，等等。可定量重复的体外模型是评价化合物活性的前提。近几年来，为了规避药物开发的后期风险，一般同时进行药物的药代动力模型评价（ADME 评价）、药物稳定性试验等。

三、先导化合物的发现

所谓先导化合物（leading compound），也称新化学实体（new chemical entity, NCE），是指通过各种途径和方法得到的具有某种生物活性或药理活性的化合物。先导化合物的发现，一方面有赖于以上两步所确定的受体和模型，另一方面也成为了整个药物研发的关键步骤。一般来说，先导化合物主要有如下几个来源：对天然活性物质的挖掘、现有药物不良作用的改进以及药物合成新中间体的筛选等。近二十年来，通过计算机药物分子设计或通过植物、动物、矿物、微生物、海洋生物等各种途径获取新的化学物质，然后将这些物质在特定的体外或体内药理模型上进行筛选评价，以发现具有新颖结构类型和显著药理特性的先导化合物。计算机预筛被用于这一过程，大大加快了研究进程。另外，先导化合物的合理设计近年来也越来越成为这一领域的热点。所谓合理设计，是指根据已知的受体（或受体未知但有一系列配体的构效关系数据）进行有针对性的先导化合物设计，这种方法目的性强，有利于各种构效理论的进一步发展，因此前途十分广阔。

四、先导化合物的优化

由于发现的先导化合物可能具有作用强度或特异性不高、毒副作用较强或是药代动力学性质不合理，生物利用度不好，化学稳定性差，或毒性较大等缺陷，先导化合物一般不能直接成为药物。因此，有必要对先导化合物进行结构修饰和改造，从而最终获得具有预期药理作用的药物。先导化合物的优化就是基于相似性原理制备一系列化合物，全面评价其构效关系，并对其物理化学及生物化学性质进行优化。优化后再进行体内外活性评价，循环反馈，最终获得优良的化合物-候选药物（drug candidate）。先导物常用的优化方法有：剖裂物、类似物、引入双键、合环和开环、大基团的引入、去除或置换、改变基团的电性、生物电子等排、前体药物设计等。其中生物电子等排和前体药物设计应用较普遍。

五、新药开发研究

（一）新药开发研究的技术要求

新药开发研究必须按照《药品生产质量管理规范》（good manufacture practice，GMP）、《药物非临床研究质量管理规范》（good laboratory practice，GLP）、《药物临床试验质量管理规范》（good clinical practice，GCP）的要求合法地进行，并且由具备相应资质认证的机构承担相关工作。

开发研究还应该参照 CFDA 发布的、具有较高指导意义和权威性的一系列技术指导原则进行，若采用其他评价方法和技术则需要证明其科学性。截至 2015 年 4 月，CFDA 正式颁布的技术指导原则共计 134 项，包括化学药物 53 项、中药及天然药物 17 项、生物制品 28 项、综合学科 9 项、审评一般原则 6 项、技术标准/技术要求 13 项、非临床研究 8 项。基于所涉及领域及其深度的不足，难以适应新药研究和评价工作需求的紧迫性，CDE 在 2009 年初启动了系统翻译和转化美国食品药品管理局、欧洲药品管理局（European medicines agency，EMA）等国外技术指导原则的工作，并于 2009 年 9 月、2010 年 1 月和 11 月发布了三批"国外参考指导原则"，包括与原料及其制备工艺相关的指导原则、与制剂相关的指导原则、临床药理学方面的指导原则、临床研究进程中相关的指导原则、不同治疗领域的指导原则等，用于新药研究和审评的参考。通过这种借鉴的方法，以期逐步将其吸收、转化为"自己的"技术指导原则，加速我国技术指导原则体系的建设。

此外，候选药物在进行各项评价时，数据统计应由专门机构同步进行，质量保证（quality

assurance，QA)部门也要经常抽查检验研究结果，使整个研究纳入系统化管理。

（二）一般品种的研发流程

1. **制备工艺的研发** 新药开发的第一步就是原料药及其制剂的生产工艺研究。如原料合成、提取、纯化工艺流程、工艺参数、工艺设备研究，第一批合成的原料药主要用于毒理学研究（100～1 000 g），随着项目的推进，根据需要不断改进合成路线，开发出合理的生产工艺来满足后续研究与商业化的需求。

在化学制药领域的各方面技术中，药物合成一直处于先锋地位，极具创新性，药物合成是为其他制药技术的研究和发展提供筛选和候选药物的最主要来源。迄今，化学合成药物为人类的健康已做出巨大的贡献，进入 21 世纪，药物合成仍然是研发创新药物首要与必要的技术与过程。

伴随着其他学科的发展，药物合成已经发展成为一门由化学、生物、计算机和信息学等诸多学科相交叉的学科。进入 21 世纪后，现代药物合成得到进一步的发展，尤其以合成策略的发展最为丰富和突出。

2. **制剂的开发** 好的药物必须有好的剂型，方才发挥好的疗效，制剂的开发是药物研发的一个重要的环节，早期制剂研究并不需要完整的处方开发，所有的研究围绕毒理学研究和 I 期临床方便给药即可，随着项目推进，给药方式和处方研究就越来越全面，要不断完善工艺条件，开发出商业化的制剂工艺。

经典的药品往往只注意药物的含量及外观。事实上，即使是含量相同的同类药物制剂，因制造厂商不同，其生物利用度不同，导致疗效不同。同样的药物，同样的制剂，人们常常喜欢服用进口药物，其制剂质量有差异是不可否认的事实，因此制剂的研究应同步研究其药物吸收程度和速率，才能保证其质量。药物制剂的生物利用度是衡量药物制剂中主药成分进入血液循环速率和程度的一种量度。它的研究有助于指导临床合理用药；寻找药物无效或中毒的原因；提供评价药物处方设计合理性的依据。因此，制剂的生物利用度是评价药物制剂质量标准项目之一。

有的药在胃酸里失去活性，就需要开发成肠溶制剂，有的化合物溶解性差，需要通过制剂来解决问题。对于在体内停留时间短的药物，通过将其制成控释、缓释制剂以达到减少给药次数、方便患者服药的目的。一些药物，特别是抗癌药物，为了降低毒副作用和提高疗效，往往设计成靶向制剂。如何证实相应的制剂具备缓释、控释放或有靶向效果，必须有药代动力学研究资料作为证据。

3. **制剂创新研究** 制剂创新是指改变药物应用形式的创新药物。在疗效肯定的基础上进行药剂学研究，既比较容易获得批准，还有利于延长原研药的专利保护期。制剂研发包括研制新剂型、改变适应证、多种已知药物协同作用的复方制剂等，具有风险小、投资少、周期短、门槛低、难保护、竞争激烈等特点，是药物创新中一种经济效益较佳的模式选择。在研发投入越来越大、品质要求越来越高和不断开发老药新用途的背景下，药物研发进入了制剂时代，并一直受到所有制药公司的重视，多数已取得极大的成功。

药物释药系统（drug delivery system，DDS)无疑是制剂创新的主旋律。各种 DDS 不仅可以提高药物的疗效、减少毒副作用，而且使用方便。从全球范围来看，新的 DDS 已成为当下研发热点，呈现出两大趋势：一是新药研发由新化合物实体为主体的单一模式，转变为新化合物实体（NCE）与 DDS 创新齐头并进的特点；二是 DDS 成为制药行业发展最快的领域之一，DDS 技术的研发成为创新的最前沿。尤其是近年来，新辅料、新技术、新设备研究领域的快速发展，有力地推动了 DDS 研发并取得了显著的经济效益，我国与发达国家相比存在较大的差距，每年要花大量经费用于进口价格昂贵的制剂产品，加强 DDS 的研究迫在眉睫。

（1）研制新剂型：一些速释剂型如口腔速溶或速崩片剂（FDDT），无须饮水，数秒至数十秒即可在唾液中快速崩解和溶解。另外，还有研究开发旨在提高治疗质量，特别是提高生物利用度的新制剂产品。由于 DDS 可在治疗允许范围内维持稳定的药物作用水平、延长作用时间、能够靶向至疾病的组织或器官,并按照药动学原理定时定量释放,更好地满足医疗与患者的需要,故其应用范围非常广,在需要终身服药、用药量大、药物毒性大或心血管病、呼吸系统疾病、恶性肿瘤等方面有较大的发展前景;缓控释制剂也适于消化系统用药、某些抗感染药等。

1) 缓控释剂型:药用高分子材料的广泛应用及 DDS 研究的深入,促进了缓控释制剂的制备技术和新品种的开发,口服缓控释制剂(oral sustained or controlled release dosage forms)有十几种不同类型的缓释剂型,如骨架型、凝胶型、缓释小丸胶囊、包衣型、多层缓释、胃滞留片等。

2) 靶向给药系统:与普通片剂、注射剂等相比,缓释、控释和靶向制剂等新型释药系统可以有效地提高疗效,满足长效、低毒等要求。特别是靶向给药系统可提高局部病灶的药物浓度,降低全身的毒副作用,是目前新剂型研究的热点之一。

3) PEG 化给药系统:高分子化合物与蛋白质、多肽药物经聚乙二醇化,可载大量的水分子,从而使体积增大 5～10 倍,原来不溶于水的蛋白质、多肽类经 PEG 处理后不仅能提高溶解性,还可提高流动性,延长药物作用,减少毒副作用。

4) 口腔黏膜黏附给药系统:近年来,黏膜黏附给药因其给药局部化,具有优于常规给药的特点。药物在给药部位的滞留时间长,使制剂与黏膜密切接触并能控制药物的释放;通过改变局部给药黏附性质,促进药物的吸收,提高生物利用度。

5) 肺部吸入给药系统:吸入释药系统市场潜力非常大,我国原使用肺部吸入剂者所占比例较小,随着用药水平的提高和吸入剂在治疗肺癌等全身性疾病领域应用的扩大,国内市场将迅速扩大。

6) 纳米释药技术:纳米给药系统和纳米药物制剂作为新型 DDS 已取得了显著的成绩。纳米给药系统在某些领域仍有巨大的潜力,如包载蛋白药物、抗病毒药物、疫苗等,用于抗肿瘤、抗艾滋病、放射治疗和基因输送以及穿透血脑屏障等。纳米给药系统研究的主要目标是提高其在生物环境中的稳定性及载药量,介导活性化合物的生物分布,改善转运、释放性质及其与生物屏障的相互作用。纳米粒或其降解产物的细胞毒性是一个目前亟待解决的关键问题。

7) 新辅料的研究:辅料与剂型紧密相关,新辅料的研制对新剂型与新技术的发展起着关键作用。在加强制剂释药系统研究的同时,必须加强药用辅料应用研究,以适应新的药物及剂型开发需要。如乙基纤维素、丙烯酸树脂系列、醋酸纤维素等 pH 非依赖性高分子的出现发展了缓、控释制剂;近年来开发的聚乳酸、聚乳酸聚乙醇酸共聚物(PLGA)等体内可降解辅料,促进了长时间缓释微球注射剂的发展。为了适应现代药物剂型和制剂的发展,辅料将继续向安全性、功能性、适应性、高效性的方向发展。

(2) 生物药物的剂型开发:21 世纪生物技术的发展为新药的研制开创了一条崭新的道路,为人类解决疑难病症提供了最有希望的途径。基因、核糖核酸、酶、蛋白质、多糖等生物技术药物,具有活性强、剂量小、治疗各种疑难病症的优点,但同时具有分子量大、稳定性差、吸收性差、半衰期短等问题。

生物技术药物多数易受胃酸及消化酶的降解破坏,其生物半衰期普遍较短而需要频繁注射给药,造成患者心理与身体的痛苦。即使皮下或肌内注射,其生物利用度也较低。另外,多数蛋白质与多肽类药物不易被亲脂性膜所摄取,很难通过生物屏障。故研究和开发适合于这类药物的长效、安全、稳定、使用方便的新剂型是药剂学研究的一个重要课题,主攻方向是研究开发方便合理的给药途径和新剂型。近年来,生物技术药物的新剂型发展较为迅速,如对药物进行化学修饰、制成前体药物、应用吸收促进剂、添加酶抑制剂、增加药物透皮吸收及设计各种给药系统等。如埋植剂缓释注射剂尤其是纳米粒给药系统,具有独特的药物保护作用和控释特点;非注射剂型如呼吸道吸入、直肠给药、鼻腔、口服和透皮给药等。

1) 埋植剂:微型渗透泵埋植剂,其外形像胶囊。植入后,体液可透过外壳溶解夹层电解质层,使夹层的体积膨胀压迫塑性内腔,药物从开口处定速释出;已有肝素和胰岛素等埋植剂在动物体内外的实验研究报道。可注射的埋植剂,以生物降解聚合物作为埋植剂或注射型缓释剂的骨架,常用可有两类:第一类为天然聚合物,如明胶、葡聚糖、白蛋白、甲壳素等;第二类为合成聚合物如聚乳酸、聚丙交酯、聚乳酸-羟乙酸(PLGA)、聚丙交酯乙交酯(PLCG)、聚己内酯、聚羟丁酸等。其中 PLGA 在体内降解为乳酸、羟乙酸进一步降解为 CO_2 和 H_2O,具有良好的生物相容性,无免疫原性,安全性高,并可通过聚合单体比例和聚合条件调节聚合物在体内的降解速率,其应用越来越广泛。

2) 微球注射剂:有多种注射型微球的制备方法,如相分离法、复乳液中干燥法、喷雾干燥法、低温喷雾提取法、熔融挤出法等。采用可降解物生物聚合物,特别是 PLGA 为骨架材料,包埋多肽、蛋白质类药物制成多肽微球注射剂,使在体内达到缓释的目的。最成功的品种是 LHRH 类似物微球,其缓释作用达到 $1\sim3$ 个月,用于治疗前列腺癌、子宫肌瘤、子宫内膜异位及青春期性早熟等。

3) 纳米粒给药系统:纳米粒是粒径小于 $1\ \mu m$ 的聚合物胶体给药体系,按制备过程不同可分为纳米球和纳米囊。目前已有采用 W/O 乳化-蒸发方法制备的载有亲水性多肽药物促黄体激素释放激素类似物的纳米球、双乳化-溶剂蒸发法制备载有 L-天冬酰胺酶的纳米球,粒径为 $200\ nm$,药物包封率达 40%;还有用沉淀法制备纳米粒,如制备环孢素 A 纳米球,操作简便、粒径小、包封率高;以聚氰基丙烯酸异丁酯为载体,采用界面缩聚技术制备胰岛素纳米粒,不仅包封率高,而且能很好地保护药物,其降糖作用可持续 24 小时,此法还用于制备降钙素纳米粒,结果表明:纳米粒给药系统可有效地延长多肽和蛋白质类药物的释放,同时可提高药物的生物利用度,因此在输送生物技术药物方面具有广阔的应用前景。

(3) 复方药物制剂的开发:两种及两种以上活性物质组合在一个单独的药物制剂中,称为复方药品。1981 年,由葛兰素史克开发的 Augmentin(阿莫西林+克拉维酸钾)成为抗生素复方制剂的经典。其他如辉瑞开发的高血压和高胆固醇治疗药物 Caduet(苯磺酸氨氯地平+阿托伐他汀钙)、许瓦兹开发的帕金森病治疗药物 Parcopa(卡比多巴+左旋多巴)等,还有大量的非处方药物(OTC)如抗感冒药多数被开发为复方制剂。目前,复方制剂的研发成为国内外制剂开发的重要途径之一,目的是产生药物协同作用、降低药物不良反应、减少患者用药品种并改善顺应性。不同的药物组合可在不同的疾病靶点发挥作用,可能起到疗效协同或者相加的作用,也可能产生一种药物拮抗另一种药物的不良反应。开发复方制剂的重要前提和必要条件就是必须与临床治疗实践紧密结合,选择在某个治疗领域公认的并且是普遍接受的联合用药方案;应有充分的临床药理学依据,对有效性、安全性、药代动力学和化学方面的相互作用进行充分研究。固定剂量复方制剂的优点是标准化、简单易行的治疗方式,应当与精准的个体化治疗原则加以区别应用。

我国的复方制剂品种包括西药复方制剂、中西药复方制剂,存在很大的不确定性,有些复方制剂的实际效果还有待验证。进一步开发必须考虑,组方中的成分是否有配伍禁忌现象、是否存在毒性较大和不良反应明显的成分、是否对作用机制相关性进行了周密分析和研究等。

4. 工艺研究的基本程序 对原材料或半成品制备成产品的工作、方法、技术等进行实验研究的过程称为工艺研究,其目的是保证在产品的制备条件和参数的控制下,生产出质量符合要求的药品。新药工艺研究过程包括小量试制、中试放大和工艺验证三个阶段,各段前后衔接、逐步推进,制备规模由小而大,研究重点有所差异。

(1) 小量试制:新药确定后,即可进行小量试制研究,对实验室原有的路线或制备方法进行全面的、系统的改进,并提供足够数量的药物供临床前评价。

小量试制,简称小试,主要是探索、开发性的工作,通过仔细研究每一步骤单元的工艺技术参数,试制出达到预期要求的样品,同时选择和确定对产品质量影响最大的关键因素,作为制备过程中必须监控的工艺参数,才可以使产品质量得到保证。例如,在片剂包衣中片芯的预热温度、预热时间、泵的型号、喷枪数量、喷枪的分布、喷射速度、喷枪孔径、喷枪与包衣锅的角度、喷枪与片芯的距离等均影响片剂的包衣,需要研究和确定这些关键工艺参数。在此基础上,积累且提出一条基本适合于

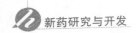

中试生产的合成或制备工艺路线。

（2）中试放大：中试是指在完成小试工艺研究后，采用与生产基本相符的条件进行工艺放大研究的过程。由于实验室设备、操作条件等与工业化生产有许多不同之处，实验室工艺在工业化生产中常常会遇到问题。如胶囊剂工业化生产采用的高速填装设备与实验室设备不一致，实验室确定的处方颗粒的流动性并不完全适合生产的需要，导致重量差异变大；对于缓释、控释等新剂型，工艺放大研究更为必要。

中试规模一般为生产规模的 1/5～1/3，研究设备与生产设备的技术参数应基本相符。中试放大的工艺研究应在 GMP 车间内，结合小试样品的工艺研究数据，主要确定生产工艺的基本流程、工艺的耐用性、足够的过程控制点以及建立工艺参数操作范围等，为产品的生产奠定基础。

中药新药的放大试验应注意以下问题：①规模与批次，投料量、半成品率、成品率是衡量中试研究可行性、稳定性的重要指标。一般情况下，中试研究的投料量为制剂处方量（以制成 1 000 个制剂单位计算）的 10 倍以上。装量大于或等于 100 ml 的液体制剂应适当扩大中试规模；半成品率、成品率应相对稳定。中试研究一般需经过多批次试验，以达到工艺稳定的目的。申报临床研究时，应提供至少一批稳定的中试研究数据，包括批号、投料量、半成品量、辅料量、成品量、成品率等。

（3）工艺验证：工艺验证是对生产工艺及其各项参数有效性的确定过程，一般通过样品的生产过程控制和质量检验，全面评价工艺是否具有良好的重现性以及产品质量的稳定性。按照中试放大研究结果，在符合 GMP 要求的车间内，对工艺的关键参数、工艺的耐用性以及过程控制点进行验证；按照中试规模或生产规模，至少需要连续生产三批质量符合要求的产品。

5. **药物质量评价** 药物是一种特殊商品，其质量关乎人们的健康乃至生命安全。药物质量的内涵集中表现为临床应用中的有效性和安全性。高选择性、高灵敏度的分析方法和技术手段正越来越多地用于药物分析测定，为复杂药物体系的质量研究提供了有力的技术支撑。

药物的质量评价涉及药物从研究开发、生产、运输、储藏、应用以及应用后的质量监测的全过程。高效色谱-质谱联用技术可以专属、灵敏地提供药物及其共存物（如杂质、代谢物等）的定性、定量信息，成为现代药物质量研究和评价中的重点技术。

6. **药效学评价** 评价一个药物是否有效，一般是从它的主要药效作用入手，传统的药效学研究方法包括：整体动物实验、离体脏器、细胞和生化分析，近十年来先进的生物技术也大量得到应用，使药效研究达到分子和基因水平。

（1）整体动物实验：只有整体动物才能够较好地反映出人类疾病和生理反应的复杂性，一般应用小鼠、大鼠、兔、狗、猴等实验动物进行药效评价，根据不同情况可选用正常动物、病理模型动物等，通过用药观察药物对动物行为的影响；选用病理模型动物观测药物对疾病的疗效。

（2）离体器官实验：常用的离体器官有心脏、肾脏、肝脏、血管、气管、肠管、子宫及神经肌肉标本，用离体标本可以比较直观地观测药物的作用。

（3）细胞培养实验：细胞培养是在细胞水平研究药物作用并分析作用机制的实验方法。在抗肿瘤药物的体外研究中就是利用细胞培养技术，根据不同的原理测定药物抗肿瘤作用；免疫药理学研究方法也可以在细胞水平观察免疫功能改变。

（4）生化实验方法：随着药理学的不断发展，药理研究手段逐渐由生理转变为生化或酶学手段。用离体脂肪组织研究作用于 β 受体的药物，脂肪组织存在 β 受体，通过测定游离脂肪酸含量，可评价作用于 β 受体的药物。将配基（如药物）用放射性同位素标记，应用放射自显影技术，可研究受体的分布和数量。

（5）生物新技术的运用

1）基因芯片：基因芯片又称 DNA 芯片或微阵列，它是指通过微电子技术和微加工技术将大量特定序列的 DNA 探针按矩阵高密度固定在玻璃、硅片等支持物上，然后将待测样品标记制备成探针与芯片杂交。杂交信号用激光扫描仪检测,计算机分析结果。其原理就是碱基互补配对和分子杂交,通过检测杂交信号的有无及强弱,得出靶分子碱基构成和靶-探针匹配的量,从而判断样品中靶分子的种类,进而可以确定其含量。基因芯片已广泛用于抗肿瘤药物的药效评价。

2) 基因打靶技术:该技术是一项定向改变生物活体遗传信息的实验手段。通过对生物活体遗传信息的定向修饰(包括基因灭活、缺失突变、外源基因定位引入、染色体组大片段删除等),并使修饰后的遗传信息在生物活体内遗传,表达突变的性状,从而研究基因功能,提供相关疾病治疗,新药筛选评价模型。

在基因打靶技术十多年的发展和应用过程中,呈现出几个明显的发展趋势:一是通过条件基因剔除技术在时间和空间上对基因剔除进行调控;二是发展满足大规模基因功能研究需要的随机基因剔除技术;三是通过基因敲入技术在基因组上引入精细突变以研制精确模仿人类疾病的动物模型。

RNA 干扰(RNAi)是一种基因敲除技术,通过人为地引入与内源靶基因具有同源序列的双链 RNA,从而诱导内源靶基因的 mRNA 降解,达到阻止基因表达的目的。RNAi 并非真正意义上的"基因敲除",而只是使基因沉默不表达。RNAi 技术操作相对简便、获得快速有效。RNAi 可以作为寻找新的药物靶标的工具,可以高通量地发现药物靶基因,帮助新药物的研究和开发,了解药物作用的生化模式等。如利用 RNAi 技术减少了丘脑下部一种豚鼠相关肽 50% 的表达量,该种物质使代谢率提高而不减少摄食量,从而减轻肥胖,为肥胖提供了一个靶点。美国 Genetica 公司已将 RNAi 技术作为高通量药物靶标识别和确认的工具。

7. 安全性评价　药物作为特殊的商品,"安全,有效,质量可控"成为其基本要求。安全性已成为评判一个药物的首要要素。鉴于此,(C)FDA 对新药的审批和管理中安全性部分都很重视,且有越来越严格的趋势。随着毒理学技术的发展以及药物开发经验的积累,在目前的技术体系下,对药物安全性的评价已经涵盖了从药物发现到上市后的全部过程中。安全性评价基本内容包括单次给药毒性试验、多次给药毒性试验、生殖毒性试验、遗传毒性试验、致癌试验、局部毒性试验、安全性药理试验、依赖性试验、毒代动力学试验等。以下简要介绍药品安全性试验的相关内容。

(1) 单次给药毒性试验:单次给药毒性试验往往是新药非临床安全性评价首先进行的试验。主要目的是得出急性毒性的定量估测值(LD_{50}),确定急性中毒的靶器官和临床中毒表现,观察反应是否具有可逆性,为其他毒性试验设计提供剂量线索。

(2) 多次给药毒性试验:多次给药毒性试验就是反复多次(一般指连续给药 14 天)进而考察剂量毒性效应关系,主要是毒性靶器官,毒性反应的程度及可逆性,动物的耐受量,毒性反应剂量及安全范围,毒性产生的时间,持续时间,有否迟发性毒性反应,有否蓄积毒性或耐受性等。多次给药毒性试验要求选择两种动物(啮齿类、非啮齿类)受试药应符合临床试用质量标准,给药途径一般与临床给药途径一致。剂量设置一般设 3 个剂量组,以不同浓度等容给药。低剂量为预计临床剂量,此剂量下应不出现毒性反应。高剂量组的目的是寻找毒性靶器官、毒性反应症状,为临床毒性监测和解救措施提供依据。高剂量应使动物产生明显或严重的毒性反应,甚至出现个别动物死亡。中剂量一般为高剂量和低剂量之间的中间剂量,以确定量-毒关系。空白对照组,一般给予溶剂或赋形剂等。给药周期与拟定的临床疗程、临床适应证、用药人群有关。一般而言,临床疗程为 1 个月以上,动物给药期限为 3～6 个月,给药频率原则上为长期毒性试验中动物应每天给药,特殊类型的受试物(如抗肿瘤药物)由于其毒性特点和临床给药方案等原因,应根据具体药物的特点设计给药频率。应根据受试物的特点确定检测时间、检测次数和检测指标。原则上应尽早发现毒性反应,并反映出观测指标或参数的变化与给药期限的关系。给药结束后,应对动物进行全面的解剖,主要脏器应称重并计算脏器系数,对大部分的脏器进行病理学检查。

(3) 生殖毒性试验:一般新药生殖毒性试验包括一般生殖毒性试验(Ⅰ段)、致畸敏感期毒性试验(Ⅱ段)和围产期毒性试验(Ⅲ段)。Ⅰ段试验在交配前给药,目的是评价生殖细胞接触药物后对受孕能力、生殖系统及子代有无不良影响。Ⅱ段试验在器官发生期给药,揭示药物可能的胚胎毒性和致畸性。Ⅲ段试验在围产期和哺乳期给药,以提供药物对胎仔出生后生长发育影响的资料。试验动物应选用性成熟的未交配过的健康动物进行。通常用小鼠和大鼠。剂量上分高、中、低3个剂量组。高剂量应有母体毒性反应或为最大给药量,低剂量应为无母体和胚胎毒性反应剂量,剂量组间距应为几何级数,且能显示微小的毒性差别。必要时,还需设立阴性对照组和阳性对照组。给药途径同临床途径,连续给药。雄性于交配前给药,雌性于交配前给药至多数器官形成期。致畸敏感期毒性试验于胚胎器官形成期连续给药。围产期毒性试验于妊娠中期给药,并持续至分娩后。

(4)遗传毒性试验:目前新药评价常用的遗传毒性试验包括微生物回复突变试验、哺乳动物培养细胞染色体畸变试验、动物微核试验等。遗传毒性试验是评价药物是否具有引起遗传物质损伤的作用。

(5)致癌试验:通过体内、外试验方法,预测其是否对人类具有致癌性。我国《新药注册管理办法》对新药致癌试验的有明确的要求。

(6)局部毒性试验:是研究受试物经非口服途径给药后对给药部位及全身产生的毒性作用。局部毒性试验包括局部用药全身毒性试验和局部刺激性试验(包括血管、皮肤、肌肉刺激性、溶血性试验等)。前者与全身用药毒性试验一样,只是给药途径不同而已;后者主要的试验包括皮肤刺激试验、皮肤过敏试验、肌肉刺激试验、黏膜(眼、鼻、直肠、阴道)刺激试验、体外溶血试验(注射剂)、光毒性、热原等。

(7)免疫原性试验:是研究机体重复接触受试物后机体免疫系统的各种反应。常用方法有皮肤主动过敏试验、全身主动过敏试验、皮肤被动过敏试验、啮齿类局部淋巴结试验(LLNA)、Buehler分析法等。

过敏试验均应设立阳性对照和阴性对照,可选择多个剂量进行试验,尽可能找到无过敏反应的剂量,以提示临床进行脱敏处理的起始剂量;也可避免因剂量过低而出现假阴性结果。

(8)毒代动力学试验:描述药物在动物造成的全身暴露与毒性研究剂量和时间的关系,解释毒性研究中暴露量与毒理学结果之间的关系。

常选用大鼠、兔、Beagle犬,药物剂量与毒性试验相同,测定原型化合物和(或)代谢物血药浓度,计算血浆(或血清)AUC、c_{max}和t_{max}等参数,有时也要测定组织、器官、胆汁、尿、粪便中药物浓度。

8. 药代动力学　药物进入机体后,出现两种不同的效应。一是药物对机体产生的生物效应,包括药物对机体产生的治疗作用和毒副作用,即所谓的药效学和毒理学,另一个是机体对药物的作用,包括药物的吸收(absorption)、分布(distribution)、代谢(metabolism)和排泄(excretion),简称ADME。药代动力学是定量研究药物(包括外来化学物质)在生物体内吸收、分布、代谢和排泄等过程规律的一门学科。药物进入体内后,经过吸收入血液,并随血流透过生物膜进入靶组织与受体结合,从而产生药理作用,同时药物还需要从体内消除。在实验的基础上,获得血药浓度-时间数据,建立数学模型,求算相应的药代动力学参数,从而实施对药物在体内过程的预测。因此,新制剂均需要进行动物和人体药代动力学试验,了解其药代动力学过程。这些数据可以指导临床研究以何种形式给药,给药频率与剂量。证明该化合物对目标疾病具有生物活性,同时评估药物对疗效以外可能的不良反应,尤其是对心血管、呼吸、中枢神经系统的影响。近年来,随着细胞生物学和分子生物学发展,药物在体内代谢产物及代谢机制研究已经有了长足的发展。通过药物在体内代谢产物和代谢机制研究,可以发现生物活性更高、更安全的新药。

药代动力学在医学其他相关学科中地位与作用也非常重要,大多数药物疗效、毒性与血药浓度的关系比与剂量的关系更为密切,调节血药浓度往往可以控制药物的疗效或降低毒性,进而指导临床给药方案的制定或对某些药理现象做出准确的解析。药代动力学在临床上已形成一个重要的分支——临床药代动力学。药物作用有时受到生物节律的影响,一些疾病如冠脉梗死、心绞痛和哮喘等在 24 小时内的发病概率是不同的，由于生物时辰节律的存在，药物与机体的相互作用呈时辰变化，时辰药理学、时辰药代动力学等研究，有助于调整给药时间，使之与生物节律和疾病节律相适应，达到增加疗效、降低毒副作用的目的。如哮喘患者在夜间比白天的病情重，通过改变服药剂量，即白天少服一些，晚上增加剂量来适应哮喘病情变化的节律。

六、临床研究

当一个化合物通过了临床前试验后，需要向药监部门（C）FDA 提交新药临床研究申请（IND）。以便将该化合物应用于人体试验，新药临床研究申请需要提供先前试验的材料以及计划将在什么地方、由谁以及如何进行临床试验的说明；新化合物的结构、给药方式、动物试验中发现的毒性情况，该化合物的制造生产情况。所有临床方案必须经过伦理审评委员会（institutional review board，IRB）的审查和通过，每年还须向 FDA 和 IRB 汇报一次临床试验的进程和结果。在中国需要获得 CFDA 正式批准，方可进入临床。

（一）Ⅰ期临床试验

在新药开发过程中，将新药第一次用于人体以研究新药性质的试验称为Ⅰ期临床试验。这一阶段的试验一般需要征集 20～100 名正常健康的志愿者（对肿瘤药物而言通常为肿瘤患者，但人数更少），在严格控制的条件下，给不同剂量（随着对新药的安全性了解的增加，给药的剂量也逐渐提高，并可以多剂量给药）的药物试验于健康志愿者，仔细监测药物的血药浓度、排泄性质，任何有益作用或不良反应，以评价药物在人体内的性质。同时也要获得药物在体内吸收、分布、代谢、排泄以及药物持续时间的数据与资料，以便确定药物将来在患者身上使用的合适剂量。Ⅰ期临床试验是初步的临床药理学及人体安全性评价试验，目的在于观测人体对新药的耐受程度和药代动力学，为制订给药方案和安全剂量提供依据。

（二）Ⅱ期临床试验

Ⅱ期临床试验是在真正的患者身上进行临床试验来证实药品的治疗作用。通常需要征集 100～500 名相关患者进行试验。主要目的是获得药物治疗有效性资料。将试验新药给一定数量的患者志愿者，评价药物的药代动力学和排泄情况。这是因为药物在患者体内的作用方式与健康志愿者是不同的，特别对那些影响胃、肝、肾的药物尤其如此。Ⅱ期临床试验一般通过随机盲法对照试验对新药的有效性和安全性作出初步评价，并为设计Ⅲ期临床试验和确定给药剂量方案提供依据。

（三）Ⅲ期临床试验

当一个新药在进到Ⅲ期临床试验时，原料药、制剂工艺研究应比较完善。Ⅲ期临床用药以商业化生产工艺提供临床用药。

Ⅲ期临床试验，通常需 1 000～5 000 名临床和住院患者，在医生的严格监控下，进一步获得该药物的有效性资料和不良反应资料，以及与其他药物的相互作用关系。该阶段试验一般将对试验药物和安慰剂（不含活性物质）或已上市药品的相关参数进行对照和双盲法试验（医生和患者都不知道自己吃的是新药、老药或安慰剂），在更大范围的患者志愿者身上，进行扩大的多中心临床试验。最后，根据严格统计学数据分析，进一步评价药物的有效性和耐受性。决定新药是否优于（superior）或不差于（not inferior）市场现有的老药，Ⅲ期临床试验是治疗作用的确证阶段，也是为药品注册申请获得批准提供依据的关键阶段。Ⅲ期临床试验研究往往持续好几年。

Ⅳ期临床研究在药物上市后进行。

七、新药申请

完成所有三个阶段的临床试验并分析所有资料及数据，药物的安全性和有效性得到了证明，新

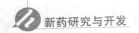
药开发者可以向药监部门(C)FDA 提交新药申请(new drug application, NDA)。新药申请需要提供所有收集到的科学资料。按照法规,FDA 应在 6 个月内审评完新药申请。

八、批准上市

新药申请一旦获得药监部门批准,该新药即可正式上市销售,供医生和患者选择。但是新药持有人还必须定期向药监部门呈交有关资料,包括该药的不良反应情况和质量管理记录。对于有些药物药监部门还会要求做Ⅳ期临床研究试验,以观测其长期不良反应情况。

Ⅳ期临床研究(药物上市后监测):药物在大范围人群应用后,需要对其疗效和不良反应继续进行监测。根据结果修订药物使用说明书。这一阶段研究会涉及的一些内容有药物配伍使用的研究、药物使用禁忌。如果批准上市的药物在这一阶段被发现之前研究中没有发现的严重不良反应,如显著增加服药人群心血管疾病发生率之类的药物还会被监管部门强制要求加注警告说明,甚至下架。例如,Merck 的抗关节炎药物 Vioxx 因增加心血管疾病风险于 2004 年主动撤离市场。

总之,新药研发是个高风险、高投入、高回报的行业,涉及多学科、多专业的密切配合与协调。而创新药物的研究与开发,集中体现了生命科学和微生物技术领域前沿的新成就与新突破,体现了多学科交叉的高新技术与集成。

第六节　新药研究和开发中的知识产权和专利

新药的研究开发是一项技术难度很高的工作,一方面,需要众多学科的科学家的相互配合,投资比较大,周期比较长;另一方面,药品是一种特殊的商品,与人类健康有着密切的关系,直接影响人们的生命和生活质量。因此,各国都十分重视对医药领域的知识产权保护政策。

我国于 1985 年 4 月 1 日开始实施的《中华人民共和国专利法》,开始对药品领域的发明创造给予方法专利保护,2001 年 7 月 1 日对专利法又进行了第二次修改;1983 年 1 月 1 日起实施的《中华人民共和国商标法》,对药品商标实行保护;1992 年 12 月 12 日发布了《药品行政保护条例》,于 1993 年 1 月 1 日起实施;1993 年 9 月 2 日通过了《中华人民共和国反不正当竞争法》。

一、专利和专利权

专利一般有三种含义:一是指专利权;二是指受到专利权保护的发明创造;三是指专利文献。专利权是由国家专利行政部门,依据专利法的规定对符合授权条件的专利申请的申请人,授予一种实施其发明创造的专有权。一项发明创造被授予专利权以后,专利法保护该专利不受侵犯。专利文献是专利申请文件,经国家专利行政部门依法受理、审查合格后定期出版的各种官方出版物的总称。

我国专利法规定有三种专利:发明专利、实用新型专利和外观设计专利。保护期限为 20 年,均自申请日起计算。专利具有时间性和地域性的限制。时间性是指专利权只在其专利的保护期限内有效,期限届满或专利权已经终止的就不再受专利法保护,该发明创造就成了全社会的共同财富,任何人都可以自由利用。

地域性是指一个国家授予的专利权,只在该授予国本国有效,对其他国家没有任何法律约束力。每个国家都具有授予专利的权力,并且其效力是互相独立的。

二、医药发明专利的种类

医药领域的发明大致可以分为以下 6 种:①以医药为用途的活性物质(药物化合物)的发明;②以药物化合物为活性组分的药物组合物(制剂)的发明;③药物化合物或制剂的制备方法的发明;

④药物化合物或制剂的医药用途的发明;⑤医疗器械的发明;⑥疾病的诊断和治疗方法的发明。

三、药品专利的保护对象及条件

药品专利的保护对象主要是药品领域的新的发明创造,包括新开发的原料药、新的药物制剂或复方、新的制备工艺或其改进。但是专利能否授权的条件是该发明的新颖性、创造性和实用性。新颖性是指在申请日以前没有同样的药品发明在国内外出版物上公开发表过、在国内公开使用过或者以其他方式为公众所知,也没有同样的药品发明由他人向国家专利行政部门提出过申请并且记载在申请日以前所公布的专利申请文件中。创造性是指同申请日以前的技术相比,该药品发明有突出的实质性的特点和显著的进步。实用性是指该药品发明能够创造或者使用,并且能够产生积极效果。只要该药品或制备工艺能够在产业上应用,就具有良好的产业化前景,而且这种产业上的应用主要就其从技术上对疾病的治疗效果而言,而不对其毒性及安全性进行严格的审查。

四、专利的保护

我国专利实行早期公开、延迟审查制度,专利自申请日起到专利权保护期限的 20 年中,有三个不同的阶段:①双方互不干涉的过渡期:指从专利申请之后到公开之前的时间。由于这段时间药品发明未正式公布,其他人实际上还无法得知该发明的内容,因而就谈不上侵犯专利权。即使在此期间有相同的药品被公开制造,也不能要求对方赔偿,但尽管此时专利权尚未产生,对方不能再申请专利,也不能破坏该专利的新颖性。②临时保护期:指专利申请公开后到专利授权之前的时间。由于此间公众已经可以得知发明的内容,如果有人在此期间实施其发明,申请人可要求其支付适当的费用。③保护期:指专利授权以后的有效时间内,任何单位或个人未经专利权人许可,都不得实施其专利。在此期间,若有人未经许可而实施其专利,专利权人或利害关系人既可以向人民法院起诉,也可以请求专利管理机关对侵犯人进行处理,要求其停止侵权行为并赔偿损失。

--- 复 习 题 ---

【A 型题】

1. 下列哪项不属于新药研发的特点? （　　）
　　A．高技术　　　　　　B．高成本　　　　　　C．低风险　　　　　　D．周期长
　　E．高投入

2. 下列哪项不属于新药释药系统的特点? （　　）
　　A．提高药物的疗效　　B．减少毒副作用　　　C．使用方便　　　　　D．低投入
　　E．高成本

3. 在新药研发阶段中,下列哪项不属于开发阶段的重要阶段? （　　）
　　A．临床前研究　　　　B．临床研究　　　　　C．新药申请　　　　　D．新药注册
　　E．批准上市

【X 型题】

1. 新药本指哪些部分不同于现有药品的药物? （　　）
　　A．化学结构　　　　　B．药品组分　　　　　C．药理作用　　　　　D．药物作用机制
　　E．药物代谢组分

2. 目前我国对于新药进行分类审批管理,即将新药分成哪三大部分? （　　）

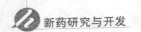

A．中药、天然药物　　　　B．化学药品　　　　C．生物制品　　　　D．西药

E．中成药

　　　　　　　　　　　　　　　　　　　　　　　　　　　　　　　　　（　　）

3. 生物制品注册分类包括哪些？

A．治疗用生物制品注册分类

B．已有国家药品标准的原料药或者制剂

C．预防用生物制品注册分类

D．药材新的药用部位及其制剂

E．改变国内已上市销售药品的剂型，但不改变给药途径的制剂

【填空题】

1. 总的来说，新药的研发分为两个阶段：_____和_____。

2. 研究阶段包括四个重要环节，即_____、_____、_____和_____。该阶段的目的是_____，属于_____研究的范畴。

3. 开发阶段包括四个重要环节：_____、_____、_____和_____。

【名词解释】

1. 原料药　　2. 仿制药　　3. 先导化合物

【简答题】

1. 中药、天然药物注册分类有哪些？

2. 批准新药的特点与趋势是什么？

3. 简述我国新药批准的情况。

4. 新药分类的原则是什么？

5. 化学药品注册分类有哪些？

6. 治疗用生物制品注册分类有哪些？

7. 预防用生物制品注册分类有哪些？

8. 新药研发具有哪些特点？

第二章

新药研究与生物技术

导学

内容及要求

本章主要介绍生命科学及生物技术与新药研究的关系,要求学生掌握:①生物技术的定义;②基因工程的定义;③蛋白质工程的定义;④酶工程的定义;⑤发酵工程的定义;⑥分子药理学的定义;⑦药物基因组学的定义。熟悉:①蛋白质工程研究内容;②基因工程的基本过程;③蛋白质组学研究内容;④酶工程的研究内容;⑤发酵工程的研究内容;⑥分子药理学的研究内容。了解:①基因工程的主要步骤;②细胞工程包括哪些技术;③发酵工程包括哪些基本步骤;④药物基因组学;⑤药物基因组学的研究方法。

重点、难点

本章重点是各项生物技术的定义;本章难点是各项生物技术的相关研究方法。

第一节 新药研究的生物技术基础

生物技术(biotechnology)又称生物工程,它是在分子生物学的基础上发展起来的实用技术,是现代生物科学和工程技术相结合的产物。现代生物技术是一个复杂的技术群,包括基因工程、蛋白质工程、细胞工程、酶工程等。基因工程是生物技术的核心,其特征是在分子水平创造或改造生物类型和生物功能,而基于染色体、细胞、组织、器官乃至生物个体水平上同样可进行创造或改造生物类型和生物功能的工程;还有为这些工程服务的一些工艺体系如酶工程、生物反应器工程等,它们均属现代生物技术的范畴。所以,现代生物技术是以生命科学为基础,利用生物(或生物组织、细胞及其他组成部分)的特性和功能,设计、构建具有预期性能的新物质或新品系,以及与工程原理相结合,加工生产产品或提供服务的综合性技术。这门技术内涵十分丰富,它涉及对生物的遗传基因进行改造或重组,并使重组基因在细胞内表达,产生人类需要的新物质的基因技术(如克隆技术);从简单普通的原料出发,设计最佳路线,选择适当的酶,合成所需功能产品的生物分子工程技术;利用生物细胞大量加工、制造产品的生物生产技术(如发酵);将生物分子与电子、光学或机械系统连接起来,并把生物分子捕获的信息放大、传递,转换成为光、电或机械信息的生物耦合技术;在纳米(即百万分之一毫米)尺度上研究生物大分子精细结构及其与功能的关系,并对其结构进行改造利用它们组装分子

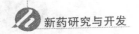

设备的纳米生物技术;模拟生物或生物系统,组织、器官功能结构的仿生技术等。

一、基因工程

基因工程(gene engineering)也称重组 DNA、基因克隆(gene cloning)等,它是按照人们的设计方案将遗传物质 DNA 片段(目的基因)导入载体 DNA 分子(病毒、质粒或其他载体分子),产生新的自然界从未有过的重组 DNA 分子,然后再将之引入特定的宿主细胞进行扩增和表达,使宿主细胞获得新的遗传性状的技术,通过工程化为人类提供产品及服务的技术。基因工程的出现标志着人类已经能够按照自己意愿进行各种基因操作,规模生产基因产物,并自主设计和创建新的基因、新的蛋白质和新的生物物种。自 1979 年美国基因技术公司用人工合成的人胰岛素基因重组转入大肠埃希菌中合成人胰岛素(insulin)至今,我国已有人干扰素、人白介素-2、人集落刺激因子、重组人乙型肝炎病毒疫苗、基因工程幼畜腹泻疫苗等多种基因工程药物和疫苗进入临床应用,世界上也有几百种基因工程药物及其他基因工程产品在研制中,这是当今医药业发展的重要领域。基因工程的核心是构建重组体 DNA 的技术,所以基因工程有时也称为基因操作或重组 DNA 技术。

随着 1953 年 DNA 双螺旋模型的建立、1966 年 64 个遗传密码的破译、1971 年 DNA 限制性内切酶的发现等一系列生命科学领域的重大问题的突破,人们有了一个大胆的构思:将一种生物的 DNA 中的某个基因片段连接到另外一种生物的 DNA 链上去,将 DNA 重新组织,不就可以按照人类的愿望,设计出新的遗传物质并创造出新的生物类型吗? 这种做法史无前例,很像技术科学的工程设计,即依据人类的需要把一种生物的"基因"与另一种生物的"基因"重新"组装"成新的基因组合,创造出新的生命体。1972 年,Berg 等首次采用限制性内切酶 EcoRI 切割病毒 SV40 DNA,经连接获得重组的杂交 DNA 分子,以此为基础,美国科学家 Cohen 等人第一次将不同 DNA 分子进行了体外重组并在大肠埃希菌中成功表达,从而真正开创了基因工程的研究。至此,人们认识到通过 DNA 重组技术(基因工程技术),可以人为地改造生物体的遗传性状。例如,本来大肠埃希菌是无法合成胰岛素的,但是通过基因工程技术,只要将哺乳动物中能够合成胰岛素的基因结合到大肠埃希菌中,大肠埃希菌就能合成胰岛素,而且这个性状是可以遗传的。这样,利用大肠埃希菌每 20 分钟就繁殖一代的惊人速度,培养大量重组后的大肠埃希菌,就可从中提取得到丰富的胰岛素。1977 年,美国加利福尼亚大学和国立医学中心实现了将生长激素释放抑制因子基因与大肠埃希菌 pBR322 质粒 DNA 的体外重组,从 10 L 这样的大肠埃希菌发酵液中提取到按常规需要 50 万只羊脑才能提取到的 5 mg 这种激素。1982 年,美国首次批准基因工程药物胰岛素上市,表明人们利用基因工程可以生产天然稀有的医用活性多肽或蛋白质。1982 年,美国礼来公司率先在世界上将第一个基因工程药物——重组人胰岛素推向市场,这标志着医药领域将进入一个新纪元,同时也向世人展示 DNA 重组技术在医药领域具有无限的应用发展前景和生命力。在 DNA 重组技术的基础上,基因治疗可以为遗传性疾病、重大疾病(如肿瘤、心血管疾病和糖尿病等)的治疗提供新途径;基因工程技术不仅可以生产出防治人类严重疾病的新型药物而且必将促进制药工业的技术变革,并为新药的研制提供全新的途径。

基因工程的基本过程是将一个含目的基因的 DNA 片段经体外与载体 DNA 分子共价键连接,并转入宿主细胞,使之扩增、表达的过程。主要步骤如下。

1. 目的基因(靶基因)的制备方法　主要有三种:从生物基因组中分离;以 RNA 为模板,在逆转录酶下合成 DNA(称为 cDNA);如果某种蛋白质的基因已知,还可以通过化学方法合成。基因通过 DNA 聚合酶链式反应(PCR)在体外进行扩增。

2. 载体的选择与制备　载体必须具备三个条件:具有能使外源 DNA 片段组入的克隆位点;能携带外源 DNA 进入受体细胞或游离在细胞质中进行自我复制,或整合到染色体 DNA 上随染色体 DNA 的复制而复制;必须具有选择标记,承载外源 DNA 的载体进入受体细胞后,以便筛选克隆子。

3. 酶切 用限制性内切酶分别将目的基因和载体分子切开。

4. 连接 目的基因与载体的连接，形成重组 DNA 分子，连接方法主要有黏性末端连接法和钝性末端连接法。

5. 重组 DNA 分子转入受体细胞 将重组 DNA 分子转入受体细胞，并在其中进行复制、扩增，使重组 DNA 分子在受体细胞内的拷贝数大量增加。目的基因导入受体细胞常见的方法有直接导入法和间接导入法。直接导入法有电击法、显微注射法、直接吸收法、基因枪法等。①电击法：借助电击仪高压脉冲把目的基因打入宿主细胞中。②显微注射法：利用显微注射仪把目的基因注入宿主细胞中。③直接吸收法：把目的基因的宿主细胞混在一起，让其直接吸收。④基因枪法：在金属微粒上涂上目的基因，然后发射到宿主细胞中。间接导入法常用的载体是质粒、λ噬菌体、柯斯质粒等；常用的受体细胞有大肠埃希菌、枯草杆菌、土壤农杆菌、酵母菌和动植物细胞等。用人工的方法使体外重组的 DNA 分子转移到受体细胞，主要是借鉴细菌或病毒侵染细胞的途径。

6. 重组子的筛选与鉴定 方法有很多种，如抗生素抗性基因筛选或限制性酶切位点切割或通过 PCR 扩增特定基因片段，进行琼脂糖凝胶电泳基因片段分析，从而确定哪些质粒具有目的 DNA 插入片断或通过诱导蛋白质表达结合 SDS-PAGE 电泳检测目的蛋白，最后通过 DNA 序列测定对克隆片段进行鉴定等。

凡在基因工程中使用的酶称为工具酶，如限制性内切酶、甲基化酶、Klenow 聚合酶、polyA 聚合酶、T-DNA 连接酶、末端脱氧核苷酸转移酶、逆转录酶等。比如起初分离得到的微量基因，通过聚合酶链式反应（polymerase chain reaction，PCR）就能够扩增。

7. 表达产物的鉴定 可用各种电泳技术分析、高效液相色谱分析、肽图分析、氨基酸组成分析、N-末端 15 个氨基酸测序及免疫学分析的方法等进行鉴定。对其纯度测定通常采用的方法有还原性及非还原性 SDS-PAGE、等电点聚焦、各种 HPLC、毛细管电泳（CE）等，需有两种以上不同机制的分析方法相互佐证，以便对目的蛋白质的含量进行综合评价。

8. 工程菌（细胞）的大规模培养 选育高效表达工程菌，优化发酵条件（培养基组成、接种量、温度、溶氧、pH、诱导作用、发酵动力学）。

9. 表达产物的分离与纯化 考虑到工业生产成本，一般早期尽可能采用高效的分离手段，如通常先用非特异、低分辨的操作单元（沉淀、超滤和吸附等），以尽快缩小样品体积，提高产物浓度，去除最主要的杂质（包括非蛋白类杂质）；然后采用高分辨率的操作单元（如具有高选择性的离子交换色谱和亲和色谱）；而将凝胶排阻色谱这类分离规模小、分离速度慢的操作单元放在最后，以提高分离效果。纯化操作条件要温和，步骤要少，收率要高，一般纯度大于 95%。

自从重组人胰岛素问世以来，基因工程制药已成为制药行业的一个新门类，每年平均有 3～4 个新药或疫苗问世。近几年，从美国食品药品监督管理局（FDA）批准的新药来看，生物技术药物发展异常迅猛。我国生物制剂领域近年也取得重要突破与进展。2011—2014 年分别批复 38、34、25、23 种新的生物制剂品种上市。2014 年，全球销售额前 10 位的药品共创造 830 亿美元的市场，其中有 7 个生物药，5 个为单抗，主要适应证为肿瘤、自身免疫性疾病等。2017 年，肿瘤免疫疗法热度不减，免疫检查点抑制剂再添新成员，全球首款细胞免疫 CAR-T 疗法正式获批上市，全球首个按生物标记物而非肿瘤来源区分的抗肿瘤疗法获批，基因编辑技术快速发展助力新药研发，基因治疗迎来新进展前景可待。生物药已然成为全球生物医药企业的新宠儿。

二、蛋白质工程

1. 蛋白质工程 蛋白质工程（protein engineering）以蛋白质分子的结构规律及其生物功能的关系作为基础，通过化学、物理和分子生物学的手段进行基因修饰或基因合成，对现有蛋白质进行改

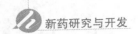

造,或制造一种新的蛋白质,以满足人类对生产和生活的需求。是在基因重组技术、生物化学、分子生物学、分子遗传学等学科的基础之上,融合了蛋白质晶体学、蛋白质动力学、蛋白质化学和计算机辅助设计等多学科而发展起来的新兴研究领域。

蛋白质工程研究内容主要有以下几个方面:①蛋白质结构分析:蛋白质工程的核心内容之一就是收集大量的蛋白质分子结构的信息,三维空间结构的测定是验证蛋白质设计的假设即证明是新结构改变了原有生物功能的必需手段。晶体学的技术在确定蛋白质结构方面有了很大发展,根据需要合成具有特定氨基酸序列和空间结构的蛋白质。但是最明显的不足是需要分离出足够量的纯蛋白质(几毫克至几十毫克),制备出单晶体,然后再进行繁杂的数据收集、计算和分析。②结构、功能的设计和预测:确定蛋白质化学组成、空间结构与生物功能之间的关系。根据对天然蛋白质结构与功能分析建立起来的数据库里的数据,可以预测一定氨基酸序列肽链空间结构和生物功能;反之,也可以根据特定的生物功能,设计蛋白质的氨基酸序列和空间结构。通过基因重组等实验可以直接考察分析结构与功能之间的关系;也可以通过分子动力学、分子热力学等,根据能量最低、同一位置不能同时存在两个原子等基本原则分析计算蛋白质分子的立体结构和生物功能。虽然这方面的工作尚在起步阶段,但可预见将来能建立一套完整的理论来解释结构与功能之间的关系,用以设计、预测蛋白质的结构和功能。③创造和/或改造蛋白质:在此基础之上,实现从氨基酸序列预测蛋白质的空间结构和生物功能,设计合成具有特定生物功能的全新的蛋白质,这也是蛋白质工程最根本的目标之一。

蛋白质工程开创了人类按照自身意愿改造、创造蛋白质的新纪元,展示出诱人的前景。例如,蛋白质与核酸、酶抑制剂与蛋白质的结合情况,可以开发具有高度专一性的药用蛋白质;通过对蛋白质DNA改组、对酶进行合理化设计,可以提高酶活性;通过对胰岛素的改造,其已成为速效型药物等。

2. 蛋白质组学　20世纪90年代初,生物学家提出并开始实施了人类基因组计划(human genome project,HGP),这一计划由于研究技术的不断突破而提前完成。随着人类基因组测序的完成,基因组学、蛋白质组学、信息组学等一系列组学悄然兴起,生命科学的研究重心转移到对功能基因组学的研究,其中的蛋白质组学(proteomics)更是研究热点之一。

蛋白质组是由澳大利亚博士 Marc Wilkins 在1994年首先提出,它是指基因组表达的全部蛋白质,蛋白质是生物体结构和功能的单位,是基因功能的直接执行者,从中心法则来看,基因和蛋白质之间应该存在着一一对应的线性关系,然而,事实并不像人们想象的那样,从基因表达的过程来看蛋白质组中蛋白质的数目明显少于 ORF(open reading frame)的数目,若从蛋白质修饰的过程来看,蛋白质数目又远远地大于这个数字。从 DNA 到蛋白质要经历转录、翻译,翻译后等水平上的调控,在转录过程中,很多基因上的信息并未表达或表达的不完全;蛋白质合成后大部分还要经过修饰后才能具有一定的功能,而一个基因转录成的蛋白质在修饰后可以产生多种蛋白质;另外,尽管基因的数量和结构一般来说是相对稳定的,而蛋白质的数量和结构则是在不同的细胞中有着很大差异,即使在同一个细胞中也会在细胞的不同时期和不同条件下呈现出各种变化,这点无疑增大了蛋白质组学研究的难度,也体现出对蛋白质组学研究的必要性。

蛋白质组学的研究内容主要包括蛋白质分子鉴定;蛋白质与蛋白质之间的相互作用;蛋白质与其他生物大分子之间的相互作用;蛋白质翻译后的修饰以及蛋白质在细胞内移位等。

在蛋白质样品制备过程中必须遵循严格的处理方法以避免蛋白质组成的任何定性或定量变化,保证蛋白质不被细胞中的蛋白酶降解,并且能够定量转移到分离装置中,研究过程中通常采用细胞或组织中的全蛋白组分进行蛋白质组的分析,也可以进行样品预分级,即利用各种方法将细胞或组织中的全体蛋白质分为几个部分,分别进行蛋白质组研究,样品预分级对分离和鉴定蛋白质组具有重要的意义,它不仅可以提高低丰度蛋白质的上样量和检测灵敏度,还可以针对某一细胞器的蛋白质组进行研究,常用的方法有液相等电聚焦及膜电泳、吸附色谱、亚细胞分级、激光解剖单细胞水平样品制备等。蛋白质组的分离以双向凝胶电泳技术（two-dimensional gel electrophoresis，2 - DGE）为主要手段。其原理是第一向进行等电聚焦（IEF），根据蛋白质的等电点不同对蛋白质进行初次分离，蛋白质沿 pH 梯度移动至各自的等电点位置，随后再沿垂直方向按照分子量的不同进行分离，即进行 SDS-PAGE，对蛋白质进行再次分离。蛋白质组的鉴定技术主要有质谱技术（mass spectrometry），它的原理是使样品分子离子化后，根据不同离子间的质核比（m/z）的差异来分离并确定其相对分子质量，质谱对蛋白质鉴定的贡献主要是基于质谱电离技术——基质辅助激光解析电离（matrix-assisted laser desorption/ionization，MALDI）和电喷雾电离（electrospray ionization，ESI）的发展和成熟，以 MALDI 为基础的肽质指纹（peptide mass fingerprint，PMF）、源后衰变（post-source decay，PSD）片段离子分析和以 ESI 为基础的串联质谱（Tandem-MS）的部分测序技术已经成为质谱鉴定蛋白质的主要方法。新近出现的一种被称为基质辅助激光解吸电离——四级飞行时间质谱（MALDI quadruple time of flight）技术综合了肽指纹图谱方法的大规模和串联质谱直接获得肽序列两方面的优点，可用于测定蛋白质或多肽的精确分子量，并能测定较大分子的分子量。蛋白质芯片技术主要用于蛋白质间相互作用和差异显示蛋白质组的研究，是一种在高密度的方格上含有各种微量纯化的蛋白质，并能够高通量地测定这些蛋白质的生物活性，以及蛋白质与生物大分子之间的相互作用。当前蛋白质芯片主要包括 3 种形式：普通玻璃载玻片（plain-glass slide）、多孔凝胶覆盖芯片（porous gel pad chip）和微孔芯片（microwell chip），随着自动化要求越来越高，一些实验室将蛋白质芯片技术与质谱联用起来，通过质谱直接显示反应结果，极大地提高了分析检测的灵敏度与自动化程度。这种技术具有极大的优越性，它不需要进行蛋白质分离，只是利用抗体或其他类型亲和探针构成的芯片进行检测，可以一次同时检测几千种蛋白质，效率非常高，所以对分析蛋白质组的变化具有很大的应用潜力。

应用蛋白质组学发现新的功能蛋白（药靶蛋白、疾病相关蛋白、药用蛋白等），药物多是通过特异地作用于体内的靶蛋白质（受体、酶、离子通道等）而重新调整患者的生理状态达到治疗目的。新的药靶蛋白，在药学研究中有重要作用。例如，研究人员用 HIV 蛋白酶作为艾滋病药物设计的新药靶，成功研究出一系列针对此药靶蛋白的抑制剂药物，显著降低了发达国家艾滋病的死亡率。应用蛋白质组技术，通过比较一组正常和患病组织（细胞）的蛋白质组的差异表达图谱，可用来发现疾病相关的标记蛋白质，用于临床诊断。如研究人员比较了来源于正常和结肠癌上皮细胞的蛋白质组的表达，利用 2 - DE 图像分析软件分析了其上的 800 多个蛋白质斑点后，发现了一种只在肿瘤组织中特异表达的蛋白质（分子量 13 ku，等电点 5.6），经质谱和数据库检索最后将该蛋白质鉴定为 calgranulin B。目前 calgranulin B 在肿瘤发生过程中的功能还在进一步研究中，这种结肠癌细胞特异表达的蛋白质的发现可能在结肠癌的早期诊断中有重要作用。

在新药研究方面，蛋白质组学方法主要应用于受体或标志物的鉴定、受体的评价及毒理学、蛋白质相互作用及其功能的研究、药物代谢产物的研究等方面，对健康状态与疾病状态的细胞或组织的蛋白质表达差异的对比可以用于药物研究或药物受体的研究及对药物治疗前后蛋白质表达状况进行分析，以此来评价药物类似物的结构与活性关系，寻找高活性的药物。由于蛋白质是生物体内细胞赖以生存的各种代谢和调控途径的主要执行者，因此蛋白质不仅是多种致病因子对机体作用最重要的靶分子，并且也成为大多数药物的靶标乃至直接的药物。据统计，在 20 世纪 90 年代中期，全世界制药业用于找寻新药的药靶约 483 个，其中有 73% 为蛋白质，而当时世界上正在使用的药物约有 2 000 种，其中 85% 是针对上述 483 种药靶的，并且还将可能发现几千到上万种的新药靶，这是蛋白质组学研究有可能带来的一笔巨大的科学和经济财富，从而使蛋白质组学在近年来越来越受国际巨型跨国制药集团的垂青。如 Anderson 等通过分析抑制素类降胆固醇化合物对小鼠肝脏蛋白质组的影响，从药物治疗前后表达变化的蛋白质中鉴定出 HMG-CoA 合成酶（胆固醇合成途径的关键酶之一），从而阐明了该类降胆固醇药物的作用机制。

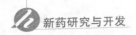

三、细胞工程

1. **细胞工程**(cell engineering)　细胞工程是应用细胞生物学、遗传学和分子生物学的理论与方法,以细胞为基本单位,在体外条件下进行培养、繁殖或人为地使细胞某些生物学特性按人们的需要和设计予以改变,即通过细胞融合、核质移植、染色体或基因移植以及组织和细胞培养等方法快速繁殖和培养出人们所需要的新物种的生物工程技术,从而达到改良生物品种和创造新品种、加速繁育动植物个体,获得某种有用物质的过程。细胞工程包括动、植物细胞的体外培养技术、细胞融合技术(也称细胞杂交技术)、细胞器移植技术、胚胎移植技术以及基因转移技术等,它从细胞结构的不同层次亦即从细胞整体水平、核质水平、染色体水平以及基因水平上对细胞进行遗传操作,最后一项水平上的遗传操作实质上已步入与基因工程重叠的范围。

2. **动物细胞工程**　动物细胞工程是指按照人们预定的设计,根据细胞生物学及工程学原理定向改造动物细胞遗传性,创造新物种,通过工程化为人类提供名贵药品及服务的技术。

其内容包括动物细胞培养技术、细胞融合技术、单克隆抗体技术(即杂交瘤技术)、动物大规模培养技术、动物细胞反应动力学、动物细胞反应器、核移植技术、染色体及染色体组改造与转移技术、基因及细胞器的转移、性别选择、人工授精、胚胎移植、胚胎发育、动物克隆技术、试管婴儿技术、胚胎冷冻技术和借腹怀胎技术等。动物细胞工程中最基本和最具代表性的四项技术是动物细胞培养、动物细胞融合、单克隆抗体技术和动物细胞大规模培养技术。

(1) 动物细胞培养:动物细胞能够分泌蛋白质,如抗体等。但是单个细胞分泌的蛋白质的量是很少的,要借助于大规模的动物细胞培养获得大量的分泌蛋白。动物细胞培养技术在医药生物技术领域有着广泛的应用。例如,可以利用动物细胞工程生产许多有重要价值的蛋白质生物制品,如病毒疫苗、干扰素、单克隆抗体等。

(2) 动物细胞融合:动物细胞融合技术最重要的用途是制备单克隆抗体。要想获得大量的单一抗体,必须用单个B淋巴细胞进行无性繁殖,也就是通过克隆,形成细胞群,这样的细胞群就有可能产生化学性质单一、特异性强的抗体——单克隆抗体。

(3) 单克隆抗体技术:将免疫B淋巴细胞与骨髓瘤细胞融合在一起,形成杂交瘤细胞。这种细胞既能像肿瘤细胞那样长期进行无性繁殖,又能像B淋巴细胞那样分泌抗体。由于这种抗体可以是由单一的无性繁殖细胞系的细胞产生的,故又称为单克隆抗体。单克隆抗体技术诞生以来,在医药领域产生了巨大影响。全球有超过200家公司正在研发治疗用单抗药物,约有335个产品正在研发中,美国FDA共批准了24个治疗性单克隆抗体药物上市。1999年全球抗体的销售额仅12亿美元,到2004年达到103亿美元,单克隆抗体药物居所有医药生物技术产品之首,也是生物医药行业增长最快的领域。

目前我国自行开发上市的几个单克隆抗体药物销售额已达几千万,但如果按照目前全球单克隆抗体药物占生物药物1/3的比例估算,我国的单克隆抗体药物应该有100多亿的市场规模,作为生物领域真正的高科技产品,未来几年内单克隆抗体药物市场预计将远远超过医药行业的增长率,这必将带动国内的医药经济的快速增长,产生重大的社会效益与经济效益。

(4) 动物细胞大规模培养技术:是指在人工条件下,高密度大量培养基因工程、细胞融合或转化所形成的有用动物细胞,生产珍贵药品的技术,为细胞工程不可缺少的一部分。培养基常采用无血清培养基。培养技术主要有:①悬浮培养法;②固定化培养法;③微载体培养法(microcarrier culture technique)。微载体培养技术于1967年被用于动物细胞大规模培养。经过30余年的发展,该技术日趋完善和成熟,广泛应用于生产疫苗、基因工程产品等。微载体以细小的颗粒作为细胞载体,通过搅拌悬浮在培养液内,使细胞在载体表面繁殖成单层的一种细胞培养技术。微载体培养是目前公认最具发展前途的一种动物细胞大规模培养技术,其兼具悬浮培养和贴壁培养的优点,且容易放大。

该技术已广泛用于培养各类型细胞。生产疫苗、蛋白质产品,如 293 细胞、Vero 细胞、CHO 细胞。1997 年 12 月,英国 Roslin 研究所克隆羊 Dolly 诞生,它表明成年机体的一个体细胞核可以复制出一个基因完全相同的新生命个体的全新概念,克隆鼠、克隆牛等实验的成功进一步验证了其科学性,也翻开了人类以体细胞核克隆哺乳动物的新篇章。将体细胞核植入去核卵细胞形成的克隆细胞,其基因组 DNA 与细胞核供体一致;由克隆细胞可复制出供移植、无免疫排斥的各种组织细胞或器官。

四、酶工程

　　酶工程(enzyme engineering)是酶的生产和应用的技术,是生物工程的一个重要组成部分。通过化学方法、酶学方法和 DNA 重组技术改善自然酶的组成、结构和性质,提高酶的催化效率、降低成本并在大规模工业化生产中应用。其中包括酶源开发、酶与细胞的固定化、酶分子的修饰改造及酶反应器的设计和放大反应条件的控制和优化等技术。它的主要任务是通过预先设计、经人工操作而获得大量所需的酶,或利用各种方法使酶发挥其最大的催化功能来生产所需的产品。

　　近年来,国外的研究者们在探索酶蛋白的固定化技术方面已寻找到几条途径,有序的、定向固定化技术被应用于生物芯片、生物传感器、生物反应器、临床诊断、药物设计、亲和层析以及蛋白质结构和功能的研究中。新兴的体外分子定向进化作为一种蛋白质改造策略,更可以在不知道蛋白质空间结构或者根据现有的蛋白质结构知识尚不能进行有效的定点突变时,借鉴实验室手段在体外模拟自然进化的过程(随机突变、重组和选择),使基因发生大量变异,并定向选择出所需的性质或功能,从而使几百万年的自然进化过程在短期内得以实现。

　　酶工程的主要内容如下。

　　1. 酶的分离纯化、大批量生产及新酶和酶的应用开发　　酶的来源不外乎动物、植物和微生物。迄今从生物界已发现 3 000 多种酶,已有百多种用于工业生产。早期多从动植物组织提取,如胰蛋白酶及菠萝蛋白酶等,目前使用的千余种商品酶,大多数是微生物生产的,如天门冬氨酸酶、青霉素酰化酶及枯草杆菌蛋白酶等。目前,研究人员完全可以绕开菌种分离、纯化步骤,应用最新分子生物学方法,直接从极端环境条件下生长的微生物内筛选新的酶种,为酶的新功能的开发提供了广阔的空间。

　　2. 固定化酶和固定化细胞技术　　固定化酶是指借助于物理和化学的方法把酶束缚在一定空间内并仍具有催化活性的酶制剂,是现代酶工程技术的核心。与游离酶相比,固定化酶可以多次使用,酶的稳定性高,酶可反复使用,易于分开酶与底物和产物,产物中无残留酶,易于纯化,反应条件易于控制,可实现转化反应的连续化和自动控制。酶的固定方法主要有:通过非特异性物理吸附或生物物质的特异吸附作用将酶固定到载体表面,称作吸附法;利用化学方法将载体活化,再与酶分子上的某些基因形成共价的化学键,使酶分子结合到载体上,称作共价键合法,是广泛采用的制备固定化酶的方法。新的固定化、分子修饰和非水相催化等技术正愈加受到科学家的青睐。

　　将细胞限制或定位于特定空间位置的方法称为细胞固定化技术。被限制或定位于特定空间位置的细胞称为固定化细胞,它与固定化酶同被称为固定化生物催化剂。细胞固定化技术是酶固定化技术的发展,因此固定化细胞也称第二代固定化酶。固定化细胞主要是利用细胞内酶和酶系,比固定化酶应用普遍。细胞的固定化技术包括载体结合法、交联、包埋及无载体法 4 种方法。

　　在大多数情况下,酶固定化以后会部分甚至全部失去活性。一般认为,酶活性的失去是由于酶蛋白多点附着在载体上,引起了固定化酶蛋白无序的定向和结构变形的增加。酶蛋白的定向固定化技术,使酶蛋白能够以有序方式附着在载体的表面,实现酶的定向固定化,而使酶活性的损失降低到最小程度。

　　3. 酶反应器的研究　　酶反应器的研究包括酶传感器、反应检测与固定化酶或固定化细胞技术相配套的是酶生物反应器。一个安装有固定化酶或固定化细胞材料的容器就是酶生物反应器,它是

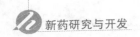

把反应物质变成产品的重要生产车间,如葡萄糖溶液缓缓流进装有葡萄糖异构酶的生物反应器,出来的就是比原来溶液甜得多的果糖液体。

4. 酶生产中基因工程技术的应用及遗传修饰酶的研究　酶的选择性遗传修饰即酶基因的定点突变,酶工程设计可以采用定点突变和体外分子定向进化两种方式对天然酶分子进行改造。

5. 酶的分子改造和化学修饰,结构与功能的研究　酶的化学修饰是指利用化学手段将某些化学物质或基团结合到酶分子上,或将酶分子的某部分去除或置换,改变酶的理化性质,最终达到改变酶的催化性能的目的。酶的化学修饰主要有酰化法、烷基化法、丹磺酰氯法等。

6. 有机相中酶反应的研究　经化学修饰的酶能催化有机相中的反应,特别是在对映体选择降解、非对映体裂解和手性化合物的合成与拆分方面,化学修饰酶显示了巨大的威力。酶的有机合成在生产上的作用越来越突出,成为酶工程领域内的一个研究热点。

7. 抗体酶、核酸酶的研究　具有催化活性的抗体称为抗体酶,从原理上讲,几乎可以为任何化学反应提供全新的蛋白质催化剂——抗体酶。与模拟酶相比,抗体酶表现出一定程度的底物专一性和立体专一性,可以在体内执行催化功能。抗体酶的应用前景非常诱人。

酶工程对医药、医疗方面贡献巨大。测试尿糖含量的酶试纸,使糖尿病患者可以方便地为自己化验尿糖的情况。菠萝蛋白酶、纤维素酶、淀粉酶、胃蛋白酶等可以进行食物转化的酶都已进入食品和药物生产中,以解除许多有胃分泌功能障碍患者的痛苦,此外还有抗肿瘤的 L-天冬酰胺酶、白喉毒素,用于治疗炎症的胰凝乳蛋白酶,降血压的激肽释放酶,溶解血凝块的尿激酶等。另外,新型青霉素产品及青霉素酶抑制剂等也都是酶工程在医药医疗领域的成功应用实例。抗白血病药物天冬酰胺酶经修饰后,可使其在血浆中的稳定性提高数倍。

抗体酶和酶标药物的研究开发及新型的溶栓酶、艾滋病毒蛋白酶等的研究备受关注。抗体酶已经用于酶作用机制的研究,手性药物的合成和拆分,抗癌药物的制备。核酸酶能够防治流感、肝炎、艾滋病和烟草花叶病,用来治疗某些遗传病和癌症。这些以往经化学合成、微生物发酵及生物材料提取的药品,如今皆可通过现代酶工程生产,甚至获得传统技术难以得到的昂贵药品。

已知的酶有几千种,目前令人关注的有核酸酶、抗体酶、端粒酶、糖基转移酶以及极端环境微生物和不可培养微生物的酶种等。酶工程具有投资小、工艺简单、能耗低、产品收率高和污染小等优点,已成为医药工业应用方面的主力军。在不久的将来,众多新酶的发现将使酶的应用达到前所未有的广度和深度。

五、发酵工程

发酵工程(fermentation engineering)又称微生物工程,它是将微生物学、生物化学和化学工程学的基本原理有机地结合起来,利用微生物的生长和代谢活动来生产各种有用物质的工程技术。其主要技术包括生产菌种的选育、发酵条件的优化与控制、反应器的设计及产物的提取分离与精制等;发酵类型分为微生物菌体发酵、微生物酶发酵、微生物代谢产物(包括初级代谢产物和次级代谢产物)发酵、微生物转化发酵和生物工程细胞发酵五种。抗生素已成为发酵工业的重要支柱,不仅具有广泛的抗菌作用,而且还有抗病毒、抗癌和其他生理活性,因而得到了大力发展。

发酵工程是微生物参与的工艺过程,内容包括了以下的基本步骤。

1. 菌种的选育　选育的方法包括从自然界中直接分离出相应的菌种、利用诱变筛选出符合生产要求的优良菌种以及利用基因工程、细胞工程的方法构建工程细胞或工程菌。

2. 培养基的配制和灭菌　配制的培养基应满足微生物在碳源、氮源、生长因子、水、无机盐等方面的营养要求,并为微生物提供适宜的 pH。根据不同的菌种,选择不同的材料配制培养基。在满足微生物的营养需求的基础上应尽量降低生产成本,以得到更高的经济效益。发酵生产常采用天然成分的液体培养基,如淀粉、甘蔗渣、秸秆,或者乙醇、醋酸等石化产品。

在发酵过程中如混入其他微生物,将与菌种形成竞争关系,对发酵过程造成不良影响,因而发酵过程要求有严格的无菌生长环境,包括发酵开始前采用高温、高压对发酵原料和发酵罐以及各种连接管道进行灭菌;接种时注意无菌操作,严格防止杂菌污染;在发酵过程中不断向发酵罐中通入干燥无菌空气等。

3. **培养和发酵过程**　一般先将培养到对数期的菌体扩大培养,促使菌体数量快速增加,在短时间里得到用于生产的充足的菌体,即种子液,然后接种至发酵罐中。在发酵过程中随时取样检测培养液中细菌数目、产物浓度以了解发酵进程,及时添加必需的培养基成分来延长菌体生长稳定期的时间,以得到更多的发酵产物。发酵生产中温度、pH、溶氧量等对发酵过程都有重大影响,由此在发酵过程中根据细胞生长要求控制加料速度的计算机控制技术得以发展。

在进行任何大规模工业发酵前,必须在实验室规模的小发酵罐进行大量的实验,得到产物形成的动力学模型,并根据这个模型设计中试的发酵要求,最后从中试数据再设计更大规模生产的动力学模型。在从实验室到中试,从中试到大规模生产过程中会出现许多问题,这就是发酵工程工艺放大问题。

在发酵工程中,生物反应器的设计也是一项重要的内容,它的研究向大型化和精细化方向发展,如氨基酸、有机酸、抗生素、食品工业用产品等发酵设备可达几十甚至数百吨;研究技术日渐智能化,能对过程参数实现在线与离线检测,如 pH、溶氧、温度、搅拌速度、菌体、产物、底物等,并可实现发酵过程自动控制,如 pH 调节和底物流加等。

4. **分离提纯**　发酵产物不同,分离提纯的方法会有所不同。对菌体本身,可采取过滤、离心沉淀等;对代谢产物,可用蒸馏、萃取、等电点沉淀、离子交换等方法。

发酵工程在工业上的应用具有投资少、见效快、污染小的优点,20 世纪 40 年代初,青霉素的大规模液体深层发酵开创了现代发酵工程之先河。50 年代,发酵产品的种类迅速扩大。随着生物化学、基因工程和酶工程的发展,抗生素及其他微生物代谢药物的生产进入一个新阶段。采用微生物转化反应对化学方法难以合成的中间体进行合成,结合化学方法研制新的合成路线而生产活力更强的衍生物,如更高效的抗肿瘤药物羟基喜树碱和前列腺素等。通过基因诱变,微生物产生新的合成途径而获得新的代谢产物,如去甲基四环素等。利用微生物产生的酶对药物进行化学修饰,如多种半合成青霉素的生产等。

第二节　生命科学与新药研究

生命科学正在引领着医药领域发生革命性的变化,如今上市的新药大多有赖于生命科学的研究基础。人类基因组研究提供了理论依据和技术支撑,为新药研究注入了新源泉。基因克隆技术和高表达系统在寻找高选择性受体、通道亚型阻断剂、酶调节剂等方面提供了前所未有的条件,加之突飞猛进的信息科学如生物信息学的建立、生物芯片的研制、各种信息数据库与信息技术的应用,可方便地检索和使用所需要的资料信息,使新药研制水平和效率大为提高。统计数据表明,约有 60% 以上的生物技术成果被用于医药产业进行新药研发或改良传统医药,促进了生物制药的快速发展。

一、分子药理学

分子生物学贯穿于新药研究的基本原理之中,它阐明人类许多疾病的根本原因与人体的基因有关。基因上一个碱基的突变影响合成蛋白质的某个氨基酸,引起某些酶、受体、离子通道的变异和缺陷等错误而发病。估计人类基因组 3 万～4 万个基因中,约 5 000 个基因产物可成为潜在的药物靶标;迄今已应用的人类药物靶标超过 500 种,包括受体、酶、信号转导分子等。开发成功的药物约

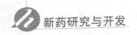

2 000 种以上。

近些年,在心肌肥厚的患者心脏中发现有 40 余种基因过度表达;在遗传性长 QT 综合征患者中至少分离到 3 种变异基因 $KvLQT1$、$HERG$ 和一种钠通道基因,它们使患者 QT 间期延长,导致尖端扭转型心律失常和患者猝死,而 $HERG$ 所表达的离子通道正是多数 III 类抗心律失常药的作用靶点。

生命科学的发展由宏观到微观,药理学的发展也由整体水平、器官水平、组织水平深入细胞水平和分子水平。分子药理学(molecular pharmacology)是新兴的交叉学科,它研究药物分子与生物大分子(如离子通道、受体、酶、DNA 等)间的作用及其规律,与传统药理学的最大区别就是从分子水平和基因表达的角度去阐明药物作用及其机制。分子药理学的研究内容之一是肾上腺素类、多巴胺类受体及离子通道等;二是近年来发展迅速的遗传药理学、细胞色素氧化酶、立体结构、药物代谢和效应等新领域,还包括基因治疗;三是某些系统如肾素、血管紧张素系统及其抑制剂的分子药理学、抗胆碱能药物分子药理学、免疫药物分子药理学、甾体激素分子药理学等。

二、药物基因组学

1997 年,Abbott 和 Geneset 两公司合并,发起了药物基因组学计划,标志着药物基因组学的诞生。药物基因组学研究对象主要针对多因素疾病的相关基因,利用整个基因组的信息,鉴定和描述患者对药物治疗的遗传学基础和遗传学影响。

随着 20 世纪的分子生物学向 21 世纪的功能基因组学转移,分子药理学必然向药物基因组学转移。药物基因组学是分子药理学和功能基因组学结合的产物,分子药理学和药物基因组学的区别见表 2-1。以往分子药理学是以分子生物学为基础,阐明药物的分子机制。药物基因组学是从基因组水平上阐明药物的作用机制,由于可阐明药物反应的个体差异,从而,真正为建立个体化医疗打下基础。药物基因组学的研究方法和目的与功能基因组学完全不同。功能基因组学主要利用定位克隆技术、表达序列标签测序、家族遗传分析等方法来鉴定功能基因,特别是疾病相关基因,研究各种生物过程的分子机制,从而发现新的治疗疾病靶标及开发新药。药物基因组学的重点不是疾病内在的分子机制,而是个体遗传差异对药物反应的不同作用。功能基因组学着重于功能基因的快速鉴定,而药物基因组学则着重于基因多态性的快速鉴定。药物基因组学以功能基因组学研究策略和成果为基础,目的是优化药物疗法和创新药物。

表 2-1 分子药理学和药物基因组学的区别

分类	分子药理学	药物基因组学
历史起源	1953 年起	1986 年起
基础学科	分子生物学	基因组学
疾病对象	单基因遗传病	多因素疾病
原理	分析还原	整体综合、个体化
分析对象	基因-转录物-蛋白质-代谢-生理学	基因组-转录体-蛋白质组-代谢组-生理组

据估计,大多数常用药物对于患同样疾病的患者来说,有效率只占 30%~60%。不仅如此,这部分患者还可能有严重的不良反应。美国调查某年住院患者中由药物不良反应导致的 220 万重度病例,10 万人死亡,药物不良反应是第 4 至第 6 大死因。严重的不良反应使几种可能的"重磅炸弹"药物离开市场。更有效地预测药效和毒性无疑将带来明显的社会效益。

目前还没有能确定人体对药物反应的简易方法,制药公司用"一药适合所有人"的模式来研制药物。统计表明,并不是一药都适合所有患者。同样的复杂疾病,人体对药物反应的不同可能与药物代谢和药物作用遗传基础的差异有关。在一个人身上产生理想治疗反应的剂量在另一个人身上可能无效，甚至产生毒性。人体对药物反应的个体差异高达 10 倍，缓慢代谢者通常可能发生的药物中毒程度高于快速代谢者。有人发现，人与人对普萘洛尔（心得安）的需要量相差 40 倍，对华法林的需要量相差 20 倍。有 30% 的精神分裂症患者对抗精神病药物是不敏感的。大多数药物只对确定了特定诊断的人中的一部分人有效。药物反应的个体差别主要是由遗传学差异所决定的，因此，药物基因组学希望将能实现适宜的药物在适宜的时间内给适宜的患者使用。

1. 药物基因组学研究的预期效益

（1）产生更有效的药物：以基因和疾病相关蛋白、酶和 RNA 分子为基础的创制药物。这将加速药物的发现，使药物生产者研制出对特殊疾病针对性更强的疗法。其准确性不仅有助于提高疗效，而且可以减轻对健康细胞的损伤。

（2）产生安全有效的用药方案：医师从开始就可分析出患者遗传特性，采取最好的药物疗法，从而加速患者恢复速度和减轻不良的药物反应。

（3）产生能准确判断出适宜药物剂量的方法：目前是根据体重和年龄确定药物剂量，这种方法将被根据患者遗传特性确定药物剂量的方法所取代。这将提高治疗作用，减少过量的可能性。

（4）先进的疾病筛选方法：阐明人的遗传基因编码让他在年轻时即选用适宜的生活方式与变换适宜的环境，以预防遗传病或减轻发病程度，并能进行严密的监督，以便在最适宜的时间采取治疗措施，提高疗效。

（5）产生更好的疫苗：DNA 或 RNA 制成的疫苗将具有现有疫苗的一切优点而无其他各种危害。将激活免疫系统功能而不引起感染。将非常经济、稳定和易贮存，经加工能很快制成多价疫苗。

（6）改进药物发现与审批过程：制药公司更容易利用基因组靶标发现可能的治疗药物。以往失败的药物候选物因与适合的治疗人群相匹配而得到再生。由于试验是针对特定遗传人群进行的，因而能提高成功率，故将加快药物审批过程，并能降低临床试验成本和减少风险。

（7）降低医疗保健服务总成本：由于药物不良反应和药物试验失败次数减少，药物审批过程缩短，患者接受治疗时间缩短，患者产生治疗效果所需的用药次数减少，早期发现使患者患病时间缩短，可能的药物作用靶标范围拓宽，所以，总的医疗保健成本将降低。

2. 药物基因组学研究方法和关键技术　药物基因组学的研究方法是：第一，构建全基因组基因多态性图谱；第二，发现各种疾病和各种药物反应表现型差异与基因多态性的统计关联；第三，根据基因多态性对人群或患者进行疾病易感性和药物反应分类；第四，在临床上，针对易感人群进行疾病防治。

大量的观察表明，人体对药物产生不同的药理学和毒理学反应，其中至少部分的原因是由遗传多态性引起的。这些多态性越来越普遍地被用来作为疾病相关性研究的标志物使用。阐明遗传多态性在药物反应中的作用，将帮助科研人员根据患者的遗传学结构特制治疗药物措施，从而增强药效，降低不良反应。遗传多态性是人群在 DNA 序列相同的位点或位置上发生的稳定变异，因而是可以遗传的。遗传多态性在基因组作图具有非常重要的意义，因为遗传图绘制需要应用多态性标志，最早使用的多态性标志是限制性酶切片段长度多态性。

到 20 世纪 80 年代后期应用的是微卫星标志。近年来出现了第三代多态性，即单核苷酸多态性。单核苷酸多态性在临床诊断、药物开发、疾病相关基因鉴定和药物基因组学等领域具有巨大使用价值。

尽管人类的个体基因组有大约 99.9% 是相同的，但在估计的 0.1% 的变异中可能含有大约 1 000 万个单核苷酸多态性。人类基因组中的许多多态性并没有起作用，但另外一些可以影响蛋白的表达和功能，从而导致出现特殊遗传性疾病的表型或改变药物反应的表型。药物基因组学是一个实验性学科，无论是处理药代动力学还是药效学问题，遗传学差异的阐明是其核心。鉴定这些多态

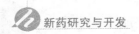

性和弄清它们如何影响药物反应和遗传疾病倾向是药物基因组学研究的关键。

　　药物基因组学研究得益于检测序列多态性方法的发展，这些方法快速、敏感并且成本低廉。已使用的方法包括DNA芯片技术，它可以高通量检测基因的表达，研究人员可以利用它确定患者基因组中出现的多态性。芯片技术为DNA序列变异体建立"标签"。科学家利用这些标签根据疾病易感性和药物反应的遗传学亚型将患者分类，最终目的是优化药物治疗，提高治疗的有效性和降低药物毒性。生物信息学对推动药物基因组学研究将起重要作用。因为微阵列技术产生的数据是大量的，所以必须用生物信息学对信息进行读取和管理。标准的措施是适合的数据的产生、质量控制与分析所必需的。

　　药物基因组学研究可分为三代。第一代是研究可能是有害的等位基因，并且其生物学变化结果以往已经被识别出少数候选基因。第二代研究，与目前的技术相适合，仍包括候选基因方法，但目前的技术可能同时研究更多的以往对其多态性完全不了解的基因。这种方式的主要问题是候选基因的选择被我们目前对药物的药代动力学、作用机制和疾病的遗传学的了解所限制。第三代研究不是用候选基因的方式，而是基因组学范围的相关研究。第二代和第三代研究将根据高密度标志物如单核苷酸多态性来开展。

　　药物基因组学的最终关键目标有两个，第一个是发现和推荐通过药代动力学和药效学两方面决定药物反应的基因的试验方法；第二个是发现复杂疾病的基因靶标。为达到这些目标，应按顺序进行以下三种试验：在药物发现阶段，使用较少受试者检测多种（1 000种以上）单核苷酸多态性，以发现候选标志物；在第二阶段，使用较多（百位数）受试者测试候选单核苷酸多态性以确定其在人群中的发生率；在最后阶段，仍使用较大数量的受试者和对照者（千位数）观察少量单核苷酸多态性以阐明这种标志物与药物之间的关系。

　　虽然高密度寡核苷酸微阵列技术对基因组级别的研究是有用的，但是，其他方法也许更适合后期阶段的研究。

复 习 题

【A 型题】

1. 下列哪种药物可以从发酵工程中得到？　　　　　　　　　　　　　　　　　　　（　　）

　　A．人参皂苷　　　　　　　B．去甲基四环素　　　　C．青蒿素　　　　　　　D．黄连素

　　E．紫杉醇

2. 以下哪些不是发酵工程的优点？　　　　　　　　　　　　　　　　　　　　　　（　　）

　　A．投资少　　　　　　　　B．见效快　　　　　　　　C．污染小　　　　　　　D．安全高效

　　E．产物为微生物的代谢产物

3. 药物基因组学的最终关键目标有两个：第一个是发现和推荐通过药代动力学和药效学两方面决定药物反应的基因的试验方法。那么第二个是：　　　　　　　　　　　　　　　　（　　）

　　A．给出疾病的基因层面解释　　　　　　　B．研发出治疗基因病的药物

　　C．预防或预测基因病　　　　　　　　　　D．发现复杂疾病的基因靶标

　　E．推测出与疾病相关蛋白质

【X 型题】

1. 蛋白质工程研究内容主要哪几个方面？　　　　　　　　　　　　　　　　　　　（　　）

　　A．结构分析　　　　　　　　　　　B．结构、功能的设计和预测

　　C．创造和（或）改造　　　　　　　　D．推测靶基因机构

　　E．蛋白质之间相互作用

2. 蛋白质组学的主要研究内容是：　　　　　　　　　　　　　　　　（　　）

　　A．蛋白质分子鉴定

　　B．蛋白质与蛋白质之间的相互作用

　　C．蛋白质与其他生物大分子之间的相互作用

　　D．蛋白质翻译后的修饰

　　E．蛋白质在细胞内移位

3. 目前新药研究的生物技术有哪些？　　　　　　　　　　　　　　　（　　）

　　A．基因工程　　　　　B．蛋白质工程　　　　C．细胞工程　　　　D．酶工程

　　E．发酵工程

【名词解释】

　1. 生物技术　　**2.** 基因工程　　**3.** 蛋白质工程　　**4.** 细胞工程　　**5.** 酶工程　　**6.** 发酵工程　　**7.** 分子药理学　　**8.** 药物基因组学

【填空题】

1. 药物基因组学研究方法的关键技术有：_____、_____、_____。

2. 药物基因组学研究的三代是：_____、_____、_____。

3. 影响发酵的因素包括：_____、_____、_____、_____、_____、_____。

【简答题】

1. 基因工程的基本过程及主要步骤是什么？

2. 蛋白质工程的研究内容主要有哪些？

3. 蛋白质组学的研究内容主要有哪些？

4. 细胞工程包括哪些技术？

5. 酶工程的主要内容有哪些？

6. 发酵工程内容包括哪些基本步骤？

7. 分子药理学的研究内容有哪些？

8. 药物基因组学的研究方法有哪些？

新药研究的分子生物学基础

内容及要求

新药研发已经从以化学、药学的研究模式转化为以生命科学、药学和化学相结合的新型模式,因此,新药研究过程中的分子生物学基础也显得尤为重要。本章主要介绍 DNA、RNA 及蛋白质等生物大分子的结构与功能,生物膜的结构与功能,并介绍了基因组及基因重组的基本知识。

掌握 DNA、RNA 及蛋白质的结构与功能,掌握生物膜的化学组成与基本结构;熟悉基因组及基因重组的概念;了解生物膜的基本功能,了解基因组的结构。

重点、难点

本章重点是 DNA 的一级与二级结构,RNA 的功能,蛋白质的一、二、三、四级结构。生物膜的化学组成与基本结构,生物膜的功能。本章难点是基因组及基因重组的概念。

药物在体内发生作用的本质是有机分子与机体组织具有重要功能的生物大分子之间进行物理化学反应。随着分子生物学的新理论、新技术渗入药学研究领域,新药研发以化学、药学的研究模式转化为以生命科学、药学和化学相结合的新型模式,因此,新药研究过程中的分子生物学基础也显得尤为重要。

第一节 生物大分子的结构与功能

根据在体内的作用方式,药物可分为两类。一类是结构非特异性药物,在体内的作用过程与受体无关,只要具备某种相同的物理性质,就可产生相似的生物活性。另一类称为结构特异性药物,其作用靶点是不同的生物大分子,只需很小剂量就能产生强大的药理效应,这证明有与药物发生特异性结合的受体存在于靶细胞膜上。越来越多的受体已被鉴定为具有特殊生物学功能的酶、蛋白质、核酸等。这些受体大都是细胞膜上具有三、四级结构的弹性内嵌蛋白质和细胞质内的可溶性蛋白质三维实体及 DNA 和 RNA 生物大分子,因此,了解这些生物大分子的结构与功能是进行合理药物设计与开发的基础。

一、脱氧核糖核酸的结构与功能

脱氧核糖核酸(DNA)是一种生物大分子,可组成遗传指令,引导生物发育与生命功能运作。DNA是一种长链聚合物,分子中有4种脱氧核苷酸:腺嘌呤脱氧核苷酸(dAMP)、鸟嘌呤脱氧核苷酸(dGMP)、胸腺嘧啶脱氧核苷酸(dTMP)和胞嘧啶脱氧核苷酸(dCMP)。脱氧核苷酸是DNA的基本结构和功能单位,由脱氧核糖、磷酸和碱基3种成分组成。脱氧核糖是在2′位没有羟基的戊糖衍生物。磷酸基团连接于脱氧核糖的3′位羟基或5′位羟基,碱基连接于脱氧核糖的1′位(图3-1)。4种脱氧核苷酸的3种成分中脱氧核糖和磷酸是相同的,唯有碱基不同。四种碱基包括胸腺嘧啶(T)、胞嘧啶(C)、腺嘌呤(A)和鸟嘌呤(G),它们决定了生物的多样性。

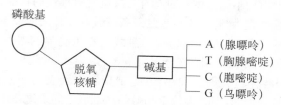

图3-1 脱氧核糖核酸(DNA)的组成

DNA分子是由4种不同的脱氧单核苷酸通过3′,5′-磷酸二酯键连接而成的直链分子,一个单链DNA分子的大小以其构成的单核苷酸数量多少来表示。单链DNA分子的大小以碱基数量表示,双链DNA分子以碱基对(bp)数量表示,4种脱氧核苷酸(碱基)在DNA分子中的排列顺序称DNA的一级结构。DNA分子中的碱基排列顺序是DNA分子的重要属性,它以碱基排列顺序储存遗传信息,或者说以碱基排列顺序编码蛋白质、多肽或RNA。因此,对一种DNA属性的最基本了解就是测定其碱基排列顺序——一级结构(图3-2)。

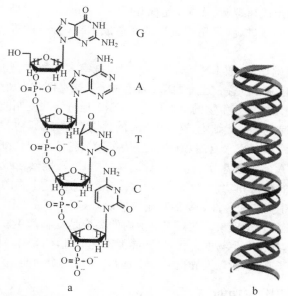

图3-2 DNA的一级(a)及二级(b)结构

DNA的二级结构是指DNA的双螺旋结构,它是由脱氧核糖和磷酸基通过酯键交替连接形成。DNA的二级结构有两条主链,它们以右手方向按"麻花状"绕一共同轴心盘旋,形成相互平行而走向相反的双螺旋构型。主链由糖和磷酸构成,处于螺旋的外侧,这正是其具有亲水性的原因。脱氧核糖和磷酸交替连接而成的骨架组成了 DNA 的外侧结构,所谓双螺旋就是针对两条主链的形状而言的。根据 DNA 纤维 X 射线晶体衍射图及其他试验资料,Watson 和 Crick 提出了 DNA 为右手双螺旋结构的科学假设。主要内容如下:①DNA 分子由两条相互平行但走向相反的脱氧多核苷酸链组成,以右手双螺旋方式绕同一公共轴盘。②两条链的磷酸-核糖主链在外侧,碱基位于螺旋的内侧,它们以垂直于螺旋轴的取向通过糖苷键与主链糖基相连。两条链相对的碱基存在 A-T,C-G 的互补关系,彼此靠氢键相互作用。G-C 对之间有三个氢键。而 A-T 对之间仅有两个氢键。从立体化学的角度看,只有嘌呤与嘧啶间配对才能满足螺旋对于碱基对空间的要求,而这两种碱基对的几何大小又十分相近,具备了形成氢键的适宜键长和键角条件。每对碱基处于各自的平面上,但螺旋周期内的各碱基对平面的取向均不同。碱基对具有二次旋转对称性的特征,即碱基旋转 180° 并不影响双螺旋的对称性。也就是说,双螺旋结构在满足二条链碱基互补的前提下,DNA 的一级结构并不受限制。这一特征能很好地阐明 DNA 作为遗传信息载体在生物界的普遍意义。③碱基平面相互平行叠加,与中心轴垂直,每个碱基平面距离为 0.34 nm。螺旋转一圈要 10 个碱基,螺距为 3.4 nm。④在 DNA 双螺旋分子上交替存在着大沟和小沟,分别指双螺旋表面凹下去的较大沟槽和较小沟槽。小沟位于双螺旋的互补链之间,而大沟位于相毗邻的双股之间。这是由于连接于两条主链糖基上的配对碱基并非直接相对,从而使得在主链间沿螺旋形成空隙不等的大沟和小沟。在大沟和小沟内的碱基对中的 N 和 O 原子朝向分子表面。随后的研究表明,Watson 和 Crick 提出的 DNA 构象是 DNA 分子最为常见的构象,通常称为 B 型 DNA。但是,大量的研究资料证明,DNA 分子的结构并不是固定不变的,在不同的环境因素,如平衡离子类型、离子强度、是否存在特异结合蛋白等,以及 DNA 分子碱基的组成都可促使 DNA 分子不同构象的形成。因此,细胞的 DNA 分子实际存在着不同的二级结构的动态变化。生物体内核酸结构的动态变化,这恰好是其发挥生物学功能所必需的。

DNA 正常的双螺旋结构处于能量最低状态,双螺旋中没有张力而处于松弛状态。如果这种正常双螺旋额外增加或减少螺旋圈数,就会使双螺旋内的原子偏离正常的位置而产生张力,这样正常的双螺旋就会发生扭曲而形成超螺旋。DNA 超螺旋(DNA supercoiling)就是指 DNA 自己的卷曲形成双螺旋的欠旋(负超螺旋)或过旋(正超螺旋),从而造成 DNA 分子的进一步扭曲所形成的 DNA 的三级结构。

核酸是遗传的物质基础,除少数 RNA 病毒外,DNA 是绝大多数生物的遗传信息储存者,所以 DNA 在生物大分子中占有中心位置。这是 DNA 的第一个功能。DNA 以它的巨大分子和千变万化的核苷酸序列以及神奇的结构储存生物的全部信息。DNA 通过自我复制能将储存的遗传信息稳定地、忠实地从一代细胞传递至下一代细胞,这是 DNA 的第二个功能。DNA 的双螺旋结构和碱基互补配对原则(氢键相互作用)是 DNA 复制,遗传信息从亲代细胞传至子代细胞的基础;众多的酶、蛋白质因子参与复制是 DNA 复制能忠实、稳定进行的保证。DNA 能转录成 RNA,进而翻译成蛋白质,通过蛋白质实现生命的结构和功能,这是 DNA 的第三个功能。生物的遗传性和变异性同时存在,以适应环境的变化。生物的遗传性是基因稳定性的表现,变异性是基因变异(基因突变)的表现,遗传和变异都是普遍存在的自然现象。在一定范围内的突变是生物产生新的遗传特性和新的生物物种所必需的,没有突变,就没有生物的进化,生物界就不能前进,DNA 在复制过程中有概率发生突变,为生物进化提供了分子基础,所以变异也可以说是 DNA 的一个功能。

二、核糖核酸的结构与功能

核糖核酸(RNA)的化学结构与 DNA 类似,是由腺嘌呤(A)、鸟嘌呤(G)、胞嘧啶(C)、尿嘧啶(U)等碱基相应的各种核苷酸通过磷酸二酯键缩合而形成的多核苷酸长链分子。不同之处是 RNA 中的戊糖是核糖而不是脱氧核糖,一个核糖核酸分子由磷酸、核糖和碱基构成。RNA 的碱基主要有

4种,即腺嘌呤(A)、鸟嘌呤(G)、胞嘧啶(C)、尿嘧啶(U),其中,U取代了DNA中的T。RNA一般以单链形式存在,不形成双螺旋结构,但很多单链的RNA分子可通过自身回折而形成一定的空间构象。这种回折的多核苷酸链中,腺嘌呤(A)与尿嘧啶(U)、鸟嘌呤(G)与胞嘧啶(C)之间分别相互配对,形成许多短的二、三级结构的双股螺旋区,其作用与蛋白质合成密切相关。

在细胞中,根据结构功能的不同,RNA主要分为三类,即信使RNA(mRNA)、转运RNA(tRNA)、核糖体RNA(rRNA)。mRNA是由DNA的一条链作为模板转录而来的,能够将DNA中的遗传信息带到核糖体上作为蛋白质合成的模板。tRNA是具有携带并转运氨基酸功能的类小分子核糖核酸,它作为氨基酸的搬运工具,将活化了的氨基酸转运到核糖体上mRNA的特定部位,每一种氨基酸均有一种或一种以上特异的tRNA所转运(图3-3)。rRNA是细胞内含量最多的一类RNA,也是3类RNA中相对分子质量最大的一类,在核糖体中,rRNA是起主要作用的结构成分,它与蛋白质结合而形成核糖体,在mRNA的指导下将氨基酸合成为肽链。三种RNA的功能不同,空间结构也有差异。例如,tRNA是由一条长70～

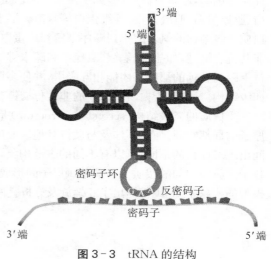

图3-3 tRNA的结构

90个核苷酸并折叠成三叶草形的短链组成的。现已有近百个tRNA分子的一级结构已全部搞清,其二级结构都是呈三叶草形,而且其中有一半碱基形成碱基对。不同的tRNA分子结构有许多共同特征,例如,5′末端具有G(大部分)或C,3′末端都以CCA的顺序终结,都具有一个富有鸟嘌呤的环及一个反密码子环,在这一环的顶端有三个暴露的碱基,称为反密码子(anticodon),反密码子可以与mRNA链上互补的密码子配对,同时还有一个胸腺嘧啶环。

三、蛋白质的结构与功能

蛋白质(protein)是以氨基酸为组成单位的经肽键连接而成的结构复杂的生物高分子。从简单的低等生物到复杂的高等生物,无不以蛋白质为主要组成成分。蛋白质的重要性不仅在于它广泛、大量存在于生物界,更在于它在整个生命活动中起着非常重要的作用,决定着生物物种性状、新陈代谢类型,各种生命现象和生命活动的基因也都是通过编码蛋白质来表达和实现其功能的,它是生命的物质基础。

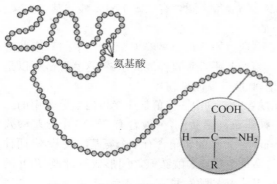

图3-4 氨基酸的基本结构与多肽

多肽是指以许许多多的氨基酸分子为基本单位,靠分子中的羧基和另一分子中的氨基脱水形成酰胺键(肽键)而连接起来的链状高聚物。多肽有三种不同形式:无分支开链多肽、分支开链多肽和环状多肽。蛋白质的一级结构(primary structure)是指蛋白质多肽链中氨基酸的种类和排列顺序,通常由左至右,从氨基端开始,依次用氨基酸缩写符号向羧基端书写(图3-4)。同时也指链内或链间二硫桥键的位置等。蛋白质多肽链的一级结构是在遗传基因(gene)指导下有秩序地组成的,是由遗传基因所决定的。蛋白质的

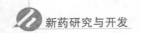

特有功能与其特有的构象密切相关,而决定各种高级构象的基础是其一级结构。

对 X 线衍射法的研究发现,蛋白质分子的多肽链并非呈线形伸展,而是折叠和盘曲构成特有的比较稳定的空间结构。蛋白质的生物学活性和理化性质主要决定于空间结构的完整,因此仅仅测定蛋白质分子的氨基酸组成和它们的排列顺序并不能完全了解蛋白质分子的生物学活性和理化性质。例如,球状蛋白质(多见于血浆中的白蛋白、球蛋白、血红蛋白和酶等)和纤维状蛋白质(角蛋白、胶原蛋白、肌凝蛋白、纤维蛋白等),前者溶于水,后者不溶于水,显而易见,此种性质不能仅用蛋白质一级结构的氨基酸排列顺序来解释。蛋白质分子中除了具有肽键这个主键之外,还有许多其他非共价交链键,如盐键、氢键、二硫键和疏水键等,习惯上称副键。靠这些非共价键力的作用,使多肽链上距离较远的那些基团能相互吸引,并使多肽链折叠盘曲成一定的形状,构成了蛋白质的二、三、四级结构。所以,蛋白质分子中的非共价交链键在稳定蛋白质的三维空间构象方面有重要作用。

蛋白质的二级结构(secondary structure)是指蛋白质的多肽链中有规则重复的构象,限于主链原子的局部空间排布,不涉及与肽链其他区段的相互关系及侧链构象。根据主链中各个酰胺平面之间出现二面角的不同,可以有不同的主链构象,即多种二级结构。然而,要得到稳定的构象,主要依赖于酰胺键中的酰胺质子与羰基氧原子间形成较多的氢键,因此,L. Pauling 与 R. Corey 根据分子模型的构象于 1951 年提出了 α 螺旋及 β 折叠两种多肽主链的构象(图 3-5)。

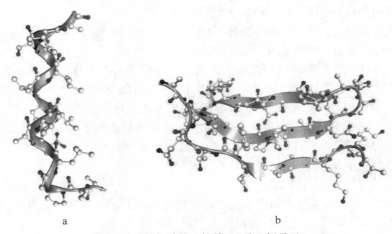

a   b

图 3-5　蛋白质的 α 螺旋(a)及 β 折叠(b)

α 螺旋是指肽链主链绕假想的中心轴盘绕成螺旋状,一般都是右手螺旋结构,螺旋是靠链内氢键维持的。每个氨基酸残基(第 n 个)的羰基氧与多肽链 C 端方向的第 4 个残基(第 $n+4$ 个)的酰胺氮形成氢键。在典型的右手 α 螺旋结构中,螺距为 0.54 nm,每一圈含有 3.6 个氨基酸残基,每个残基沿着螺旋的长轴上升 0.15 nm,螺旋的半径为 0.23 nm。

β 折叠是由伸展的多肽链组成的。折叠片的构象是通过一个肽键的羰基氧和位于同一个肽链或相邻肽链的另一个酰胺氢之间形成的氢键维持的。氢键几乎都垂直伸展的肽链,这些肽链可以是平行排列(走向都是由 N 到 C 方向);或者是反平行排列(肽链反向排列)。

除此之外,蛋白质的二级结构还包括 β 转角及无规卷曲。其中 β 转角是连接蛋白质分子中的二级结构(α 角螺旋和 β 旋折叠),使肽链走向改变的一种非重复多肽区,一般含有 2~16 个氨基酸残基。含有 5 个氨基酸残基以上的转角又常称之环(loops)。常见的转角含有 4 个氨基酸残基,有两种类型。转角 I 的特点是:第 1 个氨基酸残基羰基氧与第 4 个残基的酰胺氮之间形成氢键;转角 II 的第 3 个残基往往是甘氨酸。这两种转角中的第 2 个残基大都是脯氨酸。

蛋白质的三级结构(tertiary structure)是指一条多肽链在二级结构或者超二级结构甚至结构域的基础上,进一步盘绕、折叠,依靠次级键的维系固定所形成的特定空间结构。α螺旋、β折叠、β转角和无规则卷曲等二级结构通过侧链基团的相互作用(氢键、盐键及疏水键)进一步卷曲、折叠,借助次级键的维系形成三级结构,三级结构的形成使肽链中所有的原子都达到空间上的重新排布。有的蛋白质分子其肽链虽然很多,但由于二级和三级结构的形成,在空间结构上呈紧密的球状分子。这就是在研究细胞活动的课题中,常常提到的所谓"水溶性球状蛋白质分子",例如,许多酶分子、肽类激素等,是蛋白质产生生物活性的最基本形式。

蛋白质的四级结构是蛋白质分子更高一级的空间结构,但并不是所有蛋白质分子都具有四级结构。蛋白质分子的四级结构是独立的三级结构的多肽链通过非共价键相互连接而成的聚合体结构。某些复杂的巨大蛋白质分子,含有很多小的蛋白质单位,这种小的蛋白质单位称为亚基,亚基可以有数个或数千个。亚基与亚基之间借副键相互聚合构成一定的空间构象。这种含有多个亚基的蛋白质分子的空间结构就是四级结构。蛋白质的四级结构主要描述蛋白质亚基空间排列以及亚基之间的连接和相互作用,不涉及亚基内部结构(图3-6)。

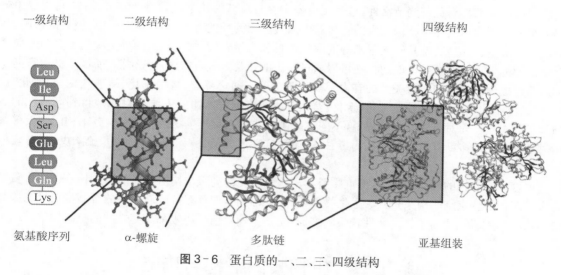

图3-6　蛋白质的一、二、三、四级结构

蛋白质的分子结构一方面是与它所含有的氨基酸种类、数目及其在肽链中排列顺序有关,另一方面也取决于多肽链所构成的空间结构,由此可见,蛋白质分子结构的复杂性。正因为蛋白质是一种具有这样复杂结构的大分子,它才能表现出多种多样的生物活性。近代分子生物学的研究已经初步认识到:生物体的基因决定蛋白质分子多肽链中氨基酸的排列顺序,氨基酸排列顺序又将决定蛋白质分子的空间结构,而蛋白质的空间结构又可以影响生物体的生化反应和生理功能。

四、多糖的结构与功能

多糖是由多个单糖通过糖苷键连接而成的高聚体,在有机界分布最广,是重要的天然高分子化合物。多糖又可分为单一多糖与杂多糖两类。单一多糖由若干相同的单糖分子缩合而成,如纤维素、淀粉和糖原等,其完全水解后可产生若干相同的单糖分子;杂多糖则由若干个不同的单糖和糖的衍生物缩合而成,如黏多糖类,其完全水解后,可产生若干不同的糖和糖的衍生物,有若干多糖是以与蛋白质结合成糖蛋白的形式存在,在细胞膜表面构成了药物作用的特异性受体。多糖不仅是细胞的结构支撑和能源存储物质,还是参与生命有机体新陈代谢的基本物质之一。它参与细胞与细胞之间的识别和调控、细胞生物信息的携带和传递、免疫应答以及蛋白质转移等各种生命活动,已成为生

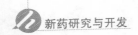

物体内除核酸和蛋白质外又一重要的生物大分子。由于其较高的免疫调节、抗肿瘤以及抗炎等活性,已经作为一种免疫反应修饰剂和调节剂广泛用于医学领域,并成为新药研究的前沿领域和研究热点。

近年来,随着生物高分子研究技术的发展及其在多糖领域的应用,多糖及糖复合物结构、构象以及功能的研究有了空前的发展。与核酸和蛋白质相比,多糖结构复杂多样,如糖苷键的多种链接方式、支化结构、支化度、分子内和分子间多重相互作用,导致多糖分子链在溶液中能以不同的链形态存在,如无规线团链、单螺旋、双螺旋、三螺旋、蠕虫状、棒状和聚集体等。多糖大分子链在溶液中的空间三维结构对生物功能的影响以及对生命科学的发展都具有十分重要的意义。

多糖的一级结构包括单糖组成、连接方式、糖苷键类型、分支度、官能团等。抗肿瘤多糖结构研究表明,从菌体中提取的活性多糖一般由葡萄糖组成,而且葡萄糖链上的 $\beta-1,3$ 糖苷键和支链上的 $\beta-1,6$ 糖苷键是抗肿瘤所必需的。在单糖的连接位置方面,具有 $1\rightarrow3$ 连接方式的多糖大多具有生物活性,部分 $1\rightarrow6$ 连接方式的多糖也具有生物活性,而 $1\rightarrow2$、$1\rightarrow4$ 等连接方式的多糖很少具有活性。单糖的组成对多糖活性的影响远远小于糖苷键型和单糖连接方式。通常,具有不同化学结构的单糖组成的多糖具有免疫调节活性,这表明免疫应答对单糖的化学结构是非特异性的,它主要由分子大小而不是单糖的化学结构决定的。多糖中的官能团的种类有无对其生物活性有极大的影响,如糖链上硫酸基、乙酰基、烷基和羧甲基等的取代位置和含量,以及络合元素的种类决定了多糖有何活性及活性的大小。而这些官能团往往可以通过一定的化学方式进行添加或消除,所以多糖中官能团的改造已成为研究多糖构效关系的有力手段。通常可以通过降解、羧甲基化、硫酸酯化、乙酰化、烷基化、磷酸酯化、二乙基氨基乙基化、碘化、氨化等改造多糖官能团的方法有目的地得到高活性的多糖片段或寡糖。而对不同的多糖来说,不同官能团改造方法对其生物活性的影响各不相同。大多数通过硫酸酯化的多糖具有明显的抗病毒、抗肿瘤和抗凝血等活性,如硫酸葡聚糖、硫酸戊聚糖、硫酸香菇多糖等。

多糖高级结构的研究还较少,但许多科学家认为多糖的高级结构对功能的影响比一级结构重要得多。多糖的特定空间构象是其产生生物学活性所必需的,如具有抗肿瘤活性的香菇多糖呈三股螺旋结构。多数研究认为生物学活性较强的多糖(尤其是葡聚糖),一般都具有规则的空间构象。

第二节　生物膜的结构与功能

在通常情况下,生物膜是指细胞生物膜,包括细胞膜和内膜系统。细胞是生命活动的基本功能单位,也是药物作用的初始部位。药物选择性作用的组织细胞常称作该药物的靶细胞。药物对靶细胞作用时,首先接触的就是包在细胞外面的细胞膜,而药物从用药部位到达靶细胞更需先通过无数的细胞层,也就是要通过无数的细胞膜或细胞内亚细胞水平的一群细胞器(如线粒体、内质网、内网器、溶酶体等)的膜。实际上,这些细胞器就是由一整套庞大而复杂的膜性结构所组成,结构也类似细胞膜,因此,就和细胞膜一并称为生物膜。细胞生物膜不仅为细胞及亚细胞结构提供隔离和屏障,更是直接参与细胞生理代谢过程,如物质的吸收、合成、分解与运输,能量的生成、转换与利用,信号转导与信息传递,细胞识别、电子传递,甚至细胞的迁移、内吞及排泄,肌细胞的收缩与舒张等过程都与生物膜密切有关。药物则更是通过作用于靶细胞膜上的受体、离子载体(Ion carrier)或载体等,改变膜的通透性或引起细胞内有关酶的活性改变从而产生药理作用的。因此,生物膜不仅关系到药物的体内转运动力学过程,更是药物动态学过程中首先接受药物作用的关键性初始部位。

一、生物膜的化学组成与基本结构

生物膜主要由脂质、蛋白质构成,有的膜还含有少量多糖,生成糖蛋白或糖脂(图 3-7)。蛋白质占 30%～40%,脂质占 40%～50%,糖占 1%～5%。不同细胞的膜,其组分差异很大,如神经髓鞘的膜脂质占 80%,蛋白质占 20%,线粒体膜蛋白质占 80%,脂质占 20%。组成的差异主要与其功能有关,仅从某一个细胞的膜组分来看也不是一成不变的,它随着细胞的生长、分化、外界病毒或细菌感染、服用激素或药物、外界温度变化及营养状态等条件的改变而异。

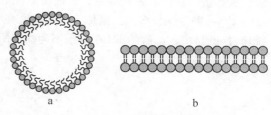

图 3-7　生物膜的结构示意图

a. 磷脂形成的微囊　b. 磷脂形成的脂双层

1. 膜脂质　脂质不溶于水,极易溶于脂溶剂,膜上脂质以磷脂为主,有的膜还含有胆固醇和糖脂。磷脂可分为磷酸甘油酯和鞘磷脂两大类。磷酸甘油酯以甘油为骨架,甘油的 1 位与 2 位两个羟基与两条脂肪酸链生成酯,3 位羟基与磷酸生成酯,这样的结构就是最简单的磷酸甘油酯-磷脂酸(二酯酰甘油-3-磷酸)。鞘磷脂的结构和构象与磷脂酰胆碱相似,但以神经鞘氨醇代替甘油为骨架,而且只有一条脂肪酸链以酰胺键与神经鞘氨醇相连。无论是甘油磷脂还是鞘磷脂,他们都是双性物质,以各分子内有极性和非极性两种基因,磷脂的双性在脂双层形成中起主要作用。

糖脂是含糖的脂类,也是神经鞘氨醇的衍生物,结构与鞘磷脂相似,区别是糖基代替了磷脂酰胆碱而与神经鞘氨醇的羟基结合。脑苷脂是最简单的糖脂,它只有一个单糖残基,可以是葡萄糖或半乳糖。神经节苷脂是比较复杂的糖脂,含有多达 7 个糖残基的分支链。神经节苷脂是一类膜上受体,如破伤风毒素、霍乱毒素、干扰素、促甲状腺素、绒毛膜促性腺激素、5-羟色胺等的受体都是不同的神经节苷脂。

脂膜中的固醇以胆固醇为主,主要由外源或少量在细胞内局部合成,对生物膜中脂质的物理状态具有调节作用。核磁共振及热分析法研究发现,胆固醇与磷脂的碳氢链有相互作用,而且胆固醇对磷脂相变温度有显著影响。膜能保持流动性很可能是由于胆固醇的存在防止了磷脂碳氢链生成凝胶或结晶状态。例如,从髓鞘膜抽提出来的磷脂在 37 ℃下仍然处于结晶状态,就是由于磷脂在髓鞘膜中与大量胆固醇一起存在,防止了结晶的生成。

2. 膜蛋白　膜蛋白是膜功能及代谢的主要负担者,根据蛋白分离的难易及在膜中分布的位置,膜蛋白基本可分为三大类:外在膜蛋白或称外周膜蛋白,内在膜蛋白或称整合膜蛋白以及脂锚定蛋白。外在膜蛋白存于脂双层的外面,为水溶性蛋白,占膜蛋白的 20%～30%,它通过离子键或氢键与磷脂的极性头部相结合,或通过与内在蛋白的相互作用,间接与膜结合。由于这些键结合较弱,所以容易从膜上提取;一般不用将脂质或内在蛋白排除,只需提高离子强度或 pH 即可。内在蛋白占膜蛋白的 70%～80%,是双亲媒性分子,可不同程度地嵌入脂双层分子中。有的贯穿整个脂双层,两端暴露于膜的内外表面,这种类型的膜蛋白又称跨膜蛋白。内在膜蛋白露出膜外的部分含较多的极性氨基酸,属亲水性,与磷脂分子的亲水头部邻近,嵌入脂双层内部的膜蛋白由一些非极性的氨基酸组成,与脂质分子的疏水尾部相互结合,因此与膜结合非常紧密。据估计,人类基因中,1/4～1/3 基因编码的蛋白质为内在膜蛋白。脂锚定膜蛋白是通过与之共价相连的脂分子插入膜的脂分子层中,从而锚定在细胞质膜上。

大多数细胞的质膜含有多种酶、受体、通道、"泵",膜蛋白的功能是多方面的。有些膜蛋白可作为载体而将物质转运进出细胞。有些膜蛋白是激素或其他化学物质的专一受体,如甲状腺细胞上有接受来自脑垂体的促甲状腺素的受体。膜表面还有各种酶,使专一的化学反应能在膜上进行,如内质网膜上的能催化磷脂的合成等。膜蛋白在细胞融合、细胞与细胞之间相互作用中占很重要的位置。这些蛋白常常是表面抗原。表面抗原能和特异的抗体结合,如人细胞表面有一种蛋白质抗原HLA,是一种变化极多的二聚体。不同的人有不同的 HLA 分子,器官移植时,被植入的器官常常被排斥,这就是植入细胞的 HLA 分子不为受体所接受的原因。

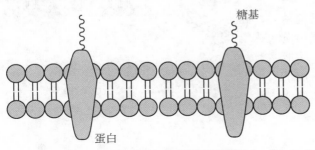

图 3-8　生物膜的流体镶嵌模型

二、生物膜的液晶态

液晶态是一种介于液体与晶体之间的中间态,它既有液体的流动性,又有类似晶体结构的有序性。这类物质在力学性质上像是液体,在光学性质上又像是晶体,故称为液态晶体,简称液晶态。从微观来看,液晶态是各种特定分子在溶剂中有序排列而形成的聚集态。具有液晶性质的物质,在芳香族、脂肪族、多环族和胆甾醇衍生出来的有机化合物中都可以找到。生物膜是典型的液晶态结构,一方面,关于生物膜的结构,1972 年辛格提出了"流体镶嵌"模型(图 3-8),膜结构中的脂类和蛋白质分子按一定顺序整齐地排列起来,脂类分子头朝外,尾朝内,有序地排列成双分子层,蛋白质分子镶嵌在支架的两边或插入架内,产生了类似晶体结构的有序性。另一方面,脂类和蛋白质分子在水溶液中处于不停顿的运动状态,因此生物膜又具有液体的流动性。

选择性是生物膜的重要特征,生物体内的细胞,通过膜上的载体和通道,选择性地对 K^+、Na^+、Mg^{2+}、Ca^{2+} 等离子和各种养分进行吸收,以便维持细胞的生长和繁殖。这种有选择的通透性,与生物膜是否为液晶态有极为明显的关系。只有呈液晶态,具有适当流动性的时候,生物膜才能发挥出正常的生理功能。处于液晶态的膜,流动性比较适当,金属离子和养分容易通过,从而进入细胞。膜处在相变温度以下时,会从液晶态转变为凝胶态,流动性减小,离子和养分就不易透过。当生物膜的流动性降低时,人体细胞得不到充足的营养来源,往往会引起种种营养不良症。例如,β-脂蛋白缺乏症和某些遗传性贫血症患者,他们红细胞膜的流动性明显低于正常值。肿瘤发生时,由于肿瘤细胞代谢旺盛,生物膜从液晶态转变为液态,其流动程度会大大增加。如恶性淋巴瘤和白血病患者,他们体内癌膜的流动性要比正常值高得多。

生物膜中的微量金属离子对膜的液晶态也有不可忽视的影响。但是 Li^+、Na^+、K^+ 等一价阳离子与 Ca^{2+}、Mg^{2+} 等二价阳离子有完全相反的作用。二价阳离子与脂类分子的极性基团相互作用,使膜的流动性下降,相变温度升高。一价阳离子作用恰好相反,使膜的流动程度加大,相变温度降低。

三、生物膜的功能

(一)生物膜的物质转运调节功能

细胞膜不仅是一个屏障,防止细胞内物质流出,维持一定形态,还有许多重要的生理功能,如物质运输、能量转换、信息传递(如激素、神经递质和一些药物的作用)、细胞表面识别、细胞运动、分化等。机体的生存需要依赖细胞内外的物质交换以进行新陈代谢。细胞行使这种功能的部位主要是质膜,不论外界发生什么变化,细胞都能够保持内环境的恒定。维持恒定的内环境是个很复杂的过程,因为质膜是脂质双层结构,各种不同的溶质,必须离开水相进入膜的疏水脂质区,然后再从脂质区到水相,所以分子通过脂双层的速度很大程度上取决于分子的大小和极性。一般来说,小的非极性分子很易溶于脂双层,能很快地扩散过膜,反之,极性越强,脂溶性越弱,而水溶性强的分子则难在膜内扩散。但是水并不溶于脂,其扩散速度快的部分原因可能是水分子小且不带电荷;也可认为水分子的偶极结构可以穿过脂的极性头部区。相反,脂双层对所有荷电分子(离子)极难通透,不管它有多么小。这些分子的电荷及高的水化度,妨碍他们进入双层的碳氢区。人工脂双层对水的透过率比对 Na^+、K^+ 那样小的离子要大 10^9 倍。

许多转运蛋白在转运溶质时是通过被动转运(passive transport)实现的。假定被转运的分子不带电荷,被动转运的方向则是由此溶质在膜两边的浓度差即浓度梯度(concentration gradient)决定的。但如果溶质带一净电荷,则跨膜的浓度梯度和总的电荷梯度影响溶质的转运方向。上述两种梯度合称电化学梯度(electrochemical gradient)。事实上,所有质膜都有电位(电压梯度)跨越膜,一般细胞为外正里负。这个电位促使正电荷离子进入细胞,但阻止负电荷的离子进入细胞。

某些在被动转运中起作用的转运蛋白形成水通道,允许适当大小的溶质及通过此水通道做简单扩散(simple diffusion),这类转运蛋白称通道蛋白(channel proteins)。另有一类转运蛋白称载体蛋白(carries transporters),它能与被转运的特定溶质相结合并把它转运过膜,这种转运如果是顺浓度梯度进行的,称为易化扩散(facilitated diffusion),如果是像泵那样,能主动地驱使某种溶质逆电化学梯度运动,那么就称主动转运(active transport)。被动转运可自发地进行,主动转运则必须紧密地与代谢能源耦合。通常是载体蛋白水解 ATP,或者同顺电化学梯度扩散的 Na^+ 或 H^+ 协同转运以取得能量来源。

离子、糖类、氨基酸、核苷酸和许多细胞代谢物难以透过细胞膜,这些极性分子需要通过细胞膜上相应的特定膜蛋白转运过膜,这类蛋白质即所谓的转运蛋白。转运蛋白在各种生物膜中有多种形式,每个不同的转运蛋白只能转运特定的化合物。简单地转运一种溶质从膜的一侧到另一侧称为单向转运(uniport);在转运一种溶质时同时要转运第二种溶质称为协同转运(co-transport)。这两种溶质的转运可能是方向相同的同向转运,也可能是反方向的反向转运。例如,机体细胞每经过一次动作电位以后,必须迅速将流入的 Na^+ 排出膜外,并将溢出的 K^+ 吸回膜内,为了完成这一生理任务,细胞膜上常有一种 $Na^+ - K^+ - ATP$ 酶,简称钠泵,这是一种四聚体的内嵌蛋白,也是一种分解 ATP 的酶。它有大小两个亚基,大亚基催化 ATP 水解,小亚基是一个糖蛋白。$Na^+ - K^+ - ATP$ 酶通过磷酸化和去磷酸化过程发生构象的变化,导致与 Na^+、K^+ 的亲和力发生变化,大亚基以亲 Na^+ 态结合 Na^+ 后,触发水解 ATP。每水解一个 ATP 释放的能量输送 3 个 Na^+ 到胞外,同时摄取 2 个 K^+ 入胞,造成跨膜梯度和电位差,这对神经冲动传导尤其重要。

(二)生物膜的识别功能

细胞的表面有许多种特异的蛋白质,大多数是糖蛋白,可以识别各种携有信息的信使,如激素、神经递质、药物、异体抗原等。有某种特异蛋白可与特异信使起反应的细胞称为靶细胞,各种不同的信使统称为配基。靶细胞上的特异蛋白质称为受体。近年来,受体研究发展很快,涉及面广,将在后续章节中详述。细胞除可识别外来信使外,细胞与细胞之间也能识别,如异体细胞,自身衰老细胞可被巨噬细胞吞噬。细胞与细胞之间的融合、黏附等都包含识别,糖蛋白是细胞识别的物质基础,贯穿脂双层的两层,一般它的羧基端伸展在脂双层内测(即胞质内),氨基端伸展在脂双层外侧,与寡糖链相联;也有的糖蛋白相反。糖蛋白的多肽链在脂双层的形式有两种:一种是直链方式贯穿,如红细胞膜血型糖蛋白;另一种是多肽链在脂双层内折叠多次,如红细胞膜的区带 3 糖蛋白,其结构见图 3-9。一般糖蛋白在膜内也非单独存在,而是在羧基端与膜支架蛋白相联。所以有人认为糖蛋白伸向细胞外的一端是细胞的天线,可接受外来的各种信息,又通过支架蛋白将信息传入细胞,使细胞内产生各种不同生理效应。

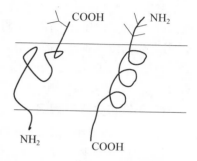

图 3-9　红细胞膜区带 3 糖蛋白和血型糖蛋白结构示意图

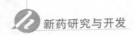

第三节　基因组结构及基因重组

基因组（genome）是细胞或生物体的全套遗传物质。对于细菌和噬菌体来说，它们的基因组是指单个环状染色体所含的全部基因。而对二倍体真核生物而言，基因组是指一个生物体的染色体所包含的全部 DNA，通常称为染色体基因组。此外，真核细胞还含有线粒体 DNA，称为线粒体基因组，属核外遗传物质。各类生物的基因组有其基本的结构特点。

一、基因组结构

各种生物的遗传特征和性状不同，其基因组 DNA 不同是决定因素。从一定意义上讲，各种生物的特征是由其基因组结构决定的，基因组的功能就是贮存和表达遗传信息。病毒、原核生物及真核生物基因组所储存的遗传信息量有很大的差异，其基因组的结构和组织形式也有着很大的差别。病毒基因组结构简单，所含结构基因少；原核生物基因组所含基因数量较多，且有较为完善的表达调控体系；真核生物基因组所含基因数量巨大，表达调节系统也更为精细。不同的基因组虽然差别巨大，却仍有相似之处。

（一）病毒基因组

病毒是最简单的生物，外壳蛋白包裹着里面的遗传物质——核酸。但是病毒的 DNA 复制及基因表达往往依赖于宿主细胞的系统。因此，某些病毒的基因、基因组既有它简单的一面，又有反映真核生物特性的一面。根据基因组的核酸类型不同，病毒可分为 DNA 病毒和 RNA 病毒。根据宿主不同，病毒又可以分为动植物病毒和噬菌体。

病毒基因组有如下几个结构特点。

（1）与细菌或真核细胞相比，病毒的基因组很小且结构简单，所含遗传信息量较小，只能编码少数蛋白质。但是不同病毒之间的基因组大小差异很大。如乙肝病毒 DNA 只有 3.2 kb，所含信息量也较小，只能编码 4 种蛋白质；而痘病毒的基因组有 300 kb 之大，可以编码几百种蛋白质。

（2）病毒基因组中只含有一种核酸，或为 DNA，或为 RNA，两者一般不共存于同一病毒颗粒中。核酸的结构可以是单链或双链、闭合环状、线状分子。如乳头瘤病毒基因组是闭环双链 DNA，腺病毒基因组是线性双链 DNA，脊髓灰质炎病毒是单链的 RNA，而呼肠狐病毒基因组是双链 RNA 分子。

（3）有基因重叠现象，同一段核酸序列能够编码两种或两种以上蛋白质分子，这种结构特点能够使较小的基因组携带较多的遗传信息。一个基因可以完全在另一个基因里面，或一部分重叠，或两个基因之间只有一个碱基重叠。重叠基因的 DNA 顺序虽然相同，但转录成的 mRNA 有不同的读码框，产生的蛋白质分子往往不同。有些重叠基因使用相同的读码框，但起始密码子或终止密码子不同，产生的蛋白质分子部分相同。

（4）基因组的大部分序列用来编码蛋白质，只有非常小的一部分不被翻译，基因之间的间隔序列通常是基因表达的控制序列。

（二）原核生物基因组

原核生物没有细胞核，遗传物质分散于整个细胞中，有时虽有相对集中的区域，但并无核膜包围，且染色体数量少，一般只有一条染色体，即一个核苷酸分子，无细胞核。原核生物基因组的结构基因数量和功能远远多于病毒基因组，但与真核基因组相比较，原核生物基因的结构还是非常简单，所能容纳的基因数量还是有限的。

原核生物的基因组通常由一条环状双链 DNA 分子组成,基因组 DNA 虽与蛋白质结合但并不形成染色体结构,只是习惯上称为染色体。原核生物基因组的许多信息都是为了维持细胞的基本功能,如构造和复制 DNA,产生新蛋白质,以及获得和存储能量。基因组内大多数核苷酸序列用于编码多肽以及 tRNA、rRNA 等,仅有少量的非编码核苷酸序列,其中一部分 DNA 是有重要功能的,如启动子、复制原点等,另一些区域可能涉及和 DNA 包装蛋白的相互作用。基因的编码序列通常是连续的,中间无非编码成分。完全测序的细菌和古细菌的基因组数据表明,其中 85%～88% 的核酸序列与基因的编码直接相关。如大肠埃希菌基因组共有 4 639 221 bp,全序列中 87.8% 编码蛋白质,0.8% 编码稳定性 RNA,0.7% 是没有功能的重复序列,其余 11% 为调节序列或具有其他功能。

(三) 真核生物基因组

真核生物基因组的结构和功能远比原核生物复杂,其基因组的容量也远远大于原核生物基因组。真核生物的基因是由编码区和非编码区两部分组成的,90% 以上的 DNA 序列是在非编码区。在真核生物的非编码区上,同样有具调控作用的核苷酸序列。与原核细胞相比,真核细胞基因结构的主要特点是编码区是间隔的、不连续的。也就是说,能够编码蛋白质的序列被不能够编码蛋白质的序列分隔开来,成为一种断裂的形式。其中,编码区中能够编码蛋白质的序列叫作外显子,不能够编码蛋白质的序列叫作内含子。内含子和外显子虽同时被转录成 mRNA 前体,但由于内含子不为多肽编码,其转录产物则在转录后经小核 RNA(snRNA)的作用被切除,而外显子的转录产物则拼接成成熟的 mRNA。各类真核生物基因中的内含子数目、位置以及占基因总长的比例差异很大。

二、基因重组

在自然界,生物体中的 DNA 序列可以发生多种形式的重新组合,重新组合的方式有插入、缺失和置换等。由这些变异导致基因新的连锁关系或基因内可变量最小单位新的连锁关系的形成,称为基因重组(genetic recombination)。不同 DNA 链的断裂和连接而产生 DNA 片段的交换和重新组合,形成新 DNA 分子。所以,基因重组在进化、繁殖、病毒感染、基因表达以及癌基因表达等过程中均起重要作用。重组 DNA 技术正是基于人们对自然界基因转移和重组的认识而发展起来的。

(一) 接合作用

当细胞(细菌)与细胞(细菌)相互接触时,质粒 DNA 就可以从一个细胞(细菌)转移到另一个细胞(细菌)。这种类型的 DNA 转移成为接合作用(conjugation)。

(二) 转化作用

通过自动获得或人为地供给外源 DNA,细胞获得新的遗传表型,引起细胞生物类型改变的过程称为转化作用(transformation)。例如,当溶菌时,裂解的 DNA 片段作为外源 DNA 被另一细菌摄取,并通过重组机制将外源 DNA 整合入基因组,受体菌就会获得新的遗传性状,这就是自然界发生的转化作用。但是,由于较大的外源 DNA 不易透过细胞膜,因此自然界发生的转化作用效率并不高,染色体整合概率则更低。

(三) 转导作用

通过基因载体将基因信息从一个细胞导入另一个细胞的过程。如病毒从被感染的细胞释放时,可携带一段宿主细胞(供体)的 DNA,当再次感染另一宿主细胞(受体)时,可将此段 DNA 整合在新宿主细胞 DNA 中,这种发生在供体细胞与受体细胞之间的 DNA 转移及基因重组即为转导(transduction)。与受体细胞之间的 DNA 转移及基因重组方式即为转导作用(transduction)。

(四) 转座

大多数基因在基因组内的位置是固定的,但有些基因可以从一个位置移动到另一位置。这些可

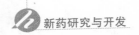

移动的 DNA 序列包括插入序列和转座子。由插入序列和转座子介导的基因移位或重排称为转座（transposition）。

（五）基因重组

在上述接合、转化、转导或转座过程中，不同 DNA 分子间发生的共价连接称为重组（recombination），这些过程中的基因重组有位点特异的重组及同源重组两种类型。

同源序列通过链的断裂和再连接，在两个 DNA 分子同源序列间进行单链或双链片段的交换称为同源重组（homologous recombination），又称基本重组。同源重组不需要特异的 DNA 序列，而是依赖于两个 DNA 分子之间序列的相同或类似性。如果通过转化或转导获得的外源 DNA 与宿主 DNA 之间充分同源，则外源 DNA 就可以整合到宿主的染色体。

由整合酶催化，在两个 DNA 序列的特异位点间发生的整合称为位点特异的重组（site-specific recombination）：如转座酶可特异识别转座子的反向末端重复序列，使之发生特异性整合；λ 噬菌体的整合酶能识别噬菌体 DNA 和染色体的特异靶位点，进行选择性整合。

复 习 题

【A 型题】

1. 下列哪项在产生遗传多样性的过程中非常重要： （　　）
   A．翻译　　　　　　B．转录　　　　　　C．重组　　　　　　D．转化
   E．以上都不是

2. 基因是指： （　　）
   A．有功能的 DNA 片段　　　　　　　　B．有功能的 RNA 片段
   C．蛋白质的编码序列及翻译调控序列　　D．RNA 的编码序列及转录调控序列
   E．以上都不对

3. 如果基因突变导致其编码的蛋白质分子中一个氨基酸残基发生变异，出现的结果是： （　　）
   A．二级结构一定改变　　　　　　　　　B．二级结构一定不变
   C．三级结构一定改变　　　　　　　　　D．功能一定改变
   E．以上都不对

4. 原核生物的基因不包括： （　　）
   A．内含子　　　　　B．操纵子　　　　　C．启动子　　　　　D．起始密码子
   E．终止子

【X 型题】

1. DNA 的复制： （　　）
   A．包括一个双螺旋中两条子链的合成　　B．遵循新的子链与其亲本链相配对的原则
   C．依赖于物种特异的遗传密码　　　　　D．是碱基错配最主要的来源
   E．是一个描述基因表达的过程

2. 关于 DNA 复制的说法正确的有： （　　）
   A．按全保留机制进行　　　　　　　　　B．按 $3' \rightarrow 5'$ 方向进行
   C．需要四种 dNMP 的参与　　　　　　　D．需要 DNA 连接酶的作用
   E．涉及 RNA 引物的形成

3. tRNA 参与的反应有： （　　　）
   A．转录　　　　　　　B．反转录　　　　C．翻译　　　　　　D．前 mRNA 的剪接
   E．复制

4. DNA 复制与 RNA 转录的共同点是： （　　　）
   A．需要 DNA 指导的 RNA 聚合酶　　　　B．需要 DNA 模板
   C．合成方向为 $5' \rightarrow 3'$　　　　　　　　D．合成方式为半不连续合成
   E．需要 RNA 引物

【名词解释】

1．转座　2．转导　3．位点特异的重组　4．接合作用　5．转化作用　6．基因组　7．基因重组

【填空题】

1．_____是 DNA 的基本结构和功能单位，由_____、_____和_____3 种成分组成。

2．多糖的一级结构包括_____、_____、_____、_____、_____等。

3．根据基因组的核酸类型不同，病毒可分为_____和_____。

4．真核生物的基因是由_____和_____两部分组成的。

5．根据在体内的作用方式，药物可分为_____和_____。

6．膜蛋白基本可分为_____、_____和_____。

7．编码区中能够编码蛋白质的序列叫作_____，不能够编码蛋白质的序列叫作_____。

【简答题】

1．简述 DNA 二级结构的组成。

2．RNA 按照其结构与功能可分为几类？

3．简述蛋白质的一级结构。

4．简述生物膜的化学组成。

5．生物膜是如何实现物质转运的？

6．简述什么是同源重组。

新药研究的分子药理学基础

结构特异性药物发挥药效的本质是药物和受体的有效接触。这其中包括两者在立体空间上互补,犹如钥匙和锁的关系;电荷分布上相匹配,通过各种键合力的作用使两者相互结合,进而引起构象的改变,触发机体微环境产生与药效有关的一系列生物化学反应。

第一节 受 体

所有的药物在生物体内都有其作用的靶点,而且绝大多数药物作用的靶点是已知的,只有少数结构非特异性药物(如挥发性麻醉药),其作用机制尚待发现。通常在没有预先得到有关假定作用机制和确切定义的靶点方面的知识之前,进行药物的研究和开发是很难被人们接受的。结构特异性的药物,剂量很小就能产生显著的生物效应。目前,已经公认这是与机体靶器官细胞膜上一种特异性的受体相互作用的结果。

一、受体的基本概念

受体(receptor)是一类特殊的蛋白质分子,它能特异性识别配体并与之结合,产生各种生理效应。受体在细胞生物学中是一个很广泛的概念,是指任何能够同激素、神经递质、药物或细胞内的信号分子结合并能引起细胞功能变化的生物大分子。受体在药理学中是指糖蛋白或脂蛋白构成的生物大分子,存在于细胞膜、细胞质或细胞核内,可以识别并特异地与有生物活性的化学信号物质(配体)结合,它能把识别和接收的信号正确无误地放大并传递到细胞内部,从而激活或启动一系列生物化学反应,最后导致该信号物质特定的生物效应。每一种细胞都有其独特的受体和信号转导系统,对信号的反应不仅取决于其受体的特异性,而且与细胞的固有特征有关。相同的信号可产生不同的效应,不同信号也产生相同的效应,而细胞持续处于信号分子刺激下的时候,细胞通过多种途径使受体钝化,产生适应。因此,深入研究受体的功能对于创新药物的研究具有重要的意义。

二、受体的分类

(一)根据受体在靶细胞上存在的位置或分布分类

可将受体分为以下 3 类。

1. 细胞膜受体

(1)如胆碱受体、肾上腺素受体、多巴胺受体、阿片(内阿片肽)受体、组胺受体及胰岛素受体等。

(2)受体除分布于突触后膜外,有些也分布于突触前膜。突触前膜与突触后膜受体对药物的亲和力、敏感性和生理功能不同。

2. 胞质受体　位于靶细胞的细胞质内,如肾上腺皮质激素受体、性激素受体等。

3. 胞核受体　位于靶细胞的细胞核内,如甲状腺素受体存在于细胞质或细胞核内。

(二)根据受体蛋白的结构和信号转导的机制分类

可将受体分为以下 4 类。

1. 离子通道型受体　受体直接与离子通道相偶联,配体与其结合后迅速引起细胞膜的电位变化而产生效应。如 GABA 受体、ENaC、TMEM16A 等。

离子通道型受体主要存在于神经、肌肉等可兴奋细胞,其信号分子为神经递质。神经递质通过与受体的结合而改变通道蛋白的构象,导致离子通道的开启或关闭,改变质膜的离子通透性,在瞬间将胞外化学信号转换为电信号,继而改变突触后细胞的兴奋性。例如,乙酰胆碱受体以三种构象存在,两分子乙酰胆碱的结合可以使之处于通道开放构象,但该受体处于通道开放构象状态的时限仍十分短暂,在几十毫微秒内又回到关闭状态。然后乙酰胆碱与之解离,受体则恢复到初始状态,做好重新接受配体的准备。离子通道型受体分为阳离子通道,如乙酰胆碱、谷氨酸和五羟色胺的受体,以及阴离子通道。

2. G 蛋白偶联受体　受体与配体结合后,通过 G 蛋白改变细胞内第二信使的浓度,将信号传递至效应器而产生生物效应。如 M‑Ach 受体、NA 受体、5‑HT 受体和 DA 受体等。

三聚体 GTP 结合调节蛋白(trimeric GTP-binding regulatory protein)简称 G 蛋白,位于质膜胞质侧,由 α、β、γ 三个亚基组成,α 和 γ 亚基通过共价结合的脂肪酸链尾结合在膜上,G 蛋白在信号转导过程中起着分子开关的作用,当 α 亚基与 GDP 结合时处于关闭状态,与 GTP 结合时处于开启状态,α 亚基具有 GTP 酶活性,能催化所结合的 ATP 水解,恢复无活性的三聚体状态,其 GTP 酶的活性能被 RGS(regulator of G protein signaling)增强。RGS 也属于 GAP(GTPase activating protein)。

G 蛋白偶联型受体为 7 次跨膜蛋白,受体胞外结构域识别胞外信号分子并与之结合,胞内结构域与 G 蛋白偶联。通过与 G 蛋白偶联,调节相关酶活性,在细胞内产生第二信使,从而将胞外信号跨膜传递到胞内。G 蛋白偶联型受体包括多种神经递质、肽类激素和趋化因子的受体,在味觉、视觉和嗅觉中接受外源理化因素的受体亦属 G 蛋白偶联型受体。

3. 酶偶联型受体　酶偶联型受体(enzyme linked receptor)分为两类,其一是本身具有激酶活性,如肽类生长因子(EGF、PDGF、CSF 等)受体;其二是本身没有酶活性,但可以连接非受体酪氨酸激酶,如细胞因子受体超家族。这类受体的共同点是:①通常为单次跨膜蛋白;②接受配体后发

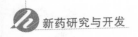

生二聚化而激活,启动其下游信号转导。

已知酶偶联型受体有六类:①受体酪氨酸激酶;②酪氨酸激酶连接的受体;③受体酪氨酸磷脂酶;④受体丝氨酸/苏氨酸激酶;⑤受体鸟苷酸环化酶;⑥组氨酸激酶连接的受体(与细菌的趋化性有关)。

4. 调节基因表达的受体 细胞质或细胞核内,也称核受体。其配体多为亲脂性小分子化合物,如甾体激素(肾上腺皮质激素、性激素)、甲状腺素。

此外,受体的分类常根据其激动剂进行划分。如乙酰胆碱受体,又分为烟碱型及毒蕈碱型两种;肾上腺素受体又分为 α 及 β 两个类型等;组胺受体也有 H1 及 H2 两种;以及其他内要性活性调节物质,如 5 - HT、胰岛素、甾体激素等受体。也有根据先发现的外源性药物来分类命名的,如吗啡受体;也有以一类外源性药物来分类命名的,如抗炎药受体等。亦可根据配体类型分为神经递质受体、激素受体、药物受体、味觉/嗅觉受体、毒素受体、免疫受体和光受体等。

三、受体的特点

受体的主要特征如下。

1. 特异性 受体与配体结合的特异性是受体最基本的特点。一种特定的受体只能与其特定的配体相结合,产生特定的生理效应而不被其他生理信号干扰。这种特异性除了表现为一种受体仅能与一种配体结合之外,还可以表现为在同一细胞或不同类型的细胞中,同一配体可能有两种或两种以上的不同受体;同一配体与不同类型受体结合会产生不同的细胞反应,如肾上腺素作用于皮肤黏膜血管上的 α 受体使血管平滑肌收缩,作用于支气管平滑肌上的 β 受体则使其舒张。

2. 高灵敏性 受体对它的配体有高度识别能力,能识别周围环境中微量的配体,很低浓度的配体就能与受体结合而产生显著的效应。

3. 立体选择性 受体与配体结合具有严格的构象要求,同一化合物的不同光学异构体与受体的亲和力可能相差很大。

4. 饱和性 每一细胞或每一定量的组织内,受体数量是有限的,它能结合的配体数量也是有限的,因此受体具有饱和性。当配体达到一定浓度后,其效应不会随着浓度的增加而继续增加。

5. 可逆性 配体与受体的结合是化学性的,既要求两者的构象互补,还需要两者间有相互吸引力。绝大多数配体与受体结合是通过分子间的吸引力如范德华力、离子键、氢键,是可逆的。受体与配体所形成的复合物可以解离,也可被另一种特异性配体所置换,少数是通过共价键结合,后者形成的结合难以逆转。

6. 多样性 同一受体可广泛分布于不同组织或同一组织的不同区域,且受体密度不同。受体多样性是受体亚型分类的基础,受体受生理、病理和药物因素调节,处于动态变化之中。

四、受体的结构与功能

药物作用靶点多种多样,最常见的有受体、酶、离子通道及活性转运复合物,相对较少的药物可直接作用于 DNA 或 RNA。受体、酶、离子通道和活性转运复合物的化学本质均为蛋白质,在其分子或所组成的复合物内均有不同的作用位点或靶点,用于识别和结合底物或药物,受体、酶、离子通道和活性转运复合物在功能上的差异比其在基本生化性质上的差异更大。已知受体大部分在细胞膜上(另有一小部分在细胞质内),是一种具有弹性的三级或四级结构的内嵌蛋白质,在个体发育成长过程中逐渐形成,并且不断更新。这种蛋白质的氨基酸组分,如组氨酸、谷氨酸、酪氨酸、赖氨酸、精氨酸、丝氨酸、苏氨酸等的极性基团几乎均分布在蛋白质分子的外表部分,在生理条件下,电离成带不同电荷的离子。它们之间通过离子键、氢键、吸水性及范德华力等的作用,使 α 螺旋体多肽链扭曲折叠成团状,并包含许多空穴。正是由于这种表面的凹凸不平和空穴组成了特定的立体空间构象,加上上述蛋白质表面一定的极性基团,组成了药物作用的靶点。这样,如果恰好与药物空间构象相契合,而且药物分子上一定位置的基团又能与这些受点结合,正如同"锁-钥"关系那样,钥匙的大小、凸凹等形状必须和锁隙嵌合一致,而开锁的关键则在几个齿突上。因此,对于药物来说,不仅要求一定的原子结构组成,而且其构型、构象也必须与受体相互补,才能相互契合,即电性上与受体表面电荷相匹配,空间上与受体立体图像相互补。这样就形成一种可逆性的药物受体复合物,导致受体构象改变并产生一系列的生理、生化反应。

根据生理药理学的研究,受体必须具备下列特性:①三维实体的可塑性,能与激动剂(拟似剂)或拮抗剂发生迅速和可逆性的结合,这种结合导致细胞代谢或生理过程发生某种改变,从而产生一定比例程度的生物效应。②三维结构具有特异性,但非绝对性。根据唯物主义的观点,机体内源性受体不可能是为外源性的药物而存在的,而是机体本身就存在着与该受体特异性结合的配体,即内源性生物活性调节物质,药物则是这些内源性生物活性调节物质的结构类似物。它只要在三维空间结构和电荷分布上满足受体的要求,就能与其结合产生激动或拮抗。

五、重要的细胞信号转导途径

(一)细胞内受体介导的信号传递

由于受体分子在细胞上存在部位的不同,因此其信号跨膜转导的方式也有不同。与细胞内受体相互作用的信号分子是一些亲脂性小分子,可以透过疏水性的质膜进入细胞内与受体结合而传播信号。类固醇(steroid)激素、视黄酸(retinoic acid)、维生素 D 和甲状腺素(thyroid hormone)的受体在细胞核内。这类信号分子与血清蛋白结合运输至靶组织并扩散跨越质膜进入细胞内,通过核孔与特异性核受体(nuclear receptor)结合形成激素-受体复合物并改变受体构象;激素-受体复合物与基因特殊调节区又称激素反应元件(hormone response element,HRE)结合,影响基因转录。类固醇激素诱导的基因活化通常分为两个阶段:①快速的初级反应阶段,直接激活少数特殊基因转录;②延迟的次级反应阶段,初级反应的基因产物再激活其他基因转录,对初级反应起放大作用。甲状腺素也是亲脂性小分子,作用机制与类固醇激素相同,但也有个别亲脂性小分子(如前列腺素),其受体在细胞质膜上。

NO 是一种具有自由基性质的脂溶性气体分子,可透过细胞膜快速扩散,作用邻近靶细胞发挥作用。由于体内 O 的存在及其他与 NO 发生反应的化合物(如超氧离子、血红蛋白等),因而 NO 在细胞外极不稳定,其半衰期只有 $2\sim30$ 秒,只能在组织中局部扩散,被氧化后以硝酸根(NO_3^-)或亚硝酸根(NO_2^-)的形式存在于细胞内、外液中。血管内皮细胞和神经细胞是 NO 的生成细胞,NO 的生成需要 NO 合酶(NOS)的催化,以 L-精氨酸为底物,以还原型辅酶 II(NADPH)作为电子供体,等物质的量的生成 NO 和 L-瓜氨酸。NO 没有专门的储存及释放调节机制,作用于靶细胞 NO 的多少直接与 NO 的合成有关。NO 这种可溶性气体作为局部介质在许多组织中发挥作用,它发挥作用的主要机制是激活靶细胞内具有鸟苷酸环化酶(G-cyclase,GC)活性的 NO 受体。内源性 NO 由 NOS 催化合成后,扩散到邻近细胞,与鸟苷酸环化酶活性中心的 Fe^{2+} 结合,改变其构象,导致其活性增高和 cGMP 水平增加。cGMP 的作用是通过 cGMP 依赖的蛋白激酶 G(PKG)活化,抑制肌动-肌球蛋白复合物信号通路,导致血管平滑肌舒张。此外,心房排钠肽(atrial natriuretic peptide,ANP)和某些多肽类激素与血管平滑肌细胞表面受体的结合,也会引发血管平滑肌舒张,这些细胞表面受体的胞质结构域也具有内源性鸟苷酸环化酶活性,通过类似的机制调节心肌的活动。NO 对血管的影响可以解释为什么硝酸甘油(nitroglycerin)能用于治疗心绞痛,硝酸甘油在体内转化为 NO,可舒张血管,从而减轻心脏负荷和心肌的需氧量。

NO 也由许多神经细胞产生并传递信号,在参与大脑的学习记忆生理过程中具有重要作用。大脑海马某些区域在受到重复刺激后可产生一种持续增强的突触效应,称为长时程增强作用(long-

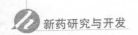

term potentiation，LTP)，是学习和记忆的分子基础。LTP的产生涉及神经元间突触连接重构，这一过程既需要突触前神经元释放神经递质作用于突触后膜，也需要突触后神经元将信息、反馈到突触前膜，NO就充当了这一逆行信使的角色。NO作为LTP的逆行信使弥散至突触前末梢，刺激谷氨酸递质不断释放，从而对LTP效应的维持起促进作用。

(二) G蛋白偶联受体介导的信号转导

G蛋白偶联受体(GPCR)是细胞表面受体中最大的多样性家族。G蛋白是三聚体GTP结合调节蛋白的简称，位于质膜内细胞质一侧，由G_α、G_β、G_γ三个亚基组成，G_β和G_γ亚基以异二聚体形式存在，G_α和$G_{\beta\gamma}$亚基分别通过共价结合的脂分子锚定在质膜上。G_α亚基本身具有GTPase活性，是分子开关蛋白。当配体与受体结合，三聚体G蛋白解离，并发生GDP与GTP交换，游离的G_α-GTP处于活化的开启状态，导致结合并激活效应器蛋白，从而传递信号；当G_α-GTP水解形成G_α-GDP时，则处于失活的关闭状态，终止信号传递并导致三聚体G蛋白的重新装配，恢复系统进入静息状态。

由G蛋白偶联受体所介导的细胞信号通路(signaling pathway)按其效应器蛋白的不同，可区分为3类：①激活离子通道的G蛋白偶联受体；②激活或抑制腺苷酸环化酶(adenylyl cyclase)，以cAMP为第二信使的G蛋白偶联受体；③激活磷脂酶C(phospholipase C, PLC)，以IP和DAG作为双信使的G蛋白偶联受体。

1. **激活离子通道的G蛋白偶联受体所介导的信号通路** 当受体与配体结合被激活后，通过偶联G蛋白的分子开关作用，调控跨膜离子通道的开启与关闭，进而调节靶细胞的活性，如心肌细胞的M乙酰胆碱受体和视杆细胞的光敏感受体，都属于这类调节离子通道的G蛋白偶联受体。

(1) 心肌细胞上M乙酰胆碱受体激活G蛋白开启K^+通道：M乙酰胆碱受体(muscarinic acetylcholine receptor)在心肌细胞膜上与Gi蛋白偶联，乙酰胆碱配体与受体结合使受体活化，导致Gi亚基结合的GDP被GTP取代，引发三聚体Gi蛋白解离，使Gi亚基得以释放，进而致使心肌细胞质膜上相关的效应器K^+通道开启，随即引发细胞内K^+外流，从而导致细胞膜超极化(hyperpolarization)，减缓心肌细胞的收缩频率。该结果已被体外实验所证实。许多神经递质受体是G蛋白偶联受体，有些效应器蛋白是Na^+或K^+通道。神经递质与受体结合引发G蛋白偶联的离子通道的开放或关闭，进而导致膜电位的改变。

(2) Gt蛋白偶联的光敏感受体的活化诱发cGMP门控阳离子通道的关闭：人类视网膜含有两类光受体(photoreceptor)，负责视觉刺激的初级感受。视锥细胞光受体与色彩感受相关；视杆细胞光受体接受弱光刺激。视紫红质(rhodopsin)是视杆细胞Gt蛋白偶联的光受体，定位在视杆细胞外段上千个扁平膜盘上，三聚体G蛋白与视紫红质偶联，通常称为传导素(transducin, Gt)。人类视杆细胞含有大约4×10^7个视紫红质子，组成7次跨膜的视蛋白(opsin)与光吸收色素共价连接。

2. **激活或抑制腺苷酸环化酶的G蛋白偶联受体** 在绝大多数哺乳动物细胞中，G蛋白偶联受体介导的信号通路遵循普遍的转导机制。在该信号通路中，G_α亚基的首要效应酶是腺苷酸环化酶，通过腺苷酸环化酶活性的变化调节靶细胞内第二信使cAMP的水平，进而影响信号通路的下游事件。这是真核细胞应答激素反应的主要机制之一。

不同的受体-配体复合物，或者刺激，或者抑制腺苷酸环化酶活性，这类调控系统主要涉及5种蛋白组分：刺激性激素的受体(receptor for stimulatory hormone, Rs)、抑制性激素的受体(receptor for inhibitory hormone, Ri)、刺激性G蛋白(stimulatory G-proteins complex, Gs)、抑制性G蛋白(inhibitory G-proteins complex, Gi)、腺苷酸环化酶(adenylate cyclase, AC)。

(1) cAMP-PKA信号通路对肝细胞和肌细胞糖原代谢的调节：正常人体维持血糖水平的稳态，需要神经系统、激素及组织器官的协同调节。肝和肌肉是调节血糖浓度的主要组织。脑组织活动对葡萄糖是高度依赖的，因而在应答胞外信号的反应中，cAMP水平会发生快速变化，几乎在20

秒内 cAMP 水平会从 5×10^{-8} mol/L 上升到 1×10^{-6} mol/L 水平。细胞表面 G 蛋白偶联受体应答多种激素信号使血糖浓度进行调节。以肝细胞和骨骼肌细胞为例，cAMP - PKA 信号对细胞内糖原代谢起关键调控作用，这是一种短期的快速应答反应。当细胞内 cAMP 水平增加时，cAMP 依赖的 PKA 被活化，活化的 PKA 首先磷酸化糖原磷酸化酶激酶（GPK），使其激活，继而使糖原磷酸化酶（GP）被磷酸化而激活，活化的 GP 刺激糖原的降解，生成葡糖 - 1 - 磷酸；另一方面，活化的 PKA 使糖原合酶（GS）磷酸化，抑制其糖原的合成。此外，活化的 PKA 还可以使磷蛋白磷酸酶抑制蛋白（IP）磷酸化而被激活，活化的 IP 与磷蛋白磷酸酶（PP）结合并使其磷酸化而失活；当细胞内 cAMP 水平降低时，cAMP 依赖的 PKA 活性下降，致使 IP 磷酸化过程逆转，导致 PP 被活化。活化 PP 使糖原代谢中 GPK 和 GP 去磷酸化，从而降低其活性，导致糖原降解的抑制，活化 PP 还促使 GS 去磷酸化，结果 GS 活性增高，从而促进糖原的合成。

（2）cAMP - PKA 信号通路对真核细胞基因表达的调控：cAMP - PKA 信号通路对细胞基因表达的调节是一类细胞应答胞外信号缓慢的反应过程，因为这一过程涉及细胞核机制，所以需要几分钟乃至几小时。这一信号通路控制多种细胞内的许多过程，从内分泌细胞的激素合成到脑细胞有关长期记忆所需蛋白质的产生。该信号通路涉及的反应链可表示为：激素 - G 蛋白偶联受体—G 蛋白—腺苷酸环化酶 - cAMP - cAMP 依赖的蛋白激酶 A - 基因调控蛋白—基因转录。

信号分子与受体结合通过 G_α 激活腺苷酸环化酶，导致细胞内 cAMP 浓度增高，cAMP 与 PKA 调节亚基结合，导致催化亚基释放，被活化的 PKA 其催化亚基转位进入细胞核，使基因调控蛋白（cAMP 应答元件结合蛋白，CREB）磷酸化，磷酸化的基因调控蛋白 CREB 与核内 CREB 结合蛋白（CBP）特异结合形成复合物，复合物与靶基因调控序列结合，激活靶基因的表达。

3. **激活磷脂酶 C、以 IP3 和 DAG 作为双信使的 G 蛋白偶联受体介导的信号通路** 通过 G 蛋白偶联受体介导的另一条信号通路是磷脂酰肌醇信号通路，其信号转导是通过效应酶磷脂酶 C 完成的。

（1）IP3 - Ca^{2+} 信号通路与钙活化：胞外信号分子与 GPCR 结合，活化 G 蛋白（Go_α 或 Gq_α），进而激活磷脂酶 C（PLC），催化 PIP_2 水解生成 IP_3 和 DAG 两个第二信使。IP_3 通过细胞内扩散，结合并开启内质网膜上 IP_3 敏感的 Ca^{2+} 通道，引起 Ca^{2+} 顺电化学梯度从内质网钙库释放进入细胞质基质，通过结合钙调蛋白引起细胞反应。

IP_3 的主要功能是引发贮存在内质网中的 Ca^{2+} 转移到细胞质基质中，使胞质中游离 Ca^{2+} 浓度提高。依靠内质网膜上的 IP_3 门控 Ca^{2+} 通道（IP3-gated Ca^{2+} channel），将储存的 Ca^{2+} 释放到细胞质基质中是几乎所有真核细胞内 Ca^{2+} 动员的主要途径。IP_3 门控 Ca^{2+} 通道由 4 个亚基组成，每个亚基在 N 端胞质结构域有一个 IP_3 结合位点，IP_3 的结合导致通道开放，Ca^{2+} 从内质网腔释放到细胞质基质中。在细胞中发现的各种磷酸肌醇加到内质网膜泡的制备物中，只有 IP_3 能引起 Ca^{2+} 的释放，表明 IP_3 具有效应特异性。IP_3 介导的 Ca^{2+} 水平升高只是瞬时的，因为质膜和内质网膜上 Ca^{2+} 泵的启动会分别将 Ca^{2+} 泵出细胞和泵进内质网腔。一方面，细胞质基质中的 Ca^{2+} 会促进 IP_3 门控 Ca^{2+} 通道的开启，因为 Ca^{2+} 会增加通道受体对 IP_3 的亲和性，促使储存 Ca^{2+} 的更多释放。另一方面，细胞质基质中 Ca^{2+} 浓度升高，又会通过降低通道受体对 IP_3 的亲和性，抑制 IP_3 诱导的胞内储存 Ca^{2+} 的释放。当细胞中 IP_3 通路受到刺激时，这种由细胞质基质中 Ca^{2+} 对内质网膜上 IP_3 门控 Ca^{2+} 通道的复杂调控会导致细胞质基质中 Ca^{2+} 水平的快速振荡。

（2）DAG - PKC 信号通路：作为双信使之一的 DAG 结合在质膜上，可活化与质膜结合的蛋白激酶 C（PKC）。PKC 有两个功能区，一个是亲水的催化活性中心，另一个是疏水的膜结合区。在静息细胞中，PKC 以非活性形式分布于细胞质中，当细胞接受外界信号刺激时，PIP_2 水解，质膜上 DAG 瞬间积累，由于细胞质中 Ca^{2+} 浓度升高，细胞质基质中 PKC 与 Ca^{2+} 结合并转位到质膜内表面，被 DAG 活化，进而使不同类型细胞中不同底物蛋白的丝氨酸和苏氨酸残基磷酸化。PKC 是 Ca^{2+} 和磷脂酰丝氨酸依赖性的丝氨酸/苏氨酸蛋白激酶，具有广泛的作用底物，参与众多生理过程，既涉及许多细胞"短期生理效应"如细胞分泌、肌肉收缩等，又涉及细胞增殖、分化等"长期生理效应"。DAG 只是 PIP_2 水解形成的暂时性产物，DAG 通过两种途径终止其信使作用：一是被 DAG 激酶磷酸化形成磷脂酸，进入磷脂酰肌醇代谢途径；二是被 DAG 脂酶水解成单酰甘油。由于 DAG 代谢周期很短，不可能长期维持 PKC 活性，而细胞增殖或分化行为的变化又要求 PKC 长期产生效应。现发现另一种 DAG 生成途径，即由磷脂酶催化质膜上的磷脂酰胆碱断裂产生 DAG，用来维持 PKC 的长期效应。在许多细胞中，PKC 的活化可增强特殊基因的转录。已知至少有两条途径：一是 PKC 激活一条蛋白激酶的级联反应，导致与 DNA 特异序列结合的基因调控蛋白的磷酸化和激活，进而增强特殊基因的转录；二是 PKC 的活化，导致一种抑制蛋白的磷酸化，从而使细胞质中基因调控蛋白摆脱抑制状态释放出来，进入细胞核刺激特殊基因的转录。

（三）酶联受体介导的信号转导

通常与酶连接的细胞表面受体又称催化性受体（catalytic receptor），目前已知的这类受体都是跨膜蛋白，当胞外信号（配体）与受体结合即激活受体胞内段的酶活性，这类受体至少包括 5 类：①受体酪氨酸激酶；②受体丝氨酸/苏氨酸激酶；③受体酪氨酸磷酸酯酶；④受体鸟苷酸环化酶；⑤酪氨酸蛋白激酶联受体。

1. 受体酪氨酸激酶及 RTK-Ras 蛋白信号通路　受体酪氨酸激酶（receptor tyrosine kinase，RTK）又称酪氨酸蛋白激酶受体，是细胞表面一大类重要受体家族，迄今已鉴定有 50 余种，包括 7 个亚族。所有 RTK 的 N 端位于细胞外，是配体结合域，C 端位于胞内，具有酪氨酸激酶结构域，并具有自磷酸化位点。它的胞外配体是可溶性或膜结合的多肽或蛋白类激素，包括多种生长因子、胰岛素和胰岛素样生长因子等。RTK 主要功能是控制细胞生长、分化而不是调控细胞中间代谢；Ephrin（Eph）受体亚族是一大类与膜结合配体相互作用的受体，人类中已鉴定出 8 个成员，主要功能是刺激血管发生、指导细胞和轴突迁移。

现在对 RTK-Ras 信号通路已有较多的了解，特别是细胞如何克服 Ras 活化所能维持的时间较短，不足以保障细胞增殖与分化所需持续性信号刺激的问题已获得较深入的认识。配体结合所诱发的 RTK 的激活刺激受体的酪氨酸激酶活性，随后再刺激 Ras-MAPK 磷酸化级联反应（phosphorylation cascade）途径和其他几种信号转导通路。

多种信号蛋白如 Ras、酪氨酸激酶 Src、蛋白激酶 C、蛋白激酶 B 等都可激活不同的 Raf，其中 Ras 蛋白激活 Raf 是最具代表性的。Ras-MAPK 磷酸化级联反应的基本步骤如下。

（1）活化的 Ras 蛋白与 Raf 的 N 端结构域结合并使其激活，Raf 是丝氨酸/苏氨酸（Ser/Thr）蛋白激酶（又称 MAPKKK），它使靶蛋白上的丝氨酸/苏氨酸残基磷酸化；丝氨酸/苏氨酸残基磷酸化的蛋白的代谢周转比酪氨酸残基磷酸化的蛋白慢，这有利于使短寿命的 Ras-GTP 信号事件转变为长寿命的信号事件。

（2）活化的 Raf 结合并磷酸化另一种蛋白激酶 MAPKK，使丝氨酸/苏氨酸残基磷酸化导致 MAPKK 的活化。

（3）MAPKK 是一种双重特异的蛋白激酶，它能磷酸化其唯一底物 MAPK 的苏氨酸和酪氨酸残基使之激活。

（4）促分裂原活化的蛋白激酶（mitogen-activated protein kinase，MAPK）在该信号通路的蛋白激酶磷酸化级联反应中是一种特别重要的组分。活化的 MAPK 进入细胞核，可使许多底物蛋白的丝氨酸/苏氨酸残基磷酸化，包括调节细胞周期和细胞分化的特异性蛋白表达的转录因子，从而修饰它们的活性。

综上所述，RTK～Ras-MAPK 信号通路可概括为如下模式：配体-RTK-Ras-Raf（MAPKKK）-MAPKK-MAPK—进入细胞核—其他激酶或基因调控蛋白（转录因子）的磷酸化修饰，对基因表达产生多种效应。

2. PI3K-PKB(Akt)信号通路　PI3K-PKB(Akt)信号通路始于 RTK 和细胞因子受体的活化,产生磷酸化的氨酸残基,从而为募集 PI3K 向膜上转位提供锚定位点。

磷脂酰肌醇-3-激酶(PI3K)最初是在多瘤病毒(polyoma,一种 DNA 病毒)研究中被鉴定的。迄今发现在人类基因组中 PI3K 家族有 9 种同源基因编码,PI3K 既具有 Ser/Thr 激酶活性,又具有磷脂酰肌醇激酶的活性。PI3K 由 2 个亚基组成:一个 p110 催化亚基;一个 p85 调节亚基,具有 SH2 结构域,可结合活化的 RTK 和多种细胞因子受体胞内段磷酸酪氨酸残基,被募集到质膜,使其催化亚基靠近质膜内小叶的磷脂酰肌醇。在膜脂代谢中,具有磷脂酰肌醇激酶活性的 PI3K 催化 PI-4-P(PIP)生成 PI-3,4-P_2(PIP$_2$),催化 PI-4,5-P_2(PIP$_2$)生成 PI-3,4,5-P_3(PIP$_3$)。这些与膜结合的 PI-3-P 为多种信号转导蛋白提供了锚定位点,进而介导多种下游信号通路。因此,PI3K-蛋白激酶 B(proteinkinase B, PKB)信号途径可视为细胞内另一条与磷脂酰肌醇有关的信号通路,也是 RTK 介导衍生信号通路。

许多蛋白激酶都是通过与质膜上 PI-3-P 锚定位点的结合而被激活的,然后这些激酶再影响细胞内许多靶蛋白的活性。PKB 是一种相对分子质量约为 6.0×10^4 的 Ser/Thr 蛋白激酶,与 PKA 和 PKC 均有很高的同源性,故又称为 PKA 与 PKC 的相关激酶(related to the A and C kinase, RAC-PK),该激酶被证明是反转录病毒癌基因 v-akt 的编码产物,故又称 Akt。丝氨酸/苏氨酸蛋白激酶(PKB/Akt)由 480 个氨基酸残基组成,是重要的信号转导分子,除中间激酶结构域外,其 N 端还含有一个 PH 结构域,能紧密结合 PI-3,4-P_2 和 PI-3,4,5-P_3 分子的 3 位磷酸基团。在静息状态下,2 种磷脂酰肌醇组分均处于低水平,PKB 以非活性状态存在于细胞质基质中,在生长因子等激素刺激下,PI-3-P 水平升高,PKB 凭借 PH 结构域与 3 位 P 结合而转位到质膜上,同时 PKB 被 PH 结构域掩盖而抑制的催化位点活性得以释放。实际上,PKB 转位到细胞膜上对其部分活化是必需的,也是第一步;它的完全活化还需要另外 2 种 Ser/Thr 蛋白激酶,一个是 PDK1 借助其 PH 结构域转位到膜上并使 PKB 活性位点上的关键苏氨酸残基磷酸化,另一个是 PDK2(通常是 mTOR)磷酸化 PKB 上丝氨酸残基,上述 2 个位点被磷酸化后,PKB 才完全活化。完全活化的 PKB 从质膜上解离下来,进入细胞质基质和细胞核,进而磷酸化多种相应的靶蛋白,产生影响细胞行为的广泛效应,诸如促进细胞存活、改变细胞代谢、致使细胞骨架重组等。

3. TGF-β-Smad 信号通路　尽管 TGF-β 可以诱发复杂而多样的细胞反应,但 TGF-β 受体所介导的信号转导通路却又相对简单而且基本相同,即一旦受体与配体结合形成复合物后便被激活,那么受体的激酶活性就能在细胞质内直接磷酸化并激活特殊类型的转录因子 Smad,进入核内调节基因表达,故称"TGF-β-Smad 信号通路"。

在 TGF-β-Smad 信号通路中,Smad 蛋白最初在线虫和果蝇中发现,分别是 Sma 和 Mad,而后在爪蟾、小鼠和人类中又发现其相关蛋白,故以 Sma 和 Mad 的缩写 Smad 家族命名这类基因转录调控蛋白。现已知有三种 Smad 转录因子起调控作用,包括受体调节的 R-Smad(Smad2、Smad3)、辅助性 CO-Smad(Smad4)和抑制性或拮抗性 I-Smad(imp-β),三种 Smad 在信号通路中分别发挥不同作用。R-Smad 是 RI 受体激酶的直接作用底物,含有 MH1 和 MH2 两个结构域,中间为可弯曲的连接区。位于 N 端的 MH1 结构域含有特异性 DNA 结合区,同时也包含核定位信号(NLS)序列;MH2 结构域与活化受体结合、R-Smad 蛋白磷酸化以及 R-Smad 蛋白分子的寡聚化有关,并具有潜在转录激活功能。当 R-Smad 未被磷酸化而处于非活化状态时,NLS 被掩盖,此时 MH1 和 MH2 结构域不能与 DNA 或 CO-Smad 相结合。当 RI 受体被激活后,将 R-Smad 近 C 端的丝氨酸残基磷酸化并导致构象改变使 NLS 暴露。

两个磷酸化的 R-Smad 与 CO-Smad 和 imp-β 结合形成大的细胞质复合物(其中 imp-β 与 NLS 结合),并引导进入细胞核。在核内 Ran-GTP 作用下 imp-β 与 NLS 解离,Smad2/Smad4 或 Smad3/Smad4 复合物再与其他核内转录因子(TFE3)结合,激活特定靶基因的转录。例如,经 TGF-

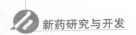

β-Smad 信号通路激活的 P15 蛋白的表达,可在 G_0 期阻断细胞周期,从而抑制细胞增殖。又如,Smad2/Smad4 或 Smad3/Smad4 复合物也可阻遏 c-myc 基因的转录,从而减少许多受 Myc 转录因子调控的促进细胞增殖基因的表达,对细胞增殖起负调控作用。因而 TGF-β 信号的缺失会导致细胞的异常增殖和癌变。现已发现,许多人类肿瘤或者含有 TGF-β 受体的失活突变,或者 Smad 蛋白的突变,从而拮抗 TGF-β 引起的生长抑制。

在核内 R-Smad 发生去磷酸化,结果 R-Smad/CO-Smad 复合物解离,然后从核内输出进入细胞质。由于 Smad 持续的核-质穿梭,所以细胞核中活化的 Smad 浓度可以很好地反映细胞表面活化的 TGF-β 受体的水平。

4. JAK-STAT 信号通路 JAK-STAT 信号通路的基本步骤如下。

(1) 细胞因子与质膜受体特异性结合,引发受体构象改变并导致二聚化,形成同源二聚体。受体二聚化有助于各自结合的 JAK 相互靠近,使彼此酪氨酸残基发生交叉磷酸化,从而激活 JAK 的活性。

(2) 活化的 JAK 继而磷酸化受体胞内段酪氨酸残基,使活化受体上磷酸酪氨酸残基成为具有 SH2 结构域的 STAT 或具有 PTB 结构域的其他胞质蛋白的锚定位点。

(3) STAT 通过 SH2 结构域与受体磷酸化的酪氨酸残基结合,继而 STAT 的 C 端酪氨酸残基被 JAK 磷酸化。磷酸化的 STAT 分子即从受体上解离下来。

(4) 两个磷酸化的 STAT 分子依靠各自的 SH2 结构域结合形成同源二聚体,从而暴露其核定位信号 NLS。二聚化的 STAT 转位到细胞核内与特异基因的调控序列结合,调节相关基因的表达。

细胞因子受体与 STAT 的结合具有特异选择性,这基于受体胞内段不同位点的磷酸酪氨酸残基结合不同的 STAT 分子,例如,干扰素反受体识别 STAT1、STAT2,而干扰素 γ 受体只识别 STAT1,Epo 受体识别 STAT5。不同的 STAT 在不同的细胞内调节不同的基因转录。在红细胞分化与成熟过程中,Epo 激活 STAT5 继而诱导 Bcl-XL 活化,从而防止前体细胞的凋亡,这对红细胞分化与成熟至关重要。基因敲除实验表明,在小鼠胚胎发育 13 天时会因为缺少编码 Epo 受体的功能基因导致小鼠因为不能产生正常红细胞而死亡。细胞因子 Epo 除通过 JAK-STAT 通路调控基因转录外,还通过其他信号转导途径调控基因转录或改变胞内蛋白质活性。

第二节 药物与受体相互作用的化学本质

配体与受体(或酶)之间的相互作用靠何种作用力的相互吸引来实现。搞清楚这个问题对于了解药物的作用方式和作用机制是重要的。但是配体与受体间的作用力很难用实验方法测定。通过一些现象和事实,推测配体与受体间的作用力,与小分子间的作用力和维持蛋白质立体结构的那些作用力相同。配体与受体的互补性主要体现在作用部位间作用力的互补。了解了配体与受体间的作用力,自然会对药物的作用方式和作用机制的了解有很大帮助。

药物的生理作用持续时间虽然长短不一,但绝大多数药物在给药后一定时间其生理作用便逐渐消失,需要再一次给药以延续生理作用。这说明药物与受体的结合是可逆的,受体被结合后可以再解离为游离的受体。因此,配体与受体之间的作用力主要应是可逆性的作用力。但有时配体与受体形成不可逆的结合,使受体长久不能产生原有的生理作用。例如,使药物与病原体的受体(或酶)形成不可逆的结合达到治疗疾病的目的。

药物与受体间的结合可分为可逆性的结合(大多数)及不可逆性的结合(少数)类,因此,它们之间的作用也可分为可逆性的结合力和不可逆性的结合力两类。

现介绍药物与受体间的各种作用力,除共价键外均属于可逆性的结合力。

一、共价键

共价键的结合力属于不可逆的结合力，因其成键时键能相当高，共价键形成后，复合物相当稳定，需外加很高的能量或用一种与药物能够形成更加稳定的化合物才能使受体(或酶)复原。例如，对于杀虫剂和化学治疗剂，希望它们能与害虫和病原体中的重要物活性物质形成稳定的共价键，以便能延长对害虫和病原体的毒性作用，达到杀灭的目的。

有机磷杀虫剂可以将乙酰胆碱酯酶中丝氨酸残基的羟基酯化，使其失去水解乙酰胆碱的活性，这样昆虫就因体内乙酰胆碱堆积而死亡。

一些有机磷杀虫剂对人和哺乳动物的乙酰胆碱酯酶也有抑制作用，由此造成对人和动物的毒性。解磷定(pralidoxime)可以与有机磷杀虫剂中的磷原子形成共价键，使乙酰胆碱酯酶重活化，以解除有机磷杀虫剂对人和动物的毒性。

由于人和哺乳动物与昆虫的代谢机制不同，有些有机磷杀虫剂在昆虫及人和动物体内的代谢途径不同而使其对人和动物的毒性大大降低，如马拉硫磷(malathion)。

β-内酰胺类抗生素与黏肽转肽酶以共价键结合，使黏肽转肽酶不能参与细菌细胞壁的合成，使细胞破裂死亡。

生物烷化剂可以将 DNA 中的核酸碱基烷基化，如将鸟嘌呤的 7 位氮原子烷基化，破坏了 DNA 双螺旋间的氢键，使 DNA 断裂。

又如 L-多巴受多巴脱羧酶的作用生成多巴胺。吡哆醛磷酸酯作为辅酶参与此反应。(S)a-氟甲基多巴在先与吡哆醛磷酸酯反应激活后，与多巴脱羧酶反应，形成共价键结合，起到抑制多巴脱羧酶的作用。

(S)a-氟甲基多巴为"自杀性抑制剂"，其 R-异构体则无此活性。

二、非共价结合

1. **离子吸引**　在生理的 pH 下，一些氨基酸如精氨酸、赖氨酸中的氨基可以形成正离子，含有这些氨基酸的蛋白质在体内可以解离为正离子。此外，天冬氨酸和谷氨酸在生理的 pH 下也可解离为负离子。因此，体内的受体(或酶)的某些氨基酸残基是以正离子和负离子形式存在的。药物的分子中往往含有碱性或酸性基团，它们在体内可以解离为正离子或负离子。药物的正离子或负离子与受体的负离子或正离子形成离子吸引应相当普遍。离子键可以解离，因此离子吸引是可逆的结合。离子吸引的强度 E 与两个离子的电荷(e)和电荷间的溶液介电常数(D)，以及形成离子吸引(ionic attraction)的两个离子间的距离(r)有关；当电荷值不变时，影响离子吸引强度的是 D 及 r。溶液的介电常数小时吸引力强，反之则弱。水的介电常数为 80，在体液的情况下，介电常数经实验测得为 28。离子吸引的强度与电荷间的距离呈反比，即距离愈大则吸引力愈弱。Schwarzenbach 通过实验得出介电常数随距离而变化。这样，溶液的介电常数就不是恒定的数值了。

2. **离子-偶极和偶极-偶极吸引**　有机化合物中氮、氧、硫等原子与碳原子形成的键，由于成键原子的电负性不同，成键的电子将偏向于电负性较大的氮、氧、硫一边，使电子分布不均匀而形成电子偶极的现象。药物的分子结构中常具有羰基、酯基、醚基、酰胺基、氰基等，这些基团都有偶极现象。在受体的结构中，肽键是普遍存在的，因此在受体中，偶极现象主要是由肽键体现。药物分子中的离子或偶极部分与受体分子中的偶极部分或离子可以形成静电相互作用力。这种作用力即为离子-偶极吸引(ion-dipole interaction)。同样，药物分子中的偶极部分也可以和受体分子的偶极部分形成静电相互作用。这种作用力即偶极-偶极吸引(dipole interaction)。

3. **氢键**　当氢原子与电负性较大的原子如氧、氮形成共价键时，由于成键的电子靠近电负性的原子而使氢成为缺电子状态。此缺电子状态的氢可以吸引其他原子外围的孤对电子，这样就形成氢键(hydrogen bonding)。在形成氢键时,最常见的氢给予体为—OH、—NH—NH_2、C—H、S—H 和 P—H 虽然也可以作为氢的给予体,但这些基团形成的氢键要弱得多。常见的氢键接受体也是氧、氮,氯、硫、磷虽然也可充当氢键接受体,但形成的氢键也是很弱的。在药物的分子中常含有氧、氮原子,在受体(或酶)的分子中这些原子也是普遍存在的。因此,药物与受体(或酶)间形成氢键应是很普遍的。

氢键的形成与氢给予体和氢接受体之间的距离关系密切。一般情况下,在 0.3 nm 左右才能形成氢键,大于 0.3 nm 则不易形成。

氢键的键能是比较弱的,为 7~14 kJ/mol。药物与受体间若只靠一个氢键是难以形成稳定复合物的,但与其他类型的键一起,可以使药物-受体复合物更加稳定。分子间或分子内形成多个氢键时,其作用力则相当强,足以维护分子的稳定构象,如蛋白质的 α-螺旋和三级结构、DNA 的双螺旋结构等。

4. 电荷转移复合物　药物或受体中 π 电子富集的部分(给予体)可以与受体或药物的缺电子部分(接受体)形成电荷转移复合物(charge transfer complex)电荷转移实际上就是药物或受体的最高占据轨道(HOMO)电子向受体或药物的最底空轨道(LUMO)的转移。电荷转移的程度,取决于复合物是处于基态还是激态。处于激态时,一般电荷转移进行的程度都较小。由于吸附适当波长的光能,可使复合物提高到激态,这时电子完全由给予体转移到接受体。电荷转移是能量较弱的键合作用。

一般的电子给予体为 π-电子和末键合物电子,因此,典型的给予体为不饱和化合物,带有给电子取代基的芳香化合物,π-电子富集的杂环芳香化合物,或者是具有未共享电子对的基团,如醇、醚、硫醇、二硫化物、卤化物和胺。典型的接受体是缺少 π-电子的系统,特别是具有吸电子取代基的苯型芳香化合物或杂环芳香化合物。杂环中咪唑、噻吩、三唑、吡啶、嘧啶和均嗪可以是电子给予体,也可以是电子接受体,而呋喃、吡咯和吡唑只能起电子给予体作用。

多数药物分子中含有芳环如苯环、杂环,受体的分子中含有苯丙氨酸、酪氨酸、色氨酸、组氨酸残基,DNA 中含有碱基杂环。因此,电荷转移也是药物与受体间常见的作用力。

硫胺在神经传导中具有特殊的作用,如在神经组织受电刺激时则引起硫胺的释放。普鲁卡因和其他局部麻醉药与硫胺可以形成电荷转移复合物,以阻断神经冲动的传导。

氯喹的抗疟作用为嵌入 DNA 的双螺旋中,影响 DNA 的复制。氯喹的喹啉环可优先嵌入鸟嘌呤或腺嘌呤部位,与嘌呤环形成电荷转移复合物。

5. 疏水性结合　在药物分子中大都会有非极性部分,即只由碳氢原子组成的部分,在受体分子中含有非极性氨基酸残基,如苯丙氨酸、缬氨酸、亮氨酸、异亮氨酸,这些氨基酸残基的侧链在形成蛋白质的立体结构时,可能遇到一起形成活性部位的非极性区,称为疏水袋(hydrophobic pocket)。在体内,药物的非极性部分和受体的非极性区的表面均为有序排列的水分子所包围。当药物与受体接近到一定程度时,由于中间空间的缩小,将有序排列的水分子排挤出去。发生去水合现象(desolvation),这样便使系统的熵值增高,由此使系统的自由能降低,而成为较稳定的状态。这种自由能的降低是维持药物与受体形成复合物的力,称为疏水性结合(hydrophobic binding)。

疏水性给合力的含义是不明确的,因此,这种作用力的强度没有明确的计算方法。但它在药物与受体相互作用中几乎是普遍存在的。据估算,两个次甲基间的疏水性作用可释放出 0.7 kcal/mol 的能量,尽管很弱,但当有多个相当于次甲基的疏水性结合时,其作用力仍是可观的。

6. 范德华力　范德华力是原子和分子间最普遍存在的作用力,又称分散力(dispersion force)。当两个未成键的原子相互靠近时,一个原子的原子核吸引另一个原子外围电子所产生的极化现象。这种作用力无论是在极性分子或非极性分子间都存在。原子间的距离必须较近,在 0.4~0.6 nm 时才能产生范德华力。

第三节 药物-受体相互适应的锁-钥关系

一、药物与受体的互补性

药物作用的受点通常是具有高级三维结构受体生物大分子中的一个小的区域,在三维空间上它具有一定的特异性,带有一定的刚性结构。尽管由于与结构特异性药物的结合会引起整个受体大分子构象的改变,生成一种能够发挥生物效应的优势构象,但受体区域本身不会产生大的构象改变。这样才能解释为什么结构特异性药物多数需要具有与假设受体互补的构象。

在结构特异性药物与受体的相互作用中有两点是特别重要的,一是药物与受体分子中电荷的分布与匹配,二是药物与受体分子中各基团和原子的空间排列与构象互补。药物与受体的互补性程度越大,则其特异性越高,作用越强,该互补性随着药物-受体复合物的形成而增高。分子中取代基的改变,不对称中心的转换引起基团的空间排列或分子内偶极方向的改变,均能强烈地改变药物-受体复合物的稳定性,进而影响药效的强弱。

分析吗啡和合成镇痛药的化学结构可见有如下特点:①分子中具有一个平坦的芳环结构;②一个碱性中心,并能在生理 pH 条件下大部分电离为阳离子,碱性中心和平坦芳环在同一平面上;③含有哌啶或类似于哌啶的空间结构,而烃基部分在立体构型中,突出于平面的前方。因此,从该镇痛药的共同结构特征,可以刻画出镇痛药受体作用图像。早期提出了吗啡类镇痛药与其受体相嵌互补的三点结合受体图像,所设想的受体相对应地包括三个部分:①一个平坦的结构,可以和药物的苯环通过范德华力结合;②一个阴离子部位,能和药物的正电中心结合;③一个方向合适的空穴,与哌啶环相适应。

酸性非甾体类抗炎药的共同结构特征是:①有一个可解离的酸性基团;②芳环平面结构;③与芳环非共平面的取代基。

二、原子间距离对药物-受体互补性的影响

药物作用的受体多为蛋白质生物大分子上的某一个部位,而蛋白质都是由氨基酸通过肽键连结而成的,肽键之间具有很规则的空间排列:一是多肽链 α-螺旋的两个连续的螺圈间的距离为 5.38 Å;二是当蛋白质多肽链伸展到最长时,相邻两个肽键间的距离约为 3.61 Å。有趣的是,许多药物分子中两个特定官能团之间的距离也恰好与这两个距离相近似,或为其倍数。例如,局部麻醉药普鲁卡(procaine),拟胆碱药乙酰胆碱(acetylcholine),解痉药阿的芬宁(adiphenine)和抗组胺药苯海拉明(diphenhydramine)等的酯键或醚键氧原子与胺(铵)基氮原子之间的距离均为 5.5 Å,根近于 5.38 Å,肌肉松弛药十烃季铵的两个复原子之间的距离为 14.5 Å。为两个肽键距高 3.61 Å 的 4 倍。以上各类药物分子中特定原子间距离,使其电子密度分布可适合于受体蛋白部分,形成药物-受体复合物而产生药效。

在雌性激素的构效关系研究中,发现两个含氧官能团及氧原子间的距离对生理活性是必需的。甾体母核对雌激素并不是必需结构,人工合成的非甾体类己烯雌酚也有类似生理活性,成为雌激素代用品。但顺式己烯雌酚(Z-stilbestrol)的两个氧原子间距离为 7.2 Å。虽近似肽键距离,但生理活性却很低,而反式己烯雌酚(E-stilbestrol)的两个氧原子间距离为 14.5 Å。易与雄激素受体蛋白结合,活性与天然雌激素雌二醇相似。

此种显效结构仅是一种直观的、简化的药物化学结构模式。对于复杂的化学结构不易提取出显效结构,而其显示药效的化学结构则是多方面结构因素所构成的。

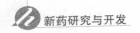

三、影响药物-受体契合的立体化学因素

（一）几何异构

由于分子中存在刚性或半刚性结构部分，如双键或脂环，分子内部分共价键的自由旋转受到限制而产生的顺（Z）反（E）异构现象，称为几何异构。几何异构体中的官能团或与受体互补的药效基团（pharmacophore）的排列相差极大，理化性质和生物活性也都有较大差别。

如上所述，顺式己烯雌酚和反式己烯雌酚两者的立体结构和生物活性都相差甚远。抗精神病药物氯普噻吨（泰尔登）也有顺反异构体，其反式异构体（E-tardan）的药理活性要比顺式异构体（Z-tardan）强 5～40 倍。抑制纤维蛋白溶酶原激活因子的氨甲环酸，其反式异构体（Z-tranexamic acid）的止血作用比顺式异构体（E-tranexamic acid）强得多，分子中两个官能团氨基与羧基的距离也相差较大。

（二）光学异构

光学异构基由于分子中原子或基团的排列方式不同，两个分子无法叠合的一种立体异构现象，两者具有实物和镜像的关系，也称作光学对映体。对映异构体除旋光性外，理化性质均相近，其生物活性的差别则更能反映受体对药物的立体选择性。如抗坏血酸 L（＋）异构体的活性为 D（－）异构体的 20 倍，D（－）肾上腺素的血管收缩作用为 L（＋）异构体的 12～15 倍，D（－）异丙肾上腺素的支气管扩张作用为 L（＋）异构体的 800 倍。一般认为，肾上腺素一类药物有三部分和受体形成三个结合位点：①氨基；②苯环及两个酚羟基；③侧链的醇羟基。

具有两个手性碳原子的药物将有更高的立体特异性。如麻黄碱有四个光学异构体，其中只有（－）（1R：2S）异构体有显著活性。氯霉素的四个光学异构体中，只有（－）（1R：2R）异构体有显著抗菌活性。

由于生物膜上或血浆中的受体蛋白对药物进入机体后的吸收、分布和排泄过程均有立体选择性的优先通过和结合的情况，导致药效上的差别。例如，胃肠道对 D-葡萄糖、L-氨基酸、L-甲氨蝶呤和 L-（＋）抗坏血酸有立体选择性，可优先吸收，主动转运。环己巴比妥的对映异构体在大鼠体内的分布有差异，脑/血浆之比，右旋体大于左旋体。在人体内的消除速率也不同，右旋体比左旋体慢 3 倍。因此，右旋体为更有效的安眠药。在药物代谢过程中，代谢酶对药物的立体选择性可导致代谢差异。代谢酶多为光学活性大分子，可以和 D 或 L 手性药物分子结合，形成非对映异构体，产生理化性质上的新差异，导致代谢速率和药效毒性的差异。

（三）构象异构

分子内各原子和基团的空间排列是由于单键的旋转而发生动态立体异构观象，为构象异构。柔性分子的构象变化处于快速动态平衡状态，有多种异构体。自由能低的构象，由于稳定、出现概率高，为优势构象。只有能被受体识别并与受体结构存在互补的构象，才能产生特定的药理效应，称为药效构象；和受体结合的药物构象，有时为能量最低的优势构象，有时需由优势构象转变为药效构象再与受体结合且这一转变的能障不高。

第四节　药物与受体相互作用的动力学学说

2008 年，美国药理学会在美国加利福尼亚州圣地亚哥举行年会，其间举行了一系列隆重的纪念美国药理学会成立 100 周年的庆祝活动。活动之一，是总结了过去 100 年中药理学领域的重大事件。在这份按照时间顺序列出的药理学重大事件列表中，不少药理学教材中耳熟能详的理论与概念被标记上了时间。读者面对这样一份大事年表，仿佛进行了一次时空旅行。

"受体"这个概念，也许是药理学作为一门独立学科以来所提出的最重要的一个概念，在这份大事年表中占据了显著的位置。现重新回顾一下历史上那些激动人心的时刻：1907 年，Paul Ehrlich 提出了受体的"锁-钥"模型；1926 年，对数量效曲线开始应用于药理学数据处理；1937 年，Gaddum 发表竞争性拮抗剂的定量研究；1947 年，Schild 发表 pAx 应用于竞争性拮抗剂研究的论文，其数据描述被称为 Schild 作图；1954 年，Ariens 提出激动剂"内在活性"的概念；1956 年，Stephensen 提出"储备受体"的概念，对受体理论进行修正；1966 年，Furchgott 提出"效能"概念，对受体理论再次进行修正，使受体理论趋于完善；1996 年，为了解释受体的别构调节现象，De Lean 等完善了受体的三体复合物模型。

受体理论与定量药理学分析方法的提出，是当时的药理学家为了解释实验数据所提出的折中方案。经过多年的使用与完善，逐渐为越来越多的相同领域内的人所接受。在历史上，多位药理学家曾经提出了数种受体理论，包括占领理论、速率理论、二态理论等。

尽管某些理论可以用于解释部分问题，但大浪淘沙，只有占领理论被广泛认可，并在不同年代被多次进行修订，发展出了三体复合物模型、扩展三体复合物模型以及三方多态受体系统等，试图对新出现的旧理论所无法解释的药理学现象一网打尽。这样的结果是受体理论的模型与公式变得极为庞大、抽象与复杂，普通人难以理解。1983 年 James Black 爵士提出的占领理论的操作模型，因为相对简单有效，应用非常广泛。本文试图大体梳理一下各种受体理论的历史发展脉络。

一、占领理论

1850 年以前，尽管科学家们深深为当时的某些药物如吗啡、洋地黄和奎宁等的强大而特异的作用迷惑，科学界对这些药物是如何起作用的几乎一无所知，甚至懒得去猜测。人们只是模糊地理解为这些药物仅仅对于某些器官和组织有超强的亲和力。真正开始严肃探讨以及定量研究药物效应，以及提出"受体"这个概念的，是英国生理学家 John Newport Langley 和德国免疫学家 Paul Ehrlich，而二者的时间跨度长达 30 年。

1878 年，Langley 当时还是剑桥大学的一名研究生，他在用阿托品拮抗匹鲁卡品的著名实验讨论中写道"阿托品与匹鲁卡品能够与某种（接受）物质形成复合物"。遗憾的是，该论文发表后，Langley 的研究兴趣转向腺体分泌机制，在长达 15 年的时间内未对药物相互作用进行进一步研究。1890 年代，Langley 的研究兴趣又回到药物作用。1905 年，Langley 在研究尼古丁对肌肉收缩的影响时发现，马钱子碱可以完全拮抗尼古丁的作用。这一发现，使他回忆起 27 年前阿托品拮抗匹鲁卡品的实验结果，他进一步确信，药物是结合在"接受物质（receptive substance）"而发挥作用的。

不久以后，德国柏林的 Paul Ehrlich 也在文献中提到了类似的概念。Paul Ehrlich 最广为人知的贡献是发明了治疗梅毒的化学治疗药物 606（砷凡纳明），尽管他在很多其他方面也有卓越贡献，包括提出所谓"魔弹（magic bullet）"的设想。Ehrlich 一直从事从染料中发现杀菌物质和生物染色的研究，1908 年获得诺贝尔生理学或医学奖。Ehrlich 于 1909 年在他的论文讨论中提到"接受侧链（receptive side-chain）"，与 Langley 所提出的概念不谋而合。多年以后，剑桥大学的另外一名研究生 Alfred J Clark 首次完成了用数学公式来描述药物与受体相互作用的工作（1933 年），这就是"占领理论"的雏形。

Clark 的理论认为激动剂通过占领受体来引起生物学反应，并在他 1937 年的博士论文中对理论公式进行了详细推导。Clark 的公式尽管很有用，但是对数据的解释来源于 2 个假定：①对药物的最大反应等同于最大的组织反应；②受体的占有比例与组织的反应强度之间呈绝对线性关系，即药物占领一半受体后，应该产生最大效应一半的反应。从第 1 个假设可以推出所有激动剂应该得到相同的最大反应，这当然是不对的。第 2 个假设也被 Nickerson 证明是错误的，因为许多激动剂比如组织胺在极低的受体占有率下就可以达到最大的组织反应。这些数据表明受体占有率与组织反应之间不是直线关系,而是非线性关系。于是 Ariens 在 1954 年引入了一个"内在活性"的概念,来定量弱激动剂的最大反应。根据他的理论,弱激动剂可以产生最大受体反应(占领所有受体),但该反应低于最大组织反应(即弱激动剂即使占据了所有受体也仅产生部分组织反应,也即其药理学效应不能达到最大效应)。1956 年,Stephenson 引入了效能(efficacy)的概念,使受体占领理论进一步完善,他认为激动剂通过占领受体来刺激生物系统而产生反应,而该刺激的强度是由该激动剂本身的特性效能来决定的。

Stephenson 对受体占领理论的修正在几年后又再次被加以修正。1966 年,美国纽约州立大学 Robert Furchgot 通过引入"内在效能(intrinsic efficacy)"的概念,将组织反应的效能与激动剂受体复合物的效能分离开来,从此"相对效能(relative efficacy)"的概念在不同受体系统之间得到广泛应用。内在效能就是指单个受体被激活所产生的单位刺激。通过这个定义,即使所谓完全激动剂(full agonist)也可以通过不可逆受体失活等药理学技术进行区分和研究了。Furchgott 的这一修正使受体理论趋于完善,而使他声名鹊起的却是他稍晚些时候的工作——发现了血管内皮源性舒张因子,他也借此研究获得 1998 年度诺贝尔生理学或医学奖。

早期的定量药理学研究和受体理论的形成和发展主要限于欧洲药理学界,研究多局限于离体实验,其中豚鼠回肠括约肌和支气管是最常用的实验制备。尽管美国 1908 年即建立了美国药理学会,《药理学与实验治疗学杂志》也同时出版,但美国药理学界对受体理论早期的贡献很有限。当时的研究通行的做法是,采用一定浓度的激动剂来引起某种反应,然后采用不同浓度的拮抗剂以抑制该反应,得到拮抗剂的量效曲线;然后,通过计算求得拮抗效应的半数拮抗浓度(AD_{50})。

这种方法尽管方便,却存在 2 个致命缺陷:一是 AD_{50} 取决于系统中的激动剂浓度,激动剂发生变化会显著影响 AD_{50} 的结果;二是 AD_{50} 受到激动剂量效曲线的斜率的显著影响。这两个缺陷使得实验结果难以在不同的实验室间重复和定量比较。为了解决这个问题,伦敦大学学院药理学系的 HeinzSchild 于 1947 年提出使用 pAx 来评价拮抗剂的效强。pAx,即使激动剂的量效曲线向右移动 x 倍的拮抗剂的剂量,如果 $x=2$,则称为 pA2。这一方法有效避免了上述两个缺陷,对于拮抗剂的估计不再受到激动剂绝对剂量的影响,而只与激动剂量效曲线的移动幅度有关。

1955 年,同样是伦敦大学学院药理学系的 John Gaddum 对于拮抗剂的拮抗效应进行了分析,提出了两种不同性质的拮抗:可逆性和不可逆性拮抗剂。可逆性拮抗剂使激动剂的量效曲线平行向右移动,而不可逆性拮抗剂先使量效曲线平行向右向下移动,待达到一定剂量后将因使储备受体总量下降而使激动剂的量效曲线开始向下移动(最大效应也即 E_{max} 降低)。

Gaddum 还在此基础上提出了著名的 Gaddum-Schild 方程,来描述竞争性拮抗剂与激动剂之间的相互作用。

所有上述进展都是以受体的占领理论为基础来解释药理学现象的。这些理论进展在确定受体特性、定量激动剂活性方面非常有效,但是仍有许多无法解释的现象。例如,效能的概念,只作为一个比例常数(e)进行使用却不涉及具体的分子机制。另外,许多受体蛋白依据热能动力学理论(整体能障始终保持最低)应存在许多构象,是动态的而不是静态的,这是无法用受体占领理论中一个简单的 R 来表示的,这需要一个新的理论来能够同时涉及不同的蛋白构象并且能够量化不同构象出现的频率。为了解释这个问题,二态理论(two-state theory)被提出了。

二、二态理论

电生理学研究发现,离子通道可以具有开和关两种状态。1957 年,Katz 和 Thesleff 提出了 1 个理论,认为通道(此处被认为是受体)存在 2 种状态:开(Ra,活化态)和关(Ri,失活态),2 种状态的受体数量由变构常数(L)来确定。当 L 很高时,受体将处于一种高度自发激活状态,Ri Ra 的平衡方程将向右移动。二态理论中,竞争性拮抗剂同样可以通过 pA2 来进行量化。

拮抗剂的效能在此处被定义为识别受体不同状态(活化态、失活态)的能力。二态理论同时还引入了另一个新的概念:负效能(negative efficacy)。如果某药物对失活态受体具有更强的亲和力,则将使平衡方程向 Ri 移动;在多数静息状态的系统中,平衡本已经向 Ri 方向移动,如果某种药物仍然对失活态受体具有更强的亲和力,则在静息系统中不会产生直观的药理学效应,但会阻断激动剂的效应;但如果在较活跃的生物系统中存在部分活化状态的 Ra,产生了可以测量到的自发效应,则上述类型的药物就可以阻断这种自发的基础反应,这种药物被称为反相激动剂(inverse agonist)。

二态理论首先被用于描述离子通道的行为,后来被借用到受体领域,为受体理论至少引入了 3 个新鲜观点:①效能被认为是激动剂对活化态受体的亲和力超过失活态的亲和力产生的;②因为变构常数的存在使得受体可以形成自发活化状态,从而引入即使激动剂不存在,受体仍然可以有基础活性的概念;③为选择性结合失活态受体从而可以翻转受体基础活性的药物引入负效能的概念。

三、速率理论(速率学说)

鉴于占领理论无法解释某些受体行为,Paton 于 1961 年提出了速率理论,试图取代占领理论。速率理论的理论基础是:对于药物的研究发现,拮抗剂通常比激动剂起效速度慢,且其效能与其失效速度呈反比。速率理论还可以比较容易解释实验中观察到的所谓"消退(fade)"现象,即激动剂的效应往往在达到最大之后迅速下降,随之是较长时间的稳定状态。因此速率理论认为,药物产生效应不是由激动剂占据受体决定的,而是由药物与受体结合与解离的速度决定的。

Paton 认为,"一般认为受体就如管风琴上的一个琴键,只要持续按下琴键,声音就会持续不间断地产生;我们认为受体更像钢琴,按下时先是遽然发出的声音,然后就是沉寂"。速率理论可以解释某些药理学现象,但其理论部分很难通过实验方法进行验证,这是该理论应用不广泛的主要原因。

上述理论有一个共同的局限性,那就是将激动剂和受体孤立起来进行看待。对 7 次跨膜受体的研究,将一个非常重要的成员引入受体系统:G 蛋白。对 G 蛋白偶联受体(GPCR)的研究促生了三体复合物模型(ternary complex model),这是对受体理论一个非常重要的扩展,使得对受体的研究也包括了细胞内的效应器机制。

四、受体的三体复合物模型

大量实验数据表明,受体可以在细胞膜的二维空间内转位。Cuatrecasas 于 1974 年首先提出了受体可以通过在细胞脂质双层膜上移动来与细胞膜结合的其他成分发生相互作用的模型。1980 年,DeLean 首次提出了受体的三体复合物模型。

在该模型中,受体系统的成分包括受体、药物以及与膜结合的蛋白耦合物 3 个成分。对于包含 7 次跨膜区的受体而言,耦合物就是 G 蛋白。该模型认为,组织反应是通过活化态受体激动 G 蛋白而产生的,三者可以分别形成复合体后产生相互作用:药物-受体,受体-G 蛋白,药物-受体-G 蛋白。1993 年,Samama 等正式对简单三体复合物模型进行了修正,以便更好地解释一些实验结果,提出了扩展后的三体复合物模型。

该模型实际上是将二态模型与简单三体复合物模型进行融合,认为受体也可以自发活化,并能够激动 G 蛋白。该模型假设受体可以自发转化为活化状态或者失活状态;配体(药物或内源性配体)可以与这两种状态结合;不管活化态受体是否与配体处于结合状态,G 蛋白永远与活化态受体相互作用。

尽管扩展三体复合物模型可以解释许多受体药理学的问题,但是从热能动力学的观点来看,它是不完整的。生物体系统各反应元件之间必然存在一条共同的热动力学能量通路,简单说就是各个元件互相之间必然存在某种相互作用,尽管在某个特定的平衡状态,这些相互作用不一定都互相

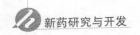
发生。

五、三方多态受体系统

在研究 G 蛋白偶联受体的过程中,一般认为这种三方多态受体系统(tripartite multistate receptor system)是最能够系统阐述受体系统之间各个元素相互作用的模型。笼统地说,任何三个元素都可以组成一个三方多态系统。最典型的一个三方多态系统就是药物、受体和 G 蛋白的三体复合物。在这个系统中,G 蛋白不但可以与活化态受体相互作用,还可以与失活态受体相互作用。这样,三个元素,每个元素两种状态,一共有六个组合,这个系统的相互作用图实际上就是一个立方体的六个角,两两相连,组成了 12 个动态平衡。这一个受体模型试图解释所有受体的行为与药理学现象,尤其是 G 蛋白偶联受体的行为,但因为其公式过于复杂,包含过多的变量,导致可操作性很差,也很难理解。对于涉及受体与药物相互作用而并不涉及多种复杂受体行为的研究,这一模型并未得到广泛应用。

六、操作模型

1983 年,Black 和 Leff 提出了药物受体相互作用的操作模型(operational model)。该模型没有对效能、刺激和组织反应作任何假设,完全是基于实验结果推导出的激动剂浓度与组织反应之间的相互关系,因此所涉及变量很少,非常容易进行计算。操作理论在在体和离体实验研究中用来研究激动剂与拮抗剂的活性方面非常有用。自 1983 年引入受体药理学领域以来,已在研究药物受体相互作用方面得到了广泛的应用。James Black 爵士应用受体理论以及自己对于占领理论的发展指导自己的药物研究工作,成功开发了普萘洛尔等多种 β 受体阻滞剂以及西咪替丁等组胺 H2 受体拮抗剂,并以前项研究赢得了 1988 年度诺贝尔生理学或医学奖。

复 习 题

【A 型题】

1. 下列受体中,不属于细胞膜受体的是: ( )
   A. 胆碱受体　　　　B. 肾上腺素受体　　　　C. 甲状腺素受体　　　　D. 胰岛素受体
   E. 多巴胺受体

2. 下列药物与受体间的各种作用力,属于不可逆性的结合力的是: ( )
   A. 电荷转移复合物　　B. 共价键　　　　C. 氢键　　　　D. 疏水性结合
   E. 范德华力

【X 型题】

1. 下列受体中,属于离子通道型膜受体的是: ( )
   A. GABA 受体　　　　B. TMEM16A 受体　　　C. M - Ach 受体　　　D. NA 受体
   E. ENaC 受体

2. 下列受体中,属于离子通道型膜受体的是: ( )
   A. 受体酪氨酸激酶　　　　　　　　　　B. 受体丝氨酸/苏氨酸激酶
   C. 受体酪氨酸磷酸酯酶　　　　　　　　D. 受体鸟苷酸环化酶
   E. 酪氨酸蛋白激酶联受体

3. 关于药物与受体相互作用的动力学学说有: ( )

A．受体的三体复合物模型　　　　B．速率理论

C．占领理论　　　　　　　　　　D．三方多态受体系统

E．二态理论

【名词解释】

1．受体　2．G蛋白偶联受体

【填空题】

1．受体具有的主要特征有_____、_____、_____、_____、_____和多样性等六大特征。

2．由G蛋白偶联受体所介导的细胞信号通路按其效应器蛋白的不同,可区分为3类：①_____的G蛋白偶联受体；②激活或抑制腺苷酸环化酶,以_____为第二信使的G蛋白偶联受体；③激活磷脂酶C(PLC),以_____和_____作为双信使的G蛋白偶联受体。

【简答题】

1．根据受体在靶细胞上存在的位置或分布可将受体分为哪几类？

2．根据受体蛋白的结构和信号转导的机制分类可将受体分为哪几类？

3．简述药物与受体间的各种作用力。

4．吗啡与合成镇痛药的化学结构存在哪些特点？

5．试述原子间距离对药物-受体互补性的影响。

6．简述影响药物-受体契合的立体化学因素。

7．有哪些药物与受体相互作用的动力学学说？

第五章

机体内源性生物活性调节物质

导学

内容及要求

本章主要涵盖机体内的信息传递与内源性生物活性调节物质、含氮类内源性生物活性调节物质的受体机制与有关新药设计、甾体类内源性生物活性调节物质的分子机制与有关新药设计和内源性生物活性肽及其类肽模拟物的设计四部分内容。

机体内的信息传递与内源性生物活性调节物质这部分主要介绍了细胞间信息传递的过程及内源性生物活性调节物质的概念及分类、各类内源性生物活性调节物质的调节机制。要求学生掌握内源性生物活性调节物质的概念,熟悉含氮类生物活性调节物质的调节机制,了解内源性生物活性调节物质的分类。

含氮类内源性生物活性调节物质的受体机制与有关新药设计部分讲述了常见的含氮类内源性生物活性调节物质的类别及其在体内的作用方式、作用终止方式等,介绍了针对第二信使药物的设计策略。要求学生掌握 cAMP 中介的信号转导机制及针对 cAMP 的药物设计,熟悉 cAMP 的信号转导机制,了解 cAMP 介导的基因表达的效应。

甾体类内源性生物活性调节物质的分子机制与有关新药设计部分讲述了甾体类内源性生物活性调节物质的种类、作用形式及基因表达的调节机制。要求学生掌握针对甾体类内源性生物活性调节物质的胞质受体和胞核受体的设计策略,熟悉常见的甾体类内源性生物活性调节物质的功能,了解基因激活药物及核酸类药物的设计方案。

内源性生物活性肽及其类肽模拟物的设计部分讲述了内源性生物活性肽的特点、作用形式及类肽的概念、类肽药物的设计策略。要求学生掌握生物活性肽的特点及类肽的设计策略,熟悉类肽的概念及类肽的设计原则,了解针对氨基酸的类肽设计方法。

重点、难点

本章的重点是内源性生物活性调节物质的概念及含氮类内源性生物活性调节物质的调节机制;cAMP 中介的信号转导机制及针对 cAMP 的药物设计策略;甾体类内源性生物活性调节物质的胞质受体和胞核受体的设计策略及反义核酸药物的设计策略;生物活性肽的特点及类肽的设计策略。本章难点是 cAMP 中介激活类内源性生物活性调节物质的激活过程及下游信号转导;甾体类内源性生物活性调节物质的基因调节机制及胞质受体、胞核受体药物的设计策略;类肽的设计策略及原则。

人类机体是由上亿个细胞组成的有机体,属于多细胞生物,构成不同组织、器官的细胞已分化成各自的特殊结构和功能。与单细胞生物不同,人体中绝大多数的细胞并不直接与外界直接接触,因而对外界刺激(包括物理因素、化学因素等)的反应需要细胞间复杂的信号传递系统来传递,进而协调控制机体内每个细胞的新陈代谢,以保证机体生命活动的正常进行。机体内细胞之间的信息传递可通过相邻细胞的直接接触来实现,但最主要的信息传递方式则是通过细胞分泌各种化学物质来调节其他细胞的代谢和功能。释放出来的化学物质可通过作用于靶细胞膜上或胞内的受体来产生调节效应,正是机体内各种各样的化学物质与相应受体相互作用的结果,才能使机体的生化反应和生理调节得以正常进行,保持机体处于稳态的状态。临床上使用的药物(如去甲肾上腺素、间羟胺、阿托品等)是直接或间接地模拟或对抗机体内具有重要调节活性的化学物质的作用,实现对病理性机体的调节作用。因此,弄清楚机体内释放的化学物质的调节机制与分子机制,对于进行合理药物设计有着特别重要的意义。

第一节 机体内的信息传递与内源性生物活性调节物质

一、细胞信号转导概述

机体内的信息传递过程中涉及信息物质,包括细胞间信息传递的信息物质和细胞内信息传递的信息物质。本节中主要介绍细胞间信息传递过程及信息传递物质,信息传递包括以下步骤:特定的细胞释放信息传递物质—信息传递物质经扩散或血循环到达靶细胞—作用于靶细胞膜上或胞内的受体—受体通过信号转导并启动细胞内信息传递系统—靶细胞产生生物学效应。细胞间信息传递的信息物质在机体稳态维持调节机构中发挥了重要的作用,如果人体内细胞之间不能有效准确地传递信息,机体就可能出现代谢紊乱、细胞癌变甚至死亡。

二、内源性生物活性调节物质的一般概念

(一)内源性生物活性调节物质

凡由机体细胞分泌的具有调节靶细胞生命活动的细胞间信息传递物质,称为内源性生物活性调节物质。目前已知的内源性生物活性调节物质的化学本质为蛋白质和肽类(如生长因子、胰岛素)、氨基酸及其衍生物(甲状腺素、肾上腺素)、类固醇类(糖皮质激素、性激素)、脂肪酸衍生物(前列腺素)和气体类(一氧化氮)等。根据细胞分泌的内源性生物活性调节物质的方式又可将其分为神经递质、内分泌激素、局部化学介质和气体信号分子四大类。分泌出来的内源性生物活性调节物质可作为第一信使作用于靶细胞膜上或胞内受体,通过活化受体及受体后的信号转导调节靶细胞产生效应,故受体是机体内源性生物活性物质产生调节作用的媒介分子。

(二)受体的概念及分类

受体是指存在于细胞膜上或细胞内部(胞内、胞核内)的能与内源性生物活性调节物质或外源性药物分子特异性结合,结合后通过中介的信号转导分子传递信号并引起受体所在的靶细胞产生生理、生化反应的一类功能性蛋白质分子。依据受体存在的亚细胞位置不同,可分为胞膜受体和胞内受体。胞膜受体根据其结构和信号转导机制的不同,可分为离子通道型受体、G蛋白偶联受体、酶偶联型受体等;胞内受体又可进一步分为胞质受体和胞核受体。大部分内源性生物活性调节物质是通过识别、结合结构与之相对应的受体来发挥调节效应的,这是由受体的结构特异性决定的。

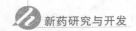

三、内源性生物活性调节物质的分类与作用机制

（一）内源性生物活性调节物质的分类及特点

前面已经叙述，内源性生物活性调节物质可分为神经递质、内分泌激素、局部化学介质和气体信号分子四大类，下面我们分别介绍各类的特点。

神经递质是由神经元突触前膜释放，经过突触间隙到达突触后膜，作用于突触后膜上相应的受体介导神经信号传递的化学信号分子，常见的神经递质有乙酰胆碱、去甲肾上腺素、多巴胺等。近些年来研究表明，神经末梢可释放氨基酸类衍生物（γ-氨基丁酸、甘氨酸、胱氨酸、谷氨酸等）、多肽类（P物质、缓激肽、脑啡肽）、脂肪酸类衍生物（前列腺素）等，这些物质也都具有转导神经传递的作用。

内分泌激素是由特殊分化的内分泌细胞释放的化学信号分子，通过血液循环到达靶细胞，经过受体介导而对靶细胞产生较长时间的调节作用。根据其化学组成不同，可分为含氮激素和类固醇激素。含氮激素包括氨基酸衍生物、小肽类、蛋白质类等；类固醇激素包括糖皮质激素、性激素等。根据其溶解性不同可分为水溶性激素和脂溶性激素，含氮激素中（甲状腺素除外）均是水溶性激素，难以通过细胞膜脂质双层进入细胞，因此只能通过与靶细胞表面的受体结合而引发细胞产生生理、生化反应；类固醇激素均是脂溶性激素，能够通过细胞膜脂质双层进入细胞内部，通过作用于细胞质内或细胞核内的受体产生生理、生化反应。

局部化学介质又称为旁分泌信号，此类信息物质分泌到细胞外液后，绝大多数通过扩散作用于邻近的靶细胞，但与神经递质的不同之处在于，其不存在特征性的专一突触结构。体内的局部化学介质包括组胺、花生四烯酸及其代谢产物、白三烯、血栓素等。局部化学介质产生调节作用往往也需要作用于靶细胞膜上的受体。

气体信号分子是一种结构简单、半衰期短、化学性质活泼的分子，常见的气体信号分子是一氧化氮（NO），其是由NO合酶（NO synthase, NOS）通过氧化L-精氨酸的胍基而产生的。气体信号分子释放出来以后可通过弥散进入靶细胞，从而影响靶细胞内相应酶的活性来产生调节效应。

（二）内源性生物活性调节物质的作用机制

内源性生物活性调节物质在体内产生调节效应主要是通过作用细胞膜或细胞内部的受体来实现的，根据其作用的范围不同可分为远距分泌、旁分泌和自分泌，远距分泌是指内源性生物活性调节物质自细胞释放出来后进入血液循环，随着血流进入远端的组织内，调节远端细胞的功能；旁分泌是指内源性生物活性调节物质自分泌细胞释放后扩散到邻近的组织细胞，只调节邻近组织内靶细胞的功能；自分泌是指内源性生物活性调节物质自分泌细胞释放后作用于自身的分泌细胞，调节自身分泌细胞的功能。无论是上述哪一种作用方式，水溶性内源性生物活性调节物质由于不能通过脂质双分子层，只能通过作用于细胞膜上的受体来产生调节效应，脂溶性内源性生物活性调节物质易通过脂质双分子层进入胞内作用于细胞内的受体来产生调节效应。作用于细胞膜上受体产生调节效应的机制多涉及改变细胞膜上离子通道的通透性、调节细胞内效应酶的活性、影响细胞内第二信使的含量等；作用于细胞内受体产生调节效应的机制多涉及影响胞核内基因的表达等，详细的叙述见下面两个章节。

第二节　含氮类内源性生物活性调节物质的受体机制与有关新药设计

一、含氮类内源性生物活性调节物质的分类及信号转导

含氮类内源性生物活性调节物质主要包括蛋白质类、多肽类、氨基酸及其衍生物类和乙酰胆碱

类等容易解离的小分子,分子结构中均含有氮原子、极性比较大、不易通过脂质双分子层的细胞膜,因此多不进入靶细胞而是作用于靶细胞膜上的各种特异性受体来介导细胞信号的传递。前面述及的 G 蛋白偶联受体是最常见的介导含氮类内源性生物活性调节物质的细胞膜受体,当其被活化时,可通过 G 蛋白的信号传递引起靶细胞内效应酶活性的改变,进而使靶细胞内产生具有信号传递的第二信使(包括 cAMP、cGMP、Ca^{2+}、DG 等),产生的第二信使又可调节细胞内效应酶的活性改变细胞的生理、生化功能。依据介导信号转导的第二信使的不同,可将含氮类内源性生物活性调节物质分为环腺苷酸(cAMP)中介激活类、环鸟苷酸(cGMP)中介激活类和钙离子(Ca^{2+})中介激活类。

(一)环腺苷酸(cAMP)中介激活类

以环腺苷酸(cAMP)为中介介导信号转导的内源性生物活性调节物质以儿茶酚胺类(属于氨基酸及其衍生物类)为主,还包括加压素、甲状旁腺激素、降钙素和生长素等。它们与各自靶细胞膜上的相应受体以非共价键相结合,形成一过性复合物。以肾上腺素为例进行说明,体内的肾上腺素是由肾上腺髓质嗜铬颗粒细胞释放出来的,进入血循环后到达靶细胞结合 α 或 β 型肾上腺素受体(属于 G 蛋白偶联受体)并活化与之结合的 G 蛋白,G 蛋白位于细胞质膜胞质面的一种外周蛋白,有 3 个亚基 $G_α$、$G_β$ 及 $G_γ$,由于 α 亚基结构和作用不同,可分为激动型 G 蛋白和抑制型 G 蛋白两类。激动型 G 蛋白(G_s)未被激活前,$G_α$ 蛋白与 GDP 结合,同时结合 $G_β$ 及 $G_γ$ 形成异三聚体呈无活性状态。当 G 蛋白偶联受体与环腺苷酸中介激活类的内源性生物活性调节物质结合后,即可诱发 G 蛋白 $G_α$ 亚基上的 GDP 与 GTP 交换,成为活性状态的 $G_α$-GTP,同时 $G_α$-GTP 即与 $G_{βγ}$ 部分分离,并移动到邻近的腺苷酸环化酶部位,活化的 G 蛋白可激活腺苷酸环化酶,在 Mg^{2+} 存在下可催化膜内侧三磷酸腺苷酸环化成环腺苷酸(cAMP)(图 5-1)。腺苷酸环化酶(adenylatecyclase, AC)是膜整合蛋白,它的氨

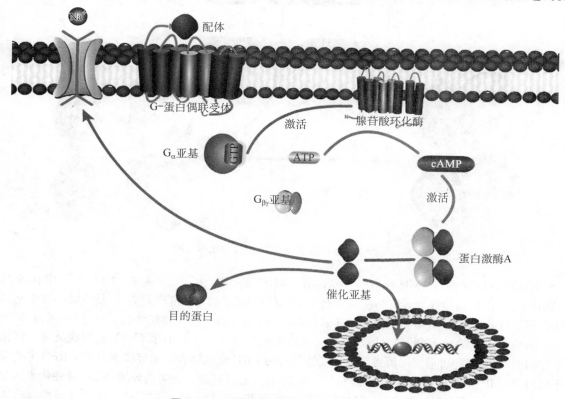

图 5-1　G 蛋白偶联受体介导的信号通路

基端和羧基端都朝向细胞质。AC 在细胞膜内由两个膜整合区,每个膜整合区分别有 6 个跨膜的 α 螺旋。在细胞膜内部细胞质面有两个催化结构域,催化结构域中有 2 个保守序列 C1a、C2a,这两个区域主要负责 AC 的活性。但 G_α-GTP 活化腺苷酸环化酶的作用是短暂的,因为 G_α 本身具有 GTP 酶的活性,可以水解 GTP 为 GDP 与无机磷酸(Pi),又转变为无活性的 G_α-GDP,并与 $G_{\beta\gamma}$ 结合成完整的无活性的 G 蛋白;同时胞质内的磷酸二酯酶被激活,通过水解 cAMP 来终止其信号传递。另有一类 G 蛋白抑制型 G 蛋白(G_i),会抑制 Ⅰ、Ⅴ 和 Ⅵ 亚型的 AC 的活性,如生长素抑制素通过 G_i 使细胞内 cAMP 浓度下降。以 cAMP 为第二信使的信号通路,主要是通过 cAMP 激活的蛋白激酶 A (proteinkinaseA,PKA)所介导的。无活性的 PKA 是由 2 个调节亚基(R)和 2 个催化亚基(C)组成的四聚体,在每个 R 亚基上有 2 个 cAMP 的结合位点,cAMP 与 R 亚基结合是以协同方式发生的,即第一个 cAMP 的结合会降低第二个 cAMP 结合的解离常数,因此细胞内 cAMP 水平的很小的变化就能导致 PKA 释放 C 亚基并快速使激酶活化。以 cAMP 为第二信使的信号通路的主要效应是通过活化 cAMP 依赖的 PKA 使下游靶蛋白磷酸化,从而影响细胞代谢和细胞行为,这是细胞快速应答胞外信号的过程(图 5-2)。另外,活化的 PKA 可进入细胞核内磷酸化环磷腺苷效应元件结合蛋白结构上的磷酸化盒区域的酪氨酸,环磷腺苷效应元件结合蛋白(cAMP-response element binding protein,CREB)是其全称。目前已发现至少有 10 种以上的 CREB,C 端有亮氨酸拉链结构,为 DNA 结合部位,N 端为转录活化部位,包括两个不同的区域,一是磷酸化盒或又称为激酶诱导域,包括多个磷酸化位点,可被多种蛋白激酶如 PKA、PKC 等磷酸化;另一是存在于 P-BOX 两侧的富含谷氨酰胺残基的区域,可能与 RNA 聚合酶的结合有关。

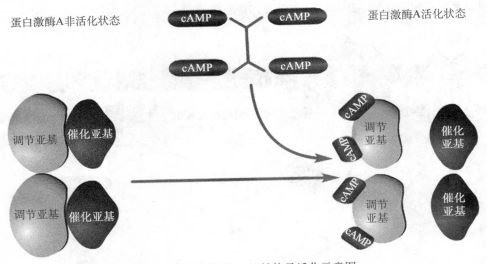

图 5-2　蛋白激酶 A 的结构及活化示意图

　　cAMP 反应元件(cAMP response element,CRE)是一段由 30 bp 左右的 DNA 片段构成的 cAMP 应答序列,这段序列含有高度保守的 5′TGACGTCA3′ 的 8 碱基回文结构,其主要存在于基因的启动子与增强子上,调节下游基因的转录过程。CREB 作为一种选择性结合 CRE 的核蛋白,分子量 43 000,它的存在能刺激基因转录,所以又被称为转录增强因子。由于 CREB 家族成员间的结构十分相似,故相互间可形成同源或异源二聚体后再与 CRE 位点结合。未经磷酸化的 CREB 主要位于核内,cAMP 激活 PKA 后,活化的 PKA 进入细胞核,通过氨基端激酶诱导域(KID)磷酸化来活化 CREB,从而调节靶基因的转录。CREB 的 133 位丝氨酸残基(Ser133)对 CREB 的转录活性起着重要作用,在被蛋白激酶 A(PKA)磷酸化后,CREB 的转录活性会增加 10～20 倍。

(二)环鸟苷酸(cGMP)中介激活类

以 cGMP 为中介激活的含氮类内源性生物活性物质包括乙酰胆碱、胰岛素、前列腺素 F20、组胺及 5-羟色胺。它们也像以 cAMP 为中介的含氮内源性生物活性物质一样与各自的靶细胞膜上的专属性受体结合,结合后引起受体构型改变而活化,激活相邻的鸟苷酸环化酶,催化细胞膜内侧 GTP 转变为 cGMP,后者通过激活蛋白激酶 G,级联式磷酸化下游靶蛋白而引起生物学效应,与 cAMP 类似,cGMP 也是在磷酸二酯酶的作用下发生水解的。根据其存在的部位,鸟苷酸环化酶可分为膜受体型和胞质型。鸟苷酸环化酶膜受体型是一次性跨膜蛋白受体,胞外段是配体结合的部位,胞内段为鸟苷酸化酶催化结构域,常见的内源性生物活性物质配体包括心房钠尿肽和脑钠啡肽,这种酶偶联受体的特点是:受体本身就是鸟苷酸环化酶。而胞质中的鸟苷酸环化酶通常是内源性生物活性物质 NO 的作用靶点,调节血管的舒张反应。

(三)钙离子(Ca²⁺)中介激活类

以钙离子(Ca^{2+})为中介激活类含氮类内源性生物活性物质包括乙酰胆碱等多种神经递质及局部体液介质,其受体多为 G 蛋白偶联受体,通过磷脂酰肌醇信号通路里面的 IP_3 信使来调节胞质内游离的 Ca^{2+} 浓度。在横纹肌细胞当中,胞质内游离的 Ca^{2+} 浓度的升高可通过结合肌钙蛋白,调节原肌凝蛋白的构象,从而促进肌凝蛋白与肌动蛋白的结合完成肌肉的收缩反应;在平滑肌细胞及腺体分泌细胞中,胞质中升高的游离的 Ca^{2+} 可与钙调蛋白结合形成复合物,其可以活化 Ca^{2+}-钙调蛋白依赖性蛋白激酶,后者可通过磷酸化下游的靶蛋白产生生物学效应(图 5-3)。

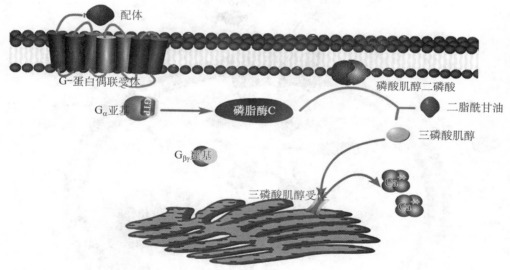

图 5-3 G 蛋白偶联受体介导的钙离子信号通路

(四)cAMP 和 cGMP 两类中介激活物细胞内抑制的调节

基于亚细胞水平的研究,可见各种细胞间传递信息的内源性生物活性物质有多种类型,不同靶细胞膜上也有各种不同的相应受体,但大多数含氮类内源性生物活性物质都是通过同一催化亚单位——核苷酸环化酶来传递信息的,只是活化核苷酸环化酶的类别的差异,产生不同的催化效应:以 cAMP 为中介的含氮类内源性生物活性调节物质使腺苷酸环化酶激活,催化 ATP 变为 cAMP;以 cGMP 为中介的含氮类内源性生物活性调节物质使鸟苷酸环化酶激活,催化 GTP 变为 cGMP。而 cAMP 和 cGMP 都是通过不同类型的磷酸二酯酶分解灭活。由于 cAMP 和 cGMP 实际上仅是一个基团和位置的差异,因此,cAMP 和 cGMP 就成为细胞内一对第二信使,cGMP 能促进磷酸二酯酶对

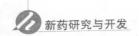

cAMP 的破坏灭活,因而产生与 cAMP 相反的生理功能活动,两者在存在上互相消长,功能上互相拮抗,共同平衡调节细胞内各种功能活动的增高或降低。如慢性 Mn^{2+} 中毒的患者,由于大量 Mn^{2+} 在中枢神经细胞内促进 cGMP 的形成,后者拮抗 cAMP 的作用并促使 cAMP 分解灭活,因此,就产生 cAMP 低落的一系列神经症状。

二、对内源性生物活性调节物质介导的信号转导系统的药物干预

药物可通过调节内源性生物活性物质介导的信号转导的过程产生药理学效应,根据其作用环节不同可分为以下几种。

1. 影响内源性生物活性物质的药物　主要有内源性生物活性物质衍生物、内源性生物活性物质代谢酶抑制剂、内源性生物活性物质转运体抑制剂等。

2. 影响内源性生物活性物质信号接收系统的药物　如离子通道的开放药或阻滞药、内源性生物活性物质受体的激动药和阻断药。

3. 影响内源性生物活性物质细胞内信号转导系统的药物　如调节第二信使的药物(如 cAMP 和 cGMP 的结构类似物、第二信使物质代谢酶抑制剂、钙离子调节剂)和胞内受体(第三信使)调节剂。

由于影响内源性生物活性调节物质和影响其信号接收系统的药物设计在药物化学教材中已有详尽论述,以下主要阐述靶向调节第二信使、第三信使的药物设计(图 5-4)。

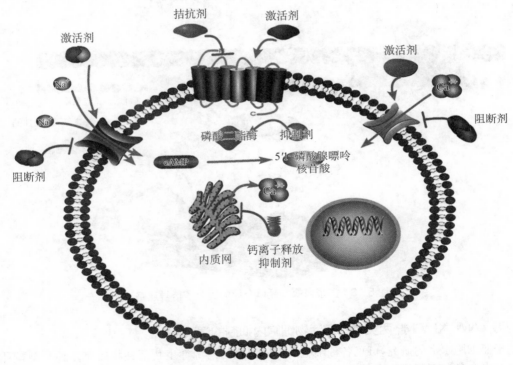

图 5-4　内源性生物活性物质介导的信号转导的药物作用靶点

三、调节第二、第三信使的新药设计

由于 cAMP、cGMP 以及 Ca^{2+} 广泛存在于机体各种组织细胞内,是细胞对外界刺激反应的一类关键性中介物质——第二信使,影响着多方面的细胞功能活动。如果某一组织细胞内这类中介调节

物质失常,就常相应地导致各种器官系统的功能性疾病,如高血压、哮喘、尿崩症、抑郁症、帕金森病、肿瘤,病变组织细胞中 cAMP 多较正常低落;而冠心病、心肌梗死、糖尿病、甲状腺功能亢进等 cAMP 增高。因此,调节机体功能活动的新药设计研究目前也正随着亚细胞水平的分子药理学研究的进展,已从第一信使——内源性生物活性调节物质受体激动剂和阻断剂的寻找,深入直接调节细胞内第二信使和第三信使的新药设计研究。cAMP 和 cGMP 作为细胞内的一对第二信使已经有了不少研究。且有研究表明,环核苷酸不仅是激素的第二信使,它还与体内其他调节系统有着十分密切的关系,如 G 蛋白调节系统、蛋白激酶 C 系统等。所有的这些调节系统影响着细胞的正常分化生长,这些系统的调节失控将会最终导致细胞的癌变。因此,通过核苷酸类似物、衍生物寻找调控细胞分化的药物是十分引人注目的。目前调节第二、第三信使的新药设计主要集中于 cAMP 和 cGMP 类似物的设计、磷酸二酯酶抑制剂的设计、磷酸二酯酶诱导剂的设计和调节钙的药物设计等。

1. cAMP 类似物 作为一类结构与 cAMP 相近的具有相似生理功能的一类物质,如 8-cl cAMP 作为 cAMP 的类似物能选择性地作用在依赖 cAMP 的蛋白激酶的调节亚基上,起到诱导肿瘤细胞分化的作用,目前已进入临床试用。由于 cAMP 本身不易透过细胞膜,而且易被细胞内的磷酸二酯酶分解破坏,可通过改变 cAMP 分子中核糖的 2 位羟基构象,合成阿糖环磷酸腺苷酸(Ara-cAMP)及其衍生物,在此基础上,利用分子调节原则,用增加脂溶性的基团取代 6 位腺嘌呤氨基上和 2 位羟基上的 H,以加大空间位阻,合成的 cAMP 类似物不仅易透过细胞膜,而且不易被磷酸二酯酶分解,其具有松弛平滑肌、扩冠、强心等作用,可用于心绞痛和心肌梗死的治疗,取得一定的疗效(图5-5)。

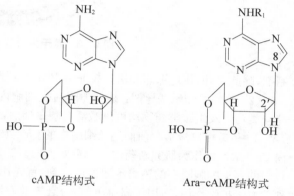

cAMP结构式　　　　　Ara-cAMP结构式

图5-5 cAMP 及 Ara-cAMP 结构式

2. 以磷酸二酯酶为靶点的药物 鉴于细胞内 cAMP 的形成是通过腺苷酸环化酶的催化,而其降解则是通过磷酸二酯酶催化。因此,如果药物能调节这两种酶的活性,就可控制细胞内 cAMP 的含量,从而产生一定的生理效应。但是腺苷酸环化酶具有高度立体专一性,对直接作用于此酶的有机化合物结构要求特别严格,目前还没有取得突破。磷酸二酯酶不具有高度的立体专一性,多类化合物均可影响它的活性,因此,针对磷酸二酯酶的新药研究进展也就较快。

(1) 磷酸二酯酶抑制剂:磷酸二酯酶(PDE)是一个多基因大家族,根据它们对底物的专一性、对抑制剂的敏感性不同可分为 11 个亚型,其中研究较多的是 PDE-4 和 PDE-5 亚型。基于常见的疾病都是由细胞内 cAMP 浓度降低诱发的,因此,关于抑制 cAMP 降解的磷酸二酯酶抑制剂也就研究得较多,以茶碱类药物的作用较强。由于不同组织中磷酸二酯酶存在有异构体差异,茶碱结构近似 cAMP,缺乏选择性。目前,通过改变茶碱类母核的一些氮杂稠环化合物中寻找具有组织选择性的磷酸二酯酶抑制剂。发现双嘧达莫能抑制血小板中的磷酸二酯酶,抑制血小板的聚集、抗血栓形成,用于冠心病的防治;咪唑并吡嗪类抑制血管平滑肌和支气管平滑肌中的磷酸二酯酶,用于扩血管降血压和解痉、平喘;嘧啶类衍生物对心肌细胞中磷酸二酯酶有高度的选择性,提高心肌细胞内的 cAMP 水平,增强心肌收缩力,治疗充血性心力衰竭;三唑吡啶嗪类则选择性抑制支气管平滑肌的磷酸二酯酶,具有解痉、平喘效应(图5-6)。

cGMP 是由鸟苷酸环化酶催化产生的,在磷酸二酯酶的作用下发生降解,目前研究发现,磷酸二酯酶(PDE)5 亚型、6 亚型和 9 亚型则选择性地作用于 cGMP。选择性抑制上述 3 种亚型的磷酸二酯酶就可抑制 cGMP 的降解,升高其胞内的浓度。目前研究证实,扎普司特是较早发现的 PDE-5 抑

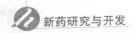

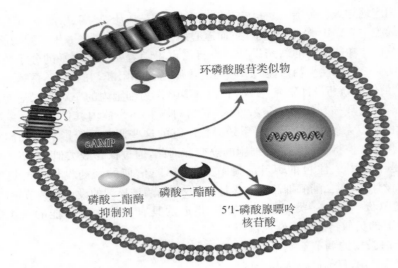

图 5‑6　基于第二信使 cAMP 的药物设计

制剂,除此之外,伐地那非和塔达拉非对 PDE‑5 都有很强的选择性抑制作用,目前已经上市。

（2）磷酸二酯酶诱导剂:是一类能活化细胞内磷酸二酯酶的物质,除了前面介绍的 cGMP 外,咪唑类药物及组胺类药物均可以激活磷酸二酯酶,从而降低胞质中 cAMP。

3. 钙通道阻滞剂　前面述及细胞内的 Ca^{2+} 浓度的变化可介导多种生理、生化反应,故调节细胞内 Ca^{2+} 浓度可作为研究新药的一个重要方向。二氢吡啶类（DHP）是目前临床上特异性最高、作用最强的一类细胞膜上的钙离子通道拮抗剂,首先用于临床的是第一代钙拮抗药:硝苯地平,具有强烈的血管扩张作用,适用于高血压、心力衰竭及心肌梗死等疾病。继而第二代钙拮抗药问世:尼莫地平、尼索地平、尼卡地平和尼群地平等,其冠脉扩张作用更强大。其他的钙离子通道拮抗药如维拉帕米(异搏定)和地尔硫䓬(硫氮卓酮)等可选择性阻断心肌细胞膜上的钙离子通道,阻止 Ca^{2+} 进入胞质,减慢心率和降低心肌耗氧量。除此之外,维拉帕米还可阻断子宫平滑肌细胞膜上的 Ca^{2+} 通道,抑制子宫平滑肌的收缩而产生安胎作用。肉桂哌丙胺具有阻断肥大细胞膜上的 Ca^{2+} 通道的作用,抑制肥大细胞脱颗粒从而产生抗过敏反应,此药物已应用于临床。上述药物都是通过抑制胞外 Ca^{2+} 内流过程降低细胞质内的 Ca^{2+} 浓度,来发挥药理效应。反之,促进 Ca^{2+} 进入细胞质的药物目前除发现抗菌药物 A23187 具有 Ca^{2+} 载体的作用外,还设计了一系列离子载体多环化合物,由于促进 Ca^{2+} 进入心肌细胞,可增强心排血量。

第三节　甾体类内源性生物活性调节物质的分子机制与有关新药设计

甾体类内源性生物活性调节物质是化学结构相似的亲脂性小分子,化学基本结构为甾体环,也就是常说的类固醇类物质,分子相对质量为 300 Da 左右,甾体类内源性生物活性调节物质包括雌激素、孕激素和雄激素等性激素,以及肾上腺皮质激素类的盐皮质激素和糖皮质激素。它们的分子机制不同于含氮类内源性生物活性调节物质,易通过细胞膜,扩散进入细胞质或胞核内,与靶细胞胞质或胞核内的特异性受体结合,结合后活化受体,活化的受体形成同源或异源二聚体后,与 DNA 上的顺式作用元件结合,调节相关基因的表达从而产生各种特殊的生理效应。甾体类内源性生物活性调节物质的分子机制关键在于胞质或胞核受体的选择性结合和核内 DNA 上一定基因的激活这两个环节。

一、甾体类内源性生物活性调节物质的分子机制

甾体类内源性生物活性调节物质的受体在胞内,因此称之为胞内受体。根据其存在的位置不同可将胞内受体分为:胞质受体和胞核受体。近些年来,各种甾体类内源性生物活性调节物质的胞质受体均已分离发现,均系可溶性蛋白质,分子量在 109 000～120 000,由两条多肽链的亚基 A 和亚基 B 组成,形状像两枚并排的雪茄烟,每个亚基分子量约 63 000,各能与一个相应的甾体类内源性生物活性调节物质结合。每一个靶细胞胞质中约含有 10 000 个这样的受体分子,每一受体可结合两个甾体类内源性生物活性调节物质,并迅速转到核内,结合 DNA 上的顺式作用元件调节靶基因的表达。

Tomkins 等推测:在靶细胞胞质内,胞质受体以活化型和非活化型两种形式平衡存在,可以互相转变,类似于二态模型学说,对这两种类型受体的不同亲和力决定着甾体类激素诱导特异性蛋白质合成的能力。最适诱导物对活化型受体具有最高亲和力,抗诱导物只对非活化型受体有亲和力,次适诱导物则对两型受体都有亲和力。最适诱导物和次适诱导物通过与活化型受体结合,活化型受体的构型发生改变并通过核膜进入胞核,从而激活基因的表达;而抗诱导物与非活化型受体结合而不能改变结构进入胞核调节基因表达(图 5-7)。

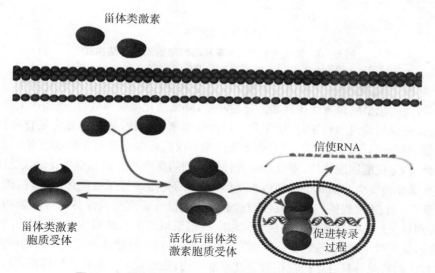

图 5-7　甾体类内源性生物活性物质介导的信号转导

二、胞质受体的选择性结合与有关新药设计

细胞质内受体种类繁多,基于对胞质受体的作用物有最适诱导物、次适诱导物及抗诱导物之分,因此在新药设计中,如何提高胞质受体的选择性、获得最适诱导物、抗诱导物及减少不良反应,这是经常遇到需要解决的问题。

1. **诱导物**　例如,在糖皮质激素类药物,将氢化泼尼松 C9 和 C16 位的氢分别以氟和甲基取代而演变成地塞米松和倍他米松,提高了两者对糖皮质激素受体的选择性同时改变了其与活性受体的亲和力,数十倍地增高了糖皮质激素类的作用,而且几乎完全消除了盐皮质激素类的不良反应(图 5-8)。雄性激素类甲基睾丸素 C2～C3 位以共轭双键侧链取代,如康力龙和康复龙等均使促蛋白同化和细胞生成效用与雄性化不良反应获得了分离。雌性激素类,如雌二醇、己烯雌酚等均可与性器官细胞内活化型雌激素受体结合产生雌性激素作用,除此作用外,雌激素还有升高白细胞、抗放射作用,但

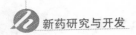

用于升白细胞、抗放射损伤时,其雌激素样作用就成为了不良反应,因而进行了升白细胞与雌性化作用的分化研究,近年来发现,咖啡酸、阿魏酸等具有很好的升白细胞效应且无明显的雌性化不良反应,立体构象上比较,发现它们与己烯雌酚的半个分子是非常相似的。因此,设计无雌性激素样不良反应的升白细胞药物,也完全可以像上述设计糖皮质激素样药物,将其与盐皮质激素的不良反应分化设计,进行人工合成。

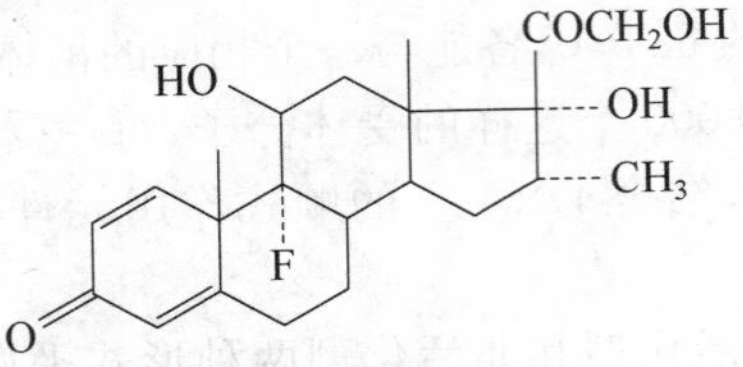

氢化可的松结构式

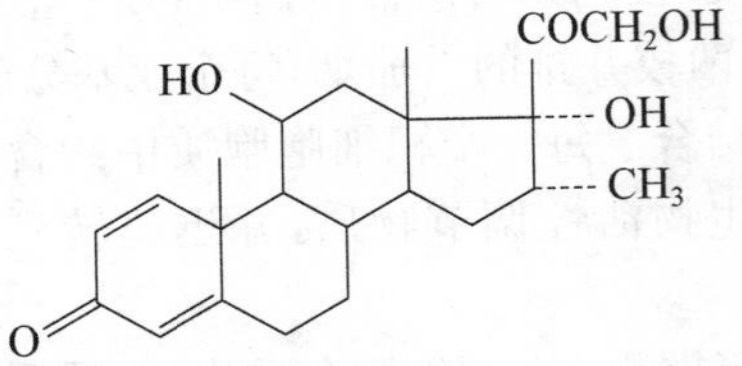

地塞米松结构式

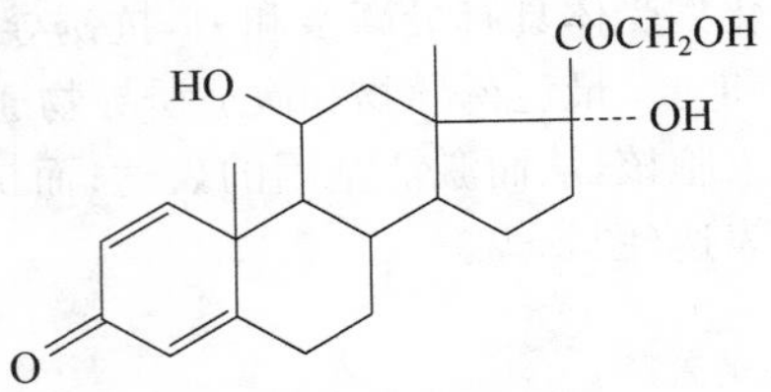

倍他米松结构式

图 5-8　氢化可的松、地塞米松和倍他米松的结构式

2. 抗诱导物　目前已经证实螺内酯的利尿机制是其在远曲小管上皮细胞胞质内与非活化型醛固酮受体结合,使活化型醛固酮受体向非活化型转变,降低活化型受体数目,进而产生抗醛固酮的利尿效果,可是长期应用螺内酯利尿时,往往会出现性激素紊乱症状,如男性乳房发育和性欲减退、女性月经失调等(图 5-9)。研究证明,这是由于螺内酯不仅在远曲小管上皮细胞胞质内与非活化型醛固酮受体结合,产生抗醛固酮作用;而且还可在性器官细胞质内与非活化型雄性激素受体结合,使活化型雄性激素受体转变为非活化型雄性激素受体,减少活化型雄性激素受体的数目,因而产生抗雄激素的不良反应。上述发现推动了从抗性激素诱导物的设计研究来治疗各种性激素功能亢进性疾病的设想,特别是长期的性激素分泌过量导致相应的靶组织产生恶性病变,如长期雌激素水平过高可产生乳腺癌,长期雄激素水平过高可产生前列腺癌等。目前,抗雄性激素诱导物的研究中已发现,不仅甾体类如色谱特龙等具有选择性拮抗雄性激素作用;还发现了一系列非甾体型雄性激素拮抗剂如氟硝酰胺,其作用更强、毒副反应更少。甾体激素受体的发现及研究近年来取得了很大的进展,特别是对多种激素作用的分化和诱导物、抗诱导物的发现,品种繁多,为揭露甾体类内源性生物活性调节物质信息传递奠定了良好的基础。

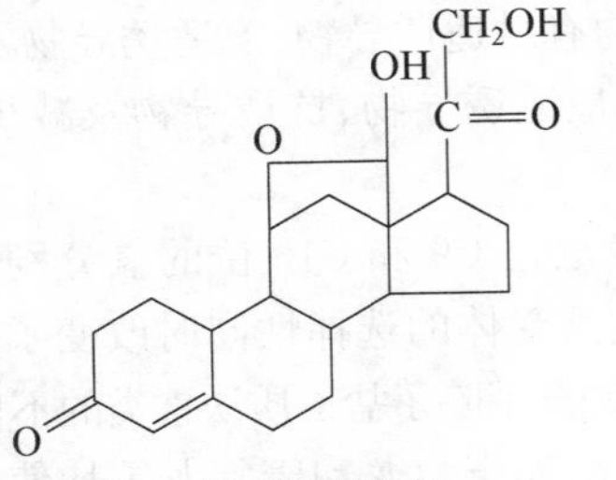

醛固酮结构式

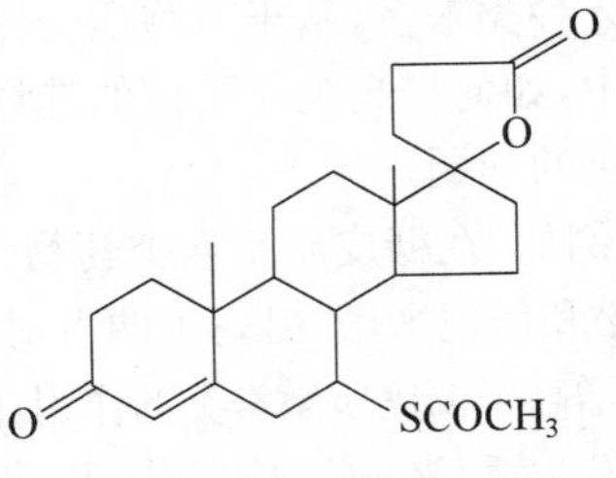

螺内酯结构式

图 5-9　醛固酮和螺内酯的结构式

三、胞核受体的选择性结合与有关新药设计

（一）胞核受体

胞核受体可以看作是一类可与靶基因特异序列结合的核蛋白，具有调节基因转录的功能。胞核受体超家族属于一类由配体激活的转录因子。目前已经发现 300 多种核受体，其表达紊乱是糖尿病、肥胖病、生殖系统疾病、炎症、心血管系统疾病、前列腺癌和乳腺癌等疾病产生的重要病因。大量研究表明，核受体本身可被内源性或外源性特异性配体激活或抑制的属性使它成为药物作用很好的靶标。如曲格列酮激活过氧化物酶体而缓解糖尿病；贝沙罗汀激活视黄醇受体治疗 T 淋巴细胞瘤；同时也有研究表明，维生素 D 受体在治疗癌症方面可成为潜在的药物作用靶点。

（二）胞核受体新药设计

下面分别以维 A 酸受体和类维 A 酸受体配体的药物设计、过氧化物酶体增殖因子活化受体配体的药物设计和维生素 D 受体配体的药物设计进行说明。9 - 顺式维 A 酸是维生素 A 的衍生物，同时也是维 A 酸受体的第一个被发现配体，进一步研究证实植烷酸、二十二碳六烯酸等具有激活维 A 酸受体的效应，激活后的维 A 酸受体在预防上皮细胞致癌和治疗急性前髓细胞性白血病和各种增生性皮肤病有明显作用。全反式维 A 酸、13 - 顺式维 A 酸、9 - 顺式维 A 酸等已被开发成治疗皮肤癌的药物，广泛用于临床。过氧化物酶体增殖因子活化受体除了能被过氧化物酶增殖剂激活外，还可以被多不饱和脂肪酸、类花生酸类脂质和花生四烯酸代谢物、三萜类化合物和多种合成配基激活，促使一系列脂源性蛋白的后转录调节而增加脂肪的储存。过氧化物酶体增殖物激活受体（PPARs）可分为 α、β、γ 亚型，8 -羟基花生四烯酸是 PPAR α 的天然配基，能够通过激活 α 型受体降低血清三酰甘油（甘油三酯）、低密度脂蛋白浓度，升高高密度脂蛋白的浓度。氯贝丁酯是临床上常用的降血脂药物，目前研究证实其是通过诱导 PPAR α 受体表达产生药理效应的。PPAR γ 的配体可分为天然和合成两类，共同特征是包含一个极性头和一个疏水的尾巴。有研究者证实亚油酸、亚麻酸、花生四烯酸等不饱和脂肪酸都是 PPAR γ 特异性的激动剂，口服降糖药物噻唑烷二酮类药物如曲格列酮、恩格列酮为 PPAR γ 的有效和选择性激活剂。维生素 D 受体分布于 30 多种类型细胞胞核内，$1,25 - (OH)_2 - VD_3$ 是维生素 D 受体的天然激动剂，其结构类似物卡泊三醇可激活核内的维生素受体产生内环境稳定、细胞分化及免疫调节等效应。

四、基因激活及有关的新药设计

（一）基因

所谓基因，是指具有一定功能的 DNA 片段，其表达产物可以是蛋白质或 RNA。既然其本质是 DNA，基因也是由两条互补多脱氧核苷酸的双螺旋链组成，外面结合着大量的核蛋白（包括组蛋白和非组蛋白），形成染色质存在于胞核内。DNA 双螺旋链可分别作为模板合成两条完全相同的 DNA，进行细胞分裂，亦可以其中一条链作为模板发生转录，转录产生的 mRNA 可翻译成蛋白质。因此，无论复制、转录和翻译都是原来 DNA 指导而带有原来 DNA 的信息。多细胞生物体每一个细胞都含有相同的染色质和基因，但实际上并不是每一个细胞都合成相同的蛋白质，而且一种细胞也不是连续地制造它们所能产生的各种蛋白质，即基因表达的时间特异性和空间特异性。现在认为，每一种细胞中只有少数的管家基因是经常活化表达的，其他的大部分基因可能由于核蛋白的结合掩盖而呈无活化的沉默状态。

（二）基因激活

目前认为甾体类内源性生物活性调节物质激活一定基因表达的机制是由于胞质受体 A、B 两亚基与相应的甾体类内源性生物活性调节物质结合后，变构入核，入核后 B 亚基能够选择性地与染

色质上非组蛋白的 AP3(酸性第三部分)部分结合,结合后 A 亚基迅速与 B 亚基分离,并在 B 亚基与 AP3 结合的部位与 DNA 结合,使 DNA 的双螺旋松弛,RNA 聚合酶结合到转录起始位点,在 DNA 的一个片段上促进转录,转录产生的 mRNA 进入胞质,在核蛋白体上合成特定的蛋白质,通过这种基因表达的调节作用产生该甾体类内源性生物活性调节物质的生理效应。若体内甾体类内源性生物活性物质长期分泌过多或靶细胞内活化型受体的异常增多,基因长期被过度活化导致 RNA 过度转录及蛋白质大量合成,久而久之使其失去正常的细胞生命周期而发生恶变。因此,利用一定结构的药物抑制靶基因的过量表达即可阻止恶性病变的发展,如放线菌素 D 因能与 DNA 上的脱氧鸟苷以三个氢键相结合,抑制 DNA 与 RNA 聚合酶的结合,阻止 RNA 的转录而拮抗甾体类内源性生物活性调节物质的基因激活效应。

(三) 基因沉默

众所周知,基因的表达是由单链 DNA 中碱基序列来控制的,由它把信息转录成 mRNA。因此,根据碱基配对原理,如果用寡核苷酸使它的碱基序列与决定表达的基因或 mRNA 的碱基序列结合,则基因转录的过程或 mRNA 翻译过程将被抑制,结果就可以达到非常专一的控制某一基因的表达,理论上其将是寻找低毒高效高选择性抗肿瘤、抗病毒药物的理想途径,这些寡核苷酸被称为反义寡核苷酸。

1. **反义寡核苷酸** 其要达到抑制基因表达必须具备以下几个条件:①能顺利地穿透细胞膜进入细胞内;②化学性质稳定,不易被细胞内外的核酸酶水解破坏;③能够紧密地与靶序列结合。反义寡核苷酸作为基因治疗药物之一,与传统药物相比具有诸多优点。

(1) 高度特异性:反义寡核苷酸药物通过特异的碱基互补配对作用于靶 RNA 或 DNA,犹如"生物导弹"。

(2) 高生物活性、丰富的信息量:反义寡核苷酸是一种携带特定遗传信息的信息体,碱基排列顺序可千变万化。

(3) 高效性:直接阻止疾病基因的转录和翻译。

(4) 最优化的药物设计:反义寡核苷酸技术从本质上是应用基因的天然顺序信息,实际上是最合理的药物设计。

(5) 低毒、安全:反义寡核苷酸尚未发现其有显著毒性,尽管其在生物体内的存留时间有长有短,但最终都将被降解消除,这避免了如转基因疗法中外源基因整合到宿主染色体上的危险性。

磷酸二酯键组成的天然的反义寡核苷酸易受体内各种酶的降解,同时由于其带有大量的负电荷难以透过细胞膜进入细胞,因此对天然的寡核苷酸进行化学修饰是提高寡核苷酸药物生物利用度所必需的。在进行寡核苷酸化学修饰时要综合考虑以下几个方面:①与靶 mRNA 的亲和力;②对碱基错配的识别能力;③对核酸酶的稳定性;④对 RNaseH 的激活能力;⑤化学稳定性;⑥脂溶性和水溶性。国际上做得比较多的是:①修饰 3′,5′-磷酸二酯键,如合成寡核苷酸的硫代硫酸类似物、磷酸酯类似物或甲基磷酸类似物。②合成 α-端基异构的寡核苷酸。③寡核苷酸分子中引入其他分子以增加稳定性和生物活性。④核糖环的修饰:如在核糖环的 2′-位引入取代基 F 原子、甲氧基或甲氧乙氧基等,或用 α-糖苷键代替 β 糖苷键。⑤将磷酸二酯键和糖环骨架用肽链取代形成肽核酸。目前较为成熟的而有效的修饰方式是磷酸二酯键修饰、核糖环修饰及肽核酸修饰。在上述这些修饰方法中,硫代磷酸二酯键的修饰方式是研究得最早的修饰方式之一,硫代磷酸二酯脱氧寡核苷酸被称为第一代反义寡核苷酸药物。2′-O-(2-甲氧基)乙基反义核酸是对寡核苷酸糖环修饰的产物,具有良好的酶稳定性以及 RNA 亲和力,被称为第二代反义核酸药物。PNA(5-89)是一类肽核酸,具有良好的生物稳定性且能抵抗核酸酶的降解。因此,反义寡核苷酸为抗肿瘤药物、抗病毒药物的研发提供了一个定向设计的方向,但是反义寡核苷酸的透膜能力、酶稳定性和作用特异性一直是阻碍反义核酸类药物发展的瓶颈,虽然经过适当的化学修饰可以部分解决这些问题,但是成本也大为提高,因此,设计出合成简便、作用强、稳定性高的反义寡核苷酸药物是药物化学家们面临的一个难题。

2. 核酶 是具有自我切断活性的 RNA 分子,也称为酶性核酸,设计引入酶性核酸,在酶性核酸与其底物互补结合的特定位置产生切断的作用,从而使作为底物的这些 mRNA 失去进一步翻译的活性。酶性核酸的设计也存在反义寡核苷酸所面临的问题。

3. RNA 干扰 该学说是 Fire 学者在 1998 年提出来的,随后在线虫、果蝇、斑马鱼、真菌及哺乳动物体内都得到了证实。这一学说的诞生为人类疾病的治疗开辟了一条崭新的途径。RNA 干扰的作用如下:外源进入的长双链 RNA 被 Dicer 酶识别,以一种 ATP 依赖的方式逐步切割成长 21~23 个核苷酸的双链 RNA(siRNA),接着 siRNA 进入 RNA 诱导沉默复合体(RISC)中并解开双螺旋,在 siRNA 反义链指导下,与同源互补的靶 mRNA 结合,并在距离反义链 5′-端 10~11 个核苷酸处将其切断导致转录后基因沉默(图 5-10)。siRNA 产生的沉默效应与其序列选择密切相关,因此合理设计有效的 siRNA 序列是药物设计成功与否的一个关键因素。在设计时,要考虑 siRNA 的序列结构特征、靶 mRNA 的空间结构、siRNA 与 RISC 的相互作用以及 siRNA 与 mRNA 的碱基错配等。如在设计 siRNA 时,要避开 mRNA 的 5′端或 3′端的非翻译调控蛋白结合位点,通常从起始密码子下游的 50~100 核苷酸处开始搜索 5′- AA(N19)UU 序列,如果靶 mRNA 中没有相应的序列时,可以选择 5′- AA(N21)或 5′- NA(N21)。前面述及,siRNA 进入 RISC 后双链发生解螺旋变化,RISC 对哪一条链进行选择性保留与双链两端的稳定性有关,siRNA 双链中只有反义链能够与靶基因 mRNA 结合,从而下调靶基因的表达,因此 si 中的反义链也称为有义链。RISC 会结合 siRNA 中先解链一端的 5′-磷酸化结构,并使之成为有义链,因此,在设计 siRNA 时,应保证有义链 5′-末端比 3′-末端稳定。所以在设计序列时,有人提出(有义链 5′-末端为 C 或 G;有义链 3′-末端为 A 或 U)。有

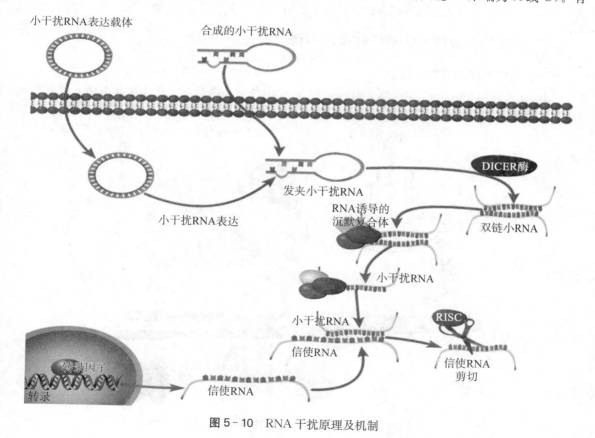

图 5-10 RNA 干扰原理及机制

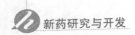

时为了提高 siRNA 双链的稳定性差异,甚至把有义链 3′-末端设计成不配对,使得有义链 3′-末端更容易解链,从而增加靶基因的沉默效率。目前 siRNA 干扰药物的制备方法有体外化学合成法、质粒载体表达法等。长片段 siRNA 在哺乳动物细胞中能够被 Dicer 酶切产生多种 siRNA,因此利用外源长片段双链 RNA,经细胞自身选择最有效的 siRNA 也能达到有效的基因沉默效应,而且是哺乳动物 RNA 干扰的最有效方法之一。然而 siRNA 药物在走向全面应用的过程中,仍有许多问题需要解决,如 siRNA 结构、组成及触发 RNA 干扰的效果,会因基因、种属、细胞类型甚至实验体系的不同而有变异,RNA 的稳定性、靶向转运以及毒性也是应用研究中遇到的主要问题。

4. 蛋白质翻译抑制药 除了在 DNA 结构及 mRNA 转录后调节等环节上可用药物干扰拮抗甾体类内源性生物活性调节物质的作用,在蛋白质的翻译合成环节同样也可进行药物阻止,如由于嘌呤霉素和氨基酰 tRNA 的腺嘌呤末端极为相似,因此,竞争与肽酰 tRNA 的结合,产生肽酰嘌呤霉素,而使蛋白质多肽链延长受阻。其他如香菇霉素、娃儿藤碱和三尖杉碱等也都具有阻止蛋白质合成的作用。

第四节 内源性生物活性肽及其类肽模拟物的设计

内源性生物活性肽是指生物体自身的组织或器官产生的对其本身有生理调节作用的肽类物质,主要包括体内一些重要的内分泌腺分泌的肽类激素。如促生长激素释放激素(GHRH)、促甲状腺素(TSH)、胸腺分泌的胸腺肽、胰脏分泌的胰岛素等;由血液或组织中产生的组织激肽,如缓激肽;作为神经递质或神经活动调节因子的神经多肽等。药物化学家用它们作为药物发现的起始点,1963年,Bruce Merrifield 首先采用固相合成法合成了生物合成肽,具有里程碑的意义。

一、常见的内源性生物活性肽及模拟物

(一)神经系统的生物活性肽

神经活性肽包括内啡肽、脑啡肽和其他调控肽,如生长激素抑制因子和促甲状腺激素释放激素等,可起到镇痛、调节呼吸及体温等作用。目前在人体内发现的神经肽有 50 多种,关于神经肽的功能研究已成为神经生物学中最活跃的领域之一,其作用形式有神经分泌、旁分泌和自分泌等(图 5-11)。

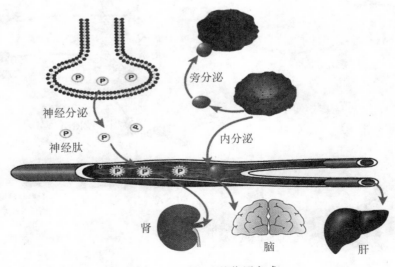

图 5-11 神经肽的作用方式

很多的神经肽已经合成,如催产素和加压素,与此同时,还合成了许多垂体后叶素结构类似的化合物及神经肽的拮抗剂。有些神经肽类似物或拮抗剂已应用于临床。神经肽结构稍作修改,便可使其生物活性发生很大的变化。如催产素与加压素在结构上的区别在于3位和8位上的氨基酸不同,即催产素结构中分别由异亮氨酸和亮氨酸代替加压素结构中3位苯丙氨酸和8位精氨酸。在加压素结构中1位半胱氨酸β碳原子上,嵌入大体积的二烷基团后,可得到加压素的拮抗剂。对其他神经肽做出相似的结构变化,也可能得到有用的特异性的神经肽拮抗剂。下丘脑活性肽的研究中以促性腺激素释放激素为最多,其6位甘氨酸能够维持促性腺激素释放激素的发夹型构象,如果用D-型疏水性氨基酸替代6位甘氨酸时,其活性成倍地加强,这可是非极性基团,大大地增加了配体的亲和力;同时D-型氨基酸不受蛋白水解酶破坏,所以延长了其体内的半衰期。亦有研究表明,促性腺激素释放激素结构中的2位组氨酸、3位色氨酸及6位甘氨酸的结构改变都可能找到特异性的拮抗剂。

(二)心血管系统的生物活性肽

目前,作用于心血管系统的生物活性肽已被分离和鉴定。如血管紧张素、心房钠尿肽等,它们的调节作用也已经广泛应用于临床,除此之外,还发现血管内皮细胞也能够合成和分泌生物活性肽,如内皮舒张因子(EDRF)和内皮素。心房钠尿肽(心钠素)存在于心房中,当回心血量增多时刺激心房合成及分泌,入血后的心房钠尿肽具有强大的利尿、排钠及降压作用。心房钠尿肽在体内很容易被代谢,因此,大量的心房钠尿肽的衍生物已经合成,企图在这些衍生物中寻找到不易被破坏的同时具有心房钠尿肽功能的新型心血管药物。除了模拟心房钠尿肽的结构合成衍生物发展药物外,还可以考虑合成这些活性肽受体的拮抗剂以及合成内源性多肽酶的抑制剂,这些合成物已显示了很强的生物活性。

内皮素是由内皮细胞释放出来的一种具有收缩血管的肽类物质,由21个氨基酸组成。从蛇毒中发现了一系列与内皮素同源的多肽,多有类似的生物活性,即多有收缩血管平滑肌作用,内皮素的结构与疗效之间的关系也有报道,认为内皮素Ⅰ型结构中的环状二硫键对其与受体的结合是非常重要的。同理,除了可以模拟内皮素的结构合成衍生物发展药物,也可以考虑合成内皮素受体的拮抗剂来研发新药,还可以通过引入含巯基的药物破坏内皮素Ⅰ型结构中的环状二硫键来研发新药。

二、类肽的一般概念

生物活性肽是在某些特定分化的细胞中由特异性的酶催化合成,在体内产生生物效应的机制多涉及生物活性肽的特异性受体,产生完特定的生物效应后在特异性的多肽酶的作用下发生破坏。因此,生物活性肽的受体及参与生物活性肽的合成及降解的酶就成为药物研究的主要对象。生物活性肽可以在 $pM - nM(10^{-12} \sim 10^{-9} M)$ 数量级显示出受体亲和力。然而,生物活性肽本身不适合作为药物,原因如下:①容易被体内的内源性多肽酶快速降解;②具有免疫原性,注射给药时易产生过敏反应;③口服生物利用度较低;④因多肽分子的柔性结构,可与几种不同的受体产生作用,缺乏选择性;⑤排泄快,作用时间短暂;⑥不能透过血脑屏障,难以进入中枢神经系统产生作用。目前关于生物活性肽此领域的研究主要围绕这些缺陷进行,研究生物活性肽的口服制剂和代谢稳定的结构类似物是我们需要的,这些化合物就是"肽类似物"或"类肽"。

根据 Morgan 和 Gainor 的定义,类肽为:一类能够模拟天然肽分子,具有配基或底物识别功能,可以与受体或酶产生相互作用,从而激活或阻断某些内源性生物活性肽的生物学作用的肽类似物或非肽。类肽必须不仅有亲和力,而且要有效能或底物功能。最经典的类肽是阿片受体激动剂吗啡。关于类肽的研究是把肽和蛋白质作为先导化合物,通过各种研究手段来发现其他类型的化合物。因为生物活性肽受体拮抗剂不能像生物活性肽那样去与受体相互作用,而且它们不能被看作是类肽。虽然类肽的化学结构是由生物活性肽衍生而来,但其基本上不具备肽的性质,只具有模拟肽的生物活性。总的来说,一个设计成功的类肽应该具有代谢稳定性,口服优良的生物利用度,高度的受体亲和力和受体选择性,尽可能少的不良反应。设计类肽的途径有两个:一是通过改变生物活性肽的分子结构、衍生出活性肽的类似物或非肽类似物;二是基于内源性生物活性肽作用的受体或其代谢酶的分子设计。目前我们还不知道如何把肽合理转变为类肽而保持其生物活性不变。

三、类肽的设计策略

类肽的设计过程是基于生物活性肽的基本结构和其生物活性,需要化学领域、波谱解析领域、结晶学领域、分子模型领域和生物学领域的专家们共同开发。20世纪80年代,Farmer描绘了如何把生物活性肽转变为类肽,制定了一系列规则(Farmer规则),如下。

(1) 类肽的设计应该从所能想得到的最简单的结构开始,这个结构应具有特异的类肽活性。生物活性肽的大部分可以被去除掉而不引起生物活性的丧失,最小的生物活性片段可通过天然的生物活性肽的N-末端和C-末端同时逐步去除氨基酸的方法来获得。一般来说,疏水式氨基酸残基通常对受体的结合起到关键作用,而极性氨基酸很可能是产生激活受体,即内在活性的主要部位。

(2) 类肽不应该占据生物活性肽的外部空间,另外,把生物活性肽转变为类肽过程中,生物活性肽中的功能基因应该被保留。

(3) 类肽的设计不应该过多地依赖对生物活性肽骨架拓扑学位置结构的模拟,尤其是当肽链有固定的二级结构时。生物活性肽二级结构的拟似物不可能显示出选择性,模拟三级结构的类似物更为有用。

类肽的设计中除了研究设计其生物活性、体内过程、溶解性等外,还需要在类肽设计中推测出结构-活性关系。

1. 针对生物活性肽结构中的氨基酸进行的设计　随着生物活性肽最少活性片段的确定,肽片段中的每个氨基酸的作用也应明确。首先,可用甲基对氨基酸侧链进行取代,改变一个氨基酸可以使侧链的重要性得以确定,或者是与受体相互作用。再次,用D-型氨基酸替代L-型氨基酸,在研究与受体识别和结合需要的最初探索中可以提供有用的信息。更为精巧的是,在氨基酸结构中引入限定结构,如进行N-或α-甲基化,一些理化参数与天然氨基酸有很大不同的非天然氨基酸已经被设计和合成出来,在生物活性肽的序列中引入限制性氨基酸的主要目的是获得对柔性肽分子构象的局部限制,尤其是限制肽键中的 $N^\alpha - C^\alpha$ 和 $C^\alpha - C(O)$ 键的旋转及由共价和非共价空间相互作用引发的侧链构象变化。除了氨基酸的 α-甲基化形式外,常用的限制性氨基酸取代形式还有 α,α-二烷基甘氨酸(如二乙基甘氨酸、二丙基甘氨酸、二苯基甘氨酸)、α-氨基环烷羧酸(α-氨基吡咯酮酸)、苯丙氨酸类似物(2-氨基-3,3-二苯基丙酸、2-氨基四氢萘-2-羧酸、二氢吲哚-2-羧酸)、脯氨酸类似物(1-氮杂环丙烷-2-羧酸、1氮杂环丁烷-2-羧酸、焦谷氨酸)等。

2. 针对生物活性肽结构中的肽链骨架的设计　生物多肽链时,肽链骨架的作用是作为结构母体,把氨基酸侧链定位于限定的空间位置内,有利于生物活性肽与酶或受体蛋白发生最适相互作用。肽键(酰胺键)作为蛋白质和肽类化合物结构中的最基本骨架,在与酶或受体的结合中起到重要作用,但是肽键并不是绝对不可改变的。为了增强生物活性肽的代谢稳定性,用不同的原子或基团代替酰胺键或将酰胺键逆转是类肽设计的重要方法。一些肽键的电子等排体已经被设计、合成,并已引入类肽中。这些结构片段能够对抗蛋白酶的降解,提高其稳定性,同时由于肽链骨架结构的改变会引起肽链构型、构象或拓扑学的改变,并且电性分布、疏水性、分子的偶极矩、氢键的形成能力都发生改变,因而可影响生物活性的强度。合适的酰胺键取代应该像酰胺键本身那样显示出相似的几何形状、相似的构象、相似的等电性和氢键结合特性。针对肽链骨架的修饰方法包括:①选择多肽分子中适当位置的肽键,将多肽分子原有的酰胺键还原为亚甲氨基,使之成为C—N键,降低其刚性。这一修饰方法已被引入肾素类肽抑制剂的研究中。②应用亚甲基硫醚代替酰胺键,经其修饰后,类肽的血浆半衰期明显延长,生物活性升高。如应用亚甲基硫醚修饰的线性脑啡肽。③应用亚基醚代替酰胺键,修饰后得到的类肽其对受体亚型的选择性发生变化。如亮啡肽类似物对 μ 型受体的选择性增高。④应用硫代酰胺作为酰胺键的电子等排体引入类肽中后,可改变类肽的酸碱性,调节其生物活性。如在 P 物质、促胃液素等活性肽中引入硫代酰胺后,其抗酶解的稳定性普遍增加。除了上述修饰的方式以外,肽链骨架的修饰还包括亚乙基、乙烯型、亚基酮等电子等排体代替酰胺键,得到的类肽其稳定性提高、生物活性增强。

3. 针对双分子类肽的设计　用双分子类肽结构取代生物活性肽很有意义,因为这些经过修饰过的类肽架起了肽拟似物和非肽结构之间的桥梁作用。合成的一系列内酰胺被用作桥梁来稳定特定的骨架构象。这些类似结构是基于侧链和侧链,或者侧链与骨架的成环,应该注意的是,双分子类肽部分插入不同的肽中可能会对生物活性产生不同影响。

4. 针对生物活性肽结构中的局部或整体构象进行的设计　生物活性肽的生物活性构象是被受体或酶的结合区域所识别或与其相互作用的构象。在没有受体或酶存在的情况下,生物活性肽的生物活性构象存在的数目可能很少,因此,生物活性肽的生物活性构象可能与 NMR 波谱或 X-单晶衍射等方法所观察到的构象有很大不同。目前,计算机模拟研究已经得以实现,这可以允许生物活性肽与受体结构相互作用。然而,生物活性构象可能最好由使用构象限定的类似物推测出来。采用构象限制方法目的是产生局部或全部构象效应。局部构象限制包括用电子等排体如甲氨基、酮甲基等来限制构象的可变性。整体限定可以包括环化的二硫桥键,或将未参与受体识别及相互作用的侧链可能通过环化连接起来生物活性肽的二级结构包括 α 螺旋、β 折叠、β 转角和 γ 转角等,这些二级结构对生物活性肽的活性是非常重要的。模拟肽链的二级结构化合物,可赋予类肽分子特定的二级结构的构象。可分为 α 螺旋模拟物、β 折叠模拟物、β 转角模拟物和 γ 转角模拟物。以 β 转角模拟物进行说明:β 转角是生物活性肽和蛋白质的重要结构特征,其由 4 个氨基酸形成,在第一个和第四个氨基酸之间形成氢键使之形成稳定的 β 转角结构。很多 β 转角拟似物已经被设计和合成出来,当把这些组建单元引入不同的生物活性肽中时,所形成的一些类肽中有些显示了高度的活性。

四、类肽在药物设计中的应用

前面已经阐述类肽的设计策略,接下来具体介绍这些设计策略在药物设计中的应用,以脑啡肽类似物为例。其修饰方法包括:①环化修饰:一般采用侧链与侧链或侧链与 C 端两种环合方式,应用此种方法已经成功获得了脑啡肽类似物。②引入限制性氨基酸:引入 D-氨基酸是常见的修饰方法,提高其生物活性。③类肽骨架结构修饰:用亚基醚电子等排体取代 Tyr1 - Gly2 之间的酰胺键得到的类肽,其对阿片受体 μ 和 σ 受体都有较高的亲和力。④二级结构模拟物修饰:Xiong 等将 8 -苯基噻唑烷二嗪酮氨基酸(8-phenyl thiaindolizidinone amino acids)引入亮啡肽的 Gly3～Phe4,所得到的化合物具有较好的阿片受体 μ 和 σ 受体选择性。

随着机体内内源性生物活性调节物质的不断发现,它们的分子作用机制也正在揭晓。药物在体内产生药效多是通过直接或间接调节内源性生物活性调节物质的分子机制途径。因此,可在内源性生物活性调节物质信息传递系统的各个环节、各个层次上,靶向设计新药以满足临床的需要。

-------- 复　习　题 --------

【A 型题】

1. 下列关于细胞信号转导的描述正确的是: （　　）

　　A. 细胞之间只有通过质膜连接才能产生信号传递

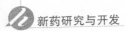

B．只有同一器官内的细胞能够产生信号转导

C．细胞信号传递过程中不需要受体介导

D．细胞可通过远距分泌、旁分泌等形式进行细胞间信号转导

E．不同系统内的细胞间不能进行细胞通话

2．关于受体的说法中正确的是： （　　）

A．存在于细胞膜或胞内介导配体信号转导的物质

B．化学本质为糖脂类

C．受体对配体的选择性很低

D．在各种生理或病理条件下，受体的活力都是一成不变的

E．受体被配体活化后在细胞内都产生第二信使

3．双嘧达莫抗血小板聚集的机制为： （　　）

A．抑制腺苷酸环化酶活性

B．抑制磷酸二酯酶活性

C．阻断血小板膜糖蛋白Ⅱb～Ⅲa受体

D．激活纤溶酶

E．增强血液中抗凝血系统的功能

【X型题】

1．受体的特性包括： （　　）

A．结构特异性　　　B．饱和性　　　C．敏感性　　　D．多样性

E．竞争性

2．下列哪些是影响内源性生物活性物质信号接收系统的药物？ （　　）

A．离子通道阻断药　　　　　　B．离子通道激动药

C．受体激动药　　　　　　　　D．受体阻断药

E．配体转运体抑制药

3．反义寡核苷酸作为基因治疗药物之一，其优点主要表现为： （　　）

A．高度特异性　　　　　　　　B．高生物活性、丰富的信息量

C．高效性　　　　　　　　　　D．最优化的药物设计

E．低毒、安全

4．生物活性肽本身不适合作为药物，其原因为： （　　）

A．容易被体内的内源性肽酶快速降解　　　B．不具有免疫原性

C．口服生物利用度较低　　　　　　　　　D．排泄快，作用时间短暂

E．不能透过血脑屏障，难以进入中枢神经系统产生作用

【名词解释】

1．受体　　2．内源性生物活性肽　　3．类肽

【填空题】

1．信息传递包括以下步骤：特定的细胞释放信息传递物质-_____-作用于靶细胞膜上或胞质内的受体-_____-靶细胞产生生物学效应。

2．内源性生物活性物质可分为_____、_____、_____和气体信号分子四大类。

3．依据介导信号转导的第二信使的不同，可将含氮类内源性生物活性调节物质分为_____、_____

_____ 和 _____。

4. 药物可通过调节内源性生物活性物质介导的信号转导的过程产生药理学效应，根据其作用环节不同可分为：_____、_____、_____。

【简答题】

1. 简述含氮类内源性生物活性物质的分类及信号转导途径。

2. 简述甾体类内源性生物活性调节物质的分子机制。

3. 简述对天然的寡核苷酸进行化学修饰时要综合考虑哪几个方面。

【论述题】

1. 请论述小 RNA 干扰的机制及小 RNA 干涉药物的设计策略。

2. 请论述类肽的设计策略及具体方案。

3. 简述针对第二信使的药物设计策略。

第六章

先导化合物的发现及优化

导 学

内容及要求

本章主要介绍先导化合物的发现及优化,包括先导化合物的来源、先导化合物的发现途径、先导化合物的优化及药物设计的基本原理。

在学习中应掌握先导化合物的发现及优化的概念和方法;熟悉先导化合物的发现途径及优化的研究内容、基本原理及研究方法;了解药物设计的基本原理。

重点、难点

本章重点是先导化合物的发现及优化的概念和方法;本章难点是药物设计的基本原理。

第一节　先导化合物的来源

先导化合物(lead compound)简称先导物,是通过各种途径和手段得到的具有某种生物活性和化学结构的化合物,用于进一步的结构改造和修饰,是现代新药研究的出发点。在新药研究过程中,通过化合物活性筛选而获得具有生物活性的先导化合物是创新药物研究的基础,并通过优化药用化合物,减少毒性和不良反应使其转变为一种可能的新药化合物。一旦通过药理学和基因组学等方法发现和证实了一个有用的治疗靶点,识别得到的先导化合物是新药开发的第一步,之后,很多潜在化合物被筛选,大量紧密结合物被识别。这些化合物经过多轮严格筛选来决定它们是否适合于先导药物优化。在掌握了大量先导化合物之后,接下来就进入先导化合物的优化阶段,主要包括:应用药物化学提高先导化合物对靶点的专一性;优化先导化合物的药物动力性能和生物可利用率;进行化合物的临床前试验。

一、从天然产物中寻找新化合物

在新药的开发研究中,基于对天然产物的开发研究一直是新型结构的先导化合物的主要来源之一,在应用研究的先导化合物中,从天然产物中筛选得到的先导化合物远远多于合成的化合物。

天然产物又称次级代谢产物(secondary metabolites),具有结构的多样性和生物活性的多样性,在新药和先导化合物的发现中起着重要作用。1981—2002年上市的877种小分子新化学实体药物中,来源于天然产物的占 61%。其中 6% 直接来源于天然产物,27% 为天然产物的衍生物,5% 来源于天然产物药效团的合成物,23% 是根据天然产物结构进行模拟设计的合成物。天然产物在抗癌、抗感染方面尤其重要,1983—1994 年应用的抗癌药物中,62% 来源天然产物;1983—1994 年应用的83 种抗感染药物中,59 种来源于天然产物。仅国家自然科学基金委连续资助的重点课题"常用中药化学基础研究",从 52 种常用的中药中分离出 1 000 多个化合物,其中有 200 多个新化合物,发现了一些具有抗肿瘤、抗炎及延缓衰老等活性的化合物。

　　国内外实践证明,深入研究天然产物化学及其生理活性,有助于开发有前景的结构新类型化合物,并以此作为先导化合物,进行更加合理的结构优化、化学修饰,以研制成新药,可以使成功率得到提高。中药现代化的深入研究是目前药物化学研究中的一个热点,中药复方作为多靶点作用和整体治疗药物,在某些重大疾病和疑难病治疗中将发挥化学药物不可替代的作用。现代天然产物和中药现代化研究更加注重技术手段的创新,加速了一批新技术和新方法,如中药指纹图谱技术、超临界 CO_2 流体萃取技术、树脂吸附分离技术及膜分离技术、逆流萃取技术等在新药研究中的应用并且取得了明显成效。此外,现代色谱和光谱技术,如 HPLC、NMR、MS 及 HPLC - MS、HPLC - NMR 和 HPLC - NMR - MS 等色谱-光谱联用技术在天然产物化学研究中同样应用广泛。

　　此外,海洋生物的种类约占全球生物的一半,但一直未引起足够的重视。海洋生物中已发现有多肽类、大环聚酯类、聚醚类等 2 000 多种生物活性物质,从中发现了一批重要的抗癌、抗病毒活性物质,显示出海洋药物研究利用具有十分广阔的前景,可以为是创新药物提供丰富的先导化合物来源。

　　因此,从天然产物中寻找新化合物,主要通过两方面寻找,一方面是从中药和民间药中发现;另一方面从海洋生物或其他生物中发现先导化合物。

　　从中药和民间药中发现:中医中药是中华民族文化的瑰宝,有五千年的悠久历史,其疗效在长期的实践中所确定。我国中草药资源非常丰富,药用植物总数达 15 000 余种,其中不少为中国特有植物,而且大多数尚未进行研究开发。除此之外,民间也有丰富的用药经验。整理本草医籍,搜集民间用药经验,这将对先导化合物的发现提供有价值的资料。例如,生物碱、挥发油,以及微量元素等化学成分,具有较明显的医疗作用。如麻黄碱平喘,桔梗化痰,地榆所含鞣质能收敛止血,荆芥挥发油能发汗解表。

　　海洋占地球面积的 71%,其中蕴含着丰富的生物资源。以海洋天然活性产物为研究内容已成为目前天然产物化学中的一个重要分支。海洋产物在抗肿瘤、抗病毒、抗菌、治疗心脑血管疾病以及抗衰老等领域具有广阔的应用前景。其中一些活性成分已被开发成新药或进入临床研究阶段。明代李时珍的巨著《本草纲目》记载了近百种海洋生物的性味功能和医药价值。目前,海洋天然产物化学仍是最活跃的研究领域之一,这些方面的研究丰富了海洋天然产物化学的内容。

　　因此,从天然产物中寻找新化合物可以为先导化合物的发现及优化提供巨大帮助,为新化合物的应用提供理论支持。

二、以现有药物合成新化合物

　　目前市场在用的药物种类繁多,各种类型、各种功效的药物都有在售使用。那么在现有药物的基础上,合成新的化合物为药物治疗提供帮助方法可行,实用性强,这将成为先导化合物的主要来源之一。

　　以现有药物合成新化合物主要是通过合成药物的方法,即是用化学合成或生物合成等方法以现有药物为基础,合成新化合物。其中,化学合成包括有机合成和无机合成。化学合成是指以结构较简单的化合物或具有一定基本结构的天然产物为原料,经过一系列反应过程制得的对人体具有预防、治疗及诊断作用的原料药。这些药物都是具有单一的化学结构的纯物质。化学合成的生产绝大

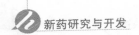

多数采用间歇法,大致分为三种:①全化学合成:大多数化学合成药是用基本化工原料和化工产品经各种不同的化学反应制得,如磺胺药、各种解热镇痛药。②半合成:部分化学合成药是以具有一定基本结构的天然产物作为中间体进行化学加工,制得如甾体激素类、半合成抗生素(见抗生素、维生素 A、维生素 E)。③化学合成结合微生物(酶催化)合成:此法可使许多药品的生产过程更为经济合理,如维生素 C、甾体激素和氨基酸等的合成。

生物合成包括全生物合成和部分生物及部分化学合成。药物生物合成是指生物合成在药物制作中的应用,药物生物合成的立体选择性药物生物合成定义及个性药物的生产。药物生物合成主要利用生物活性分子,如以各种酶为载体参与到合成中,增强了反应选择性,反应条件更温和,反应速率也有一定的提高,同时微生物参与的合成则更为便捷,药物合成在医药工业中占极为重要的地位。合成药物在医疗实践中被广泛应用。

三、广泛筛选合成新化合物

目前,随着药物化学的发展,人们可以通过多种途径来发现或产生先导化合物,其中广泛筛选合成新化合物将成为先导化合物的主要来源之一。

例如,从自然界中分离得到的天然活性物质,随机筛选(random screening)或高通量筛选(high-throughput screening)组合化合物库,从而得到的活性化合物,老药新用或临床使用中因发现不良反应而发现的活性化合物,以及通过计算机辅助药物设计得到化合物等,都是广泛筛选合成新化合物的主要方式。近年来,随着分子生物学、结构生物学以及计算机科学的发展,人们发展了一种基于特定靶标的高通量化虚拟筛选方法(virtual screening),极大地提高了先导化合物的发现效率,是目前新药研究的重要手段。

四、研究生理机制发现新化合物

生理机制也称机制,是指有机体的内在工作方式。生物学和医学在研究一种生物的功能时借助机制概念分析它的内在工作方式。包括生物的结构组成部分的相互关系,以及其间发生的各种变化过程的物理、化学性质的相互关系。因此,利用各种生理机制过程发现新化合物,将成为先导化合物的主要来源之一。

以情绪的生理机制为例,探讨新化合物的发现过程,阐述先导化合物的主要来源之一。目前一般认为情绪是大脑皮质和皮质下神经过程协同活动的结果。皮质下神经过程的作用处于显著地位,大脑皮质起着调节制约的作用。神经结构主要包括指向性神经系统、下丘脑和边缘系统。那么根据不同神经结构机制发现寻找合成新化合物将成为可能,并且在研究机制过程中研发符合对接的新药化合物更有临床治疗意义,将为寻找对症治疗药物提供直接帮助。

植物性神经系统,分为交感和副交感神经系统。绝大多数内脏器官都受交感和副交感的双重神经支配。副交感神经的主要功能是维持身体内部的正常活动,而交感神经的主要功能是动员身体内部的应急活动。通过交感和副交感神经系统对机体的消化、呼吸、循环、生殖等内部器官活动的支配,以及调节内脏、平滑肌和腺体的功能来保证机体内外环境的平衡。在某些情绪状态下,植物性神经系统的变化主要表现为交感神经系统活动的相对亢进,如激动紧张时心率加速、血压上升、胃肠道抑制、出汗、竖毛、瞳孔散大、脾脏收缩而使血液中红细胞计数增加、血糖增加、呼吸加深加速等。在某些情绪状态下也可表现为副交感神经系统活动相对亢进。如食物性嗅觉刺激可引起动物"愉快"的情绪反应,表现为消化液分泌增加与胃肠道运动加强。那么针对不同身体功能阶段,利用各种生理机制过程发现新化合物,将成为先导化合物的主要来源之一。

下丘脑,一般被认为是情绪表达的重要结构。机械或电刺激患者下丘脑会产生强烈的攻击性或欣快的爆发。去除大脑皮质后动物可自发地发生或轻微刺激即可引起"假怒"的情绪反应,如甩尾巴、竖毛、张牙舞爪、扩瞳、出汗、呼吸加快、血压升高等。刺激下丘脑的另外一些部位可引起排尿、排便、流涎和用力嗅。

　　边缘系统主要包括：①杏仁核，刺激杏仁核的不同部位，发现有的部位抑制攻击性行为，有的部位则促进攻击性行为。研究发现，刺激杏仁核的前部可发生逃跑或恐惧反应。刺激杏仁核的内侧部和尾部可发生防御或攻击性反应。研究还发现，刺激杏仁核与刺激下丘脑引起的攻击性行为不同。刺激下丘脑立即引起攻击性行为，刺激停止攻击也立即停止；而刺激杏仁核引起的是逐渐加强的攻击性行为，刺激终止后攻击行为也是逐渐平息的。②隔区，损毁啮齿类动物脑的隔区可使动物发生过度的愤怒反应和情绪增强，它们随时间的增长而消失，一般持续2～3周。③海马，海马对植物性神经系统的影响比边缘系统的其他部位要小，它与情绪的关系也没有杏仁核或隔区那样密切。两侧海马损毁的动物表现活泼，除了没有短暂的愤怒反应外与隔损毁时的行为改变是类似的。恐惧能使正常动物发生主动逃避或木立不动两类反应。海马损毁动物更多地出现主动性行为，而较少发生木立不动的行为反应。

　　因此，根据不同生理机制（情绪、疾病等）寻找合成新化合物更加符合精准医疗的治疗方法，并且在研究机制过程中研发符合对接的新药化合物更有临床治疗意义，将为寻找对症治疗药物提供直接帮助。

第二节　先导化合物的发现途径

一、药物筛选的定义与方法

　　药物筛选是对可能作为药物的物质进行初步药理活性的检测和试验，以求发现其药用价值和临床用途，为新药研究和开发提供最初始的依据和资料。成功的筛选能够缩短创新药物的研究与开发的周期、降低成本、减少风险和提高效率。虽然偶然发现的药物在药物研究中具有一定的作用，但过程是不可控的，因而不可能成为发现药物的主要途径。要发现新药，必须依赖主动寻找的过程，或成为广义的药物筛选过程。药物筛选主要包括：彻底筛选、定向筛选、对特定样品的筛选、比较筛选、随机筛选、计算机筛选和高通量药物筛选。

　　1. 彻底筛选　　是对于少数结构复杂的独特化合物进行彻底的药理学评价，通常是用于设计合成或者由天然物提取得到的全新化合物，通过广泛的药理学研究，确定是否有令人感兴趣的药理活性。

　　2. 定向筛选　　即采用特定的方法，专门筛选防治某种疾病的药物。这种方法是现代医学研究过程中长期使用的方法，并在药学研究中取得了巨大的成就，如治疗心血管疾病的药物、抗肿瘤药物等。定向筛选对于发现某一类型的药物行之有效，但对于被筛选的物质来讲，却不能全面反映出内在的作用，因此理想的方法是在定向筛选的同时能够实现一药多筛，从多方面发现这些物质的作用。

　　3. 对特定样品的筛选　　其特点在于利用已有信息，在特定的样品范围内进行筛选。例如，抗生素药物的筛选，筛选多种细菌产物的抗菌活性，从而发现了大量的新的抗生素。

　　4. 比较筛选　　根据对现有药物的认识，已确定的模型进行筛选，由此发现同类型且作用更好的新药物。

　　5. 随机筛选　　就是对可能作为药用的物质样品进行药理活性的广泛筛选。这种筛选方法是新药发现的最基本方式，也是在医药发展过程中人们一直进行的方式。特点是能够发现全新的药物，但成功率是不可预测的。要保证药物随机筛选的成功率，就必须有足够的被筛选的样品量和广泛的药物作用筛选方法。

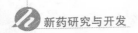

6. 计算机筛选　计算机筛选实际上是根据药理学、药物化学、计算机科学等多学科的知识和理论,应用计算机和相关软件作为攻击进行的化合物活性的预测,最常见的方式是建立在药物与作用靶点相结合的理论的基础研究上,采用计算机模型进行对接的方法选择具有可能相互作用的化合物结构。

7. 高通量药物筛选　是一种药物筛选新技术体系,已经成为主动寻找药物的重要技术手段,受到极大的重视。

二、合理药物设计与虚拟筛选

(一) 合理药物设计

合理药物设计(rational molecular design),即根据已知药物作用的靶蛋白或 DNA 三维结构,可与 X 射线晶体学、多维核磁共振或同源蛋白质结合,依据与药物作用的靶点即广义上的受体寻找和设计合理的药物分子,新药的合理设计思路确定其治疗用途,药物在体内可能作用的靶点和判定药物活性的药理模型,在这些基础上进行药物化学的研究工作。现代新药设计大致可分为基于疾病发生机制的药物设计和基于药物作用靶点机构的药物设计。能够与药物分子结合并产生药理效应的生物大分子现统称为药物作用的生物靶点。这些靶点的种类主要有受体、酶、离子通道和核酸,存在于机体靶器官细胞膜上或细胞质内。

合理药物设计包括基于靶点合理药物设计、基于性质的合理药物设计和基于结构的合理药物设计。通过对药物结构和体内靶点的研究,使药物达到需要的目的。如抑制酶的活性,促进某种物质的释放,阻碍通道等。

创新药物研究的基本途径和方法包括先导化合物的发现及先导化合物的结构优化等几个方面,先导化合物的寻找和发现是构建全新药物分子结构的前提,是研制新药的关键第一步。先导化合物的发现有两个基本途径:筛选和合理药物设计。近年来,合理药物设计越来越多地依据分子生物学、病理生理学、结构生物学和酶学等生命科学研究的最新成果,针对生命科学研究领域中基础研究所揭示的与疾病过程相关的酶、受体、离子通道及核酸等潜在的药物作用靶位,再参考其内源性配体或天然底物的化学结构特征,借助于计算机技术以及一些新理论、新方法来设计药物分子,以发现可选择性作用于靶位的新药。这些药物往往具有活性强、选择性好、不良反应小的特点。合理药物设计方法包括三类:①基于配体的药物设计:这类方法是根据已知配体的结构设计新的配体,主要包括定量构效关系和药效团模型方法,利用药物分子与靶分子的互补性,建立一系列具有相同药理作用分子的药效基团模型,从而进行新药设计。②基于受体(结构)的药物设计:主要根据受体的三维结构设计能与之匹配的配体,是一种直接设计方法,运用定向设计原理,根据靶分子的结构要求,通过计算机图形学的研究来直接设计药物分子。③基于机制的药物设计:是在基于结构的药物设计基础上,进一步考虑了药物与受体的动态结合过程,药物对受体构象的调节以及药物在体内的传输、分布和代谢。

那么,合理药物设计的靶点有哪些呢? 主要包括受体、酶、离子通道、核酸等。受体是指能与细胞外专一信号分子(配体)结合,从而引起细胞反应的蛋白质。受体与配体结合后即会使分子构象发生变化,从而引起细胞反应及生理效应,以受体为作用靶点的药物可分为激动剂和拮抗剂。

酶是具有生物催化功能的生物大分子,是一种维持生命正常运转的重要催化剂,酶的功能与许多疾病相关。随着生物化学和分子技术的进步、X 线衍射技术的精细,许多酶的三维结构已经很清楚,通过计算机应用能够模拟药物分子与酶的活性中心相互结合。酶已成为合理药物设计中一类重要的靶点,特别是酶抑制剂,高度亲和力和特异性酶抑制剂将使药物具有更专一的治疗价值。

离子通道是一种成孔蛋白,它通过允许某种特定类型的离子依靠电化学梯度穿过该通道,来帮助细胞建立和控制质膜间的微弱电压差。不同的通道,其允许通过的离子是不同的,甚至组成亚基单元的结构也是有区别的，现有药物主要以 K^+、Na^+、Ca^{2+}、Cl^- 等离子通道为作用靶点。

核酸（RNA 和 DNA）是人类基因的基本组成单位，是生命过程中重要的化学物质，提供产生蛋白质的信息、模板和工具。核酸在生物功能的调控上发挥着极其重要的作用，随着人们对核酸的结构和功能认识的不断深入，核酸正在发展成为一个药物设计的重要靶点。

（二）虚拟筛选

虚拟筛选（virtual screening，VS）也称计算机筛选，即在进行生物活性筛选之前，利用计算机上的分子对接软件模拟目标靶点与候选药物之间的相互作用，计算两者之间的亲和力大小，以降低实际筛选化合物数目，同时提高先导化合物发现效率。

从原理上来讲，虚拟筛选可以分为两类，即基于受体的虚拟筛选和基于配体的虚拟筛选。基于受体的虚拟筛选是从靶蛋白的三维结构出发，研究靶蛋白结合位点的特征性质以及它与小分子化合物之间的相互作用模式，根据与结合能相关的亲合性打分函数对蛋白和小分子化合物的结合能力进行评价，最终从大量的化合物分子中挑选出结合模式比较合理的、预测得分较高的化合物，用于后续的生物活性测试。基于配体的虚拟筛选一般是利用已知活性的小分子化合物，根据化合物的形状相似性或药效团模型在化合物数据库中搜索能够与它匹配的化学分子结构。最后对这些挑选出来的化合物进行实验筛选研究。

目前，虚拟筛选主要包括以下 3 种方式。

1. **基于分子对接的虚拟筛选** 是基于一个靶点（受体、酶、离子通道等）的三维结构，采用分子对接的虚拟筛选方法从小分子数据库中寻找匹配的候选化合物。分子对接是一种基于靶标蛋白结构的药物筛选方式。通过小分子化合物与靶标进行分子对接，综合分析得分及空间构象情况，包括静电作用、氢键作用、疏水作用、范德华作用等性质，可以探索配体小分子与受体生物大分子具体作用方式和结合构型，解释化合物产生活性的原因，为合理地优化化合物结构提供指导；也可筛选潜在活性化合物，为实验提供参考。一些常用的活性化合物与蛋白结合图见图 6-1。

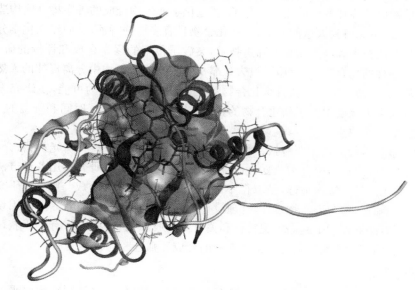

图 6-1 活性药物蛋白结合图

2. **基于药效团的虚拟筛选** 药效团筛选是一种基于小分子化合物的高效药物筛选手段。通过分析一个或多个活性小分子的药效特征，归纳概括出使得分子具有活性的重要药效基团特征。药效团筛选的计算量较小，可以在分子对接前进行，对几百万或几千万的小分子数据库进行药效团筛选

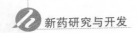

只需要很短时间。研究者只需要提供一个或多个活性分子,就可以构建公共药效团进行筛选,搜索含相同特征的小分子,并指导新活性分子的合成。在做分子对接、药效团筛选或形状相似性筛选时,一般选取多样性较好的小分子数据库,如 ChemBridge、Enamine 和 PubChem 等众多包括片段库、类药性库、药物库、天然产物库等的小分子数据库。基于药效团的虚拟筛选一般包含 3 个步骤,分别是初筛、二维子结构匹配和三维结构搜索,最终确定活性生物分子。

3. 基于定量构效关系的虚拟筛选 定量构效关系(quantitative structure-activity relationship,QSAR)是一种借助分子的理化性质参数或结构参数,以数学和统计学手段定量研究有机小分子与生物大分子相互作用、有机小分子在生物体内吸收、分布、代谢、排泄等生理相关性质的方法。这种方法广泛应用于药物、农药、化学毒剂等生物活性分子的合理设计,在早期的药物设计中,定量构效关系方法占据主导地位,随着计算机计算能力的提高和众多生物大分子三维结构的准确测定,基于结构的药物设计逐渐取代了定量构效关系在药物设计领域的主导地位,但是 QSAR 在药学研究中仍然发挥着非常重要的作用。

除了上述 3 种虚拟筛选方法外,还包括基于药代动力学的虚拟筛选、子结构匹配筛选、相似性搜索筛选等,都已得到实践应用。

三、组合化学与高通量筛选

(一)组合化学

组合化学是一门将化学合成、组合理论、计算机辅助设计及机械手结合一体,并在短时间内将不同构建模块用巧妙构思,根据组合原理,系统反复连接,从而产生大批的分子多样性群体,形成化合物库(compound library),然后运用组合原理,以巧妙的手段对库成分进行筛选优化,得到可能的有目标性能的化合物结构的科学。

组合化学技术应用到获得新化合物分子上,是仿生学的一种发展,是将一些基本的小分子(如氨基酸、核苷酸、单糖以及各种各样的化学小分子)通过化学或生物合成的程序将这些构造砖块系统地装配成不同的组合,由此得到大量的分子,这些化合物具有多样性特征,从而建立化学分子库。组合化学融合了新型合成技术和高通量集群筛选技术,突破了传统的逐一合成和评价的研究模式,快速产生具有分子多样性的化合物库,克服了过去只靠从动植物或微生物中分离提纯的天然产物作为药物先导结构的局限性,使一次合成数百个化合物甚至数万个化合物成为可能,使研究工作效率极大提高。所以组合化学大幅度提高了新化合物的合成和筛选效率,减少了时间和资金的消耗,成为 20 世纪末化学研究的一个热点。

目前组合化学技术的应用主要包括:①新材料的开发:如抗磁材料、磷光材料、介电材料、铁电材料、半导体、催化剂、沸石和聚合物及复合材料等。②催化剂筛选:研究者用各种方法设计和建立了催化剂库,对催化剂进行快速筛选,已取得不少成果。③新药物的合成与筛选:研究者将组合化学(随机设计,合理筛选)与合理药物设计(合理设计,随机筛选)两种不同的方法联用设计合成了新奇的胶原酶抑制剂,能够抑制引起癌细胞转移和关节炎的胶原酶,这些工作有利于获得更加有效的抑制癌细胞转移和治疗关节炎的新药。④新农药的合成和筛选。

(二)高通量筛选

高通量筛选(high throughput screening,HTS)技术是指以分子水平和细胞水平的实验方法为基础,以微板形式作为实验工具载体,以自动化操作系统执行试验过程,以灵敏快速的检测仪器采集实验结果数据,以计算机分析处理实验数据,在同一时间检测数以千万的样品,并以得到相应数据库支持运转的技术体系,它具有微量、快速、灵敏和准确等特点。简言之,就是可以通过一次实验获得大量的信息,并从中找到有价值的信息。

高通量筛选的组成主要包括化合物样品库、自动化操作系统、高灵敏度的检测系统和数据库管理系统4部分。①化合物样品库：化合物样品主要有人工合成和从天然产物中分离纯化两个来源。其中，人工合成又可分为常规化学合成和组合化学合成两种方法。②自动化操作系统：自动化操作系统利用计算机通过操作软件控制整个实验过程。操作软件采用实物图像代表实验用具，简洁明了的图示代表机器的动作。自动化操作系统的工作能力取决于系统的组分，根据需要可配置加样、冲洗、温解、离心等设备以进行相应的工作。③高灵敏度的检测系统：检测系统一般采用液闪计数器、化学发光检测计数器、宽谱带分光光度仪、荧光光度仪等。④数据库管理系统：数据库管理系统承担4个方面的功能：样品库的管理功能；生物活性信息的管理功能；对高通量药物筛选的服务功能；药物设计与药物发现功能。

常用的筛选模型都在分子水平和细胞水平，观察的是药物与分子靶点的相互作用，能够直接认识药物的基本作用机制。分子水平的药物筛选模型主要包括受体筛选模型、酶筛选模型、离子通道筛选模型等。①受体筛选模型：是指受体与放射性配体结合模型。以受体为作用靶的筛选方法，包括检测功能反应、第二信使生成和标记配体与受体相互作用等不同类型。②酶筛选模型：观察药物对酶活性的影响。根据酶的特点，酶的反应底物、产物都可以作为检测指标，并由此确定反应速度。③离子通道筛选模型：贝类动物毒素的高通量筛选，其作用靶为 Na^+ 通道上的蛤蚌毒素结合位点，用放射性配体进行竞争性结合试验考察受试样品。④细胞水平药物筛选模型：观察被筛样品对细胞的作用，但不能反映药物作用的具体途径和靶标，仅反映药物对细胞生长等过程的综合作用。

高通量筛选技术与传统的药物筛选方法相比有以下几个优点：反应体积小；自动化；灵敏快速检测；高度特异性。但是，高通量筛选作为药物筛选的方法，并不是一种万能的手段，首先，高通量筛选所采用的主要是分子、细胞水平的体外实验模型，任何模型都不可能充分反映药物的全面药理作用；其次，用于高通量筛选的模型是有限的和不断发展的，高通量筛选技术必将在未来的药物研究中发挥越来越重要的作用。

高通量筛选技术的检测方法主要包括光学测定技术、放射性检测技术、荧光检测技术等。①光学测定技术：包括非同位素标记测定法，如用分光光度检测法筛选蛋白酪氨酸激酶抑制剂、组织纤溶酶原激活剂等。②放射性检测技术：研究学者在高通量药物筛选研究中，应用放射性测定法，特别是亲和闪烁（SPA）检测方法，促进了高通量药物筛选的实现。③荧光检测技术：研究学者采用FLIPR荧光检测法，可在短时间内同时测定荧光的强度和变化，测定细胞内钙离子流及测定细胞内pH和细胞内钠离子流等。

药物筛选技术直接关系到发现新药的效率，高通量筛选技术则突破了传统的药物筛选模式，极大地提高了新药的研究效率，为先导化合物的发现提供帮助。

四、计算机辅助药物设计

计算机辅助药物设计（computer aided drug design）是以计算机化学为基础，通过计算机的模拟、计算和预算药物与受体生物大分子之间的关系，设计和优化先导化合物的方法。计算机辅助药物设计实际上就是通过模拟和计算受体与配体的这种相互作用，进行先导化合物的优化与设计。计算机辅助药物设计大致包括活性位点分析法、数据库搜寻和全新药物设计。

受体是指生物体的细胞膜上或细胞内的一种具有特异性功能的生物大分子，与内源性激素、递质或外源性药物结合后，发生一定的特定功能，如开启细胞膜上的离子通道，或激活特殊的酶，从而导致特定的生理变化。能与受体产生特异性结合的生物活性物质称为配体（ligand）。配体与受体结合能产生与激素或神经递质等相似的生理活性作用的物质称为激动剂；若与受体结合后阻碍了内源性物质与受体结合，从而阻断了其产生生理作用的，则称为拮抗剂。计算机辅助药物设计实际上就是通过模拟和计算受体与配体的这种相互作用进行先导化合物的优化与设计。

　　计算机辅助药物设计根据受体的结构是否已知，分为直接药物设计和间接药物设计。计算机辅助药物设计的方法始于 1980 年代早期。当今，随着人类基因组计划的完成、蛋白组学的迅猛发展，以及大量与人类疾病相关基因的发现，药物作用的靶标分子急剧增加；同时，在计算机技术推动下，计算机药物辅助设计在近几年取得了巨大的进展。

　　计算机辅助药物设计的一般原理是，首先通过 X - 单晶衍射技术等技术获得受体大分子结合部位的结构，并且采用分子模拟软件分析结合部位的结构性质，如静电场、疏水场、氢键作用位点分布等信息。然后再运用数据库搜寻或者全新药物分子设计技术，识别得到分子形状和理化性质与受体作用位点相匹配的分子，合成并测试这些分子的生物活性，经过几轮循环，即可以发现新的先导化合物。因此，计算机辅助药物设计大致包括活性位点分析法、数据库搜寻和全新药物设计。

　　1. 活性位点分析法　　该方法可以用来探测与生物大分子的活性位点较好地相互作用的原子或者基团。用于分析的探针可以是一些简单的分子或者碎片，如水或者苯环，通过分析探针与活性位点的相互作用情况，最终可以找到这些分子或碎片在活性部位中的可能结合位置。由活性位点分析得到的有关受体结合的信息对于全新药物的设计具有指导性。活性位点分析软件有 DRID、GREEN、HSITE 等。另外还有一些基于蒙特卡罗、模拟退火技术的软件如 MCSS、HINT、BUCKETS 等。

　　其中，GRID 由 Goodford 研究小组开发，其基本原理是将受体蛋白的活性部位划分为有规则的网格点，将探针分子（水分子或甲基等）放置在这些网格点上，采用分子力场方法计算探针分子与受体活性部位各原子的相互作用能，这样便获得探针分子与受体活性部位相互作用的分布情况，从中可发现最佳作用位点。

　　MCSS 是 Miranker 和 Karplus 在 CHARMM 力场基础上发展而来，它的基本要点是在运用 CHARMM 力场进行分子动力学模拟时，取消溶剂分子间的非键相互作用。这样，在分子动力学模拟时，溶剂在能量合适的区域叠合在一起，从而提高了搜寻溶剂分子与受体分子结合区域的效率。小分子碎片（如水和苯分子）可当作溶剂分子，运用上述动力学方法搜寻出分子碎片与受体的结合区域，然后对每个碎片选择 100～1 000 个拷贝，在低能碎片结合域进行能量优化。在最后的能量搜寻过程中，可以用随机取样或网格点的方法来实施。搜寻时每个碎片的各个拷贝可以做刚性转动，最后直接比较每个碎片各个拷贝与受体的结合能，以此选择碎片的最佳作用位点。

　　2. 数据库搜寻　　数据库搜寻方法分为两类。一类是基于配体的，即根据药效基团模型进行三维结构数据库搜寻。该类方法一般需先建立一系列活性分子的药效构象，抽提出共有的药效基团，进而在现有的数据库中寻找符合药效基团模型的化合物。该类方法中比较著名的软件有 Catalyst 和 Unity，而以前者应用更普遍。另一类方法是基于受体的，也称为分子对接法，即将小分子配体对接到受体的活性位点，并搜寻其合理的取向和构象，使得配体与受体的形状和相互作用匹配最佳。在药物设计中，分子对接方法主要用来从化合物数据库中搜寻与受体生物大分子有较好亲和力的小分子，从而发现全新的先导化合物。分子对接由于从整体上考虑配体与受体的结合效果，所以能较好地避免其他方法中容易出现的局部作用较好、整体结合欠佳的情况。具有代表性的分子对接软件主要有 DOCK、FlexX 和 GOLD。

　　DOCK 由 Kuntz 小组于 1982 年开发，最新版本为 DOCK5.0。DOCK 的开发经历了一个由简单到复杂的过程：DOCK1.0 考虑的是配体与受体间的刚性形状对接；DOCK2.0 引入了"分而治之"算法，提高了计算速度；DOCK3.0 采用分子力场势能函数作为评价函数；DOCK3.5 引入了打分函数优化以及化学性质匹配等；DOCK4.0 开始考虑配体的柔性；DOCK5.0 在前面版本基础上，采用 C++ 语言重新编程实现，并进一步引入 GB/SA 打分。DOCK 程序现已成功地应用于药物分子设计领域。

　　FlexX 是一种快速、精确的柔性对接算法，在对接时考虑了配体分子的许多构象。FlexX 首先在配体分子中选择一个核心部分，并将其对接到受体的活性部位，然后再通过树搜寻方法连接其余片断。FlexX 的评价函数采用改进的结合自由能函数。FlexX 的对接算法建立在逐步构造策略的基础之上，分以下三步：第一步是选择配体的一个连接基团，称为核心基团；第二步将核心基团放置于活性部位，此时不考虑配体的其他部分；最后一步称为构造，通过在已放置好的核心基团上逐步增加其他基团，构造出完整的配体分子。

3. 全新药物设计　数据库搜寻得到的化合物通常都是已知化合物，而非新颖结构。全新药物设计越来越受到人们的重视，它根据受体活性部位的形状和性质要求，让计算机自动构建出形状、性质互补的新分子，设计得到的新分子化合物能与受体活性部位很好地契合，从而有望成为新的先导化合物；它通常能提出一些新的思想和结构类型，但对所设计的化合物需要进行合成。全新药物设计方法出现的时间虽然不长，但发展极为迅速，现已开发出一批实用性较强的软件，其主要软件有LUDI、Leapfrog、GROW、SPROU 等，其中 LUDI 最为常用。

LUDI 是由 Bh&ouml 开发的进行全新药物设计的有力工具，已广泛地被制药公司和科研机构使用，其特点是以蛋白质三维结构为基础，通过化合物片段自动生长的方法产生候选的药物先导化合物。它可根据用户确定好的蛋白质受体结合部位的几何形状和物理化学特征（氢键形成能力、疏水作用位点），通过对已有数据库中化合物的筛选并在此基础上自动生长或连接其他化合物的形式，产生大量候选先导化合物并按评估的分值大小排列，供下一步筛选；可以对已知的药物分子进行修改，如添加/去除基团、官能团之间的连接等。在受体蛋白质结构未知的情况下，此模块也可以根据多个已知的同系化合物结构的叠合确定功能团，再根据功能团的空间排列和理化性质推测可能的蛋白质受体结合部位特征，根据此特征进行新型药物设计。

第三节　先导化合物的优化

因先导化合物存在着某些缺陷，如活性不够高、化学结构不稳定、毒性较大、选择性不好、药代动力学性质不合理等，需要对先导化合物进行化学修饰，进一步优化使之发展为理想的药物，这一过程称为先导化合物的优化。因此，常用的用于先导化合物的优化方法有：生物电子等排体、前药修饰、软药设计、立体异构及外消旋转换，以及其他优化方法等。

一、生物电子等排体

生物电子等排体（bioisostere），指生物学意义上的具有相似的物理及化学性质的基团或取代基所产生的大致相似、相关或相反的生物活性的一种物质。电子等排体是指外层电子数目相等的原子、离子、分子，以及具有相似立体和电子构型的基团，例如，—COO—、—CO—、—NH—、—CH$_2$—等基团是电子等排体，—Cl、—Br、—CH$_3$ 等也是电子等排体。生物电子等排体是指既符合电子等排体的定义，又具有相似或相反生物学作用的化合物。运用生物电子等排体的概念不但可设计出具有与原型药物相同药理作用的新药，而且还可生产该药物的拮抗药，这是因为化学结构高度近似的药物常能与同一受体或酶结合引起相似的效应（拟似药），或相反地起抑制的作用（拮抗药）。以乙酰胆碱结构类似物为例，其中氨甲胆碱、毒蕈碱都是拟胆碱药。实际上，电子等排体和生物电子等排体的概念在分子药理学上有广泛的应用，尤其是借变异的方法或分子改造来设计新的药物时，更经常涉及生物电子等排体。

在结构优化研究中，生物电子等排原理（bioisosterism）是应用较多的一种方法，即在基本结构的可变部分，以电子等排体（isostere）相互置换，对药物进行结构改造。利用药物基本结构中的可变部分，以生物电子等排体相互替换，对药物进行结构改造，以提高疗效，降低毒副作用。生物电子等排体原理是将化合物结构中的某些原子或基团，用其外层电子总数相等（同价）或在体积、形状、构象、

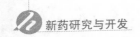

电子分布、脂水分配系数、pKa 值,化学反应性和氢键形成能力等重要参数上存在相似性的原子或基团进行替换,而所产生新化合物的一种方法。

生物电子等排体的分类,传统的生物电子等排体可分为经典和非经典两大类。经典生物电子等排体是指基团的形状、大小、外层电子构型大致相同,组成基团的原子数、价键、不饱和程度以及芳香性等方面极其相似。非经典生物电子等排体是指基团的原子数可以不同,也不一定遵循经典的生物电子等排体的主体和典型的规则,形状和大小变化亦较大,但是保留了原基团的 pKa 值、静电势能、最高占据分子轨道和最低空轨道等性能,因此仍显示相应的生物活性。除了按照经典定义分为经典和非经典生物电子等排体两大类之外,按照电性和立体结构的相似性可分为疏水性等排体、等电性等排体、等立体性等排体、等构象性电子等排体等。

生物电子等排原理被成功应用在含氟农药的创制过程中,由于氟原子具有模拟效应、电子效应、阻碍效应、渗透效应等特殊性质,因此它的引入可使化合物的生物活性倍增,且含氟化合物对环境影响最小,在农药或医药的创制中,人们对含氟化合物的开发研究十分活跃。常见的是以 F 及含氟的基团如 CF_3、OCF_3、$OCHF_2$ 等替代已知化合物或先导化合物结构中的 H、Cl、Br、CH_3、OCH_3 等基团,或对替换后的化合物进行进一步优化而得到新的含氟农药。生物电子等排体原理广泛应用于药物先导化合物优化中。实践证明,运用生物电子等排原理进行药物先导化合物优化可大大加快药物先导物到药物候选物的转化。生物电子等排取代法将会以它的简便、有效、直观等特点而得到更广泛的应用。

二、前药修饰

前药(prodrug)原理系指用化学方法将有活性的原药转变成无活性衍生物,在体内经酶促或非酶促反应释放出原药而发挥疗效。保持药物的基本结构,仅在某些官能团上做出一定的化学结构改变的方法,称为化学结构修饰。如果药物经过化学结构修饰后得到的化合物,在体外没有或很少有活性,在生物体或人体内通过酶的作用又转化为原来的药物而发挥药效时,则称原来的药物为母体药物,修饰后得到的化合物为前体药物,简称前药。前药修饰是药物设计中重要的修饰手段之一。

前体药物也称前药、药物前体、前驱药物等,是指药物经过化学结构修饰后得到的在体外无活性或活性较小、在体内经酶或非酶的转化释放出活性药物而发挥药效的化合物。1958 年,Albert 在英国自然杂志上发表文章提出了前体药物的概念。之后 Harper 提出的"药物潜伏化"总结了前体药物设计的思想,即通过对生物活性化合物的化学修饰形成新的化合物,新化合物在生物体内酶的作用下释放出有活性的母体化合物并发挥药理作用。目前已经在神经系统药物、抗肿瘤系统药物和抗病毒药物有着很大的作用。前体药物本身没有生物活性或活性很低,经过体内代谢后变为有活性的物质,这一过程的目的在于增加药物的生物利用度,加强靶向性,降低药物的毒性和不良反应。目前前体药物分为两大类:载体前体药物(carrier-prodrug)和生物前体(bioprecursor)。在前体药物提出前,历史上偶然发现的许多前体药物都在应用,如阿司匹林和水杨酸的作用。

前药是一类通过结构修饰将原来药物分子中的活性基团封闭起来而导致本身没有活性,但在体内可代谢成为具有生物活性的药物。前药原理在药物设计中应用广泛,不仅可对经典的含羧基、羟基、氨基药物进行结构修饰制成酯、羧酸酯、氨基酸酯、酰胺、磷酸酯等类型的前药,还可制成偶氮型前药,曼尼希碱型前药,一氧化氮型前药及开环、闭环等新型结构的前药,既保持或增强了原药的药效,又克服了原药的某些缺点。

常用的前药设计的结构修饰类型主要包括:酯类前药、磷酸酯/磷酸盐类前药、碳酸酯类与氨基甲酸酯类前药、酰胺类前药、肟类前药等。

(一)酯类前药

含有羟基、羧基和巯基的药物成酯在前药的应用中是最广泛的。酯类前药主要是用来提高药物的脂溶性和被动的膜渗透能力,通常是通过掩蔽水溶性药物的极性基团来达到的。在体内,酯键可以很容易地被血液、肝脏以及其他器官和组织中普遍存在的酯酶水解掉。目前临床上有许多烷基或芳基酯类前药在应用，氨苄青霉素是耐酸、广谱、半合成青霉素，可以口服，但是口服吸收差，血药浓度只有注射给药的 20%～40%。分析结构表明，氨苄青霉素分子中的 C2 羧基与 C6 侧链氨基在胃内 pH 情况下解离为两性离子，将羧基形成简单的脂肪。将其设计成双酯型前药，末端酯键位阻较小，易于发生酶促断裂，释放出甲醛和氨苄青霉素，产生药效，生物利用度提高 3～5 倍，口服几乎定量吸收。

（二）磷酸酯/磷酸盐类前药

含有羟基和氨基的药物磷酸酯类前药主要是针对含有羟基和氨基的水溶性差的药物而设计的，目的是提高它们的水溶性来得到更好的口服给药效果。磷酸酯类前药表现出很好的化学稳定性，同时在体内可以通过小肠和肝脏中的磷酸酯酶快速地转化为原药。磷苯妥英钠为抗癫痫药苯妥英的胃肠外使用的有效前药，其水溶性和稳定性较原药都有很大提高。由于苯妥英的水溶性很低，很难有效给药，因此开发了其前药磷苯妥英钠。该药可在血红细胞、肝和许多其他组织中的碱性磷酸酯酶的作用下，迅速而完全地转变为苯妥英。该药极性增加，使其水溶性增加，可制成稳定的混合水溶液通过静脉注射或肌内注射途径给药，克服了苯妥英临床应用带来的不良反应并消除了苯妥英的药物相互作用。

（三）碳酸酯类与氨基甲酸酯类前药

含有羧基、羟基和氨基的药物碳酸酯与氨基甲酸酯类化合物与对应的酯相比对酶的稳定性更好，碳酸酯是羧基与醇基的衍生物，氨基甲酸酯是羧基与氨基的衍生物。大部分碳酸酯类和氨基甲酸酯类前药需要酯酶的参与来释放原药。伊立替康是亲脂性抗肿瘤药物拓扑异构酶Ⅰ抑制剂喜树碱的水溶性氨基甲酸酯类前药，在分子中，二哌啶基通过氨基酸甲酯与喜树碱的酚羟基相连，主要通过羧酸酯酶在肝脏内转化为喜树碱。

（四）酰胺类及肟类前药

含有羧基和氨基的药物酰胺是羧基与氨基的衍生物。酰胺键可以被体内的羧酸酯酶、多肽酶和蛋白酶水解。引入酰胺键通常是为了提高口服吸收度，这主要是通过合成小肠摄取转运体的底物来实现的。含有羰基、脒基和胍基的药物肟是羰基、脒基和胍基的衍生物。肟可以被微粒体中的细胞色素 P450 酶水解。可以提高原药的吸收度和膜穿透能力。

因此利用前药原理，对药物活性型进行化学结构的加工和修饰，从而避免药物在体内过快代谢失活，增加药物的生物利用度；有些修饰还能加强药物的靶向性，降低药物的毒副作用等，主要包括以下 3 点作用。

1. *提高药物的吸收度* 致使一个药物的口服吸收度不好的原因有很多，包括水溶性差、渗透能力低等。常用的提高口服药物吸收度的前药策略主要包括提高药物的水溶性、脂溶性以及利用载体介导的吸收。①提高药物的水溶性：通过组合筛选得到的候选药物中有将近 40%的药物水溶性很差。有时利用常规的制剂技术，比如说成盐、粒子粉碎等，也不能得到满意的效果。这时前药修饰就为水溶性差的药物提供了一个可选方案。②提高药物的脂溶性：某些药物分子含有极性或者可电离的基团，会影响到其口服生物利用度。此时可以利用前药修饰对这些基团进行修饰增加药物的脂溶性，从而提高膜穿透能力以及口服吸收度。③载体介导的吸收：一类前药是以特殊的膜转运体为靶点，其设计原理是在原药上接上特定结构的基团，使其能够被小肠上皮组织上的内源性转运体识别。此类前药设计对于含极性基团或者带电荷的药物十分重要。

2. *靶向给药* 给药的最终极目的就是能够做到靶向性，前药策略就可以做到。靶向选择性主要是通过 4 种途径实现的：在器官内的被动富集；转运体介导给药；酶选择性代谢激活；抗原靶向作用。

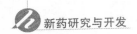

3. 延长药物的作用时间　将许多类固醇(如睾酮)和安定药(如三氟噻醇、氟哌啶醇)制成其高亲脂性前药,肌内注射后可以缓慢释放到体循环中从而延长了药物作用时间,且前药自注射部位释放出来后通常可以很快地转化为原药。

在药物设计中,前药策略已经成为一种用途广泛的有效手段,其范围可以延伸到许多种母体药物分子的给药途径和给药形式中。目前临床上大部分的前药是通过提高原药的脂溶性来增强药物的渗透能力。目前上市的前药中很少有针对抗肿瘤药物的,至于针对肿瘤靶向给药减少毒副作用的抗癌药更少。总体来说,随着被批准上市的前药数目的增长,前药策略已经成为药物设计以及代谢过程中不可或缺的一部分。

三、软药设计

软药是容易代谢失活的药物,使药物在完成治疗作用后,按预先设定的代谢途径和可以控制的速率分解、失活并迅速排出体外,从而避免药物的蓄积毒性,这类药物被称为软药。而硬药是指具有发挥药物作用所必需的结构特征的化合物,该化合物在生物体内不发生代谢或转化,可避免产生某些毒性代谢产物。

软药和前药是相反的概念。前药是指一些无药理活性的化合物,但是这些化合物在生物体内经过代谢的生物转化,被转化为有活性的药物。软药和前药的区别体现在 2 个方面:一是它们的先导物不一样,前药是以原药为先导物的,而软药的先导物既可以是原药也可以是原药的代谢物;二是它们的作用方式不一样,前药在体外无活性,只有到达靶点释放出原药才有活性,而软药在体外是有活性的,它们到达靶点发挥治疗作用后一步代谢失活。

软药原理是在研究体内代谢的基础上,依据代谢机制,设计其活性代谢物、无活性代谢物、软类似物等有生物活性的化合物,在体内起作用后经可预料的和可控制的代谢作用一步代谢失活,转变成无活性、无毒性的化合物,其作用与原药相同或增强,降低了原药的毒性和不良反应。

目前软药设计主要有 4 条途径:基于活性代谢物的软药途径;基于无活性代谢物的软药途径;软类似物途径和前软药途径。它们通过全身不良反应的最小化及毒性中间体的消除,提高药物的治疗指数;提供一条简单的代谢分解途径,避免非区域性的或长效的毒性;通过避免形成多种活性物,简化代谢状态;通过避免竞争性酶系统的代谢途径,消除药物间的相互作用。在药物设计过程中,软类似物和基于无活性代谢物的软药途径是运用最广泛的,也是最有效的。基于软药设计的策略,已合成一系列药物如抗胆碱药、抗心律失常药、镇痛药、受体阻滞药以及甾体类药物等。软类似物是在已知有效药物结构的非活性中心,引入易代谢的结构部分,在体内经一步代谢失活,避免不良反应发生。其设计原则为应用生物电子等排原理,设计先导化合物的生物电子等排体;代谢产物不产生高度活性中间体。基于活性代谢物的软药设计,通常药物生物转化的过程是药理学上活性化合物的失活过程,按照软药设计的基本思路,选用只经一步代谢失活的活性化合物为药物,当某一药物发生氧化代谢可能经过有毒的高度活性中间体或经过具有药理活性的中间体时,如果活性和药代动力学条件许可,应选用最高氧化态的活性代谢物为药物,该原则适用于氧化转化,也适用于其他代谢转化。

四、立体异构及外消旋转换

立体异构(stereoisomerism)是在有相同分子式的化合物分子中,原子或原子团互相连接的次序相同,但在空间的排列方式不同,与构造异构(根据情况不同可以分为碳链异构、位置异构、官能团异构三种)同属有机化学范畴中的同分异构现象。

立体异构体属于同分异构体的一种。分子中原子或原子团互相连接次序相同,但空间排列不同而引起的异构体称为立体异构体,有两类立体异构体。因键长、键角、分子内有双键、有环等原因引起的立体异构体称为构型异构体(configuration stereo-isomer)。一般来讲,构型异构体之间不能或很难互相转换。仅由单键的旋转而引起的立体异构体称为构象异构体(conformational stereo-isomer),有时也称为旋转异构体(rotamer)。由于旋转的角度可以是任意的,单键旋转360°可以产生无数个构象异构体,通常以稳定的有限几种构象来代表它们。在书写同分异构体时,可以不写构象异构体。构象异构体又分为两类。其中,因双键或成环碳原子的单键不能自由旋转而引起的异构体称为几何异构体(geometric isomer),也称为顺反异构体(cis-trans isomer)。例如,顺-2-丁烯和反-2-丁烯是一对几何异构体。顺-1,4-二甲基环己烷和反-1,4-二甲基环己烷也是一对几何异构体。将因分子中没有反轴对称性而引起的具有不同旋光性能的立体异构体称为旋光异构体(optical isomer)。

因此,立体异构可分为几何异构(顺反异构)、旋光异构和构象异构三类。①几何异构是指在有双键或小环结构的分子中,由于分子中双键或环的原子间的键的自由旋转受阻碍,存在不同的空间排列方式而产生的立体异构现象,又称顺反异构。②旋光异构,又称为手性异构,任何一个不能和它的镜像完全重叠的分子就叫作手性分子,它的一个物理性质就是能使偏振光的方向发生偏转,具有旋光活性。构造相同的分子,如使其一平面偏振光向右偏转,另一侧向左,则两种互为光学异构体。③构象异构,构造式相同的化合物由于单键的旋转,使连接在碳上的原子或原子团在空间的排布位置随之发生变化产生的立体异构现象。能发生立体异构现象的化合物称作立体异构体,包括几何异构体、旋光异构体和构象异构体。几何异构体和旋光异构体能分离开来,构象异构体可以通过单键旋转而互变,通常无法分离,但当围绕单键旋转障碍很大时,这类异构体也是可以分离的。

为获得疗效更好、毒副作用更小的单一对映体药物,进行外消旋转换是目前受重视的研究方向,是省钱、省时、有效的新药开发途径。当前大多数药物是以外消旋体的形式出现,即药物里含有等量的左右两种对映体。目前获得单一手性化合物的方法有3种:①手性源合成法:以手性物质为原料合成其他手性化合物。②不对称催化合成法:是在催化剂或酶的作用下合成得到单一对映体化合物的方法。③外消旋体拆分法:是在拆分剂的作用下,利用物理化学或生物方法将外消旋体拆分成两个对映体。外消旋体拆分法作为一种经典的分离方法,在此显示出其省时的优势,在工业生产上得到广泛的应用。目前,外消旋体拆分法可分为结晶拆分、化学拆分、生物拆分、色谱拆分、膜拆分和手性萃取拆分等方法。

五、其他优化方法

先导化合物的优化方法除了上述方法外,还包括活性亚结构拼接法、局部修饰法、定量构效关系法等。

活性亚结构拼接法,即是指将两种药物的药效结构单元拼合在一个分子中,或将两者的药效基团通过共价键兼容于一个分子中,使形成的药物兼具两者的性质,强化药理作用,减少毒副作用,取长补短,完成协同治疗作用。

局部修饰法是先导化合物结构优化的常用方法之一,如简化或复杂化结构式,开、闭环结构,改变基团电性,引入相关基团等。

定量构效关系(QSAR)是一种借助分子的理化性质参数或结构参数,以数学和统计学手段定量研究有机小分子与生物大分子相互作用、有机小分子在生物体内吸收、分布、代谢、排泄等生理相关性质的方法。这种方法广泛应用于药物、农药、化学毒剂等生物活性分子的合理设计,在早期的药物设计中,定量构效关系方法占据主导地位,1990年代以来随着计算机计算能力的提高和众多生物大分子三维结构的准确测定,基于结构的药物设计逐渐取代了定量构效关系在药物设计领域的主导地位,但是QSAR在药学研究中仍然发挥着非常重要的作用。

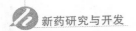

第四节 药物设计的基本原理

一、药物作用机制

药物效应多种多样,是不同药物分子与机体不同靶细胞间相互作用的结果。药物作用的性质首先取决于药物的化学结构,包括基本骨架、活性基团、侧链长短及立体构型等因素。药物作用的机制有以下5种:①特异性受体:许多药物通过与特异性受体结合而发挥作用。②抑制酶的活性:有些药物通过抑制某种酶的活性而发挥作用。如胆碱酯酶抑制剂及黄嘌呤氧化酶抑制剂等。③影响代谢过程:多种药物通过影响机体的代谢过程而发挥作用,如磺胺药、胰岛素、抗生素等。④通过理化特性:有些药物通过其理化特性而发挥作用,如挥发性麻醉药、渗透性利尿药和泻药等。⑤通过化学反应:有些药物通过直接的化学反应而发挥作用,如络合剂及制酸药等。

然而药理效应是机体细胞原有功能水平的改变,从药理学角度来说,药物作用机制要从细胞功能方面去探索。①理化反应,抗酸药中和胃酸以治疗溃疡病,甘露醇在肾小管内提升渗透压而利尿等是分别通过简单的化学反应及物理作用而产生的药理效应。②参与或干扰细胞代谢,补充生命代谢物质以治疗相应缺乏症,如铁盐补血、胰岛素治糖尿病等。③影响生理物质转运,很多无机离子、代谢物、神经递质、激素在体内主动转运需要载体参与。干扰这一环节可以产生明显的药理效应。④对酶的影响,酶在体内分布广泛,参与细胞生命活动,易受各种因素的影响,是药物作用的一类主要对象。多数药物能抑制酶的活性,如新斯的明竞争性抑制胆碱酯酶,而有些药物本身就是酶,如胃蛋白酶。⑤作用于细胞膜的离子通道,细胞膜上无机离子通道控制 Na^+、K^+、Ca^{2+}、Cl^- 等离子跨膜转运,药物可以直接对其作用而影响细胞功能。⑥影响核酸代谢,核酸(DNA 及 RNA)是控制蛋白质合成及细胞分裂的生命物质。许多抗癌药是通过干扰癌细胞 DNA 或 RNA 代谢过程而发挥疗效的。⑦影响免疫机制,免疫增强药(如左旋咪唑)及免疫抑制药(如环孢霉素)通过影响免疫机制发挥疗效。⑧非特异性作用,一些药物并无特异性作用机制,如消毒防腐药对蛋白质的变性作用,只能用于体外杀菌或防腐,而不能内用。⑨受体,受体是一类存在于胞膜或胞内的,能与细胞外专一信号分子结合进而激活细胞内一系列生物化学反应,使细胞对外界刺激产生相应效应的特殊蛋白质。与受体结合的生物活性物质统称为配体。受体与配体结合即发生分子构象变化,从而引起细胞反应,如介导细胞间信号转导、细胞间黏合、胞吞等过程。受体是细胞表面或亚细胞组分中的一种分子,可以识别并特异地与有生物活性的化学信号物质(配体)结合,从而激活或启动一系列生物化学反应,最后导致该信号物质特定的生物效应。

二、药物 ADME、生物转化的基本原理

ADME 即药物代谢动力学(pharmacokinetics),简称药代动力学或药动学,指机体对外源化学物的吸收(absorption)、分布(distribution)、代谢(metabolism)及排泄(excretion)过程。外源化学物的代谢和排泄合成为消除,吸收、分布、代谢和排泄的过程可能同时发生。药物在体内的吸收、分布及排泄的过程称为药物转运(transportation of drug)。

药动学研究所反映出的药物在动物或者人体内的动态变化规律,除了可作为药效学和毒理学研究的借鉴,也是指导新药研究与开发,进行先导化合物的设计和筛选,以及申报临床研究或进一步申报生产所必须提交的重要资料。对外源化学物 ADME 过程的研究具有重要意义。药物代谢动力学主要是定量研究药物在生物体内的过程(吸收、分布、代谢和排泄),并运用数学原理和方法阐述药物在机体内的动态规律的一门学科。确定药物的给药剂量和间隔时间的依据,是该药在它的作用部位

能否达到安全有效的浓度。药物在作用部位的浓度受药物体内过程的影响而动态变化。在创新药物研制过程中,药物代谢动力学研究与药效学研究、毒理学研究处于同等重要的地位,已成为药物临床前研究和临床研究的重要组成部分。

(一)吸收

药物从给药部位进入血液循环的过程称为吸收。影响吸收的因素主要有以下几点。

1. **给药途径** 吸收速度为吸入>舌下>肌注>皮下>直肠>口服>皮肤。

2. **药物性质**

(1)脂溶性:脂溶性越大,吸收越快。

(2)水溶性:易溶于水的药物易吸收。

(3)解离度:不解离部分脂溶性较大,易吸收;而解离部分,由于带有极性,脂溶性低,难以吸收。口服药物被吸收进入体循环的比率,即给药量与吸收量的比率称为生物利用度。

(二)分布

药物吸收后从血液循环到达机体各个器官和组织的过程称为分布。影响药物分布的主要因素有:①药物的性质:脂溶性大分布到组织器官的速度快。②药物与组织的亲和力:有些药物对某些组织器官有特殊的亲和力。药物对组织器官的亲和力与疗效及不良反应有关。③药物与血浆蛋白(主要是白蛋白)结合率:结合后:无活性;不易透过毛细血管壁,影响分布和作用;结合型药物分子量大,不易从肾小球滤过,也不受生物转化的影响,因此在体内的作用时间也延长。④血流量大小:脑、心肝、肾等组织器官血管丰富,血流量大,药物浓度较高,有利于发挥作用,也易引起这些组织器官损害。⑤特殊屏障:血脑屏障是血液与脑组织之间的屏障,极性小而脂溶性大的药物较易通过,对极性大而脂溶性小的药物则难以通过。

(三)代谢

代谢也称生物转化(biotransformation),药物作为外源性物质在体内经酶或其他作用使药物的化学结构发生改变,这一过程称为代谢(或生物转化)。药物代谢的主要器官是肝脏。也可发生在血浆、肾、肺、肠及胎盘。

1. **药物代谢(转化)酶** ①肝微粒体药酶:药物在体内主要靠肝细胞微粒体的药酶。其中最主要的是混合功能氧化酶系,其由三部分组成:血红蛋白类,包括细胞色素 P-450 及细胞色素 b5;黄素蛋白类,包括还原型辅酶Ⅱ-细胞色素 C 还原酶及还原型辅酶Ⅰ-细胞色素 b5 还原酶。此三部分共同构成电子传递体系,使药物氧化,完成药物代谢。②细胞质酶系:包括醇脱氢酶、醛氧化酶、黄嘌呤氧化酶等。③线粒体酶:包括单胺氧化酶、脂环族芳香化酶等。单胺氧化酶能使各种内源性单胺类(多巴胺、肾上腺素、去甲肾上腺素、5-羟色胺等)和外源性的胺类(乳酪或酵母中的酪胺等)氧化脱氨生成醛,再进一步氧化灭活。④血浆酶系:包括单胺氧化酶、酰胺酶及假胆碱酯酶等。

2. **代谢(转化)类型** 可分两类。第一类包括氧化、还原及水解过程;第二类为结合过程,第一类转化产物再经与体内某些代谢物结合,产物一般水溶性加大,利于排泄。第一类型:氧化、还原及水解等。氧化,如醇氧化、氧化脱氢等;还原,如硝基还原成氨基。第二类型:即结合反应,使药失效,随尿排出。含羟基、羧基、胺基的化合物与葡萄糖醛酸结合成酯、醚、酰胺化合物;硫酸可与酚类药物结合成硫酸酯等。

3. **药物代谢的意义** 解毒,绝大多数药物通过代谢后失去药理活性,称为解毒。肝药酶活性低时,应用主要在肝灭活的药物时要特别慎重;活化,少数药物经代谢变化后效力反而增强,称为活化。药酶的诱导剂和抑制剂:某些药物可促进药酶对其的降解,又可促进其他药物的药酶的降解作用,长期服用可产生耐受性。有些药物能抑制药酶的活性,从而延缓药物的降解,长期应用可产生积蓄中毒。

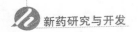

(四) 排泄

排泄是药物以原形或代谢产物的形式经不同途径排出体外的过程,是药物体内消除的重要组成部分。主要通过肾脏。此外还有肺、胆汁、乳汁、唾液腺、支气管腺、汗腺、肠道等。

(1) 肾脏排泄,包括肾小球滤过和肾小管分泌。肾小管分泌是主动转运过程,需要载体,肾小管上皮细胞具有两类转运系统(两种载体):有机酸转运系统,转运有机酸药物;有机碱转运系统,转运有机碱药物。有饱和现象,对同一转运系统有竞争性抑制。肾小管上皮细胞膜也具类脂结构,药物可通过脂溶扩散从肾小管重吸收回到血液中去,肾小管重吸收的主要是未离解的脂溶性药物,改变尿液 pH 可影响药物的离解度,能显著影响弱酸性或弱碱性药物在肾小管的重吸收;相反,增加弱酸性药物的离解度,可减少其在肾小管的重吸收,加速其排泄率。故弱酸性药物中毒时,宜用碳酸氢钠碱化尿液,加速毒物排出。肾功能不全者慎用或禁用主要经肾排泄的药物。

(2) 从胆汁排泄的药物,除需具有一定的化学结构外,分子量大于 300 可以从胆汁排泄,而分子量超过 5 000 的大分子或蛋白质很难从胆汁排出。药物从肝细胞向胆汁的转运是主动转运过程,需有载体,有饱和现象。肝细胞至少有三个转运系统:有机酸类转运、有机碱类转运和中性化合物转运。药物由胆汁排入十二指肠后,有些从粪便排出,有些被肠上皮细胞吸收入血液,形成"肝-肠循环"。

(五) 生物转化

生物转化是指外源化学物在机体内经多种酶催化的代谢转化。生物转化是机体对外源化学物处置的重要环节,是机体维持稳态的主要机制。肝脏是生物转化作用的主要器官,在肝细胞微粒体、胞液、线粒体等部位均存在有关生物转化的酶类。其他组织如肾、胃肠道、肺、皮肤及胎盘等也可进行一定的生物转化,但以肝脏最为重要,其生物转化功能最强。生物转化的特点是:多样性,同一物质经多种反应实现转化;连续性,第一、第二两相反应连续进行;双重性,物质进行生物转化后毒性可能减弱也可能增强,即解毒与致毒。

肝脏内的生物转化反应主要可分为:第一相反应,氧化反应、还原反应、水解反应;第二相反应,结合反应。生物转化作用受年龄、性别、肝脏疾病及药物等体内外各种因素的影响。例如,老年人因器官退化,对氨基比林、保泰松等的药物转化能力降低,用药后药效较强,不良反应较大。新生儿生物转化酶发育不全,对药物及毒物的转化能力不足,易发生药物及毒素中毒等。此外,某些药物或毒物可诱导转化酶的合成,使肝脏的生物转化能力增强,称为药物代谢酶的诱导。例如,长期服用苯巴比妥,可诱导肝微粒体加单氧酶系的合成,从而使机体对苯巴比妥类催眠药产生耐药性。

生物转化中的结合反应根据结合物种类的不同可分为下列几种类型。①葡萄糖醛酸化:肝细胞微粒体中含有非常活跃的葡糖醛酸基转移酶,它以尿苷二磷酸葡糖醛酸为供体,催化葡糖醛酸基团转移到多种含有极性基团的化合物上,如酚、醇、胺和羧酸等,生成 β-葡糖醛酸苷。②硫酸化:硫酸化反应是人体化学防御系统的一部分,同时在芳香胺、多环芳烃等许多化学致癌物的生物活化中起重要作用。③甲基化:甲基化是指从活性甲基化合物上将甲基催化转移到其他化合物的过程。④乙酰化:乙酰化就是将有机化合物分子中的氮、氧、碳原子上引入乙酰基 CH_3CO- 的反应。⑤谷胱甘肽结合。

生物转化一般分为Ⅰ、Ⅱ两个连续的作用过程,在过程Ⅰ中,异物在有关酶系统的催化下经由氧化、还原或水解反应改变其化学结构,形成某些活性基团(如—OH、—SH、—COOH、—NH_2 等)或进一步使这些活性基团暴露。在过程Ⅱ中,异物的一级代谢物在另外的一些酶系催化下通过上述活性基团与细胞内的某些化合物结合,生成结合产物(二级代谢物)。结合产物的极性一般有所增强,利于排出。主要反应包括:①氧化反应,生物转化过程Ⅰ中的氧化反应是在混合功能氧化酶系的催化作用下进行的。②还原反应,生物转化过程Ⅰ中的还原反应大多是在各种还原酶(如醇脱氢酶、醛脱氢酶、硝基还原酶、偶氮还原酶等)催化下进行的。③水解反应,生物转化过程Ⅰ中的水解反应是酯类、酰胺类等异物的转化方式。④结合反应,生物转化过程Ⅱ由专一性强的各种转移酶催化,主要是各种核苷酸衍生物,如尿苷二磷酸葡萄糖醛酸、3'-磷酸腺苷酸硫酸、腺苷蛋氨酸、乙酰辅酶A。

三、药物理化性质与生物活性等的基本原理

药物的理化性质是指物理和化学性质;物理性质是指药物溶解度、熔点、挥发性、吸湿和分化等;化学性质是指发生氧化、还原、分解化学反应等。药物理化性质会影响药物吸收、分布、代谢、排泄等体内过程。药物的理化性质与药效密切相关,主要体现在以下几个方面。

(一)药物的溶解度和分配系数对药效的影响

在人体中,体液、血液和细胞质液都是水溶液,药物要转运扩散至血液或体液,需要溶解在水中,要求药物有一定的水溶性。而药物在通过各种生物膜时,这些膜是由磷脂所组成的,又需要其具有一定的脂溶性。由此可以看出,药物亲水性或亲脂性的过高或过低都对药效有不利的影响。在药学研究中,评价药物亲水性或亲脂性大小的标准是药物的脂水分配系数,用 P 来表示,其定义为:药物在生物非水相中物质的量浓度与在水相中物质的量浓度之比。通常使用在正辛醇中药物的浓度来代替。P 值越大,则药物的脂溶性越高。药物分子结构的改变对药物脂水分配系数的影响比较大。影响药物的水溶性因素比较多,当分子中官能团形成氢键的能力和官能团的离子化程度较大时,药物的水溶性会增大。相反,若药物结构中含有较大的脂环等非极性结构时,则导致药物的脂溶性增大。各类药物因其作用不同,对脂溶性有不同的要求。例如,作用于中枢神经系统的药物,需通过血脑屏障,应具有较大的脂溶性。

(二)药物的解离度对药效的影响

有机药物多数为弱酸或弱碱,在体液中只能部分解离,以解离的形式(离子型,脂不溶)或非解离的形式(分子型,脂溶)同时存在于体液中。通常药物以非解离的形式被吸收,通过生物膜,进入细胞后,在膜内的水介质中解离成解离形式而起作用。药物的解离常数由于体内不同部位 pH 的情况不同,会影响药物的解离程度。对酸性药物,环境 pH 越小,则未解离药物浓度就越大;对碱性药物,环境 pH 越大,则未解离药物浓度就越大。根据药物的解离常数(pKa)可以决定药物在胃和肠道中的吸收情况,同时还可以计算出药物在胃液和肠液中离子型和分子型的比率。弱酸性药物如巴比妥类药物在酸性的胃液中几乎不解离,呈分子型,易在胃中吸收。弱碱性药物如地西泮在胃中几乎全部呈解离形式,很难吸收。

(三)药物结构的官能团对药物理化性质及药效的影响

药物结构中不同的官能团的改变可使整个分子的理化性质、电荷密度等发生变化,进而改变或影响药物与受体的结合,影响药物在体内的吸收和转运,最终影响药物的药效,有时会产生毒副作用。①卤素,卤素是强吸电子基,可影响分子间的电荷分布及药物作用时间。②烃基,药物分子中引入烃基,可改变溶解度、离解度、分配系数,还可增加位阻,从而增加稳定性。③醚,醚中的氧原子有孤对电子,能吸引质子,具有亲水性,易于通过生物膜。④羟基,引入羟基可增强与受体的结合力,增加水溶性,改变生物活性。⑤磺酸、羧酸、酯磺酸基的引入,使化合物的水溶性和解离度增加,不易通过生物膜,导致生物活性减弱,毒性降低。羧酸成酯可增大脂溶性,易被吸收,羧酸成盐可增加水溶性。

四、药物设计的基本原理

药物靶点是指药物在体内的作用结合位点,包括基因位点、受体、酶、离子通道、核酸等生物大分

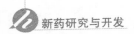

子。选择确定新颖的有效药物靶点是新药开发的首要任务。迄今已发现作为治疗药物靶点的总数约 500 个,其中受体尤其是 G-蛋白偶联的受体(GPCR)靶点占绝大多数,另还有酶、抗菌、抗病毒、抗寄生虫药的作用靶点。合理化药物设计可以依据生命科学研究中所揭示的包括酶、受体、离子通道、核酸等潜在的药物作用靶位,或其内源性配体以及天然底物的化学结构特征来设计药物分子,以发现选择性作用于靶点的新药。

(一) 以受体为靶点

通常受体具有两个功能:①识别特异的信号物质-配体,识别的表现在于两者结合。配体,是指这样一些信号物质,除了与受体结合外本身没有其他功能,它不能参加代谢产生有用产物,也不直接诱导任何细胞活性。配体与受体的结合是一种分子识别过程,它靠氢键、离子键与范德华力的作用,随着两种分子空间结构互补程度增加,相互作用,基团之间距离就会缩短,作用力就会大大增加,因此分子空间结构的互补性是特异结合的主要因素。同一配体可能有两种或两种以上的不同受体,例如,乙酰胆碱有烟碱型和毒蕈型两种受体,同一配体与不同类型受体结合会产生不同的细胞反应。②把识别和接收的信号准确无误地放大并传递到细胞内部,启动一系列胞内生化反应,最后导致特定的细胞反应。

受体同时表现出自己的特性:①特异性,受体只存在于某些特殊的细胞中。如激素作用的靶细胞,神经末梢递质作用的效应器细胞。受体还能识别配体,并能与其活性部位发生特异性结合。②亲和性,受体与其相应的配体有高度的亲和性。③饱和性,受体可以被配体饱和。特别是胞质受体,数量较少,少量激素就可以达到饱和结合。④有效性:受体与配体结合后一定要引起某种效应。激素、神经递质与受体结合都可以引起生理效应。如肝细胞上的结合蛋白能与肾上腺素或胰高血糖素结合,从而激活磷酸化酶,引起糖原分解。⑤可逆性,如激素或递质与受体结合形成的复合物可以随时解离,受体又可以恢复,得以维持正常的生理功能。⑥阻断性,某些外源性药物、代谢产物、抗体等可以同受体结合,占据内源性生物活性物质与受体结合的部位又可阻断其生物效应。如阿托品可以同 M 型乙酰胆碱受体结合,占据了乙酰胆碱与 M 型受体结合的位点,从而阻断了乙酰胆碱的效应。

(二) 以酶为靶点

酶是由机体细胞产生的具有催化活性和高度专一性的特殊蛋白质。由于酶参与一些疾病发病过程,同时催化产生一些病理反应介质或调控因子,因此酶成为一类重要的药物作用靶点。药物以酶为作用靶点,对酶产生抑制、诱导、激活或复活作用。此类药物多为酶抑制剂,例如,奥美拉唑通过抑制胃黏膜的 H^+-K^+ATP 酶,抑制胃酸分泌;喹诺酮类抑制 DNA 回旋酶,影响 DNA 合成而发挥杀菌作用等。有些药物本身就是酶,如胃蛋白酶、胰蛋白酶。也有一些药物是酶的底物,需经转化后发挥作用。例如,左旋多巴通过血脑屏障后,在纹状体中被多巴脱羧酶所代谢,代谢产物多巴胺发挥补充中枢递质的作用。磺胺类通过与对氨苯甲酸竞争二氢叶酸合成酶,妨碍二氢叶酸的合成,抑制细菌体内叶酸的代谢而干扰核酸的合成。

(三) 以核酸为靶点

核酸药物是指在核酸水平上发挥作用的药物。干扰或阻断细菌、病毒和肿瘤细胞的核酸合成,就能有效地杀灭或抑制细菌、病毒和肿瘤细胞。以核酸为作用靶点的药物主要包括一些抗生素,如抗病毒药阿昔洛韦、阿糖腺苷等,作用机制是干扰 DNA 的合成;喹诺酮类抗菌药如环丙沙星、氧氟沙星等,作用机制是阻断 DNA 合成;利福平、利福定等利福霉素类抗生素,作用机制是影响 RNA 的合成;抗肿瘤药物如环磷酰胺、甲氨蝶呤、丝裂霉素等,作用机制是破坏 DNA 的结构和功能等。

(四) 以离子通道为靶点

离子通道由肽链经多次往返跨膜形成的亚基组成。主要的离子通道有 Na^+、K^+、Ca^{2+} 及 Cl^- 通道,调节细胞膜内外无机离子的分布,通道的开放或关闭影响细胞内外无机离子的转运,能迅速改变细胞功能,引起神经兴奋、心血管收缩或腺体分泌。有些药物通过激活受体调控离子通道,例如,激活 N 胆碱受体可引起 Na^+ 通道开放,激活 GABA 受体可引起 Cl^- 通道开放,激活 α 肾上腺素受体可引起 Ca^{2+} 通道开放等。

复 习 题

【A 型题】

1. 采用特定的方法,专门筛选防治某种疾病的药物被称为: （　　）
   A. 彻底筛选　　　　B. 定向筛选　　　　C. 比较筛选　　　　D. 随机筛选
   E. 全部筛选

2. 合理药物设计的靶点有哪些? （　　）
   A. 受体、酶、离子通道、核酸等　　　　B. 受体
   C. 细胞　　　　D. 蛋白质
   E. 内源性小分子

3. 能与受体产生特异性结合的生物活性物质称为: （　　）
   A. 离子体　　　　B. 拮抗剂　　　　C. 激动剂　　　　D. 配体
   E. 表面体

4. 药物在完成治疗作用后,按预先设定的代谢途径和可以控制的速率分解、失活并迅速排出体外,从而避免药物的蓄积毒性,这类药物被称为: （　　）
   A. 硬药　　　　B. 软药　　　　C. 前药　　　　D. 先导化合物
   E. 后药

【X 型题】

1. 药物设计中的虚拟筛选主要包括以下哪几种方式? （　　）
   A. 基于分子对接的虚拟筛选　　　　B. 基于药效团的虚拟筛选
   C. 基于定量构效关系的虚拟筛选　　　　D. 基于药代动力学的虚拟筛选
   E. 基于基因组学的虚拟筛选

2. 目前软药设计主要有哪几条途径? （　　）
   A. 基于活性代谢物的软药途径　　　　B. 基于无活性代谢物的软药途径
   C. 软类似物途径　　　　D. 前软药途径
   E. 先导化合物优化

3. 药物转运主要包括: （　　）
   A. 吸收　　　　B. 分布　　　　C. 代谢　　　　D. 排泄
   E. 内吞

4. 药物代谢类型可分为哪几类? （　　）
   A. 第一类包括氧化、还原及水解过程　　　　B. 第二类为结合过程
   C. 第三类为消除过程　　　　D. 第四类为吸收过程
   E. 第五类为排泄过程

【名词解释】

1. 药物筛选的定义与方法　2. 定量构效关系　3. 前药　4. 软药

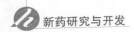

【简答题】

1. 先导化合物的来源有哪些?

2. 研究生理机制发现新化合物的工作流程如何?

3. 合理药物设计方法包括哪几类? 特点是什么?

4. 虚拟筛选包括哪几种方式?

5. 简述组合化学的作用和应用。

6. 简述计算机辅助药物设计的原理和应用。

7. 前药设计的结构修饰类型有哪些?

8. 目前软药设计主要有 4 条途径,分别是什么?

9. 立体异构及外消旋转换先导化合物优化中的作用是什么?

10. 高通量筛选的组成主要包括哪几种?

11. 简述药物理化性质与生物活性等基本原理。

12. 先导化合物的优化包括哪几种常用方法?

13. 生物电子等排体的意义及应用是什么?

14. 药物 ADME、生物转化的基本原理是什么?

15. 生物转化的作用过程有哪些?

16. 药物设计基本原理包括哪几种靶点?

17. 药物设计基本原理中以受体为靶点的特性有哪些?

第七章

药物靶点与药物发现

导 学

内容及要求

药物靶点与药物发现包括五部分内容：概述；药物靶点的种类；药物靶点的发现与确证；多靶点药物的研究与筛选和新药研究的主要靶点及研究进展。

药物靶点与药物发现概述主要介绍了靶点与配体、药物与靶点相互作用的化学本质、理想药物靶点的特点。在学习中，应掌握靶点的定义，理想药物靶点的特点；了解药物与靶点相互作用的化学本质。

药物靶点的种类主要介绍受体、酶、离子通道、核酸靶点。在学习中，应掌握药物作用靶点的类型，受体、酶、离子通道靶点的特点；熟悉受体的概念、类型；了解酶、离子通道、核酸的概念。

药物靶点的发现与确证主要介绍药物靶点的发现和确证、基于药物靶点的研究技术。在学习中，应掌握生物芯片技术、反义核酸技术、基因敲除技术、RNA 干扰技术；熟悉核酶技术、蛋白质组学技术；了解药物靶点发现和确证的过程。

多靶点药物的研究与筛选主要介绍多靶点药物的分类、多靶点药物的作用方式、多靶点药物的作用类型、多靶点作用药物的设计、多靶点药物在各类疾病中的应用。在学习中，应掌握多靶点药物的分类及作用类型；熟悉多靶点药物的作用方式；了解多靶点作用药物的设计以及多靶点药物在各类疾病中的应用。

新药研究的主要靶点及研究进展主要介绍药物作用靶点在心血管、脑血管、肿瘤、感染性疾病、代谢性疾病、神经退行性疾病等方面的研究及进展。在学习中，应了解心血管、脑血管、肿瘤、感染性疾病、代谢性疾病、神经退行性疾病方面的药物作用靶点研究及进展。

重点、难点

本章重点是靶点的定义，药物靶点的种类以及受体、酶、离子通道靶点的特点；本章难点是生物芯片技术、反义核酸技术、基因敲除技术、RNA 干扰技术、核酶技术、蛋白质组学技术。

疾病的发生与机体的分子调控和信号转导等因素的异常有关，当某个环节或靶点被抑制或切断，则可达到治疗疾病的目的。当前国际上新药研究的竞争，主要体现在药物靶点的研究上。药物的作用靶点不仅为揭示药物的作用机制提供重要信息和途径，而且对新药研究中建立模型筛选、发现先导化合物也具有特别的意义。一般而言，药物作用的新靶点一旦被发现，往往会成为一系列新药发现的突破口。新的药物靶点对于药物研究、制药企业至关重要，甚至有"一个靶点成就一个产

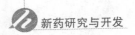

业"的说法。然而研究数据表明,药物的"新靶点(new target)"要比"已知靶点(established target)"更难获得,风险也更大。在新药研发中,基于靶点的药物发现模式已成为现代创新药物研发的主流模式,逐渐取代了传统的基于药物化学结构的发现模式。

<h1 style="text-align:center">第一节 概　述</h1>

一、靶点与配体

靶点(target)是指能够与特定药物特异性结合并产生治疗疾病、调节生理功能作用的生物大分子或生物分子结构。药物靶点存在于机体靶器官细胞膜上或细胞质内,包括受体、酶、离子通道、核酸和基因等生物大分子,其中以受体为作用靶点的药物占绝大多数。

配体(ligand)是能与受体产生特异性结合的生物活性物质,包括激素、神经递质、细胞因子和信息分子等内源性生物活性物质以及药物等外源性生物活性物质。当配体与生物大分子在特定位置结合后,可导致整个分子构象改变,从而引起细胞反应,产生生理活性。

根据美国食品药品监督管理局(food and drug administration, FDA)在1989年至2000年批准的新药中,新药靶点平均每年增加5.3个,由此可见,药物靶点数量增加是缓慢的,但也是稳定的。随着对药物靶点认识的不断提高,各种生物技术的不断成熟,新的药物靶点将不断被发现。现代新药研究与开发的关键首先是寻找、确定靶向特定疾病的药物靶点。

二、药物与靶点相互作用的化学本质

药物分子与靶点的结合除静电相互作用外,主要是通过各种化学键连接,形成药物-靶点复合物。

1. 共价键结合　共价键是药物和靶点之间产生的最强相互作用,难以形成,然而一旦形成将不易断裂,属于不可逆性结合。如某些有机磷杀虫药就是通过与其作用的生物靶点间形成共价键结合而发挥作用的。只有当加热和使用活性较大的化学试剂时大部分共价键才能断裂。

2. 非共价键的相互作用　药物与生物大分子靶点之间形成不可逆的共价键,对于杀灭病原微生物和肿瘤细胞等情况通常效果显著。但是对于大部分作用于人体内的生物大分子靶点药物而言,这种不可逆的结合所产生的持久作用对于人体是非常有害的。多数情况下,临床上使用的药物与其生物大分子靶点之间的相互作用是建立在弱相互作用的基础上的。这些弱相互作用一般是指非共价键,如离子键、氢键、疏水作用、范德华作用等。Ehrlich提出的受体-配体作用学说和Koshland等提出的诱导契合学说(induced-fit theory)一直是药物设计的主要原理和方法,是理解受体功能和疾病病理学的基础。

三、理想药物靶点的特点

通过对现有的药物靶点进行分析发现,理想的药物靶点必须具备的生物学特性主要包括以下几个方面。

(1) 该物质往往是生物大分子(通常为蛋白质或基因),并具有可以和一些特定结构的化合物相结合的部位或位点。

(2) 该物质的结构在与具有特异性结构的物质结合后会发生适当的变化,正常情况下,这种变化最好是可逆的。

(3) 该生物大分子结构发生变化后会发挥一定的生理调节作用,引起机体某些功能或表现的变化,且在机体复杂调节体系或作用通路中占有主导作用。

（4）在病理条件下,该物质的表达量、活性、结构或特性可以发生变化,这种变化可以是原发性的,也可以是继发性的。

（5）在体内可能存在内源性与之相结合的小分子(内源性配体)或外源性配体,其配体具有药理作用且已经被认识。

以上可以说是一个生物大分子可以作为药物靶点最为基本的条件。

第二节 药物靶点的种类

迄今为止,发现的各种疾病治疗靶点已达 2 000 多个,但是作为治疗作用的药物靶点只有 500 个左右。现有药物中,超过 50% 的药物以受体为作用靶点,是最主要和最重要的作用靶点,其中 G 蛋白偶联受体(G-protein-coupling receptor,GPCR)靶点占绝大多数;超过 20% 的药物以酶为作用靶点,特别是酶抑制剂;6% 左右的药物以离子通道为作用靶点;3% 左右的药物以核酸为作用靶点;其余药物作用靶点尚有待进一步研究。

一、以受体为靶点

（一）受体的定义

受体(receptor)是指位于细胞膜、胞质或细胞核内的一种能够识别和选择性结合某种配体或信号分子,并能产生特定效应的特异性的大分子物质,主要为糖蛋白、脂蛋白或核酸、酶的一部分。配体包括内源性物质如激素、神经递质、细胞因子、生长因子等以及外源性物质如药物、毒物等。当受体与配体特异性结合后,即发生分子构象改变,启动一系列细胞内信号转导,最终可引起受体所在的靶细胞产生生理、生化反应,如介导细胞间信号转导、细胞间黏合和胞吞等过程。

（二）受体的类型

按照受体在细胞中所处位置不同,可将受体分为细胞表面受体(surface receptor,或细胞质膜受体)和胞内受体(intracellular receptor)。

1. 细胞质膜受体 分子量或极性较大的信号分子难以通过细胞膜,多与细胞质膜受体相互作用,按照膜受体的结构特征和信号转导特点,又可分为以下 3 种。

（1）G 蛋白偶联受体:是膜受体中最大的家族。常见的肾上腺素受体、5 - 羟色胺受体和乙酰胆碱受体等都属于这类受体。G 蛋白偶联受体是重要的药物作用靶点,如治疗高血压的血管紧张素 II 受体拮抗剂氯沙坦、缬沙坦,中枢镇痛的阿片受体激动剂丁丙诺啡、布托啡诺、μ 受体激动剂阿芬他尼,抗过敏性哮喘的白三烯受体拮抗剂普仑司特和扎鲁司特,以及抗胃溃疡的组胺 H2 受体拮抗剂西咪替丁、雷尼替丁等。

（2）离子通道(配体门控通道型)受体(ligand-gated channel receptor):存在于快反应细胞膜上,当受体与配体结合后,分子构象产生变化,使其离子通道开放,选择性地促进细胞内外离子快速流动,相应离子的流动可以使细胞膜产生去极化或超极化作用,在几个毫秒内引起膜电位变化,从而传递信息,产生生物效应。这类受体包括烟碱性乙酰胆碱受体、γ - 氨基丁酸受体和甘氨酸受体等。现有的药物主要是以 K^+、Na^+ 和 Ca^{2+} 等离子通道为作用靶点。

（3）酶联型受体(enzyme-linked receptor):是指其本身就具有酶的活性或能与酶结合的膜受体。这类受体的结构特点是每个分子只有一个跨膜区段,胞外结构域含有可结合配体的部位,胞内结构域则具有酶的活性或含能与酶结合的位点,当配体与受体结合时,可激活受体胞内结构域的酶

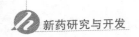

活性,进而影响细胞内信息传递系统,产生生物效应。主要包括酪氨酸激酶受体、鸟苷酸环化酶受体等。

2. 胞内受体　　胞内受体的功能是调节胞内信号转导和基因转录,影响特异性蛋白质的合成,抑制细胞的增殖、分化与死亡从而发挥广泛的生理作用。作用于胞内受体的配体首先必须穿过细胞膜才可以与受体结合。胞内受体识别和结合的是能够穿过细胞质膜的脂溶性较大的信号分子,如甾体类激素、类固醇、甲状腺素和类视色素等。这些脂溶性信号分子与胞内受体相互作用后,往往需要数小时或数天才能产生效应,产生效应的时间要慢于细胞质膜受体。胞内受体的一级结构具有较高的同源性,并含有相同的功能域,通常具有一个与 DNA 结合的中间结构域和一个能够激活基因转录的 N 端结构域,此外还有两个结合位点,一个是位于 C 末端与脂溶性配体结合的位点,另一个是与抑制蛋白结合的位点。其介导效应的分子机制主要是 C 末端的配体结合区可认为是受体作用的分子开关,受体与配体结合后被活化,通过直接或间接作用促进或抑制靶基因的表达,引起生物效应。胞内受体分为细胞核受体和细胞质受体。其中,雄激素、雌激素、孕激素及甲状腺激素受体等位于细胞核内,称为细胞核受体;肾上腺皮质激素受体为细胞质受体。

3. 孤儿受体(orphan receptor)　　是近年来提出的一种新概念受体类型,是指一些与其他已确认的受体在结构上明显相似,但尚未发现其内源性配体的受体蛋白。目前,已发现人类有 48 种孤儿受体,其确认的相应配体有 20 多种。在这些已发现的孤儿受体中,可以在孤儿受体相关辅助因子的调控下,以单体或多聚体形式与孤儿受体相应的作用元件作用来调控基因转录,从而达到参与动物体内的新陈代谢调节过程、胚胎发育过程、细胞分化以及基因表达等。孤儿受体的发现以及建立受体模型,可以为新药的发现提供更多的有效手段。

(三) 受体的特点

受体具有如下主要特征。

1. 特异性　　受体与配体结合的特异性是受体最基本的特点。一种特定的受体只能与其特定的配体相结合,产生特定的生理效应而不被其他生理信号干扰。这种特异性除了表现为一种受体仅能与一种配体结合之外,还可以表现为在同一细胞或不同类型的细胞中,同一配体可能有两种或两种以上的不同受体;同一配体与不同类型受体结合会产生不同的细胞反应,例如,肾上腺素作用于皮肤黏膜血管上的 α 受体使血管平滑肌收缩,作用于支气管平滑肌上的 β 受体则使其舒张。

2. 高灵敏性　　受体对它的配体有高度识别能力,能识别周围环境中微量的配体,很低浓度的配体就能与受体结合而产生显著的效应。

3. 立体选择性　　受体与配体结合具有严格的构象要求,同一化合物的不同光学异构体与受体的亲和力可能相差很大。

4. 饱和性　　每一细胞或每一定量的组织内,受体数量是有限的,它能结合的配体的数量也是有限的,因此受体具有饱和性。当配体达到一定浓度后,其效应不会随着浓度的增加而继续增加。

5. 可逆性　　配体与受体的结合是化学性的,既要求两者的构象互补,还需要两者间有相互吸引力。绝大多数配体与受体结合是通过分子间的吸引力如范德华力、离子键、氢键,是可逆的。受体与配体所形成的复合物可以解离,也可被另一种特异性配体所置换,少数是通过共价键结合,后者形成的结合难以逆转。

6. 多样性　　同一受体可广泛分布于不同组织或同一组织的不同区域,且受体密度不同。受体多样性是受体亚型分类的基础,受体受生理、病理和药物因素调节,处于动态变化之中。

二、以酶为靶点

1. 定义　　酶(enzyme)是由活体细胞合成分泌的对特异底物具有高效催化作用的蛋白质。由于酶催化生成或灭活一些生理反应的介质和调控剂,从而构成了一类重要的药物作用靶点。酶所催化的生物化学反应称为酶促反应（enzymatic reaction），在酶的催化下发生化学反应的物质称为底物（substrate）。存在于细胞质中的酶具有识别底物的能力和催化酶促反应的特性。酶和受体的相同点在于：一是两者本质都是蛋白质分子，影响蛋白质性质的所有因素都会对它们产生影响；二是两者都具有活性位点，可识别配体并与其相互作用形成中间复合物。两者的最大区别是：受体没有催化活性，配体与受体作用，启动一系列信号转导过程之后，配体被完整释放；而酶与底物相互作用后形成有利于酶促反应发生的复合物，反应完毕后，底物转变生成产物并被释放出来。

2. 酶的特性　酶具有一般催化剂的共性，如能改变反应速率，但不能改变化学反应平衡；酶能与底物形成稳定的过渡状态，降低反应的活化能。此外，酶作为一类特殊的蛋白质，又具有其特殊性。

（1）高效率的催化能力：酶催化反应的速率是一般催化剂反应速率的 $10^7 \sim 10^{13}$ 倍。

（2）高度的专一性：包括反应专一性、底物专一性和结构专一性等。一种酶只能够选择性地催化一种或一类化学反应，称为反应专一性；酶在进行催化反应时，只能作用于某一种或某一类结构相似的底物，称为底物专一性；结构专一性是指酶对底物的结构选择性而言，只作用于一个特定底物进行一个特定反应，称为绝对专一性，若作用于某一类化合物或化学键，则称为相对专一性。

（3）反应条件温和：酶具有生物大分子属性，对环境极其敏感，很多因素都可能导致其失去活性，如高温、pH、射线、表面活性剂、重金属等，也可被蛋白质水解酶水解而失去活性。在最适宜的温度和 pH 条件下，酶的活性才最高。

3. 酶的激动与抑制　药物作用于酶以后，根据作用结果的不同可将药物分为酶的激动剂（enzyme agonistor）和酶抑制剂（enzyme inhibitor）。能够提高酶的活力，导致催化反应正常进行的物质，称为酶的激动剂，即亲和力和内在活性都大的药物；可以减弱、抑制甚至破坏酶活性的物质，称为酶抑制剂。根据酶与抑制剂结合程度的紧密不同，可将酶抑制剂的抑制作用分为：①不可逆性抑制，抑制剂以共价键与酶活性中心的必需基团结合，使之失活，这种结合不能用稀释、透析或超滤等方法解除，如有机磷农药特异性地与胆碱酯酶活性位点丝氨酸残基的羟基结合，使之失活，导致乙酰胆碱蓄积，迷走神经兴奋，呈现毒性状态。②可逆性抑制，抑制剂通常以非共价键与酶和（或）酶-抑制剂复合物可逆性结合，使酶活性降低或消失，可采用透析或超滤等方法将抑制剂去除，使酶恢复活性。可逆性抑制又分为竞争性抑制和非竞争性抑制两种，竞争性抑制剂与底物结构相似，竞争性地与酶的活性中心结合，引起酶分子构象改变，使底物不能再与酶分子结合形成中间复合物而进一步转化为产物；非竞争性抑制剂与活性中心以外的位点结合，引起酶分子构象改变从而导致酶活性下降，抑制剂与酶的结合会影响底物与酶活性中心的结合或不能进一步地生成产物。

近年来，基于细胞代谢理论的指导，合理设计的酶抑制剂类药物研究发展较快，应用较广，在现有的药物治疗中占据极其重要的地位。据统计，全球销售量最大的 20 个药物里，有一半是酶抑制剂类药物。目前酶抑制剂研究比较活跃的领域有：降压药物的血管紧张素转换酶抑制剂（angiotension converting enzyme inhibitor，ACEI），代表药物有卡托普利、依那普利、阿拉普利、赖诺普利等；肾素抑制剂，代表药物有阿利吉仑等；调血脂药 HMG-CoA 还原酶抑制剂，代表药物有洛伐他汀、辛伐他汀等；非甾体类抗炎药物中的环氧化酶-2（cyclooxygenase-2，COX-2）抑制剂，代表药物有塞来昔布等；抗肿瘤药物中的芳构化酶抑制剂，代表药物有氨鲁米特等；抗前列腺增生治疗药物中的 5α-还原酶抑制剂，代表药物有非那甾胺等。

另外，一氧化氮（nitric oxide，NO）作为生物体内的重要信使分子和效应分子，在心血管、神经和免疫系统方面具有重要的生理功能，但过量产生或者释放会导致多种疾病的发生与发展。一氧化氮合酶（nitric oxide synthase，NOS）抑制剂可阻止 NO 的过量生成，因此具有重要的治疗意义。NO 以及有关 NOS 抑制剂的研究已成为近年来生物医学以及药学研究的前沿领域之一。

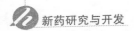

三、以离子通道为靶点

离子通道(ion channel)是细胞膜上一类特殊的亲水性蛋白质微孔通道,是由肽链经多次往返跨膜形成的多个亚基构成的复合体,是神经元、肌肉细胞电活动的物质基础,其作用类似于活化酶,能够参与调节人体多种生物活动。人体组织中存在多种离子通道,主要有钠通道、钾通道、钙通道及氯通道等,每种通道存在多种亚型。离子通道通过其开放或关闭来控制细胞膜内外带电离子的流向和流量,从而改变细胞膜内外的电位差,实现其产生和传导电信号的生理功能。

离子通道具有以下两个重要特征。

1. 离子选择性　离子通道对被转运的离子大小和电荷都有高度的选择性,每种通道只对一种或几种离子有较高的通透能力,而对其他的离子通透性很小或者不通透。如钾通道对 K^+ 的通透性要比 Na^+ 的大 1 000 倍;乙酰胆碱受体阳离子通道对 K^+、Na^+ 的通透性高,而对 Cl^- 不通透。

2. 门控特性　大部分通道蛋白质分子内部有一些可移动的结构或化学基因,在通道内起"闸门"的作用。很多因素可以改变通道的构象,引起闸门运动,导致通道的开放或关闭,这一过程称为门控(gating)。在静息状态下,大部分通道是处于关闭状态的,只有受到刺激时才会发生分子构象的改变,从而引起闸门开放。根据离子通道开放和关闭的机制不同,可将离子通道分为:①电压门控型(voltage-gated ion channel),又叫电压依赖型、电压敏感型,这类通道随膜电位的变化而开放或关闭,通常是在膜发生去极化时,通道蛋白分子中的一些带电化学基团发生移动,引起分子构象的改变和通道的开放;钠通道、钾通道、钙通道和氯通道都属于这类通道。②配体门控型(ligand-gated ion channel),又叫化学门控型、神经递质门控型,这类通道受膜内或膜外某些化学物质调控,递质与通道蛋白上的受体结合位点结合导致通道开放,如乙酰胆碱受体通道、谷氨酸受体通道、允许 K^+、Na^+ 或 Ca^{2+} 通过的非选择性阳离子通道等。③机械门控型(mechanically-gated ion channel),这类通道受机械刺激调控,通常是由感受细胞膜表面的应力变化而引起通道的开放或关闭,如耳蜗毛细胞膜中的机械门控钾通道、动脉血管平滑肌细胞膜中的机械门控钙通道。

由通道的开关引起的细胞内外无机离子的转运,能迅速改变细胞功能,引起神经兴奋、心血管收缩或腺体的分泌。心肌、血管平滑肌、骨骼肌和神经等细胞都是通过电活动形式来实现其兴奋的产生和传导。很多因素如化合物、动植物毒素、金属离子等都可作用于离子通道,影响可兴奋细胞膜上兴奋的产生和传播,使其产生异常,导致疾病的发生,尤其是心血管系统相关疾病,离子通道已成为药物设计尤其是心血管疾病药物设计的靶点。离子通道的阻滞剂和激活剂通过调节离子进出细胞的量,进而调节相应的生理功能,达到治疗疾病的目的。目前,已知的作用于离子通道的药物很多,基本是作用于钠离子通道、钾离子通道和钙离子通道。如生物碱藜芦碱Ⅰ和动物毒素海葵毒素都能引起钠通道的开放,而结构中含有胍基正离子的河豚毒素则能阻断钠通道;Ⅰ类抗心律失常药物奎尼丁、利多卡因、美西律、普罗帕酮等以及低效利尿药物阿米洛利为钠通道阻滞剂。作用于钙通道的药物有二氢吡啶类、苯烷胺类和硫氮杂䓬类等,其中二氢吡啶类钙通道拮抗剂的研究非常活跃,代表药物有硝苯地平、尼群地平、尼莫地平、氨氯地平、尼卡地平等,主要用于心血管疾病,如高血压、心律失常、心绞痛等的治疗。作用于钾通道的药物主要为 K^+ - ATP 酶的激动剂和拮抗剂,如治疗 2 型糖尿病的甲苯磺丁脲、格列本脲、格列吡嗪等磺酰脲类药物为钾通道拮抗剂,Ⅲ类抗心律失常药物多为钾通道拮抗剂,如胺碘酮等;而用于高血压和心绞痛治疗的药物尼可地尔、吡那地尔则为钾通道的激动剂。有些药物是通过激活受体调控离子通道,如激活 N 胆碱受体可引起钠通道开放,激活 GABA 受体可引起氯通道开放,激活 α-肾上腺素受体可引起钙通道开放等。

四、以核酸为靶点

核酸(nucleic acid)是由许多核苷酸聚合成的生物大分子化合物,是指导蛋白质合成和控制细胞分裂的生命物质,是生物体内遗传信息储存和传递的一个重要载体,在生物功能的调控上也发挥着极其重要的作用。根据化学组成和作用的不同,核酸可分为脱氧核糖核酸(deoxyribonucleic acid,DNA)和核糖核酸(ribonucleic acid,RNA)两大类。DNA 和 RNA 的结构及功能参见第三章第一节。

药物设计可以蛋白质为靶点,也可以核酸为靶点。从核酸的结构和功能出发,目前以核酸为靶点的药物设计可以分为以下几类:①基于核酸代谢机制的药物设计:核酸的代谢合成和代谢分解过程中,有许多酶参与其中,这些酶就可以成为药物设计的重要靶点,另外,模拟核酸代谢过程中的底物结构也可以作为药物设计的另一途径。②基于核酸序列结构的药物设计:利用碱基配对原理,设计与特定基因互补配对的序列。③基于 DNA 双链结构的药物设计。④基于 RNA 三维结构的药物设计。

以核酸为作用靶点的药物主要包括一些抗生素、抗病毒药物、喹诺酮类抗菌药物、抗肿瘤药物等。这类药物通过干扰或阻断细菌、病毒和肿瘤细胞增殖的基础物质核酸的合成,从而达到有效杀灭或抑制细菌、病毒和肿瘤细胞的目的。

以 DNA 为作用靶点的药物主要包括喹诺酮类抗菌药物,其作用机制是阻断 DNA 的合成;抗病毒药物阿昔洛韦、碘苷等,其作用机制是干扰 DNA 的合成;抗肿瘤药物甲氨蝶呤、顺铂等,作用机制是破坏 DNA 的结构和功能。以 RNA 为作用靶点的药物包括利福霉素类抗生素,作用机制是影响 RNA 的合成;抗肿瘤药物阿糖胞苷、普卡霉素等,作用机制是抑制 RNA 的合成。

人们普遍认为肿瘤的癌变是由基因突变导致基因表达失调和细胞无限增殖所引起的。因此,可将癌基因作为药物设计的作用靶点,利用反义核酸技术(antisense nucleic acid technology)抑制癌细胞增殖。反义核酸技术是指用人工合成的或天然存在的寡核苷酸,以碱基互补的方式抑制或封闭靶基因的表达,从而抑制细胞的繁殖。但是这种反义寡核苷酸的脂溶性较差,不易跨膜转运至细胞内,且容易被核酸酶水解。为克服上述缺点,人们致力于其结构修饰,已取得一定的进展。

第三节　药物靶点的发现与确证

随着生命科学的发展和生物技术的进步,基于靶点的药物发现模式逐渐取代了传统的基于药物化学结构的发现模式,成为现代创新药物研发的主流模式。药物靶点是药物发挥防治疾病作用的基础,在药理学研究中具有十分重要的地位。当前国际药物研究的竞争,主要体现在药物靶点的研究上,一旦新的药物作用靶点被发现,往往会成为一系列新药发现的突破口,从而产生巨额的经济效益。于是,各国科研人员不遗余力,药企也纷纷投入大量资金进行各种试验,将生命科学研究的成果向药物研究转移,以期能够找到新的药物作用靶点。因此,发现和确认药物作用靶点是现代新药发现和开发的第一步,也是药物筛选及药物定向合成的关键因素之一。

一、药物靶点的发现和确证

随着生命科学的迅速发展,功能基因组学、蛋白质组学、生物信息学的出现为药物靶点的研究提供了技术支持,尤其是近年来基因干扰技术、高通量的基因和蛋白质分析技术为药物靶点的发现和鉴定奠定了可靠的技术基础。这些生命科学和技术方法的发展,使得人们对药物靶点的研究热情空前高涨。药物靶点的发现和确证过程可以分为以下几个步骤。

1. 药物靶点的识别　药物靶点的识别是靶点评价的第一个阶段,以寻找特定疾病的相关基因为目标,利用生物信息学、基因组学、蛋白质组学以及生物芯片技术发现那些可能与疾病相关的分子信息,并进行生物信息学分析,获取线索。包括正向识别过程和逆向识别过程,正向识别过程是识别哪些基因与疾病有关,即从表型到基因;逆向识别过程是改变某一基因的表达,观测疾病产生的相关

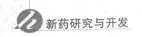

变化,鉴别基因是否与该疾病有关,即从基因到表型。

2. **药物靶点的发现**　药物靶点的发现是研究相关的生物分子功能,确定候选药物作用靶点。通过设计小分子化合物,在分子、细胞以及整体动物水平上进行药理学研究,验证药物靶点的有效性。

3. **药物靶点的确证**　在靶点的发现工作完成之后,下一个关键步骤就是对靶点的确证,即在不同系统、不同模型上证明药物与潜在靶点发生特异性相互作用时会产生治疗效果。首先要了解候选靶点分子的生理功能,明确其在疾病的发生和发展中的作用,最后证明阻断或激活该分子将产生有益的治疗效果。多种靶点识别方法所得到的药物作用靶点只能作为靶点初步筛选的方法,之后需要对药物作用靶点进行验证,确认该靶点在细胞实验中是否具有调节化合物生物活性的功能。一种方法是通过 RNA 干扰技术沉默某一疾病的基因,形成缺乏该特定基因的小鼠,看它是否具有普通小鼠药物作用后的症状;另一种方法是将药物注射到基因敲除的小鼠中,若药物没有引起效应,说明药物是通过该特定基因发挥作用的,候选靶点的同系物即使在最初的筛选中并没有被识别也要纳入考虑范围之内。可见,靶点的确证是工作量很大的工作,但是它在药物靶点发现中是极为重要的步骤。

4. **药物靶点的优化**　通过鉴别和功能确认的药物靶点在可能的情况下,还需要对靶点进行优化选择,主要是在治疗应用方法进行更为深入的了解,以进一步解决药物开发过程中可能出现的一些问题。如对受体靶点所影响的生物过程进行全面测定,包括靶点的正常功能以及在不同细胞或组织中的功能等;当数个受体靶点都能对同一表型起到决定作用时,可择优选出最佳靶点;结合制药技术的特点,了解靶点与某些生物制药技术的适合性;通过各种疾病动物模型进行临床前试验,以探索可能的治疗应用等。

二、基于药物靶点的研究技术

1. **生物芯片技术**　近年来生物芯片技术的飞速发展,引起了制药行业人员的极大兴趣,使得生物芯片技术在药物研究与开发领域得到越来越广泛的应用,已逐渐渗入药物研发过程中的各个步骤。生物芯片技术也称为微阵列技术,主要包括 cDNA 微阵列、寡核苷酸微阵列、蛋白质微阵列和小分子化合物微阵列。药物靶点发现与药物作用机制研究是生物芯片技术在药物研发中应用最为广泛的一个领域。在药物靶点发现和药物作用机制研究中所使用的生物芯片主要是指 DNA 芯片,在 DNA 芯片的表面,以微阵列的方式固定有寡核苷酸或 cDNA。

DNA 芯片在药物靶点发现与药物作用机制研究中的应用具体表现在以下几个方面。

(1) 比较不同正常组织细胞中基因的表达模式:基因的表达模式为它的功能提供了间接的信息。有些药物的靶点是在整个身体中分布广泛的蛋白质,这类药物往往会产生比较大的不良反应。而选择只在特异组织中才表达的蛋白作为药物筛选的靶点,可以减少药物对整体产生的不良反应,因而更受到人们的关注。例如,骨质疏松症(osteoporosis)与破骨细胞(osteoclasts)的功能有关,破骨细胞可以破坏并吸收骨质,当骨质的形成与破坏出现不平衡的情况时,就会导致骨质疏松症的发生。如果破骨细胞的功能受到抑制,那么就可以控制骨质疏松症的发生和发展。利用已有的人类 EST 序列和 DNA 芯片技术,可以容易地得到只在破骨细胞中进行表达的基因如 *cathepsink* 基因,它编码半胱氨酸蛋白酶。以 *cathepsink* 基因作为靶标,筛选对它有抑制作用的药物,就有可能得到治疗骨质疏松症的药物。

(2) 研究正常组织与病理组织基因表达差异:正常组织在病变的过程中,往往伴随着基因表达模式的变化。基因表达水平的升高或降低,既可能是病变的原因,也可能是病变的结果。若基因表达的变化是病变的原因,则以此基因为靶点的药物就可能逆转病变;若基因表达的变化是病变的结果,则以此基因为靶点的药物就可能减轻病变的症状。DNA 芯片技术可以在病理组织与正常组织之间一次比较成千上万个基因的表达变化,找出病理组织中表达异常的基因。利用 DNA 芯片来寻找疾病相关基因的策略尤其适用于病因复杂的情况。例如,恶性肿瘤的发生常常是多基因共同作用的结果,DNA芯片技术在肿瘤细胞基因表达模式及肿瘤相关基因发掘中具有重要的作用。

(3) 研究药物处理细胞后基因表达变化:药物与细胞(特别是敏感细胞)相互作用,将引起细胞外部形态及内部正常代谢过程的一系列变化。其内部生理活动的变化可集中表现在其基因表达的变化上。通过测定分析药物对细胞的基因表达的影响,可推测药物的作用机制,评价药物活性及毒性,进而确证药物靶点或者发现新的药物靶点。通过DNA芯片测定药物诱导的细胞基因表达变化来进行药物筛选与研究,对那些用常规方法很难追踪监测的药物或需要很长时间才能得到药物临床试验结果时,显得尤为有用。通过监测阳性药物处理前后组织细胞基因表达变化情况可以获得许多十分有价值的信息。首先,经药物处理后表达明显改变的基因往往与发病过程及药物作用途径密切相关,很可能是药物作用的靶点或继发事件,可作为进一步药物筛选的靶点或对已有的靶点进行验证;其次,药物处理后基因表达的改变对药物作用机制研究有一定的提示作用。

2. 反义核酸技术　反义核酸是一类经人工合成或构建的反义表达载体表达的短寡核苷酸片段,长度多为15~20个碱基,通过碱基互补原理与靶点基因形成双链结构,直接阻止靶基因的转录和翻译,特异性地抑制与疾病发生相关基因的表达。反义核酸的研究对于发展基因水平治疗药物,具有高度特异性、高效性、最优化的药物设计、低毒安全、合成相对容易等优点,有利于从反向遗传学角度研究特定基因的功能,对于针对靶点进行高特异性、强选择性药物设计具有重要意义。

反义核酸技术主要包括反义RNA(asRNA)和反义DNA(asDNA)两种类型。

(1) 反义RNA:是一类人工合成或生物合成的并经化学修饰的能与病毒或肿瘤基因靶分子mRNA序列互补的RNA片段,通过碱基对间氢键的作用与靶mRNA形成双链复合物而影响基因的转录、翻译和加工,从而调控基因的表达。第一个反义核酸药物Vitravene是1998年上市的含有23个碱基的硫代反义寡聚核苷酸,用于AIDS患者中CMV诱导的视网膜炎治疗。asRNA属于负调控机制,可在生物体内进行多层次的控制,如抑制质粒的复制、调节细菌内质粒的拷贝数、在转录和翻译水平上调控基因的表达,研究表明在体内主要是在翻译水平上调控基因表达。asRNA技术有一定的局限性,不可能阻断所有致病的mRNA,即使在控制病毒或肿瘤基因的表达方面也难以达到理想状态,另外还存在稳定性和选择性的问题。

(2) 反义DNA:是一段人工合成的能与特定基因某一区域互补的正常或经过修饰的寡聚脱氧核苷酸(ODN)或其化学修饰物,长度一般在20个碱基左右。由于ODN的结合位点正好是DNA结合蛋白识别位点,因此能够专一地干扰与蛋白的结合,干扰激活因子转录,并阻断基因的转录、复制和表达。

3. 核酶技术　酶性核酸,简称核酶,是一种既具有核酸结构又可以发挥酶的功效,既能储存和转运遗传信息,又能发挥生物催化功能的RNA分子。Cech T于1982年在四膜虫细胞中首先发现,然后在1989年与Altman(1984年发现另一个核酶)获得诺贝尔奖。核酶能做特定的位点切割其他RNA分子,因此它能被用来使细胞内靶基因特异性地失活。在药物研究和开发中,核酶是鉴定基因和确认药物靶点的重要工具。自然界中存在的核酶具有以下几种酶的活性:RNA分子的顺式切割、反式切割、连接和剪切。未经改造的核酶一般不能直接作为治疗药物,因为天然的RNA分子在生物体系中不稳定,可迅速被核酸酶降解,通过化学手段如糖环、磷酸酯和碱基以及非核苷酸链的引入等方法改造核苷酸单位可以帮助克服这一缺点。

4. 基因敲除技术　基因敲除(knockout)是自20世纪80年代末以来发展起来的一种新型分子生物学技术,是通过一定的途径使机体特定的基因失活或缺失的技术。通常意义上的基因敲除主要是应用DNA同源重组原理,用设计的同源片段替代靶基因片段,从而达到基因敲除的目的。利用同源重组构建基因敲除动物模型的基本步骤如下。

(1) 载体构建:把目的基因和与细胞内靶基因特异片段同源的DNA分子都重组到带有标记基

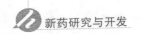

因(如 neo 基因、TK 基因等)的载体上,此重组载体即为打靶载体。

(2)导入基因:将基因打靶载体通过一定的方式(常用电穿孔法)导入同源的胚胎干细胞(EScell)中,使外源 DNA 与胚胎干细胞基因组中相应部分发生同源重组,将打靶载体中的 DNA 序列整合到内源基因组中从而得以表达。

(3)筛选:筛选出真正发生了同源重组的胚胎干细胞,建立嵌合体和纯合体小鼠并进行表型分析。

5. RNA 干扰技术 RNA 干扰(RNA interference, RNAi)是指在进化过程中高度保守的、由双链 RNA(double-stranded RNA, dsRNA)诱发的、同源 mRNA 高效特异性降解的现象,其机制是通过阻碍特定基因的翻译或转录来抑制基因表达。当细胞中导入与内源性 mRNA 编码区同源的双链RNA 时,该 mRNA 发生降解从而导致基因沉默现象。基因沉默主要有转录前水平的基因沉默(TGS)和转录后水平的基因沉默(PTGS)两类:TGS 是指 DNA 修饰或染色体异染色质化等原因使基因不能正常转录;PTGS 是启动了细胞质内靶 mRNA 序列特异性的降解机制。有时转录基因会同时导致 TGS 和 PTGS。RNA 在基因沉默方面具有高效性和简单性,是基因功能研究的重要工具。大多数药物属于靶标基因或疾病基因的抑制剂,RNAi 模拟了药物的作用,与传统的功能获得方法相比,这种功能丢失的研究方法更具有优势,因此,RNAi 在今天的制药产业中是药物靶点确认的一个重要工具,已逐渐取代反义核酸技术和核酶技术成为药物靶点确认的最主要方法。

6. 蛋白质组学 蛋白质组学(proteomics)是蛋白质与基因组学两个词的组合,指一种基因组所表达的全套蛋白质,即包括一种细胞乃至一种生物所表达的所有蛋白质。蛋白质组学通过对正常个体及病理个体间的蛋白质组进行比较分析,寻找某些"疾病特异性的蛋白质分子",为新药发现提供潜在的靶点,或者为疾病的早期诊断提供分子标志。

绝大多数的药物靶点是蛋白质,这些蛋白质可以通过以下两个途径成为蛋白类药物:一是该蛋白质本身就具有治疗作用,可以成为药物蛋白质;二是该蛋白质本身不具有药物治疗作用,但可以利用该蛋白质筛选起相互作用的蛋白质,包括该蛋白质的启动剂、抑制蛋白质以及配体等。蛋白质组学技术不仅能够大规模、高通量和动态地发现与某一疾病相关的功能蛋白和药物靶点,而且从根本上改变了单一药物靶点和新药的开发模式,使药物的发现从偶然走向必然,由静态单一走向互动复合。由于蛋白质组学技术可以系统地、大规模地寻找蛋白质药物靶点和蛋白质药物,它已成为发掘大量新型药物靶点的重要途径。

第四节 多靶点药物的研究与筛选

近几十年来,药物的研发策略主要集中在寻找或设计作用于单一靶点的高选择性药物分子,随着对疾病相关基因及分子机制研究的深入和现代药物研究技术的不断发展,针对单一分子靶点的药物不断被发现,而绝大部分这样的药物在临床应用中发挥了显著的疗效。但是,由于人体的细胞和组织是由包含多种复杂交错的信号通路网络系统组成的,疾病的发生和发展往往涉及网络系统中的诸多环节,针对单一分子靶点的药物在治疗疾病时通常具有很难达到预期效果或不良反应增加等缺点。单一靶点药物很难治愈多因素疾病,如恶性肿瘤、炎症、糖尿病、心血管疾病以及神经退行性疾病等,如果药物只作用于单一靶点,那么很难达到预期的治疗效果甚至会出现不良反应。而多靶点作用的药物可以多环节、多角度地调节疾病的病理环节,作用于疾病的多个靶点,产生多种药理活性,获得所需的多样性生物调节功能,针对疾病成因的多靶点作用,有利于提高疗效,降低毒副作用,可以克服许多单一靶点药物的局限性。

多靶点药物治疗可以同时调节疾病网络系统中的多个环节,对各靶点的作用可以产生协同作用,不易产生抗药性,从而获得最佳的治疗效果以及最少的不良反应。合理设计出具有选择性的能够作用于多靶点、多途径的药物,通过作用于不同的靶点和位置,阻止疾病信号的产生、传递和作用,从而达到治疗疾病的目的,这是药物设计的发展方向,也是药物研究的必然趋势。

一、多靶点药物的分类

根据药物组分的不同,可将多靶点药物分为三大类:多药单靶点药、多药多靶点药和单药多靶点药。

1. **多药单靶点药**　又称为多种药物联合用药,这种形式最常见,已经成为抗艾滋病和抗肿瘤治疗的主要策略。目前主要有两种方式:一种是单靶点药物的鸡尾酒疗法,例如,姑息疗法治疗艾滋病过程中联合应用逆转录酶抑制剂和蛋白酶抑制剂;另一种是联合应用作用于同一途径的两种或多种药物,例如,帕金森病患者联合应用左旋多巴和多巴脱羧酶抑制剂,可抑制外周左旋多巴转化为多巴胺,使循环中左旋多巴含量增加,进而增加进入中枢系统的左旋多巴含量,更好地改善震颤麻痹症状。

2. **多药多靶点药**　又称多组分药物治疗,是指在一个给药单位如一个片剂、胶囊剂或注射剂中含有两个或多个药物活性成分。一些临床上应用效果较好的联合用药已被制成了新的多组分药物,如抗艾滋病药(atripla)、抗哮喘药(advair)和治疗丙型肝炎药物(rebetron)等。

3. **单药多靶点药**　是指某一单组分药物可以与体内多个药物靶点发生相互作用进而产生生物学活性,即严格意义上的多靶点药物(multi-target drug)。在药物代谢上单组分药物的服用优于联合用药和多组分药物,可以克服各组分之间相互作用产生的不良反应,但是优化一个单药多靶点药物使之同时对多个靶点产生选择性而不是非选择性,从技术层面上来说,要难于前两种多靶点药物。

二、多靶点药物的作用方式

根据药物与作用靶点间的关系,可将多靶点药物作用方式分为以下三种。

(1)通过影响不同的靶点而产生组合作用,各靶点可以存在于特定组织、细胞或细胞间液中的相同或不同信号转导通路。

(2)药物对第一个靶点的作用可以对第二个靶点产生影响,如改变药物代谢、抑制外排泵等。

(3)作用于同一靶分子或分子复合物(如原核细胞染色体)上的不同位点,发挥联合作用,从而增强药理活性。尽管多靶点药物作用能够以几种不同的方式进行,但各靶点会协同发挥作用以达到最佳治疗效果。

三、多靶点药物的作用类型

基于多靶点药物作用机制的不同,对其进行分类,可以分为以下几类。

1. **根据疾病的起因,针对相应的靶点作用**　不同类型的多靶点作用药物,即使对同一疾病,选择的靶点也不相同。例如,将β受体拮抗剂普萘洛尔与利尿药美夫西特的2-氯苯磺酰胺基团结合所得的化合物,既具有β受体阻断作用,又是碳酸酐酶的抑制剂,是兼有利尿和降压双重功效的降压药。

过敏是引发哮喘的重要原因之一,血栓素A2(TXA2)受体拮抗剂具有潜在的抗哮喘作用,组胺H1受体拮抗剂具有抗过敏作用,同时抑制两个受体可获得较好的抗哮喘效果。

2. **针对信号转导途径**　这一类的多靶点作用药物,其作用机制是通过作用于主要靶点和与其在同一信号传导通路的上游或下游的靶点,或者是作用于该疾病相关的不同信号传导途径的靶点而发挥作用的。

过氧化物酶体增殖物激活受体(PPARs)是核受体超家族的成员,而类固醇受体、类视色素受体、

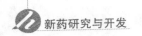

甲状腺激素受体等均属于该类受体。降血脂的氯贝特类和胰岛素增敏剂格列酮类药物分别是通过 PPAR α 和 PPAR γ 调节生物活性的，双效的 PPAR α/γ 激动剂芳香噁唑衍生物可用于治疗高血糖症，为预防 2 型糖尿病患者的心血管疾病提供了良好的候选药物(图 7-1)。

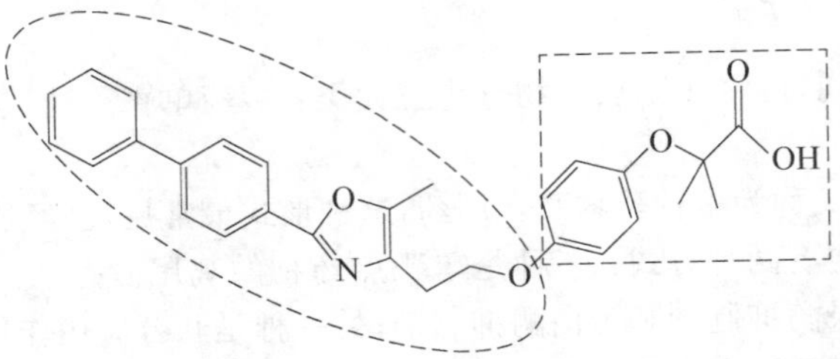

图 7-1 芳香噁唑结构式

椭圆形骨架结构：PPAR γ 激动剂　　　方形骨架结构：PPAR α 激动剂

培美曲塞，临床上用其二钠盐，作用于与叶酸系统相关的靶酶，对胸腺嘧啶脱氧核苷酸合成酶(TS)、二氢叶酸还原酶(DHFR)、甘氨酸甲酰转移酶(GRAFT)以及 5-氨基咪唑-4-甲酰胺基转移酶(AICARFT)等酶具有抑制作用，可很好地抑制嘌呤及嘧啶的生物合成途径，影响 DNA 的合成，因此具有活性高、抗瘤谱广的优点，对许多肿瘤具有疗效，2004 年获 FDA 批准上市，是世界上唯一用于治疗恶性胸膜间皮瘤(MPM)的药物，也可用于非小细胞肺癌和非鳞状细胞非小细胞肺癌的治疗。

索拉菲尼是 FDA 批准的首个多靶点酪氨酸激酶抑制剂，该药通过抑制 RAF/MEK/ERK 信号传导通路(包括 RAF 激酶、Flt-3 和 Kit 受体酪氨酸激酶)、血管内皮生长因子受体(VEGFR)以及血小板衍生生长因子受体(PDGFR)，从而抑制癌细胞增殖，促进癌细胞的凋亡，抑制肿瘤血管形成。目前，索拉菲尼在临床上用于肾癌、肝癌的治疗，并且对黑色素瘤和非小细胞肺癌也有一定的治疗作用。

此外，舒尼替尼、凡德他尼和埃罗替尼等药物都属于通过阻滞在同一疾病的不同信号通路上信号传导而达到治疗疾病的目的。

3. 作用于同一靶点的不同位点　乙酰胆碱酯酶(AchE)抑制剂是由雪花莲胺和邻苯二甲酰通过一个中间连接基连接而成(图 7-2)，其中前者作用于 AchE 的催化部位，后者作用于 AchE 的周边部位，二者的结合使活性增加，研究发现二者之间的连接基的长度对活性影响较大。严格来讲，该类化合物属于单靶点作用药物。另外，酶的多底物类似物抑制剂也可以归纳到这一类中。

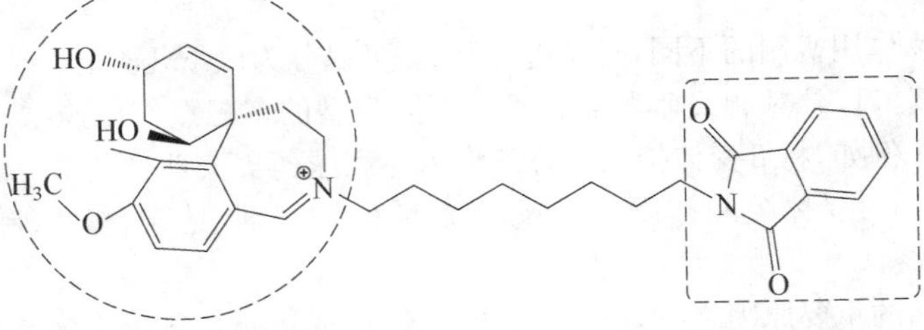

圆形骨架结构：雪花莲胺　　　方形骨架结构：邻苯二甲酰，中间为连接基

图 7-2 乙酰胆碱酯酶受体抑制剂

4. 中药的多靶点作用　中药尤其是复方制剂的有效性，本质上也源于其作用的多靶性。复方制剂并不等同于多靶点药物。多靶点药物是一个分子里面有不同的基团，这些基团同时作用在不同

的靶点上,其自身的理化特点是单一的,不影响其他药物。而复方制剂是其中的每种药物都选择性地竞争一种肝药酶进行代谢,这些结合和代谢过程会相互产生影响。

研究表明,中药中含有的活性成分通过作用于多个靶点而共同发挥治疗疾病的作用。例如,姜黄素是从姜科植物姜黄的根茎中获得的一种多酚类化合物,以其强抗肿瘤活性和高安全性成为最受关注的多靶点药物之一。姜黄素可以同时作用于多个肿瘤信号通路,如 PI3/Akt/mTORc 通路、EGFR 通路、VEGF 通路和基质金属蛋白酶等,从而抑制肿瘤细胞的增殖、侵袭、转移和肿瘤组织血管新生,具有抗增殖和诱导肿瘤细胞凋亡的作用,具有抗瘤谱广、不良反应小等优点。

我国具有丰富的药用植物资源,合理开发和利用这些资源,从中药中筛选多靶点活性化合物,将为我国多靶点作用药物研发开辟一条新的途径,也可为中药的应用提供美好的前景。

四、多靶点作用药物的设计

多靶点药物设计虽然有不少成功的案例,但仍存在着许多问题,由于缺乏相应的理论依据,多数多靶点药物是利用筛选法偶然发现的。传统的筛选法具有一定的盲目性,发现具有合适活性的配体概率低,而且实际操作起来比较复杂。因此,寻找能够设计作用于多靶点药物的方法显得非常必要。

1. 基于药效团的多靶点药物设计 基于药效团的多靶点药物设计是利用选择性配体结构上的相似性,将两个或多个选择性配体的药效团进行整合,从而获得能同时作用于两个或多个靶点的配体。根据药效团整合程度和结合方式不同,可将药效团法分为药效团连接法、药效团叠合法和药效团融合法。药效团连接法是指用不同长度或者类型的连接基团将两个或多个配体的药效团连接起来从而形成多靶点作用药物;药效团叠合法是利用选择性配体结构上的相似性,将药效团相互重叠,获得同时作用于两个或多个靶点的单一配体;药效团融合法是充分利用选择性配体结构上的相似性,将两个或者多个分子的药效团相互整合在一个分子上,获得对两个或者多个靶点都有作用的高度整合型单一配体,这种方法需要配体在结构上具有高度的相似性,所得到的多靶点配体具有分子量小、配体效率高、理化性质好等优点,是药效团法获得多靶点配体中最理想的类型,也是最难设计的一类。

2. 基于靶点结构的多靶点药物设计 基于靶点结构的药物设计(target based drug design,TBDD 或者 structure based drug design,SBDD)又称为直接药物设计,是在受体靶点三维结构明确的基础上,根据受体结合位点的性质和形状要求设计小分子配体,其理论基础是受体结合位点与配体之间的互补性。基于靶点结构的药物设计方法主要包括分子对接(molecular docking)、基于结构的虚拟筛选和全新药物设计。

(1) 分子对接是目前广泛应用于基于结构的药物设计的一种重要方法,通过受体特征以及受体和药物分子之间的相互作用方式来进行药物设计,主要考察配体分子与靶点之间可能的结合模式和亲和力。其本质是两个或者多个分子之间的识别过程,其过程涉及分子之间的空间匹配和能量匹配,其依据是配体与生物大分子受体作用的"锁-钥原理",把配体分子放到靶标的活性结合位点,通过不断优化配体分子的位置、构象、分子内部可旋转键的二面角,根据一定的算法,可以预测配体分子与靶点之间的结合模式和亲和力。分子对接的方式有刚性对接、柔性对接和半柔性对接三种,也可分为整体对接和片段对接。

常用的分子对接软件有很多,有免费的也有商业收费的。目前 DOCK 是应用最广泛的分子对接软件之一,是第一个分子对接程序,由美国加利福尼亚大学旧金山分校的 Irwin D. Kuntz 研究组在 1982 年发布的,该软件可在 Kuntz 研究组的网站上(网址为 http://dock.compbio.ucsf.edu/)直接下载,免费使用。

(2) 虚拟筛选(virtual screening,VS)也称作计算机筛选,即在进行生物活性筛选之前,利用计算机上的分子对接软件模拟目标靶点与候选药物之间的相互作用,计算两者之间的亲和力大小,以

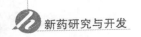

降低实际筛选化合物数目。

从原理上来讲，虚拟筛选可以分为两类，即基于受体的虚拟筛选和基于配体的虚拟筛选。

基于受体的虚拟筛选从靶蛋白的三维结构出发，研究靶蛋白结合位点的特征性质以及它与小分子化合物之间的相互作用模式，根据与结合能相关的亲合性打分函数对蛋白质和小分子化合物的结合能力进行评价，最终从大量的化合物分子中挑选出结合模式比较合理的、预测得分较高的化合物，用于后续的生物活性测试。

基于配体的虚拟筛选一般是利用已知活性的小分子化合物，根据化合物的形状相似性或药效团模型在化合物数据库中搜索能够与其匹配的化学分子结构，最后对这些挑选出来的化合物进行实验筛选研究。

虚拟筛选具有以下优点：样品数量和类型不受限制；并不需要对每个化合物样品进行活性测试，只需要选取其中极少一部分样品即可；可提高生物活性测试的命中率，缩短筛选周期，降低研发成本。需要说明的是，由于分子对接特别是打分函数的不精确性，对接过程中难以考虑靶点受体的柔性和溶剂化效应等种种原因，虚拟筛选也可能导致假阳性或者假阴性结果。尽管如此，虚拟筛选已经成为快速高效经济的发现药物作用多靶点的手段。

（3）全新药物设计（de novo drug design）是根据靶点分子结合位点的结构特征和化学特征，设计出与其相匹配的具有全新结构的小分子配体。全新药物设计可获得结构全新的药物，新设计的化合物与已有的化合物将在结构上具有显著的区别，因而更容易取得专利保护。但是用全新药物设计方法获得的化合物可能会遇到结构比较复杂，难以合成的问题。

随着计算机技术发展日新月异，计算能力的不断提高，计算机辅助药物设计已广泛应用于药物设计中，提高了设计的成功率，减少盲目性。尽管如此，在设计多靶点药物时仍需注意以下问题。

1. 多靶点药物类型的选择　选择作用于同一疾病的不同起因还是选择作用相应的信号传导途径；选择同一途径的不同靶点还是选择不同途径的相同靶点，即使在同一信号传导通路上也有不同的靶酶（包括上游和下游的），选择哪种酶作为主靶点，哪些酶作为辅助靶点，这些是多靶点作用药物设计成功与否的一个关键。

2. 靶点的选择　虽然多靶点药物可以同时作用于多个不同的靶点，但仍然应该具有选择性，也就是说对于相应的靶点具有选择性，这就要求对相应靶点的结构和性质（如相互作用形式、位阻敏感区域、局部亲水性和疏水性区域等）有较为充分的了解。靶点作用位点的结构相似性越强，作用于两个靶点的可能性就越大，设计难度就越小。另外，还应该充分了解药物与相关靶点的作用机制，药物与不同靶点作用时作用机制的差异，很多时候单靶点药物的作用机制可以作为参考，但是有时候单靶点作用药物与多靶点作用药物的作用机制可能不完全相同，对于最终活性的影响可能不太一样，这些在进行药物设计时都应考虑到。

3. 活性强度的匹配程度　活性强度的匹配程度是多靶点作用药物研究的关键。有些靶点，尽管很少量的药物却可以满足要求，而有些则相反。如果药物对不同靶点的 IC50 相近，则问题相对较小；如果药物对不同靶点的 IC50 相差较远，则可以通过结构修饰的方法尽量使它们的 IC50 预测值接近，甚至可以从药物动力学角度考虑进行修正。如果多靶点作用药物对两个受体分别呈现激动或拮抗的作用（如作用于乙酰胆碱酯酶和乙酰胆碱受体的多靶点作用药物的设计），设计时要达到作用强度适配的难度就更大一些。

4. 多靶点作用药物的验证　作用于不同靶点时，药物的药代动力学（如代谢速率、转运方式、生物利用度等）存在着差异，并且多靶点作用药物的作用机制可能与单靶点作用药物的作用机制不尽相同，因此应该对多靶点作用药物进行 SAR、QSAR、作用机制、代谢等方面的研究，利用研究结果，进一步设计新型的多靶点作用药物。

五、多靶点药物在各类疾病中的应用

（一）肿瘤

肿瘤的发生和发展是一个多因素、多步骤、多基因作用的复杂过程，涉及细胞内多种信号通路的改变，因此同时作用于多个蛋白、多个信号的多靶点药物治疗一直是理想的肿瘤治疗手段。在多靶点抗肿瘤药物中，多靶点蛋白酪氨酸激酶（PTK）的研究最为热门。

舒尼替尼是一种口服的多靶点蛋白酪氨酸激酶抑制剂，能够抑制 VEGFR1、VEGFR2、VEGFR3 和 PDGFR-α、PDGFR-β 激酶以及 Flt-3、Kit 受体、RET 酪氨酸激酶活性。具有抗瘤谱广，对包括肾细胞癌、胃肠间质瘤（GIST）、神经内分泌肿瘤、黑色素瘤、甲状腺癌、肉瘤、乳腺癌、结直肠癌和非小细胞肺癌等肿瘤都具有良好治疗效果的优点。目前，舒尼替尼主要用于 GIST 和晚期肾癌的治疗。

凡德他尼是 VEGFR2、EGFR 和 RET 酪氨酸激酶抑制剂，对肿瘤血管的生成具有抑制作用，主要用于非小细胞肺癌、晚期乳腺癌、多发性骨髓瘤、甲状腺癌等实体瘤。

（二）阿尔茨海默病

阿尔茨海默病（Alzheimer's disease，AD）是老年人最常见的神经系统退行性病变之一，是造成老年痴呆的最常见病因。其发病机制除了与脑内胆碱水平降低有关外，还与 β 样淀粉蛋白（Aβ）的聚集、氧化应激、钙离子水平失调、金属离子水平的异常增高以及中枢神经炎症等多种因素有关。针对单一靶点治疗的药物往往只作用于某一途径，不能从根本上阻止 AD 的病理进程，因此，能同时作用于多个相关位点的多靶点治疗药物的发现将成为 AD 药物研究的新方向。目前，针对 AD 的多靶点药物设计策略主要是将具有胆碱酯酶抑制活性、抗 Aβ 聚集作用、抗氧化作用、调节钙离子和金属离子水平、抑制单胺氧化酶活性等单靶点作用的分子片段，通过不同的组合，最终得到作用于多个靶点的单一分子。

拉多替吉（ladostigil）为雷沙吉兰和利斯的明的衍生物，既有 AchE 抑制剂的结构，又有单胺氧化酶抑制剂的结构，同时还具有抗氧化活性，可以调节 APP 生理途径和细胞信号转导通路。细胞和动物实验研究表明，拉多替吉可增加胆碱能的传输，增加大脑多巴胺、5-HT 以及肾上腺素水平，降低 Aβ 的水平，具有神经保护作用。

（三）精神分裂症

目前用于治疗精神分裂症的药物有经典的抗精神病药物和非经典的抗精神病药物。前者虽能较好地缓解精神分裂症的症状，但存在锥体外系不良反应。后者则无此不良反应，其原因在于非经典抗精神病药物是 5-HT2 和多巴胺受体的平衡拮抗剂，且对 5-HT2 的亲和力往往远大于对多巴胺受体的亲和力。基于这一原因，人们设计了一系列作用于这两个靶点的化合物。

阿立哌唑（aripiprazole）是 2002 年 FDA 批准上市的苯丁哌唑嗪类化合物。该药具有独特的作用机制，对多巴胺 D2 和 D3 受体以及 5-HT1A 和 5-HT2A 受体都具有高度亲和力，是多巴胺 D2 和 5-HT1A 受体的部分激动剂、5-HT2A 受体拮抗剂，具有稳定多巴胺系统活性的作用。临床研究表明，阿立哌唑对精神分裂症阳性和阴性症状都有效，长期应用还可降低精神分裂症的复发率，改善情绪和认知功能障碍。

伊潘立酮（iloperidone）是 2009 年 FDA 批准上市的新型抗精神病药物。伊潘立酮是混合型多巴胺 D2/5-羟色胺 5HT2A 受体阻断剂，对 5HT2A 和多巴胺 D2、D3 受体具有高亲和力，对多巴胺 D4 和 5HT6、5HT7 和去甲肾上腺素 α1 受体具有中度亲和力，对 5HT1A、多巴胺 D1 和组胺 H1 受体有较低的亲和性。

（四）糖尿病

多靶点抗糖尿病药物的研究主要以过氧化物酶体增殖物激活受体（PPAR）激动剂为主。该受

体分为 PPAR α、PPAR γ 和 PPAR δ 三种亚型。PPAR γ 主要在脂质合成、糖类代谢和脂肪细胞分化中起作用,而 PPAR α 则涉及脂质分解酶的表达。同时激动 PPAR α 和 PPAR γ,既可控制脂质又可控制血糖。目前临床上应用的糖尿病药物主要以 PPAR γ 激动剂为主,如罗格列酮。该药于 1999 年在美国上市,对 PPAR γ 受体具有高度选择性,通过提高胰岛素的敏感性而达到有效控制血糖的治疗目的。但是长期服用可能导致肝毒性和血脂升高,甚至可能因为剂量增加导致心脏负荷加大使得心室肥大。因此,人们致力于设计合成 PPAR α 和 PPAR γ 的双重激动剂,希望在提高药效的同时降低体重增加和水肿等不良反应的发生。

20 世纪 90 年代早期,有研究者发现贝特类降脂药具有 PPAR α 激动活性,某些贝特类药物对其他亚型 PPAR 也有一定的激动作用,为 PPAR α/γ 双重激动剂。于是礼来公司将 PPAR α 激动剂的药效团与 PPARs γ 激动剂的亲脂性片段整合在一个分子中。2004 年,默克公司又报道了一个新型的 PPAR α/γ 双重激动剂,他们通过环合贝特类药物的关键药效团苯氧异丁酸从而产生一个带有手性原子的羧酸,该系列化合物跟格列酮类药物的关键药效团在结构上具有很大的相似性。

(五)高血压

肼基哒嗪片段具有扩张血管的作用,与 β 受体阻滞剂普萘洛尔结合得到普齐地洛(prizidilol),既作用于 β 受体,产生拮抗作用,同时也可抑制磷酸二酯酶,具有扩张血管的作用,双重作用使降压效果更显著。

(六)艾滋病

艾滋病(AIDS)自从 1981 年首次被发现以来,至今医学界仍未成功研究出可以彻底治疗 AIDS 的方法。虽然目前有 20 多种抗艾滋病药物上市,但这些药物在单独使用时均会产生严重的耐药性,因此寻找多靶点抗 HIV 抑制剂成为当前创新抗艾滋病药物的重要研究方向之一。

HIV 逆转录酶(reverse transcriptase,RT)和整合酶(integrase,IN)是 HIV 生命周期中的两个关键酶,在病毒复制和感染过程中起着重要作用。同时抑制这两个酶可以阻断 HIV 生命周期中的几个关键步骤,这也成为新型抗 HIV 药物研制的新策略。雷特格韦(raltegravir)是 FDA 批准上市的 HIV 整合酶抑制剂,研究者对其结构进行剖析发现其为芳香二酮酸类化合物,与二氢胸腺嘧啶类 HIV 逆转录酶抑制剂相比,其相同点为具有相同的二氢胸腺嘧啶母核,且含有两个呈"V"形结构的疏水侧链,不同之处在于疏水侧链与中心二氢胸腺嘧啶母核距离不同。在此分析的基础上,通过对二氢胸腺嘧啶类 HIV 逆转录酶抑制剂进行结构改造,在不影响 HIV 整合酶抑制剂药效团空间距离和取向的前提下,缩短了疏水侧链与中心母核之间的距离,发现了具有 HIV 逆转录酶和 HIV 整合酶双重抑制作用的新化合物。

第五节　新药研究的主要靶点及研究进展

随着生物信息学、人类基因组学、蛋白质组学等生命科学的发展,一些新的药物作用靶点不断被发现,为新药的研发提供了有力的技术支持。

一、心血管疾病的药物作用靶点

1. 心律失常相关靶点　发动蛋白(DNM)是一类生物进化上高保守的大鸟苷三磷酸酶分子家族,其亚型 DNM2 作为调控心脏收缩-频率反应的重要因子,有可能成为心律失常与心力衰竭等心脏疾病的药物作用靶点。Ca^{2+}/CaM 依赖的钙调蛋白激酶 II(calmodulin kinase II,CaM K II)在肥厚心肌中的表达和活性上调,可致 Ryanodine 受体过度磷酸化,从而导致胞内钙稳态失衡,这可能是室性心律失常发生的重要机制,因此,CaM KⅡ - Ryanodine 受体信号通路以及 Ryanodine 受体有可能成为防治室性心律失常的全新药物作用靶点。胆碱可能是通过激活心脏中毒蕈碱受体亚型 M3 对乌头碱和哇巴因诱导的心律失常起保护作用,因此,M3 受体可能成为新的抗心律失常药物作用靶点。

2. **心力衰竭相关靶点**　短链酰基辅酶 A 脱氢酶(SCAD)有可能成为区分 2 种不同心肌肥大的分子标志物以及病理性心肌肥大的潜在药物治疗靶点;β3 肾上腺素能受体(β3 - AR)和内皮型一氧化氮合酶(eNOS)在大鼠心力衰竭模型中的表达显著增加,为临床治疗心肌肥大和心力衰竭提供新的药物作用靶点。

3. **冠心病与心肌梗死相关靶点**　急性冠状动脉综合征(acute coronary syndrome,ACS)是由急性心肌缺血引起的急性冠状动脉病变的总称;血清白介素- 17(IL - 17)在 ACS 患者中显著升高,且与血脂以及常用心血管急症检测指标水平呈正相关,因此 IL - 17 可作为 ACS 治疗结果的新观测指标,而 Th17 细胞可特异性分泌 IL - 17,所以 Th17 细胞可成为 ACS 治疗的新靶点。Th3 细胞是 ACS 的保护性因素,也可能成为预防和治疗 ACS 的新靶点。他汀类药物可通过下调循环 miR - 92a 的表达改善内皮损伤,因此,miR - 92a 有可能成为血管内皮损失治疗的新靶点。急性心肌梗死后,通过血管新生而重建缺血组织供血系统,改善梗死区域的供血功能,已成为临床治疗研究的重要方向。分泌磷酸蛋白 1(Spp1)和趋化因子受体(Ccr2)与急性心肌梗死后炎性细胞黏附、迁移和趋化相关,而人血管生成素样蛋白 4(Angptl4)与血管新生和细胞分化相关。因此,这三种蛋白的基因有可能成为促血管生成治疗的靶点。SIR T1 表达的抑制可诱发心肌梗死,SIR T1 启动子基因转录水平的改变可影响 SIR T1 的表达水平,因此,SIR T1 启动子有可能会成为对心肌梗死患者实施个体化基因治疗的潜在靶点。多配体蛋白聚糖 4(synd4)过表达后,能通过促进新生血管生成、抑制组织炎症反应和纤维化而改善心脏功能和重塑,从而起到保护心肌的作用,对心肌梗死的治疗具有积极的作用。故 synd4 有望成为心肌梗死的治疗靶点。CD16 水平的升高可作为冠心病诊断的敏感指标,CD16 的异常表达也可在动脉粥样硬化形成过程中发挥作用,所以抑制 CD16 信号通路可成为预防和治疗冠心病的一条潜在途径。P75 神经营养因子受体(P75NTR)在心肌梗死诱发的心源性猝死(SCD)中起关键调控作用,提示 P75NTR 是防止 SCD 的一个潜在靶点。

4. **动脉粥样硬化相关靶点**　载脂蛋白 A5(ApoA5)可减少巨噬细胞炎性因子分泌,抑制泡沫细胞形成,促进脂质由细胞内向细胞外的逆转运,具有潜在的抗动脉粥样硬化作用,可作为临床治疗动脉粥样硬化的作用靶点之一。发生动脉粥样硬化时,脂蛋白磷脂酶 A2(LP - PLA2)往往过度表达,LP - PLA2 基因沉默虽未改变脂蛋白的组成,但是可通过延缓动脉粥样硬化进程和加强斑块稳定性而发挥潜在的治疗作用,因此 LP - PLA2 可作为潜在的抗动脉粥样硬化药物作用靶点。miR - 27 是潜在的动脉粥样硬化病变生物标志物,也可能成为动脉粥样硬化治疗的新靶点。促黑激素(IMD)能通过增加张力蛋白同系物(PIEN)的磷酸化水平和减少泛素介导的 PIEN 降解而提高 PIEN 水平及其稳定性,抑制 SR - A 基因的表达及其功能,从而抑制泡沫细胞形成,阻止动脉粥样硬化进程,可见,IMD 是一个可能的动脉粥样硬化治疗靶点。尿激酶(uPA)受体(uPAR)的过表达与动脉粥样硬化斑块的形成有关,uPAR 与 uPA 的相互作用促进了单核细胞的迁移。因此,在防止动脉粥样硬化炎症进展中,uPAR 可能是一个潜在的作用靶点。另有实验研究显示,普罗布考能通过诱导血红素加氧酶 1(HO - 1)而产生抗炎、抗氧化作用,从而抑制动脉粥样硬化进程,增加斑块的稳定性,提示 HO - 1 是治疗动脉粥样硬化的一个重要作用靶点。

二、脑血管疾病的药物作用靶点

缺血性脑卒中又称卒中或中风,可由不同原因导致,表现为:局部脑组织区域血液供应障碍,诱发脑组织缺血缺氧性病变坏死,进而产生相应的临床上神经功能缺失现象。目前临床治疗脑卒中的药物主要有溶栓药物、神经保护药物、抗血小板聚集药物、降纤药物和抗凝药物等。神经保护药物依据作用环节不同可分为四类：抗兴奋性毒性药物、抗氧化应激药物、炎症因子拮抗剂以及其他药物。尤瑞克林注射液为国内新近研发的 I 类新药，在 2010 年中国急性缺血性脑卒中诊治指南中被推荐用于急性期治疗。其作用机制可能与改善脑缺血区域再灌注损伤有关，同时其能降低再灌注损伤后血清基质金属蛋白酶-9（MMP-9）水平以及抑制炎性反应对缺血脑组织的损害。血浆同型半胱氨酸（homocysteine，Hcy）水平升高与心脑血管病变危险性之间存在关联性，内源性 Hcy 拮抗剂有可能成为防治高 Hcy 血症所致心脑血管疾病的新途径。β2 糖蛋白 I，又称 ApoH，与缺血性脑血管疾病有较大的相关性，深层次探究 ApoH 与遗传和非遗传因素间的关系以及其参与脂类代谢、凝血机制、血栓形成等脑梗死危险因素的机制，可为缺血性脑血管疾病的预防和治疗提供可靠靶点与科学依据。

三、肿瘤的药物作用靶点

恶性肿瘤作为全球较大的公共卫生问题之一，对人类健康造成极大危害。多靶点药物的研究尤其适用于肿瘤治疗，能确保药物抗肿瘤作用的有效性和持久性。

1. 结肠癌相关靶点　研究发现，miRNA126 在 4 种人类结肠癌细胞（SW480、SW620、HT-29 和 HCT-116）中的过表达抑制了细胞的增殖、迁移和侵袭，并诱导细胞周期阻滞于 G0/G1 期，提示 miRNA126 有可能成为结肠癌治疗的一个新靶点。在体外和体内，miR-27b 的高表达均能抑制结肠直肠癌（CRC）细胞的增殖、集落形成和肿瘤生长，其有可能成为结肠直肠癌治疗一个新靶点。

2. 胃癌相关靶点　研究发现，miR-19a 能够通过靶向细胞因子信号传导抑制蛋白 1（SOCS 1）发挥抑癌作用，故其可能成为治疗胃癌的一个新靶点。SALL4 是一种与胚胎干细胞自我更新和多样性相关的锌指蛋白。研究发现，胃癌组织中 SALL4 的 mRNA 和蛋白水平均出现异常表达，其表达水平与淋巴结转移也密切相关，因此，SALL4 有可能成为胃癌诊断的生物标志物和治疗的新靶点。Vezatin（VEZT）是一种黏着连接跨膜蛋白，被认为对肿瘤有抑制作用，在胃癌患者的外周血检测中，VEZT 甲基化有可能成为胃癌的生物标志物，而恢复 VEZT 活性，有助于胃癌治疗，因此 VEZT 可能为胃癌治疗提供新的靶点。在体外，抑制 Mcl-1 的表达，能够抑制肿瘤细胞的生长，而且可提高肿瘤细胞对抗肿瘤药奥沙利铂的敏感性。因此，Mcl-1 能成为抗胃癌的新靶点，为今后抗胃癌药物的开发提供新的方向。

3. 肝癌相关靶点　miRNA302b 是一种针对表皮生长因子受体（EGFR）的新靶点，其在人类肝癌组织中表达失调，导致 EGFR 高表达，miRNA302b 能够通过 EGFR/AKT2/CCND1 通路，发挥一定的抑癌作用，故其有可能成为肝癌治疗的新靶点。EZH2 是一种新发现的与细胞周期调节密切相关的人类基因，沉默 EZH2 的表达，能抑制肝癌 HepG2 细胞的增殖，降低其迁移能力，因此，EZH2 可能成为肝癌治疗的新靶点。

4. 宫颈癌相关靶点　应用 RT-PCR 法，在宫颈癌组织中检测到真核细胞翻译起始因子 4E（eIF4E）的高表达。应用免疫组化法，在 90% 正常宫颈鳞状上皮组织中未检测到 eIF4E 的表达，而随着宫颈上皮病变级别的升高，eIF4E 表达逐渐增强。由此推测，eIF4E 的表达是宫颈癌变的早期标志，eIF4E 可能是 HPV 致癌关键节点，是宫颈癌防治的潜在靶点。

四、感染性疾病的药物作用靶点

病原微生物感染一直是多种疾病的根源，新型病原微生物如超级细菌、埃博拉病毒、艾滋病病毒，抗生素耐药、抗结核药物耐药等现象，至今未找到有效的治疗方法。

1. 艾滋病相关靶点　艾滋病是由 HIV-1 引起的一种严重威胁人类生命的病毒性传染病，致死率较高。近年来，其药物作用靶点的研究进展主要在于以下两个方面：①提高自然杀伤细胞（NK 细胞)数量,有可能成为高效抗逆转录病毒疗法(HAART)联合中药或中药临床治疗艾滋病的一个有效作用途径;②亲环素 A 在病毒颗粒脱衣壳过程中起关键作用,是设计抗艾滋病药物的重要潜在靶点。

2. 流感相关靶点　　流感即流行性感冒简称,是由流感病毒引起的一种人、禽、畜共患的急性传染病,它以传播速度快、发病率高和并发症严重而成为严重威胁人类健康的疾病。流感病毒的受体是唾液酸低聚糖(SOS),存在于宿主细胞表面,有望以此为靶点开发抗病毒药物。而壳聚糖-SOS 复合物已经在体外被证实具有良好的抑制病毒活性的作用。

3. 结核相关靶点　　结核病主要是由结核分枝杆菌(mycobacterium tuberculosis, Mtb)感染引起,由于结核病治疗周期较长,患者对药物的依从性差,耐药现象日益严重,这给该疾病的治疗带来了巨大挑战。寻找新的抗结核病靶点以及建立新的药物筛选模型已成为近年来抗结核病药物研究领域的热点。结核分枝杆菌酪氨酸磷酸酶(mPTPB)具有调控细胞增殖的功能,是相关信号转导途径中重要的调控因子,因此,mPTPB 可作为结核病药物开发的一个靶点。另外,以肽脱甲酰基酶、结核分枝杆菌 H37Rv 莽草酸脱氢酶(SD)、苯丙氨酰-tRNA 合成酶(PheRS)以及血管内皮细胞生长因子(VEGF)为靶点的抗结核药物高通量筛选取得了一定的进展。

五、代谢性疾病的药物作用靶点

随着饮食结构的改变和生活节奏的加快,不健康的生活方式越来越多,代谢类疾病的发病率也逐年攀升,已成为危害人类健康的重要原因。常见的代谢类疾病包括糖尿病、脂肪肝、血脂异常、肥胖症等。

1. 糖尿病相关靶点　　高脂血症是由体内脂质代谢紊乱引起、以一种或多种血浆脂质成分浓度异常升高为特征的病症,与胰岛素抵抗、2 型糖尿病密切相关。抑制 SREBP-1c 的表达能有效地改善胰岛素抵抗。因此,SREBP-1c 有望成为改善胰岛素抵抗及治疗糖尿病的新靶点。孤核受体 Nur77 可结合并隔离细胞核中的 LKB1,从而抑制 AMPK 激活,导致血糖升高。可见,Nur77 是治疗糖尿病的一个潜在新靶点。

2. 脂肪肝相关靶点　　敲除乙酰化酶 1(SIRT1)基因可造成肝脏中游离脂肪酸和胆固醇的聚集,提示促进 SIRT1 的表达与活化,可能成为治疗脂肪肝的有效途径。雷帕霉素靶蛋白(mTOR)抑制剂可能是通过诱导自噬而抑制脂肪形成。因此,mTOR 抑制剂将会是一个有前景的预防和治疗非酒精性脂肪肝(nonalcoholic fatty liver disease, NAFLD)和酒精性肝病(alcoholic liver disease, ALD)的药物,而以自噬为靶点来清除损伤的线粒体,对于各种药物引起的由线粒体介导的肝损伤来说,可能是一种很有前途的防治方法。另外,充分阐明代谢类疾病过程中巨噬细胞极化亚型及其极化机制,明确参与巨噬细胞极化调控的细胞或分子靶点,将成为今后一个极富潜力的代谢类疾病靶向治疗研究新领域。

3. 肥胖症和血脂异常相关靶点　　甘丙肽 1 型受体(GalR1)与甘丙肽相互作用而增加动物的摄食量和体重,因此 GalR1 拮抗剂有可能成为肥胖症的重要治疗药物。PPAR γ 辅激活因子-1α、锌指蛋白 PRDMl6 和胎盘特异性蛋白 8 等均参与了棕色脂肪细胞的分化成熟过程,它们均有望成为肥胖症药物治疗的新靶点。

六、神经系统退行性疾病的药物作用靶点

随着人口老龄化的加速,阿尔茨海默病(AD)、帕金森病(PD)等起病隐匿、严重影响老年人生活质量、进行性发展的神经系统退行性病变越来越受到人们的关注,尤其是相关靶点的研究更是成为热点。

1. 阿尔茨海默病相关靶点　　在细胞水平上沉默 m-钙蛋白酶(m-calpain),则可抑制 GSK-3β

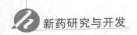

活性、Aβ 聚集及 Tau 蛋白磷酸化,因此,m-钙蛋白酶有可能成为 AD 治疗的潜在靶点。蛋白磷酸酶-2A(protein phosphatase-2A,PP2A)不足在 AD 的突触抑制、Tau 蛋白过度磷酸化、Aβ 聚集方面起到重要作用,PP2A 可由内源性蛋白抑制剂 I2PP2A(Inhibitor-2 of PP2A)灭活,提示 I2PP2A 可能是 AD 治疗的潜在靶点。敲除组蛋白脱乙酰基酶 6(HDAC6),可在肌肉和神经元上改善 Tau 蛋白过度磷酸化所诱导的微管异常,提示 HDAC6 可作为治疗 AD 和 Tau 蛋白相关疾病的一个独特的潜在药物作用靶标。

2. 帕金森病相关靶点　PD 的发生主要与黑质多巴胺(DA)能神经元进行性丢失有关。慢病毒介导的 Shh-N 给药系统可以延迟黑质纹状体通路的退化,从而改善 PD 的治疗。增殖细胞核抗原(PCNA)与 DNA 聚合酶 β 之间的相互作用可能和 PD 发病过程中神经元的死亡相关。上述研究成果为 PD 治疗靶点的发现提供了新的视野。

复 习 题

【A 型题】

1. 药物靶点是指药物在体内的:　　　　　　　　　　　　　　　　　　( )
   A. 作用结合位点　　　　　　　　B. 效应器官
   C. 代谢部位　　　　　　　　　　D. 吸收部位
   E. 排泄器官

2. 下列哪个药物的作用与受体无关?　　　　　　　　　　　　　　　　( )
   A. 氯沙坦　　　　　　　　　　　B. 丁丙诺啡
   C. 普仑司特　　　　　　　　　　D. 西咪替丁
   E. 洛伐他汀

【X 型题】

1. 理想药物靶点需要具备的特性包括:　　　　　　　　　　　　　　　( )
   A. 生物大分子
   B. 可以和特定结构的化合物相结合
   C. 与特定结构化合物的结合是可逆的
   D. 与化合物结合后能发挥一定的生理调节作用
   E. 在体内可能存在与之相结合的配体

2. 基于药物靶点的研究技术包括:　　　　　　　　　　　　　　　　　( )
   A. 生物芯片技术　　　　　　　　B. 反义核酸技术
   C. 核酶技术　　　　　　　　　　D. 基因敲除技术
   E. RNA 干扰技术

【名词解释】

1. 靶点　2. 受体

【简答题】

1. 简述理想药物靶点的特点。

2. 简述受体的类型及特点。

3. 简述酶、酶促反应、酶的激动剂、酶的抑制剂的概念、酶的特性。

4. 举例说明哪些药物是钠通道激动剂,哪些是钠通道拮抗剂;哪些药物是钾通道激动剂,哪些药物是钾通道拮抗剂。

5. 简述药物靶点发现和确证的几个步骤。

6. 简述生物芯片技术的分类以及 DNA 芯片在药物靶点发现与药物作用机制研究中的具体应用表现。

7. 什么是反义核酸技术？简述其分类及特点。

8. 利用同源重组构建基因敲除动物模型的基本步骤有哪些？

9. 简述 RNA 干扰技术的概念及分类。

10. 多靶点药物分为哪三大类？各自的特点是什么？

11. 简述多靶点药物的作用方式。

12. 简述多靶点药物的作用类型。

13. 多靶点药物的设计方法有哪些？

14. 在多靶点药物设计时,应注意哪些问题？

15. 举例说明多靶点药物在各类疾病中的应用。

第八章

新药研究信息的收集与利用

导学

内容及要求

新药研发人员要有敏锐的信息意识,及时了解和掌握国内外在药品研制方面的有关信息。

药学信息主要来源是国家制定的药品标准和批准的药品说明书、药事法规、参考书和期刊文献,专门的药学信息机构发布的各种数据库及医院编制的处方集等。本章主要介绍新药研发信息的收集检索方法,新药立项查新及专利检索途径、研究进展综述的撰写方法等。

掌握药学信息的主要来源,了解信息检索的途径及研究综述的写作方法。

重点、难点

本章重点是药学信息的检索与收集,常用的药学资源及数据库,新药立项查新及情报检索的资源与方法。本章难点是研究进展综述的写法。

药品是知识密集型的高科技产品。药品的研制、开发不是一项简单的工程,是创新知识的过程。现代药学研究是在传统的医药学基础上不断地吸收科学技术的新信息、新技术而发展起来的。20世纪中叶以后,分子生物学、生物工程技术、电子计算机技术等方面的发展,使药物设计、作用机制研究和药品生产进入了一个新的历史发展阶段,新药的研究和开发向新领域拓展。最初,我国的新药研究走的是仿制之路,自主创新药物较少。随着世界经济越来越趋向地区化、全球化,国际、国内市场的竞争越来越激烈,我国的药品研制、开发和生产目前面临着严峻的形势和挑战,因此,必须尽快走创制新药的道路。创制新药是一项复杂工程,需要多学科、多专业科技人员参与,而信息更是不可忽略的重要环节之一。新药研发人员要有敏锐的信息意识,及时了解和掌握国内外在药品研制方面的有关信息,包括药品研制方面的历史状况、现有动态、最新成果、发展趋势和前景,以及可供开发的环境和可利用的条件等,为发展我国的医药事业,为创制有自主知识产权的新药创造必要的条件。

第一节　药物研发信息的收集

没有借鉴和交流就没有提高,没有积累和继承就没有发展,借鉴和交流主要靠信息的传递来实现,而积累和继承又同信息的利用分不开。任何一项学术成果或科学发明,无一不是直接或间接地参考有关信息、借鉴和继承了前人经验的结果。科学研究过程大体上经历了3个阶段:确定课题阶段、科学实验阶段和成果总结阶段。在确定课题阶段,必须查阅大量的文献资料,了解课题的历史与现状、前景与动向,把握前人做了什么、别人正在做什么、存在什么问题、有什么经验和教训,在充分调查的基础上,借鉴成功的经验、失败的教训和研究的方法,才能明确究竟是重复别人还是另有创新,从而制订出具体的科研计划。在科学实验阶段,由于对客观规律的探索,难免会遇到一些问题和困难,这就需要借鉴前人的经验,获得解疑排难的启示。在成果总结阶段,要阐明研究成果的继承性和创造性,也必须广泛搜集有关论述,把他人的和自己的研究成果进行科学比较,做出客观评价,以充分证明其准确性。可见,在科学研究的过程中,始终都需要借鉴、交流、积累和继承,这些都离不开对信息的利用。

一、药学信息的来源

药学信息(pharmaceutician information)是开展药学信息服务工作的基础。只有拥有全面、可靠的信息才能有效地开展药物信息服务工作。药学信息的形式是多样化的,有口头的、书面的或数字化的,其来源主要有国家制定的药品标准和批准的药品说明书、药事法规、参考书和期刊文献,专门的药学信息机构发布的各种数据库及医院编制的处方集等。

(一)有关药事法规

国家制定了许多关于促进医院合理用药的法律和法规。同时,在国家药品监督管理的过程中,时常有些关于药品质量和用药方面的通知和公告发布,如某个药品生产企业的药品存在质量问题,或者是新发现某种药品的不良反应,要求停止使用。这些信息属于重要的用药信息,应当完整地收集和管理起来。

(二)国家制定的药品标准和批准的药品说明书

国家制定的药品标准包括《中华人民共和国药典》(以下简称《中国药典》)、药品监督管理部门制定的药品注册标准和局颁标准等,它是国家对药品质量规格及检验方法所做的技术规定,是医院对其进行质量检验的依据。国家批准药品说明书是由国家药品监督管理部门在药品注册管理过程中审批,并成为法定的文件,是最重要的药学信息,是医师、药师确定和执行用药方案的依据,具有科学上和法律上的意义。

(三)参考书

药学参考书的种类很多,包括各类专著、药物手册等。较为有影响的药理学专著如《临床药物治疗学》《现代药物治疗学》《药物流行病学》等。药物手册有《临床用药须知》《新编药物学》和《药物临床信息参考》等。《临床用药须知》主要对药典收载的药品品种,在国家审批的药品适应证范围内对药品的临床使用做了进一步的解释,每5年出版一册。《新编药物学》是较早定期修订出版的药物手册,在国内有很高的知名度。《药物临床信息参考》是近年新出版的药物手册,由国家药品监督管理局药品审评中心组织编写,主要收载国内外临床使用的药品,包含了大量在药物技术审评过程的有临床使用参考价值的信息,不仅有药品说明书中内容,还有未通过审定的内容,该书每年出版一册。

(四)期刊

参考书提供的药学信息比较全面、系统,但时效性较差。期刊是药学信息的主要来源,其主要特点体现在信息发布时间的快速。涉及药学信息的期刊很多,仅国内正式出版的就超过了500种,其中药学类的就有近100种,如《药学学报》《中国药学杂志》《中国临床药理学杂志》等。

(五)药物信息机构

一些政府机构、药物研究机构、大学或医院的药物信息中心和专门从事药学信息开发和服务的机构,如国家药品不良反应监测中心、上海医药工业研究院、广东省医学情报研究所等都可算作专业的药物信息中心,它们也是药学信息源,可以提供具有针对性的药物疑难问题和临床应用的信息。

(六)药品生产企业提供的药学信息

药品生产企业作为药品的生产者,同时常常还是其开发者,也是药学信息源之一。他们掌握着

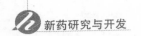

大量的、有价值的药物信息,例如,药品的外观和如何鉴别就可以从药品生产企业获得。

(七) 医院临床用药实践提供的药学信息

每个医院自身的临床用药实践也是药学信息源。医师、药师在患者疾病的治疗过程中会发现有关药物的很多使用上的信息,成为医师、药师以后用药实践的依据,这些信息是值得记录、总结并提供给其他的医疗人员的。

(八) 互联网上的药学信息

互联网的出现开创了人类信息传输和通信的新时代,大量的药学信息可以从互联网上获得。现在很多的药学信息都通过互联网提供,如几乎所有的期刊都建立网站,读者可通过互联网下载。很多的大型生物医学、药学的数据库都可通过互联网阅读到。

二、药学信息的检索与收集

(一) 检索工具

1. 传统型检索工具　　所谓传统型检索工具主要是指以纸质材料为载体,以手工检索为特征的一些工具书。这类工具书按功用可分为两大类。一类是资料型的,为人们提供的是各种实际工作中需要的具体资料,如专业术语、字词的解释,它本身就包含读者所需要的信息。这一类出版物有辞典、药典、百科全书、手册、大全等。另一类是检索型的,是从书刊文献信息外部特征和内容特征出发,用特定的编排形式和检索方法编制而成的专供人们迅速查找信息线索的出版物,如目录、索引、文摘、综述等。

(1) 目录:目录是以文献的出版单元为著录对象,系统揭示其名称、著者、出版者、出版时间以及收藏者、内容提要的检索工具。目录揭示了文献的基本特征,提供了图书本身的有关情况,通过目录可以掌握文献信息发展的基本状况、了解某文献在该学科发展中的地位和作用,其作用在于揭示藏书、指导阅读。目录有很多种类,按职能划分有国家书目、出版目录、馆藏目录、联合目录等;按文献种类划分有图书目录、报刊目录等;按物质形态划分有卡片式目录、书本目录、机读目录等。

(2) 索引:索引是将若干文献中具有检索意义的特征,如书名、刊名、篇名、人名、地名、主题词等项目分别摘录出来,按一定方式加以编排并逐一注明出处,以供查检的一种检索工具。索引从文献的外部特征和内部特征来分析、选择、标引文献所含的信息内容,并按一定顺序编排,可满足人们多种的检索要求,从而提高了检索深度和检索效率。人们通过索引能掌握学术动态,开阔视野,启发思路。因此,索引的使用比较广泛,其他检索工具也大多附录各种辅助索引。索引的种类很多,根据其功能,主要分为篇名索引和内容索引两大类。

(3) 文摘:文摘是将文献的重要内容进行简略而确切的摘述,并按一定著录规则和排列方式系统编制而成的检索工具。文摘以简明扼要的文字陈述文献的主要论点、数据、结论等,并注明出处,是原始文献的浓缩。文摘条目的著录方式和编排方式类似于索引,但每一条目下附有该文献的内容提要。所以,文摘除了具有索引的某些性能外,还有其独特的功用:扼要报道最新的理论动态、研究成果和其他信息,节省读者的时间和精力,参考价值比较高。文摘的种类较多,根据文摘摘录方式及其作用的不同,可以划分为题录式文摘、指示性文摘和报道性文摘。

2. 电子型检索工具　　电子型检索工具是一种依托现代计算机技术和网络技术,以磁带、磁盘、光盘等为存贮介质,以数字化的形式通过电信号、光信号传输信息的检索工具。我们可以从数据库形式和网络形式来进一步了解。

(1) 数据库:数据库是以某一特定方式编制和存贮数据资料的一种新型检索工具,是电子信息检索的基础。按国际上通用的分类方法,数据库分为以下三大类。

1) 参考数据库:指能指引用户到另一信息源获取原文或其他细节的数据库,包括书目数据库和指南数据库。

2）源数据库：指能直接提供所需原始资料或具体数据的数据库，包括数值数据库、全文数据库、术语数据库和图像数据库。

3）混合数据库：指能同时存储多种类型数据的数据库。

（2）计算机信息网络：计算机信息网络是指通过远程通信方式进行计算机信息交换与数据库的存取而形成的一种系统。这也就是网络信息检索工具，可以分为三种。

1）分类目录型：分类目录型检索工具提供按类别编排的因特网站目录，其检索方法为分类目录浏览检索。

2）搜索引擎型：搜索引擎型检索工具提供关键词查询网站及网页信息，其检索方法为关键词查询检索。

3）混合型：混合型检索工具兼有搜索引擎和分类目录两种检索方式，既可直接输入关键词查找特定信息，又可浏览分类目录了解某个领域范围的信息。

电子型检索工具一般数据完备、检索手段先进，受到广泛的欢迎。目前许多传统型的检索工具正在逐步向电子型转换，发展十分迅速。

（二）检索方法和程序

1. 信息检索方法　信息检索方法很多，应根据检索要求，设备条件的不同，采取相应的检索方法。目前，信息检索的主要方法有以下几种。

（1）常规法：常规法就是利用各种检索工具进行查找文献信息的方法，因这些方法被经常使用，故称"常规法"。常规法又可分顺查法、倒查法和抽查法。

1）顺查法：顺查法是按时间由远及近检索信息的一种方法。此法需掌握已知课题所涉及的信息资料产生的时间，故需从最初年代开始，逐期、逐年地由远及近查找，顺查法的查全率较高。

2）倒查法：倒查法是从时间上由近向远进行追溯性检索信息资料的一种方法。它与顺查法正好相反，利用检索工具，由近及远地逐年、逐卷进行查找，一直查到所需的信息资料时为止。

3）抽查法：抽查法是按课题研究的需要，抽查一定时期、一定内容的信息资料的一种方法。它对于研究某一历史阶段的课题非常重要。

（2）引文法：文献信息之间的引证和补引证关系揭示了文献之间存在的某种内在联系。引文法就是利用文献后所附的参考文献查找相关文献信息的方法。

1）传统追溯法：传统追溯法是指当查到一项可用的信息资料后，根据其信息来源逐项向前追查信息的源头或出处，然后再依据信息源所提供的线索向前追溯，直到满足要求为止。由于在追溯过程中能获取许多相关信息，因此这种由近及远的追溯法适合于历史研究或对背景资料的查询。其缺点是越查材料越旧，离原课题主题越远。

2）引文索引追溯法：引文索引追溯法是指查到一篇有价值的论文后进一步查找该论文被其他哪些文献引用过，以便了解他人对该论文的评论，是否有人对此做进一步研究等。这种由远及近地追溯，越查资料越新，研究也越深入。但这种方法要依靠专门的引文索引，如《科学引文索引》（*Science Citation Index*）、《社会科学引文索引》（*Social Science Citation Index*）。

（3）交替法：交替法又称为循环法，实际上是上述两种方法的综合使用。一般是先使用常规法查找一批有用的信息资料，然后利用信息资料所附来源追溯查找，扩大线索。如果需要，可再利用常规法查找以补充信息资料，然后再追查该信息资料的源头，这样循环往复，直到满意为止。

（4）浏览法：因各种检索工具加工和报道时会产生时滞问题，为获得课题的最新信息，读者应直接浏览相关专业期刊及其他出版物上的目次或原始论文。由于网上的许多信息资源并非永久保存，往往稍纵即逝，网上浏览显得更为重要，会有未曾预料的结果。

上述方法各有其优缺点，检索时要结合检索条件、检索要求等因素综合考虑。

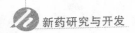

2. 常用药学资源及数据库

（1）中文科技期刊数据库：中文科技期刊数据库，简称中刊库，是重庆维普资讯有限公司编辑出版的以自然科学为主的大型中文数据库（图8-1），内容涉及数、理、化、生物、农业、机械、医学等领域的期刊文献，收录了1989年至今的12 000余种期刊刊载的2 300余万篇文献，其中收录核心期刊1 810种，每年以260万篇的速度递增。

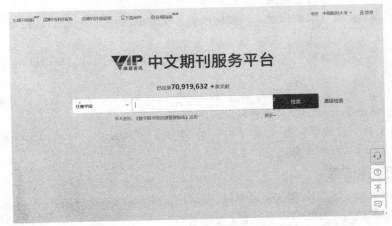

图8-1　中文科技期刊数据库检索界面

（2）中国学术期刊网络出版总库：国家知识基础设施（China National Knowledge Infrastructure，CNKI）的概念由世界银行于1998年提出。CNKI工程是以实现全社会知识资源传播共享与增值利用为目标的信息化建设项目，由清华大学、清华同方发起，始建于1999年6月，是我国非常著名的知识服务网，目前又称中国知识资源总库，主要提供国内各类文献的全文服务，如期刊、报纸、学位论文和会议论文等（图8-2）。

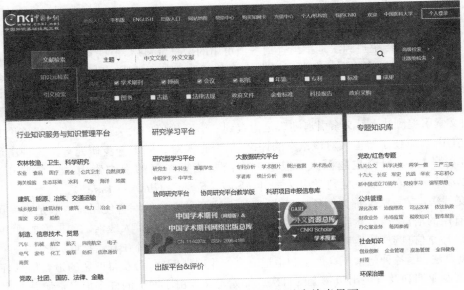

图8-2　中国学术期刊网络出版总库检索界面

CNKI 提供的内容有中国学术期刊全文数据库、中国优秀博硕士学位论文数据库、中国重要报纸数据库、中国重要会议论文数据库、中国年鉴网络出版总库、中国专利全文数据库、中国工具书网络出版总库、国家科技成果数据库及国家标准全文数据库等共计 20 余个,其中,中国学术期刊网络出版总库是 CNKI 中影响最大、利用率最高的数据库。

中国学术期刊网络出版总库由中国学术期刊电子杂志社出版,该库是目前世界上最大的连续动态更新的中国学术期刊全文数据库,收录国内 1915 年至今的 7 516 种重要学术类期刊,其中核心期刊、重要评价性数据库来源期刊近 2 700 种,以学术、技术、政策指导、高等科普及教育类期刊为主,内容覆盖自然科学、工程技术、农业、哲学、医学、人文社会科学等各个领域。至 2009 年 7 月,累积学术期刊文献总量达 2 720 万篇。该数据库分为十大专辑,即基础科学、工程科技Ⅰ、工程科技Ⅱ、农业科技、医药卫生科技、哲学与人文科学、社会科学Ⅰ、社会科学Ⅱ、信息科技、经济与管理科学,十大专辑下分为 168 个专题文献数据库。

(3) 中国生物医学文献数据库:由中国医学科学院信息所研制开发的综合性生物医学文献数据库。该数据库收录了 1981 年至今的 900 余种生物医学期刊、汇编及会议论文,总计 150 多万条,并以每年大约 20 万条的速度递增(图 8-3)。

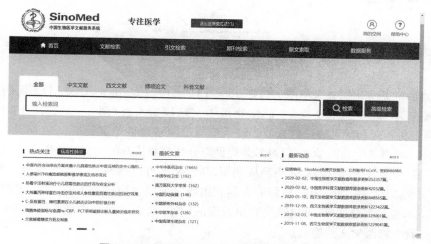

图 8-3　中国生物医学文献数据库检索界面

中国生物医学文献数据库的收录范围涵盖了基础医学、临床医学、预防医学、药学、中药学等各个学科领域,包括了印刷型的检索工具《中文科技期刊目录(医药卫生)》的全部内容。

(4) 美国化学文摘:简称 CA,创刊于 1907 年,由美国化学会化学文摘社编辑出版,它的前身是 1895—1906 年出版的《美国化学研究评论》和 1897 年出版的《美国化学会志》这两种刊物中的文摘部分。

CA 是报道世界各国化学化工文献的检索工具。自创刊至 1961 年(54 卷)为半月刊,每年出版一卷,每卷 24 期;1961 年(55 卷)改为双周刊,该年出版一卷,共 26 期;(56 卷)改为每半年出版一卷,每卷 13 期,每年出版两卷,共 26 期;从 1967 年(66 卷)起,改为周刊,每半年出版一卷,每卷 26 期,每年出版两卷,共 52 期。

(5) SciFinder Scholar:由美国化学学会的化学文摘服务社(Chemical Abstract Service,CAS)编辑出版。CAS 在出版 *Chemical Abstracts* 及 *CA on CD* 的同时,于 1997 年首次出版 CA 的网络版。它整合了 MEDLINE 数据库、欧洲和美国等 50 多家专利机构的全文专利资料,以及化学文摘 1907 年至今的所有内容。涵盖了包括应用化学、化学工程、普通化学、物理、生物学、生命科学、医学、聚合

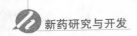
体学、材料学、地质学、食品科学和农学等领域。可以通过网络，直接查看《化学文摘》1907年以来的所有期刊文献和专利摘要；以及 4 000 多万的化学物质记录和 CAS 注册号。SciFinder Scholar 是化学和生命科学研究领域不可或缺的研究工具，也是世界上信息量最大、最具有权威性的检索系统之一（图 8-4）。

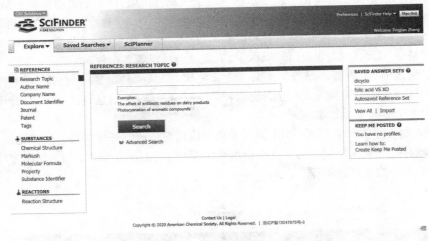

图 8-4 SciFinder Scholar 检索界面

　　（6）PubMed：是美国国立医学图书馆（National Library of Medicine，NLM）下属的国家生物技术信息中心（NCBI）开发的基于 www 的生物医学文献检索系统（图 8-5）。从 1997 年 6 月起，PubMed 在网上免费向全世界的用户开放。该系统通过网络途径免费提供包括 MEDLINE 在内的 70 多个国家 5 500 多种生物医学文献数据，并提供部分免费和付费的全文链接服务。它具有界面友好、检索途径多、功能齐全、链接点多、更新周期短、部分文章可以在网上直接获得全文等特点，并且由于 NCBI 与多家出版商达成协议，出版商在期刊出版之前或在期刊出版的同时，将期刊论文题录提供给 PubMed，通过部分文献，可以链接到出版商的网站，从而获取相应期刊的全文，是世界上使用最广泛的免费生物医学文献检索系统。

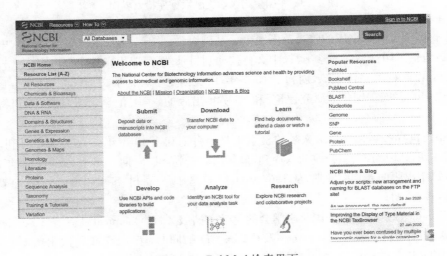

图 8-5 PubMed 检索界面

（7）Elsevier 全文数据库：世界著名出版商荷兰 Elsevier 公司是历史悠久的跨国科学出版公司，1880 年建立了现代意义上的 Elsevier 公司，至今已有一百多年的历史。其出版的期刊是世界公认的高品位学术期刊，内容涉及数学、物理、化学、生命科学、计算机、医学、环境科学、材料科学、航空航天、工程技术与能源科学、地球科学、天文学、商业及经济管理和社会科学等学科。其中的大部分期刊都是 SCI 和 EI 等国际公认的权威大型检索数据库收录的各个学科的核心学术期刊，该公司将其全部印刷版期刊转换为电子版，建立了全文数据库，并通过网络提供服务（图 8-6）。

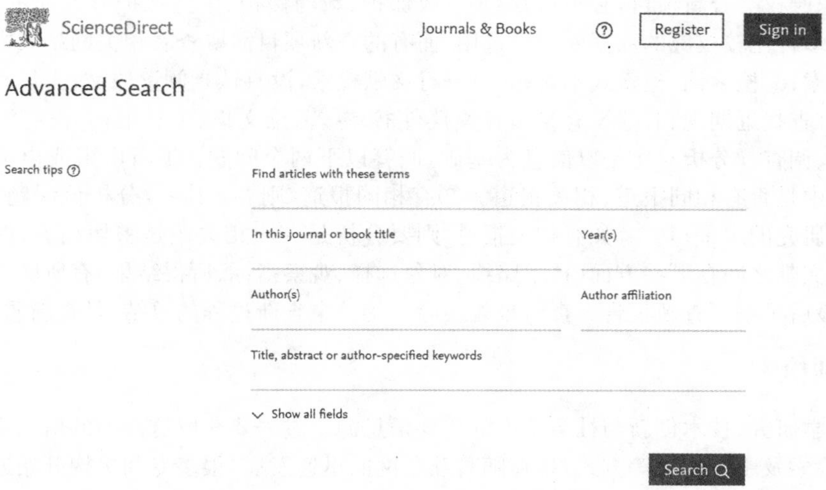

图 8-6　Elsevier 数据库检索界面

第二节　新药立项查新及情报检索

情报是关于某种情况的消息和报告，是越过空间和时间传递给特定用户产生效用的知识。情报具有知识性、传递性和效用性三大基本属性。只是通过传递被"激活"、被利用才成为情报。现代社会知识创新迅猛，行业竞争激烈，情报已广泛渗透到各个领域，政治情报、军事情报、科技情报、文化情报等构成了一个国家的情报体系，成为增强综合国力、提高国际竞争力的必要条件。药学情报是科技情报的一个分支，在发达国家，不仅成立了国家级或国际性的药学情报专业学术组织，出版药学情报的专业杂志，而且定期召开学术会议，这些对促进药学科学技术的发展起了积极作用。

一、新药研究项目查新

科技查新是一项以文献检索为基础，以情报分析为手段，以综合评判为依据，对查新委托人提出的科技创新内容进行新颖性查证的综合性情报研究活动，其技术性、专业性很强，是对科学技术和科技人才进行评价的重要手段和依据之一。科技查新已成为科技管理工作中的重要组成部分，在实施创新驱动发展战略，加快建设国家创新体系，推动科技和经济发展中发挥着极其重要的作用。

根据查新咨询的目的和要求不同，科研活动的查新阶段不同，查新咨询可分为几种不同的类型，如科研立项查新、成果鉴定查新、项目评奖查新、专利申请查新、产品研发查新等。药学查新项目涉及的学科较多，在实际查新过程中遇到的查新项目类别也比较多。常见的药学查新项目包括：药学新技术、药学基础研究、新产品、药品专利等。查新工作由以下四个不可分割、互相关联的过程所组成，即理解课题、收集信息、分析对比、编写报告。理解课题是整个查新过程的基础，对申请人的课题理解正确，才能确定正确的检索策略，才能对检索结果进行正确判读，才能真正达到查新的目的。收集信息是分析对比的依据，只有充分占有信息，才能对课题的新颖性做出正确的评价。信息不全，报告肯定不对。在收集信息中最常见的错误有：①所选的数据库，检索工具不全、不准：药学类查新项目有大量专业数据库可供选用，但如果数据库选用不当，查新结果就会出现比较大的偏差。由于查新项目种类不同，在数据库的选用上也有较大不同。数据库选用的原则是既要典型又要全面。例如，对新药知识产权类查新项目，必须从专利、行政保护、新药保护、中药保护等方面进行全面检索，在这几方面有多种比较权威的数据库可供选用，而有的查新项目需要查看相关网站或内部出版物才能找到相关线索；②检索词、检索式不对；③只进行文献检索，没有认真阅读原文；④只利用检索工具及数据库，没有查找近期现刊；⑤没有参阅有关教科书、专著、论文集、工具书；⑥没有注意向有关专业的专家请教、调查。分析对比是以信息为基础，回答以下两个问题：①所申报或申请鉴定的课题在国内外文献中是否有相同报道、相关报道。②有相同报道，则要：其一，分析该课题是接近、达到还是超过同类研究的水平；其二，如有相关报道，则要分析是一般相关还是密切相关，特别是注意申请课题与查到文献之间在哪些方面（技术路线、对象选择、观察指标、所得结果）有所区别。上述三个步骤完成后，最后是编写查新报告。查新报告实际上是整个查新过程的总结，是查新质量的标志。

二、专利检索

专利是科学研究、技术创新与社会生产的重要信息源。过去要获取这方面的信息主要是通过联机检索、光盘检索及手工检索等方式，现在随着互联网的迅速发展，很多专利机构开始通过互联网提供专利检索服务，有的专利机构，如国家知识产权局（National Intellectual Property Administration, PRC）和美国专利和商标局（United States Patent and Trademark Office, USPTO），还提供免费的专利全文检索服务。

医药相关的网络专利信息资源主要有以下几个。

（1）美国专利和商标局（USPTO）网上专利数据库（http://www.uspto.gov/patft/index.html）：包括美国授权专利检索系统和美国专利申请公布检索系统，可供用户从 30 种检索入口检索自 1976 年以来的各种美国授权专利文献，包括对编码型全文专利说明书进行全文检索；该系统还可供公众从两种号码型检索入口检索自 1790 年以来的各种美国授权专利，并浏览各种扫描图像型美国授权专利说明书。

（2）欧洲专利局（EPO）专利检索数据库（http://www.epo.org/）：包括 esp@cenet 和 epoline 两个检索系统，供用户免费使用世界上数十个国家或地区的专利申请的著录项目、摘要、说明书、专利族数据、国际专利文献中心（International Patent Documentation, INPADOC）的法律状态信息，同时还提供自 1978 年欧洲专利申请或指定欧洲的 PCT 专利申请的著录项目、说明书、专利族数据、审查过程的文件以及经过加工整理的法律状态。

（3）世界知识产权组织（World Intellectual Property Organization, WIPO）网上专利检索数据库（http://www.wipo.int）：可以提供专利合作协定（Patent Cooperation Treaty, PCT）国际申请说明书（International Application）及 PCT 国际申请公报（The PCT Gazette）。

（4）日本专利局（Japan Patent Office, JPO）网上专利数据库（英文版）（http://www.jpo.go.jp/）：将自 1885 年以来公布的所有日本专利、实用新型和外观设计电子文献及检索系统通过工业产权数字图书馆（Industrial Property Digital Library, IPDL）免费提供因特网使用。

（5）中国专利信息网（http://www.patent.com.cn/）：提供免费检索服务，但需付费获取全文。

医药专利总体上分为医药用途专利、制备方法专利和药品专利 3 种类型。其中，药品专利通常表现为药物化合物专利、药物组合物专利、药物制剂专利 3 种形式。期满专利类型不同,研发者需要思考或者注意的问题不同。因此,必须明确开发的专利药品类型,对不同的专利类型要采用不同的开发策略。

新药研发中,药品专利文献检索还应注意到,仅仅拥有期满专利药品名称或期满专利号这样的信息是不够的,需要进一步的技术信息分析。否则,企业有可能因决策失误而造成重大的投资损失。医药专利往往不是孤立存在的,大的制药企业拥有丰富的专利战略或专利策略经验,总是提出系列专利申请以构建起强大的专利网络。一般的专利申请路线是,最早申请通式结构的基本化合物专利和化合物制备方法专利,然后申请结构相对具体的代表性化合物专利,接着申请化合物衍生物专利、化合物中间体专利,之后申请药物组合物专利、药物制剂专利、药物用途专利。从基本化合物专利到制剂专利的申请时间跨度可达十几年或二十几年。构建这种专利网,一方面阻止了仿制者在基本化合物保护期满后的及早仿制,防止仿制者绕过受保护的专利化合物而使用专利化合物衍生物的替代形式,从而起到专利壁垒的作用;另一方面,药物组合物和药物制剂专利的存在,实质上使该药基本化合物专利获得了延伸保护,这就是为什么在药学领域每年只能开发得到数个全新结构化合物,但却成就了成千上万件医药专利申请的原因。

第三节　研究进展综述的撰写

文献综述是一种特殊形式的学术论文,是综合某一专题或某一领域的新资料进行评述的简称。综述是综合已有的科研成果并以其为对象再加以研究(评述)的另一成果,其目的是指导今后的研究。

药学研究资料综述对于注册申请人以及技术审评人员全面、系统地了解申报品种的药学研究内容具有非常重要的意义。一方面,申请人通过对药学研究内容的总结和梳理,可以全面地把握申报品种的概况;通过对申报品种各项研究结果之间的相互联系进行综合分析,可以科学合理地评价申报品种的药学研究与其安全性、有效性之间的关联,有利于对品种进行风险与利益评估。另一方面,一份内容完整、重点突出、条理清晰、表达规范的综述资料可以使审评人员在较短时间内获取对申报品种药学研究内容的全面认识,快速了解申报品种的主要研究情况,包括研究思路、过程和结果等,以评价药品的安全性、有效性及质量可控性,有助于提高审评质量和效率。

一、文献综述写作特点

1. 限定性　综述一般只就某一领域或某一领域内某一专题的新理论、新方法、新动态进行客观的综合评述。这是范围限定。此外,还有时间限定,通常综述的文献以近 3～5 年为首选。因为 3～5 年以前的文献资料随着时间的推移,通常为新文献所包含或被超越,失去了被归纳综合的意义。

2. 客观性　文献综述属于三次文献,是用来综述一次文献的,对所介绍的资料要如实客观地反映原作者的观点。要严防综述者本人的观点与原作者的观点混杂不清。

3. 全面性　引用资料要广泛、全面,只有广泛阅读文献,才能真正了解某一领域或某一专题的新成果、新发现、新发明、新进展,要做到这一点,综述者仅分析、综合 1～2 种语言文字的文献是不够的,阅读的文献语种较单一,常会漏掉最新信息。

二、综述的结构

综述的结构较实验、调查性质的论文简单些,除文题、署名外,由引言、主体、总结和参考文献四部分组成。

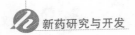

1．引言　通常简要阐明本文主题的历史背景、研究现状、争论焦点、理论基础及实践意义,这部分不应太长,要简短。

2．主体　主体是综述的核心,写法没有固定格式。以能较好地表达综述内容为原则,一般应包括论据和论证两部分。可分若干层次,不同层次要各有中心,且应相互衔接,撰写论据与论证请参阅本章论著部分。

3．总结　亦称结论、结语,对主体中论证的结果,用简明的词语,确切地表述出来。

4．参考文献　参考文献是综述的重要组成部分,是综述的基础。通常读者要根据综述列出的参考文献去查阅原文,以便深刻理解,全面掌握,使即将进行的科研工作少走弯路。由于综述者阅读的文献甚多,有相当数量的文献内容为另一些文献所包容,故应选其主要者著录。著录应遵照国家有关规定进行。

三、文献综述的写作步骤

1．立题　文献综述宜选择个人及国内外医学界迫切需要解决的问题为题,但面以窄为佳。尽量选择自己比较熟悉的课题,便于搜集资料、准确理解文献内容,写时才能得心应手,同时注意不要重复别人的选题。

2．搜集、阅读、整理资料

（1）搜集资料：在平时积累资料基础上进一步检索,手工检索通常以追踪方法为佳。追踪方法是先查阅几篇在该专题内最权威的期刊中最权威的作者论文,根据论文列出的文献去进一步搜集资料。

（2）阅读资料：首先,阅读所搜集到的每篇论文的内容提要和结论,选出有价值的文献,淘汰无价值的陈旧文献。其次,通读已选出的文献,做第二次筛选,进而精读已选出的文献。

（3）整理资料：根据文献内容性质和作用进行整理分类,要注意寻找事物的内在联系或规律的线索,为拟定提纲打好基础。

（4）拟定提纲：提纲是综述的框架。综述提纲以较详细为好,要写出大小标题,做到有纲有目,层次分明,条理清楚,前后呼应并以便于比较为前提,因为综述是在比较中评述的。提纲应包括历史背景、前人的工作、研究现状、争论焦点及今后的展望,但并非所有综述都要这样,有时根据专题的性质而仅能包括上述的部分项目。

（5）撰写：按提纲的要求,将主要资料分别列于各标题之下,该引用的文献不要遗漏,使综述达到客观,有理有据。不需要的不要引用,避免有文必录、面面俱到,使综述成为文献堆积和罗列。文稿写完后,应进行全面检查、核对、修改,做到简明、真实、客观、重点突出、层次分明、条理清楚。

四、常用的撰写综述的方法简介

1．列举法　把拟用的资料,按一定的原则归纳成若干条,然后一一加以说明。

2．阶段法　把不同时间的资料,按时间分段、归纳在一起,然后进行综述。

3．分述法　按主题的各个方面归纳资料,然后分别叙述。

4．论证法　把两种以上的同类事物相互比较的综述方法。

上述方法可单独使用,也可几种联合使用。使用时应依客观规律进行分析,推理时论点要准确,论据要充实有力,分析推理要严密。

五、撰写综述应注意的问题

（1）小题大作或大题小作,文不对题。

（2）目的不明,有综无述,仅简单堆积罗列了大量过去的科技成果,但观点模糊,目的不明,什么也说明不了,分不清哪些是客观资料,哪些是自己的论断。

(3)无新颖性或重复他人的选题,而又未超越前者。

(4)抄转过多、间接文献过多必然会降低综述水平。

复 习 题

【A 型题】

1. 电子图书的类型按载体不同包括： （ ）
   A. 电子图书阅读器　　　　　　　　B. 光盘电子图书
   C. 网络电子图书　　　　　　　　　D. 在线出版型图书
   E. 以上均包括

2. 从中国知网里查到的文献,需要使用哪个软件浏览全文？ （ ）
   A. Powerpoint　　　　　　　　　　B. Word
   C. 超星全文浏览器　　　　　　　　D. CajViewer 或者 PDF 阅读器
   E. 以上均不是

3. 检索关于基本药物政策应该到下面哪个网站？ （ ）
   A. 国家食品药品监督管理总局　　　B. 国家发展和改革委员会
   C. 国家卫生健康委员会　　　　　　D. 商务部
   E. 以上都不是

4. 利用已有的文献所附的参考文献资料查找的方法称： （ ）
   A. 分段法　　　B. 追溯法　　　C. 倒查法　　　D. 抽查法
   E. 以上都不是

【X 型题】

1. 超星数字图书馆的检索方式包括： （ ）
   A. 分类检索　　　B. 关键词检索　　　C. 专业检索　　　D. 高级检索
   E. 作者检索

2. 中国知网可以检索： （ ）
   A. 专利　　　B. 标准　　　C. 成果　　　D. 会议论文
   E. 期刊论文

3. 如果对某个课题进行主题检索时,可选择的检索字段有： （ ）
   A. 关键词　　　B. 作者　　　C. 刊名　　　D. 题名
   E. 文摘

4. 授予专利的必要条件有： （ ）
   A. 新颖性　　　B. 唯一性　　　C. 创造性　　　D. 实用性
   E. 以上都不是

【名词解释】

1. 情报　2. 文献综述　3. 文摘　4. 数据库

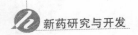

【填空题】

1. CNKI 的中文全称是_____。

2. 将文献的重要内容进行简略而确切的摘述,并按一定著录规则和排列方式系统编制而成的检索工具是_____。

3. 根据文摘摘录方式及其作用的不同,可以划分为_____、_____、_____。

4. 传统型检索工具主要是指以_____为载体,以_____为特征的一些工具书。

5. 综述的结构除文题、署名外,由_____、_____、_____和_____四部分组成。

【简答题】

1. 药学信息的主要来源有哪些?

2. 列举几个常用药学资源及数据库。

3. 情报的三大基本属性是什么?

4. 什么是科技查新?

5. 常见的药学查新项目包括哪些?

6. 文献综述的结构包括哪几方面?

7. 简述文献综述的写作步骤。

8. 主要的信息检索方法有哪些?

9. 利用 CNKI 查找本专业教师在核心期刊上发表的论文,请记录两篇本专业的论文题目、作者、刊名和年期。

10. 列举出三个与医药相关的网络专利信息资源。

11. 医药专利分为哪三种类型?

第九章

新药研究的思路、方式和方法

内容及要求

在新药研究及开发的过程中,其思路、方式及方法的选择为后续的研究工作进行了铺垫。本章主要对新药研究的思路、方式和方法做概括介绍,对于近年来较为常用的方法要掌握其机制和过程。

重点、难点

本章重点是新药研究的方法中模拟筛选与虚拟筛选,高通量与高内涵筛选;本章难点是新药研究的方式及中药新药、化学合成药、海洋药物、生物药品研发的思路。

第一节 新药研究的思路

一、新药研究的总体思路

新药的研究分为研究与开发两个过程,其中研究过程包括基础研究和项目研究等,开发过程主要是指临床研究阶段。各个不同的阶段相继发生又互相联系,候选药物的确定是两个过程明显的区分标志。

(一) 基础研究

基础研究阶段利用先进科学技术,对生命科学有关物质的相互作用和以结构特征为枢纽的体系进行研究,主要是对疾病的多种靶点或作用机制以及新化学实体(new chemical entity, NCE)的研究,这是药物发现中最重要和最有意义的阶段。

1. **靶标的发现与确证** 确定药物对于疾病作用的环节和靶标是新药研究的出发点,也是后续进行各种操作的依据。药物的作用靶标包括受体、酶、离子通道和核酸等,作用于不同靶标的药物在全部药物中占有的比重各不相同。

确定了感兴趣的靶点以后,需要对其进行可行性分析(feasibility),分析内容包括靶点的结构信息、靶体的存在部位、相关联疾病的急慢性、靶点与疾病的关联程度等。建立一套生物体内、体外监

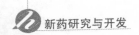

测生物学模型及方法是目前常用的可行性分析方法,随后对 NCE 进行结构改造和构效关系研究。

目前,较为先进的确认靶标的技术主要有两种。一种是通过利用基因重组技术建立转基因动物模型,或进行基因敲除以确认与特定代谢途径相关的靶标,这种技术不能完全消除由敲除所带来的其他效应,例如,因代偿机制的启动而导致表型改变等。二是通过利用反义寡核苷酸技术抑制特定的信使 RNA 对蛋白质的翻译来验证新的靶标。

2. 生物学模型及体外评价方法的建立　在靶标确定以后,需要建立生物学模型以及各种评价方法,同时建立药理实验的基本动物模型用来筛选和评价化合物的活性。筛选之前通常要通过合成对照化合物或竞争化合物制定出筛选标准,如果目标化合物符合这些标准,则研究项目可继续进行;若未能满足标准,应尽早结束研究。试验模型标准大致包括化合物体外实验的活性强度、动物模型对人体相应的疾病状态的反映情况以及药物的剂量-效应关系等。

3. 早期的发现(先导化合物的发现)　先导化合物是指通过各种途径和方法得到的具有某种药理活性或生物活性的化合物,也称为新化学实体。先导化合物的发现有很多途径,如对天然产物的挖掘、现有药物不良反应的改进或药物合成中间体的筛选等,但这些方法在实际操作中具有一定的难度,且具有很大的随机性。近年来,研究者们将计算机预筛与先导化合物的合理设计应用于这一过程,加快了研究进程。

4. 成熟的发现阶段(先导化合物优化)　当化合物被证实在动物模型中具有一定的治疗作用以后,就需要对先导化合物进行药理活性、选择性、药代动力学性质和毒副作用等方面的优化。但在实际操作中不可能对所有的性质同时进行优化,而是根据先导化合物的性质,有选择地进行优化。在研究的早期阶段,优化主要集中于化合物的活性和选择性上,而对于药代动力学性质和毒副作用的优化则在研究的后期阶段进行。但是这种做法存在一定的缺陷,即进行 ADME(吸收、分布、代谢、排泄)优化时会发现已经来不及再对化合物的结构进行改造。因此,应该设法同时对化合物的 ADME 和活性进行优化。

(二) 项目研究

确证的先导化合物可作为候选药物(drug candidate)扩大研究范围,并进入项目研究阶段,该阶段包括以下三个方面。

1. 药学研究　主要包括药物化学、制剂学以及质量标准研究三部分。药物化学研究包括对候选化合物的结构进行确证以及对理化性质的研究,选择可行的工艺路线,并合理控制规模生产中的成本价格等。制剂学研究中主要关注体外溶出度及生物利用度研究,前者在剂型的选择中起决定性作用,后者能为考察药物体内吸收、推测药物疗效、指导临床合理用药等提供重要依据。质量标准研究主要针对制定临床用药标准草案和提供合格的临床用制剂标准。

2. 药理研究　包括主要药效研究及包含药物动力学和复方药效学在内的广泛药理作用研究。该过程首先是了解新药对机体主要系统的影响,其次是探究新药药理机制或发现新的药理作用,掌握适应性及不良反应,为临床应用做准备。

3. 临床前毒理学研究　主要目的是对新药的安全性进行评价,为临床试验用药提供依据,保障用药安全。包括急性毒性研究、亚急性毒性或慢性毒性研究、局部毒性研究以及特殊毒性研究等。

在完成项目研究的基础上,需要对结果进行总体评价,主要是为了判断候选药物是否可以成为研究中的新药,并向药物管理部门提交申请进行临床研究的过程,其核心是安全性评估,此外还包括对专利申请、市场竞争及市场销售的评估。进行总体评估时,应尽量收集各种建设性意见,然后通过综合途径,选择多种类似候选药物中最好的一种进行临床研究设计。

(三) 临床研究

由于人类与动物对药物的反应存在差异性,且动物病理学模型与人类疾病差别显著,因此,对动物有效且耐受性良好的药物,在人体中可能出现正好相反的情况,只有通过临床试验才能确定其是否对人类疾病具有作用。要完成对新药的评估,需经过四期临床试验和新药的生物等效性试验。新药的临床研究必须严格遵守《药物临床试验质量管理规范》(GCP),各项临床试验和生物等效性试验必须有科学合理的设计,以保证临床研究的科学性、合理性、准确性和可靠性。

1. Ⅰ期临床试验(phase Ⅰ clinical trial) 主要在健康人体中进行,试验病例数为20~100人,用药时间约为一个月,其目的是研究人体对新药的有效性、耐受程度以及安全性,同时进行人体药代动力学和人体生物利用度试验,探究新药在人体内的吸收、代谢、分布和排泄的规律,并且为新药Ⅱ期临床试验提供安全有效且合理的试验方案。

2. Ⅱ期临床试验(phase Ⅱ clinical trial) 是在Ⅰ期临床试验结果的基础上,研究新药在临床上的实用价值,包括对哪种疾病有效、有效剂量范围及最佳给药方案,利用双盲法考察患者应用新药所产生的疗效、适应证和不良反应等。Ⅱ期临床试验的设计应按照以下四个原则,即代表性(representativeness)、重复性(replication)、随机性(randomization)和合理性(rationality),其中代表性是指受试对象的选择应符合统计学中样本的抽样总体规律原则;重复性是指试验结果准确可靠,经得起重复验证;随机性是指试验中两组患者的分配是均匀的,不包含主观意志;合理性是指试验设计既要符合专业要求与统计学要求,又要切实可行。

3. Ⅲ期临床试验(phase Ⅲ clinical trial) 是扩大的临床试验,目的是对新药的有效性和安全性进行进一步评价。我国现行新药审批办法规定,在Ⅱ期临床试验完成的基础上,需要进一步完成300例的Ⅲ期临床试验。Ⅲ期临床试验的设计原则及要求一般与Ⅱ期临床试验基本一致,但并非必须使用盲法。

4. Ⅳ期临床试验(phase Ⅳ clinical trial) 是新药上市后的临床试验,其内容主要包括扩大临床试验、特殊对象的临床试验、补充临床试验及不良反应考察等。其目的是在安全、有效的基础上,了解新药长期应用的最佳剂量、合理给药方案和不良反应,对药物进行全面准确的评价。

二、中药新药研究的思路

(一)中药新药的选题与设计

1. 中药新药的选题

(1)选题原则:进行中药新药的选题,要充分查找资料,应进行处方组成、处方临床应用来源、药理研究、中药行政保护等多方面的文献检索工作,为选题奠定文献基础,并关注最新动态,避免重复研究。

中药新药研究选题应遵循需要性、科学性、可行性、效益性、创新性这几项原则。

其中,需要性是指中药新药的研究必须是临床疾病需要、市场紧缺或未饱和的品种;中药新药选题的科学性主要体现在文献或实验的有效性、组方合理性、药物符合中医药学的理论等;可行性意在表明人力(多学科团队)、物力(经费、原材料、设备、实验室)、情报(文献、相关新产品信息)等是保障中药新药研究及项目开展的基本条件;效益性主要包括科学效益、经济效益和社会效益;同时,新药研究又是一种创新性的工作,研究的起点、采用的工艺路线、质量控制方法及有关技术指标的特色都是关系到新药创新性的问题。

(2)选题方法:选题对于中药新药研究非常重要,信息收集不全、重复选题都会导致投入的人力、物力大量损失,因此,选题的前期工作一定要做得充分且扎实。

(3)全面调研:全面掌握信息,是科研选题的重要基础和前提,也是十分关键的环节。根据研究内容,充分利用书刊、文献库、市场等途径收集信息,做到"全"。然后在"全"的基础上进行分类整理、消化吸收、充分借鉴前人或前期的发明创造,并从现实条件出发,避免重复劳动或走弯路。

(4)选题途径与来源:在进行全面调研后,开始选题。从处方来源角度考虑是选题的一种重要

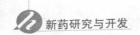

途径和来源,临床用药发现的新适应证也是选题途径之一。此外,从疾病性质考虑,从科研角度考虑,从有效药味中寻找,从临床有效的中药、民族药通过化学方法跟踪有效物质,也可作为选题立项的途径。

2. 中药新药的设计 中药新药的设计包含目的、依据、程序和内容。

(1) 设计目的:形成方案,规避风险;系统全面,规范完整;精心研究,提高水平;合理设计,降低成本。

(2) 设计依据:中药新药的设计依据来源于处方、方解及功能主治;各药成分理化性质;《药品注册管理办法》及各项技术指导原则等规定;药典标准、局颁标准等法定标准。

(3) 设计程序:中药新药设计程序主要包括文献调研、初步预试、完整设计、科学论证、调整完善等程序,并在实验中不断调整完善,保证科学、合理、可行。

(4) 设计内容:在明确项目科学依据的基础上,设计实验内容并保证内容规范完整。中药新药研究内容包括临床前研究、申报临床试验、临床试验、申报生产等。

(二) 中药新药制备工艺研究

制备工艺是中药新药研究的关键环节,关系到新药研究的成败和水平,为质量标准、稳定性、毒理研究提供样品。制备工艺的选择直接影响药品质量、稳定性、有效性和生产可行性。

1. 前处理研究 原料的前处理研究包括原料的鉴定与检验、炮制与加工,按照《中药、天然药物原料前处理技术指导原则》严格进行。

2. 提取纯化工艺研究 中药新药进行提取纯化是为了去粗取精、保持或提高药物疗效、减小剂量、便于制剂等。提取纯化按照《中药、天然药物提取纯化技术指导原则》进行,过程包括工艺路线筛选和工艺条件研究。

3. 制剂研究 制剂研究是指将原料通过制剂技术制成适宜剂型的过程,需要按照《中药、天然药物制剂研究技术指导原则》进行。研究过程包括剂型选择研究、制剂处方研究、制剂成型工艺研究及药品包装材料的选择。

4. 中试 中试研究是指在实验室完成一系列工艺研究后,采用与生产过程基本相符的条件进行工艺放大研究的过程,是药物研究工作的重要内容之一,关系到药品的安全、有效和质量可控。

(三) 中药新药质量标准研究

中药新药质量标准,是国家对新药申报及生产上市后质量和检验方法所做的技术规定,是药品生产、经营、使用和监督管理部门共同遵循的法定依据。质量标准的研究内容包括名称(中文名称、汉语拼音)、处方、制法、性状、鉴别、检查、浸出物、含量测定、功能与主治、用法用量、注意、规格和储藏。

(四) 中药新药稳定性研究

中药新药的稳定性,是指中药制剂的化学、物理及生物学特性发生变化的程度,包括影响因素试验、加速试验和长期试验等。

1. 影响因素试验 一般包括高温、高湿、强光照射试验。均需按规定时间、温度、相对湿度、光照进行试验。

2. 加速试验 一般在相对温度(40 ± 2)℃、相对湿度(75 ± 5)%的条件下进行试验。在试验期第0、1、2、3、6个月末取样检测。若供试品经检测不符合质量标准的要求或发生显著变化,则在相对温度(30 ± 2)℃、相对湿度(65 ± 5)%条件下进行试验。

3. 长期试验 是指在接近药品的实际存放条件下进行的稳定性试验,通常在相对温度(25 ± 2)℃、相对湿度(60 ± 10)%条件下,在试验期第0、3、6、9、12、18个月末取样检测。

(五) 中药新药药理学研究

1. 主要药效学研究 中药不同于化学药物,具有多成分、多靶点、多途径的特点,其药效学研究通常参考药理毒理学研究要求,运用现代科学方法,制定具有中医药特点的试验,对新药的有效性做出科学的评价。其试验方法的选择应遵循中医药理论指导并正确领会现代医学概念,选择适当方法证实其药效。

2. 一般药理学研究　中药新药一般药理研究,是指新药主要作用以外的广泛药理作用的研究,即在一次性给予动物试验药物后,观察主要药效以外的其他作用。一般药理学研究的目的包括:确定受试药物可能关系到人的用药安全性的非期望出现的药物效应;评价受试药物在临床研究中观察到的不良反应和病理生理作用;研究所观察到的和推测的药物不良反应机制。

3. 药物代谢动力学　中药的药动学主要是研究新药在体内的吸收、分布、代谢及排泄过程。

(六)中药新药毒理学研究

中药新药的毒理学研究包括急性毒性试验、长期毒性试验和特殊毒性试验等,目的是为中药的安全性评价提供科学依据。

1. 急性毒性试验　是指试验动物一次或 24 h 内多次接受一定剂量的药物,在一定时间内出现的毒性反应。其目的是为新药的研发提供参考信息。主要参考国家药品监督管理局颁发于 1999 年的《中药新药药理毒理研究的技术要求》、卫生部颁发于 1994 年的《中药新药研究指南》,并按照《中药、天然药物急性毒性研究技术指导原则》进行。

2. 长期毒性试验　描述动物重复接受药物后的毒性特征,是重复给药的毒性试验的总称,也是药物非临床安全性评价的重要内容。主要参考国家药品监督管理总局颁发于 1999 年的《中药新药药理毒理研究的技术要求》、卫生部颁发于 1994 年的《中药新药研究指南》,并按照《中药、天然药物长期毒性研究技术指导原则》进行。

(七)中药新药申报资料写作

研究单位在完成中药新药研究工作后,应进行资料整理并准备申报临床。中药新药申报资料的基本要求是:申报资料齐全、完整。

1. 综述资料　包括药品名称、证明性文件、立题目的与依据、对主要研究结果的总结及评价。

2. 药学研究资料　包括药学研究资料综述,药材来源及鉴定依据,生产工艺的研究资料、工艺验证资料及文献资料、辅料来源及质量标准,质量研究工作的试验资料及文献资料,药品标准草案及起草说明并提供药品标准物质及有关资料,样品检验报告书,药物稳定性研究的试验资料及文献资料,直接接触药品的包装材料和容器的选择依据及质量标准。

3. 药理毒理研究资料　包括药理毒理学研究资料综述、主要药效学试验资料及文献资料、急性毒性试验资料及文献资料、长期毒性试验资料及文献资料。

4. 临床试验资料　包括临床试验资料综述、临床试验计划与方案、临床研究者手册。

三、化学合成药研发的思路

(一)化学药物原料药制备工艺

化学药物原料药的制备是化学合成药物研究和开发的基础,是研发的起始阶段。主要目的是为研发过程中药理毒理学研究、制剂研究、临床前研究及临床研究提供合格的原料,不仅需要确保生产工艺的稳定与科学可行,而且要提供给质量研究详细的信息,最终为药品的生产提供符合要求的原料药。

1. 工艺选择　药物制备工艺的选择是原料药制备工艺研究的关键阶段,目的是通过对拟合成的化合物进行前期文献调研,设计或选择合理的制备工艺并对所选择的路线进行初步分析,综合该化合物的国内外研究情况,对所采用的制备工艺有一个初步的评价。

2. 起始原料、试剂的要求　起始原料在一般情况下,应质量稳定、可控,应有供货商的检验报

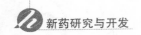

告,必要时可根据合成工艺的要求建立内控标准。在选择溶剂和试剂时,应毒性较低,对所用试剂、溶剂的毒性进行必要的说明。

3. 工艺数据的积累 在药物研发过程中,研发者应积极、准确地收集有关的工艺研究数据,尽可能提供充分可靠的原料药制备工艺数据,在此基础上进行科学的分析,并作出合理的结论。数据的积累应贯穿药物研发的整个过程。

4. 中间体的研究及质量控制 对关键中间体的质量进行控制,在一定程度上可以保证最终产品的质量和安全性。

5. 工艺优化与中试放大 在原料药的工艺研究中,工艺的优化与中试放大对原料药从实验室阶段过渡到工业化阶段具有重要的意义,也关系到该工艺能否工业化,是评价工艺路线的可行性、稳定性的关键阶段。

6. 杂质的分析 所述的杂质是在原料药的制备过程中由于不良反应的发生而产生的杂质、起始原料引入的杂质及有机溶剂等,其中不包括降解产物。研发者可以通过对工艺过程中产生的杂质进行研究、分析,对杂质的产生过程及途径有一个全面的认识,为终产物的质量研究提供有用的信息。

7. "三废"处理 应符合国家对环境保护的要求。合成路线尽可能避免采用会对环境造成污染的路线,同时应尽量避免使用有毒、污染环境的试剂或溶剂,并制订合理的"三废"处理方案。

8. 工艺综合分析 综合分析的结果可以使研发者对整个工艺的利弊有一个明确的认识,同时又有利于药品的评价工作。

(二)化学合成药制备工艺研究

制剂制备工艺研究是新药研究中一项重要内容,对保证药品质量稳定至关重要,同时又是药品工业化生产的关键基础。制备工艺研究主要包括工艺设计、工艺研究和工艺放大三部分。

1. 工艺设计 进行制备工艺设计时,应充分考虑剂型的特点、原料药的理化性质和生物学性质,设计几种合理的制备工艺。工艺设计还需考虑实验制备与工业化生产的可衔接性,避免研发与生产过程脱节。

2. 工艺研究 为保证生产过程中药品的质量及其重现性,需要对制备工艺过程进行研究和控制,然后对研究数据进行汇总和积累。工艺重现性研究的目的是保证制剂质量的一致性。

3. 工艺放大 工艺放大作为工艺研究的主要目的,同时也是实验制备技术向工业化生产转移的必然阶段。研究重点主要有两方面:一是考察与优化生产过程中主要环节的工艺条件;二是探索适合工业化生产的方法,保证工艺放大后生产产品的质量和重现性。

(三)化学合成药质量标准研究

新药质量标准研究是制订药物质量标准的重要方面。一般新药的质量研究项目包括性状、鉴别、检查和含量测定几个方面。

1. 性状 目的是考察样品的颜色和外形。如注射液一般为澄清液体,应考察储藏过程中澄清度是否有变化、是否变色等。

2. 鉴别 鉴别试验一般采用的方法应具有灵敏度高、专属性强、操作简便、不受辅料干扰等性质,如化学法和 HPLC 法等。

3. 检查 现行版《中国药典》四部中制剂通则描述了各种制剂需进行的检查项目,包括符合相应的制剂通则中的共性规定以及根据制剂特性、工艺及稳定性等制定其他检查项目,如溶出度、杂质、含量均匀度等检查。

4. 含量测定 通常应采用专属、准确的方法对药物制剂的含量进行测定。

(四)化学合成药稳定性研究

化学合成药的稳定性是指其原料药及制剂物理、化学及生物学特性发生变化的程度。研究目的是考察原料药或制剂的性质在温度、相对湿度、光线等影响下，随时间变化的规律，可分为影响因素试验、加速试验和长期试验。

1. **影响因素试验** 目的是了解影响稳定性的因素及可能的降解途径和降解产物，为制剂工艺、包装材料的选择和储存条件的确定提供依据。一般包括高温、高湿和光照试验。

(1) 高温试验：供试品放置洁净密封容器中，在温度为60 ℃条件下放置10日，分别于第5日和第10日取样检测相关指标。如供试制剂发生显著变化，则在40 ℃温度条件下同法进行试验。

(2) 高湿试验：供试品放置于恒湿密封容器中，在温度为25 ℃、相对湿度RH(90 ± 5)％条件下放置10日，在第5日和第10日取样检测。

(3) 光照试验：供试品放置在适宜的光照容器内，在光照度($4\,500\pm500$)lux条件下放置10日，在第5日和第10日取样检测。

2. **加速试验** 加速试验在超常条件下进行，其目的是通过加快药品的物理或化学的变化速度从而考察药品稳定性，模拟药品在运输、保存过程中可能会遇到的超常条件，进而初步预测药品在规定的储存条件下的长期稳定性。

3. **长期试验** 在已上市药品规定的储存条件下进行，试验目的是对药品在保存、运输、使用过程中的稳定性进行考察，是确定有效期和储存条件的最终依据。

(五)化学合成药药理学研究

1. **主要药效学研究** 是采用整体或离体的方法，在器官、组织、细胞、分子、基因水平进行综合分析的实验研究，以阐明药物防治疾病的效应及其作用机制。通过药效学研究，可以初步判断新药是否有效以及药理作用的强弱和范围。

2. **一般药理学研究** 本节所指的一般药理学研究，仅限于安全药理学研究的内容，主要内容是观察化学合成药物对中枢神经系统、心血管系统和呼吸系统的影响。

3. **药动学研究** 目的是阐明药物的吸收、分布、代谢和排泄的特点，表明药物在体内的动态变化规律。研究项目主要包括血药浓度-时间曲线、吸收分布及排泄的过程、血浆蛋白的结合、生物转化、对药物代谢酶活性的影响等。

(六)化学合成药毒理学研究

1. **急性毒性试验** 是指试验动物一次或24小时内多次接受一定剂量的受试物，在一定时间内出现的毒性反应。其目的是为新药的研发提供参考信息。急性毒性试验应遵循"具体问题具体分析"的原则。观察指标包括动物的体重变化、饮食、外观、行为、排泄物、死亡情况等。

2. **长期毒性试验** 是药物从药学研究进入临床试验的重要环节，其结果可预测受试物的毒性作用及对人体可能产生的不良反应，从而降低药品上市后使用人群的用药风险。

(七)化学合成药申报资料写作

研究单位在完成化学合成药研究工作后，应进行资料整理并准备申报临床。化学合成药申报资料的基本要求是：申报资料齐全、完整。资料按实验报告格式，字数不限，要求语言通顺，简明扼要。申报资料编号和标题按要求编写。所有资料需打印装订，每份申报资料均单独装订。

四、海洋药物研发的思路

(一)海洋药物的药源问题

1. **化学合成** 化学全合成是传统上获得海洋小分子化合物的首选方案，此外还可以通过阐明海洋天然产物药效团的生物学作用，然后通过合成、降解、拆分或者综合应用这几种方法来确定关键药效团，由此得到以海洋天然产物为基础的更切实可行的药物。化学合成方法能够为新药开发提供很多可控的因素，被认为是药物资源商业开发的首选途径。但是大多数海洋天然产物的结构非常复杂,通常含有多个手性中心,需进行若干步反应才能合成,而且往往成本太高,产率又极低,商业开发前景十分渺茫。正是海洋天然产物的复杂结构赋予了其新的作用机制和高选择性,导致了化学全合成的不经济性。

2. **自然采集** 通过采集海洋生物资源进行提取从而获得活性化合物,也是海洋来源药物开发的途径之一。然而实践证明,采集海洋自然资源中的生物样品,提取其中的有效成分供临床前研究、临床研究和临床应用几乎是不可能的。其主要原因是自然资源十分有限,就算大量采集也无法获得足够的量,而且大量采集自然资源必然会造成海洋生态系统的严重损坏。此外,一些具有良好药理活性的化合物在自然资源中含量极微,即使不考虑生态平衡也不可能采集到足够的样品作为药用资源。由此可见,通过采集海洋资源来提供如此大的生物样品以满足市场需求的可能性很小。

3. **药源生物养殖** 通过药源生物如海绵、海鞘、苔藓虫等的养殖以得到稳定的药物来源,该尝试已应用到抗癌药物的研制开发中。但是,在大多数情况下,从养殖生物中获得的药物量与市场需求量的差距还有很大,另外,自然环境中养殖的无脊椎动物受到许多不可抗因素的影响,如风暴或病害等。

4. **分离培养共生微生物** 很多海洋无脊椎动物体内栖息着大量的包括细菌、蓝藻菌、真菌等共生微生物。许多研究已获得了有力的证据表明微生物在无脊椎动物中天然产物的生物合成中具有一定的作用,可以通过设计特殊的培养基将这些微生物进行大规模发酵。分子生物学方法也可成为良好的替代方案,即将化合物的生物合成基因簇转移到载体中进行大规模发酵,从而有效解决共生微生物培养困难的问题。但是从目前的发展看来,通过共生微生物途径解决药源问题还需等待。

(二)海洋天然产物提取分离方法

提取分离是一个去粗存精的过程。例如,海藻体中含有复杂的化学成分如生物碱、甾体、萜类、单糖、低聚糖、多糖、氨基酸、蛋白质、酶、鞣质、脂类、色素、纤维素、矿物成分等,通过提取分离可以获得其中某一化合物的单体,这是结构分析的前提条件。进行提取分离的目的是获得结构新颖、活性显著的化合物及其有效成分或活性成分。

提取分离主要利用物理、化学原理。最经典、最常用的方法是色谱法,还有很多其他方法包括溶剂法、分馏法、水蒸气蒸馏法、结晶法、重结晶法、吸附法、沉淀法、盐析法、透析法、升华法、超速离心法、电泳法等。

提取分离的各种方法按组分性质进行如下分类。

(1)根据分子大小及形状的差异可采用差速离心、超滤、分子筛、透析法。

(2)根据溶解度差异可采用盐析、分配色谱、逆流分配、溶剂抽提、结晶法。

(3)根据电荷差异可采用离子交换色谱、吸附色谱、电泳、电渗析、等电点沉淀等方法。

(4)根据生物功能的专一性可采用亲和色谱。

进行提取分离的一般过程如下。

(1)材料选择:对备选材料进行种类鉴定、产地、季节、新鲜程度、个体差异、预处理等。

(2)组织细胞破碎:方法主要包括机械法(高速组织捣碎、匀浆、研磨)、物理法(反复冻融、冷热交替、超声波、加压)、生化或化学方法(自溶、溶菌酶、表面活性剂、改变细胞透性)。

(3)提取:通常采用溶剂法对材料进行提取。化合物中亲水性基团多,则该化合物极性大,通常使用甲醇、乙醇、水等溶剂;化合物中亲脂性基团多,则极性小,通常使用丙酮、乙醚、氯仿、石油醚等有机溶剂。有时可选用几种不同极性的溶剂依次进行提取或用混合溶剂提取。

(4)分离纯化:采用色谱法,利用不同物质在两相(固定相、流动相)中平衡分配系数的差异而进行分离。

（三）结构研究方法

海洋天然产物结构研究包括物理方法和化学方法。其中物理方法主要是指波谱解析，是通过观察某一结构的光谱或波谱信号来判断推测结构的方法，包括红外光谱（IR）、紫外光谱（UV）、核磁共振谱（NMR）、质谱（MS）四种类型，它们被称为化学结构解析的四大光谱。

化学方法包括经典化学方法和近代化学方法，可作为波谱方法的补充。经典化学方法是通过降解目标化合物获得稳定的碎片成为易于鉴别的简单化合物，经过合成证明、推导化合物的结构。化学降解方法包括碱裂解、锌粉蒸馏、霍夫曼降解脱胺、硫磺脱氢、氧化法、硒粉法、水解法等，这些化学反应条件激烈，通常会发生分子重排、官能团位移与断裂，且效率较低。随着新型骨架化合物的报道逐渐减少，近代化学方法更多地应用于已知化合物鉴定、官能团或立体构型差别鉴定。将化合物进行氧化、还原、水解、酯化、醚化等反应，转换为已知化合物或结构片段，也可以结合仪器分析（如 LC-MS、GC-MS 等）证明结构。

海洋天然产物及海洋药物的快速发展离不开化学、生物学、分子生物学及细胞生物学等基础研究的技术支持。这些方法与技术的发展为海洋天然产物的研究提供了充足的前提条件。海洋天然产物的相关研究发展到今天，已经从天然产物化学涉及药理学、生态学、分子生物学等诸多相关学科，各学科之间的交叉越来越多，相互影响也越来越大。随着相关学科和技术的发展，海洋天然产物的研究将会向更深层次的方向发展。

五、生物药品研发的思路

（一）生物药品的科研选题与设计

1. 科研选题　科研选题的目的是选择和确定科研工作的具体方向、任务等。选题原则要求具有目的性、科学性、创新性、可行性。科研选题有多种来源渠道，可以从科学发展所面临的问题中选题，从已有课题延伸中选题，从遇到的问题中选题，从文献的空白点选题，从边缘学科交叉发展中选题，从不同学术观点的学术争论中选题等。

2. 实验设计　良好的实验设计是实验过程的依据和处理结果的先决条件，同时也是使科学研究获得预期结果的一个重要保证，其意义在于能用较少的人力、物力和时间，获得更为可靠的结果，使误差减小到最低限度，达到高效的目的。实验设计遵循对照原则、随机原则、可重复性原则、均衡原则。

（二）生物药品的原料制备

1. 生物药品原料的选择　要求有效成分含量高，来源丰富、易得，原料新鲜，杂质含量最少，成本低。

2. 生物药品原料的预处理　就地采集后去除脂肪组织、结缔组织等不需要的成分，将有用成分保鲜处理。收集微生物原料要及时将菌体与培养液分开，进行保鲜处理。

3. 生物药品原料的保存方法　包括冷冻法、有机溶剂脱水法、防腐剂保鲜法等。

4. 蛋白质类药物分离提取方法　包括沉淀法、按分子大小分离法、电荷法、亲和色谱法。

5. 核酸类药物的分离提取方法　常用提取法和发酵法。

6. 糖类药物的分离提取方法　包括非降解法和降解法，其中非降解法适合从含一种黏多糖的动物组织中提取黏多糖，降解法适用于提取组织中结合较为牢靠的黏多糖。分离多采用沉淀法和离子交换法。

7. 脂类药物的分离提取方法　使用有机溶剂从原料中将所需成分溶解出来。分离方法有色谱法、沉淀法和离子交换法。

8. 氨基酸类药物的分离纯化方法　提取方法有蛋白质水解法和发酵法。其分离纯化方法有沉

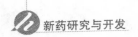

淀法、吸附法和离子交换法。

（三）生物药品质量控制原则

1. 原材料的控制　表达载体和宿主细胞：应提供详细资料，包括表达载体基因的来源和鉴定，表达载体的构建、结构和遗传特性；宿主细胞株名称、来源、传代历史及基本生物学特性。应提供宿主细胞和表达载体结合后的遗传稳定性资料。

（1）克隆基因的序列：需要提供插入基因和表达载体两侧的核苷酸序列，所有与表达有关的基因序列均应详细叙述。

（2）表达：应详细叙述在生产过程中，启动、控制克隆基因在宿主细胞中的表达水平及所采用的方法。

（3）原辅料：应按照国家食品药品监督管理总局有关规定执行。

2. 生产的控制

（1）有限代次生产：应提供关于培养生长浓度和产量恒定性的数据，根据宿主细胞载体的稳定性，确定在生产过程中允许的最高传代代次，并提供关于最适培养条件的详尽资料。在生产周期结束时，应监测宿主细胞载体的特性。

（2）连续培养生产：基本要求与有限代次生产相同。同时应提供经长期培养后表达基因的分子完整性资料，以及宿主细胞的基因型特征。

3. 最终产品的控制　应建立关于产品的纯度、鉴别、活性和稳定性等方面的试验方法。物理化学鉴定需要检测的项目包括氨基酸组成、氨基酸末端序列、肽谱、巯基和二硫键、碳水化合物结构、相对分子质量、等电点、电泳图谱、液相层析图谱及光谱分析。生物学鉴定应进行鉴别试验、效价测定、特异比活性测定、热原质试验、无菌试验、抗原性物质检查和异常毒性试验。此外，还需进行杂质检测，杂质包括工艺相关杂质和产品相关杂质。

（四）生物药品质量控制分析方法验证

1. 生物学测定常用方法

（1）酶反应试验：是指在体外能促进酶的活化或本身具备酶的活性，通过底物的反应变化检测酶活性。主要应用于酶、激酶、辅酶、激活剂和抑制剂的活性测定。

（2）结合试验：基于样品与某种物质的发生结合表现出的特性而设计的试验，如免疫结合试验，主要用于生物药品的鉴别。

（3）细胞测定试验：是指样品可以诱导细胞产生可测定的应答。如细胞增殖、分化、聚集、迁移、死亡或产生特定的化学物质等。用于鉴定各种生物药品的活性。

（4）动物试验：是指以整体动物为试验材料检测样品生物学活性的试验方法，一般用于疫苗的活性测定。

2. 分析方法的验证　是根据鉴定方法的特点对该方法的专属性、准确性、精密度、线性、范围、检测限度、定量限度和耐用性等指标进行测定，不同试验方法依据其检测目的的不同需进行不同参数的测定。

（五）预防用生物药品临床前安全性评价

预防用生物药品（以下简称为疫苗）是指含有抗原、进入人体后能够诱导产生特异性主动免疫的制剂，其安全性评价贯穿非临床试验、临床试验和上市后评价始终。

1. 适用范围　适用于创新的灭活疫苗、纯化疫苗、减毒活疫苗、结合疫苗、合成肽疫苗，以及重组 DNA 技术制备的抗原疫苗安全性评价研究。现行版《中国药典》三部中规定了有关疫苗的安全性研究内容，本节不再赘述。

2. 研究内容　预防用生物药品临床前安全性评价主要包括长期毒性试验、急性毒性试验、局部刺激性试验、过敏试验、生殖毒性试验等。

第二节　新药研究的方式

新药研究是为了寻找高效应、低毒性且结构新颖的新化学实体，以减少盲目性，降低消耗，缩短研究周期。在多年的药物研究工作中，药物研究工作者们通过多种不同的方式对新药进行探索研究，从而积累了丰富的经验，简单介绍如下。

一、经验积累

"神农尝百草，一日而遇七十毒"，"尝试"是古代最为常用的方式，通过尝试使用不同药物从而积累各种药物知识，属于最原始的方法。人们对古代药物的认识是用生命换来的，《本草纲目》《神农本草经》等我国古代药学巨著都是经过长期尝试而总结出来的。这种方法虽然原始，但是对我国药学的发展起到了至关重要的作用。即使在多年后的今天，它仍然能够帮助我们寻找和发现新药。但是这种方法效率不高，并且具有一定的局限性。

二、偶然发现

许多药物的发现都带有偶然性，如维生素 B_2、青霉素、异丙嗪类麻醉药等药物的发现都是极好的例证。另外，还有许多药物在临床应用时偶然发现可用于新用途，但这种方式发现概率较低，受人为因素影响较大。

三、活性筛选

活性筛选主要包含定向筛选和综合筛选。定向筛选是半个世纪以来应用最为广泛且行之有效的筛选方法，它是具有针对性的在特定模型上进行的大规模药物筛选，可加快发现新药的速度，但是具有一定的局限性。综合筛选与组合化学结合应用始于 20 世纪 80 年代，是药物筛选领域的一次革命。

四、天然产物提取

从天然产物中提取有效单体化合物并对其进行相应的改造，也是新药研究的一个重要方式，目前约有半成左右的临床用药是天然产物及其衍生物，包括抗生素这一大类作用显著、品种繁多的药物，如吗啡、可卡因、奎宁、利血平以及阿托品、氯霉素、青霉素、青蒿素、喜树碱、长春新碱、紫杉醇等药物。目前世界各国极为重视对天然药物的研究，一方面利用化学手段合成新的结构越来越困难，希望从天然产物中找到新型的结构母体；另一方面对水溶性产物（如皂苷类、多糖类药物）的研究是近年来的一个热门。

五、化学合成

定向化学合成是近代新药研究工作的一个重大进展。将其他研究方式发现的新药作为先导化合物，通过化学手段对其结构进行改造，并研究结构与药理效应之间的关系，通过药理及数学计算确定最佳结构，最终选定药物，这是近代发现新药的一种重要手段，而且取得了显著的成绩。

六、老药新用

老药新用是指一些药物在临床应用中偶然发现具有许多新的用途，例如，阿司匹林的新应用正

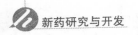

逐渐被发现。

七、副作用转换

一种药物对人体的作用是多方面的,其中用于某种特定症状产生的效应被看作是药物的治疗作用,而不作为用药目的出现的其他作用,特别是一些伴随的不良反应作用,被视为药物的毒副作用。实际上,药物的治疗作用和毒副作用是相对的,某种药物对一种疾病具有毒副作用,而对另一种疾病而言可能是有益的,并可直接应用于临床,例如,长春花碱应用时可导致白细胞减少,但可应用于抗白血病的治疗。此外,对药物产生毒副作用的结构进行修饰或改造,可能发展为新型药物。

八、代谢启迪

进行新药评价时对药物代谢的研究也是非常重要的。通过研究药物代谢,可以了解药物在体内起作用的形式是原药、代谢物还是二者共同发挥作用,以及代谢物是否对人体具有毒副作用。利用这些信息可以设计合成新药,包括合成有效代谢物并使其发展为新药、对代谢物进行结构改造,降低其毒性、增强吸收和药效等并发展成为新药。目前对药物代谢稳定性的研究成为增强药效、改善吸收、延长作用时间和解决抗药性的重要方式之一。

九、作用机制研究

对药物的药理机制进行研究也有助于新药的发现。通过研究作用机制,可以明确药物发挥作用的部位和作用机制,发现具有明确作用效果的药物。同时还可以根据作用机制决定药物的寻找方向。

总的来说,新药研究的方式是多种多样的,很多情况下需要将多种方法结合在一起进行使用。

第三节 新药研究的方法

药物筛选是对可能作为药用的化合物进行初步药理活性的检测和试验,以求进一步发现其药用价值和临床用途,为新药的研究和开发提供初始的依据和资料。成功且高效的筛选能够缩短新药研究与开发的周期、降低成本、提高效率和减少风险。

通过偶然发现的药物虽然在药物研究中具有一定的作用,但其过程是不可控的,因此不能作为发现新药的主要途径。新药的发现,必须是一个主动寻找的过程,或称为广义的药物筛选。

一、随机筛选

随机筛选属于最经典的药物筛选方法,是新药发现的最基本方法,也是在医药发展过程中人们一直应用的方法,其在 20 世纪 50—60 年代发挥过重要作用。它是对具有一定药理作用并且可能作为药用的样品进行药理活性的广泛筛选。其特点是能够发现全新的药物,但成功率通常不可预测。为保证药物随机筛选的成功率,应有足够的可被筛选的样品量和广泛的药物作用筛选方法。

随机筛选是利用一种或多种试验手段评价并筛选化合物或自然资源。现在临床广泛应用的许多有效药物都是通过随机筛选得到的。随机筛选的方法有许多典型例子,如利用瘤株细胞培养法从多种不同来源的化学物质中筛选抗癌药物,利用细菌培养法从自然资源中筛选抗生素,利用受体竞争结合法筛选神经-精神性药物等。

通过随机筛选发现新药的成功率较低,据统计,每筛选 800 个化合物才能发现一个具有活性的化合物,所以通常需要筛选上万个化合物,才能发现一种有效药物并投放到市场。美国国家癌症研究所(National Cancer Institute，NCI)连续 9 年每年筛选一万个化合物，最终只有一个化合物成为上市药物。早期(20 世纪 50—60 年代)随机筛选通常使用整体动物试验方法，其速度慢、耗资巨大、所获信息少，且不能有效地利用化合物资源。因此，通过随机筛选研究和开发新药的方法遭到冷落。

随着筛选技术及方法的进步和自动化技术在药物筛选中的应用，尤其是 20 世纪 90 年代以来，组合化学技术在新药研究中逐渐确立了重要的地位，随机筛选再次兴起，甚至出现了专门从事随机筛选的公司，例如，美国的 Panlabs 公司利用全细胞、纯化酶、离子通道或受体建立了 45 种筛选方法，从微生物发酵液和其他天然产物中筛选先导化合物。又如，英国的 Xenova 公司选用 30 个与疾病有关的靶标，建立筛选方法，从自然资源中筛选免疫系统、中枢神经系统、癌症和心血管系统疾病的治疗药物，每年可完成 100 万次以上的筛选实验。

二、定向筛选

定向筛选是指采用特定的方法，定向地筛选防治某种疾病的药物。这种方法是新药研究与开发过程中长期使用的方法，并在发现治疗心血管疾病的药物、抗肿瘤药物中取得了巨大的成就。定向筛选对于发现某一特定类型的药物行之有效，但却不能全面反映出被筛选物质内在的作用，为解决这一问题，理想的办法是在定向筛选的同时能够实现一药多筛，从多方面研究这些物质的作用。

三、比较筛选

根据对现有药物的认识，基于确定的模型进行筛选，由此发现相同类型但药理作用更好的新药。可利用的药物信息包括已知药物的作用机制、代谢过程以及病理机制等。例如，根据甾体激素类药物的结构，发现了大量抗炎药物；根据阿片类药物镇痛的作用机制，发现了新的镇痛药物等。

"me-too"药物也是通过比较筛选得到的一种药物。具有相似药效构象的化合物，理论上都可与同一受体或酶发生作用，产生类似的药效，发现作用于新靶点的新颖结构药物以后，对其结构进行相应的修饰和改造，便可以寻找具有类似作用的药物。通过这种途径发现的新药称为"模仿(me-too)"药物。

四、计算机模拟筛选和虚拟筛选

随着计算机技术的迅猛发展和计算机技术在科学领域的广泛应用，人们已开始运用计算机技术对药物进行虚拟筛选。虚拟筛选不需要提前进行相关的生物活性测试，而是直接应用计算机从三维空间的角度检验药物的结构是否能与靶点很好地结合。目前，许多公司和机构已经建立了包含大量化合物的三维结构数据库，科学家可以应用计算机在三维数据库中筛选出符合靶点结构的化合物，然后再购进或合成目标化合物以进行生物活性测试。应用虚拟筛选的方法对药物进行筛选，极大地增强了药物研究的特异性，同时还提高了生物活性测试的成功率。

虚拟筛选不能代替药理体外筛选，但它能够加快新药开发与研究的进程，同时在指导合理药物设计方面也具有不可替代的作用。因为它能借助计算机从现有的化合物三维数据库中进行筛选，数据库中的化合物已经按照性质进行了分类，这样就大大提高了筛选效率。虚拟筛选发展到现在又逐渐应用到了虚拟组合化学库，称为基于虚拟组合化学库的虚拟筛选。其目的是从大量可能具有药理活性的分子结构中找到被预测具有所需理化性质和生物活性的结构。虚拟筛选在先导化合物的发现中也起到关键作用。

（一）小分子三维数据库

计算机模拟筛选的数据库有很多种，这些数据库中包含了分子的三维结构信息，这些信息能够直接反映分子的药效及其物理化学性质。下面简要介绍几种在计算机模拟筛选中应用最为广泛的小分子三维结构数据库。

1. 剑桥结构数据库（Cambridge Structural Database，CSD）　是由剑桥大学的晶体数据中心提供的关于有机小分子晶体结构信息的三维结构数据库系统。CSD 中的所有晶体结构都是通过 X 射线或中子散射实验技术获得的。目前，CSD 收录了超过 25 700 个有机化合物、金属有机化合物及金属配合物的晶体三维结构信息，其中约 89% 的分子有明确的三维结构数据。

2. 美国国家癌症研究所数据库（National Cancer Institute Database，NCID）　到 2000 年为止，NCID 数据库共收集了约 500 000 个化合物。尽管很多学术机构、政府部门及一些非营利组织对提交测试的化合物没有任何限制条件，但是企业研究所通常对它们提供的化合物结构和测试结果进行保密。因此，NCID 数据库中近一半的保密化合物无法由公众获得。

NCID 数据库拥有与之相配套的对公众开放的实物库，这是其最大的特点。通常情况下，NCID 数据库中始终对约 60% 的化合物进行实物储备。

3. 可用化学品目录（Available Chemicals Directory 3D，ACD - 3D）　ACD - 3D 数据库是用户检索化学品供应商和价格信息的一种有效途径，它是 MDL 数据库的一种。目前，ACD - 3D 数据库包含将近 40 万个化合物的信息，这些信息是从世界范围内的 651 种化学品目录中收录的，其中约 33 万个化合物具有明确的三维结构数据，是目前世界上最大的可获取的商业化学品结构信息的数据库。ACD - 3D 数据库每半年进行一次更新。数据库中的信息包含化学品的类型、纯度、等级、剂量和可比价格等。

2003 年，MDL 公司为了迎合高通量筛选技术而开发了数据库 available chemicals directory 3D-screening（ACD - SC）。该库的数据信息主要来自 42 个商业化学品供应商的产品目录。这一数据库提供了超过 200 万个化合物的三维结构及相关信息。ACD - SC 属于 ACD - 3D 的扩展数据库，在这个数据库中所有的化合物都可以找到相关的购买信息。

4. MDL drug data report 3D（MDDR - 3D）　DDR 数据库也是 MDL 数据库产品中的一种。它的数据来源于自从 1988 年以来 11 个国际专利部门的资料、1 500 种期刊以及 300 种会议论文中出现过的约 1 万种关于生物研究的化合物及其衍生物。DDR 数据库每月进行一次更新，每年的化合物增长规模约 1 万种。数据库中收录包括化合物生物活性和药理性质等方面的数据信息。

（二）虚拟筛选的策略

虚拟筛选技术的实现依赖于化学信息学和生物信息学的相关知识，根据靶点结构信息的多少，可分为两大类：基于靶点结构的虚拟筛选，其代表性方法是分子对接；基于配体相似性的虚拟筛选，其代表性方法是药效基团搜寻。

1. 基于靶点结构的虚拟筛选-分子对接　在基于靶点结构的虚拟筛选中，把化合物与蛋白质活性位点结合的情况作为筛选化合物的依据。这种方法主要包括两个步骤：分子对接和打分评价。

（1）分子对接（molecular docking）：是指将配体分子放置于受体大分子的活性位点中，从而预测小分子与受体结合构象及作用能的过程。分子对接的目的是从小分子数据库中搜寻合适的可作为受体大分子配体的化合物。对接是基于靶点结构进行虚拟筛选的核心步骤，在此过程中，三维数据库中的小分子被放置于受体大分子的活性部位，并探索合适的取向和构象，使得小分子与受体的形状及相互作用的匹配呈最佳状态，然后按照小分子与受体的结合能对其进行打分。分子对接作为基于靶点结构的虚拟筛选，是从整体上考虑配体与受体结合的效果，可以有效地避免其他设计方法中容易出现的局部作用较好，而整体结合欠佳的情况。

在进行分子对接时，输入大分子受体和数据库中小分子的三维空间坐标，对接程序随即预测出复合物的几何坐标。由于蛋白质分子一般都很大，结合位点处通常都有一个下凹的表面，所以对接过程中的蛋白质大分子几乎不发生构型变化；但是配体小分子的在对接过程中其构型会发生较大的变化，对接程序一般通过二面角的旋转来考察这种变化，如 DOCK 等。事实上，受体大分子和配体小分子在结合过程中都会发生构象变化，所以如果同时考虑受体大分子和配体小分子的柔性能够增加对接结果的准确性，也有一些对接程序可以同时考虑两者的柔性，不过这项工作需要很大的计算资源，目前还没有应用到虚拟筛选中。

在分子对接中，配体结合构象的优化是至关重要的步骤，只有找到小分子配体合适的结合构象，才能得到相对准确的结果。目前，构象优化的算法有很多，大体上可以分为三类，第一类是系统搜索，包括片段生长法、构象搜索法和构象库方法；第二类是随机搜索法，包括模拟退火、蒙特卡罗法、遗传算法和禁忌搜索法等；第三类是确定性搜索，主要是分子动力学模拟。对接程序中，使用片段生长法的有 FlexX、DOCK 等；使用系统搜索方法的有 Glide、eHiTS、EUDOC 等；使用遗传算法的有 AutoDock、Gold、FlexiDock 等。

（2）打分函数（scoring function）：是用来评价配体分子和受体大分子结合能力的强弱。虚拟筛选中的打分函数包括两重含义：先对同一个分子的不同结合构象进行评价，再对数据库中的不同分子的最佳结合构象进行评价，以得到最终的结合能力由高到低的化合物分子排序。但精确度和速度是对立存在的，打分函数越精确，就会消耗越多的计算资源，从而影响筛选的速度。由于化合物数据库中的小分子数量众多以及目前的计算能力有限，要想提高筛选的速度，就只能采用相对简单的打分函数来评价小分子和受体结合能力的强弱。目前发展了许多打分函数，大致可分为基于力场的打分函数、半经验的自由能打分函数、基于知识的打分函数和"一致性"打分等。

2. 基于配体相似性的虚拟筛选——药效基团搜寻　某些疾病靶点的分子结构难以通过实验测定，尤其是一些膜蛋白，难以形成晶体结构。因此，一些情况下，我们没有靶点大分子的相关信息，而这种问题普遍存在于早期的药物发现中。在仅知道一些针对靶点有作用的小分子配体的情况下，也可以进行虚拟筛选。

小分子结合到蛋白质上时会采用一个合适的立体构象，并且存在着一个特定的电荷分布情况。为了寻找能够结合到相同位置的新化合物，那么这个新化合物应该与已知化合物具有相似的构象和电荷分布情况，此外，还应该具有相似的形状、大小、官能团极性分布等。因此，我们可以通过寻找与已知化合物具有相似可度量性质的新化合物，以找到新的先导化合物。药效团搜寻就是通过定义好的药效团模型，在数据库中寻找合适的化合物分子的一种方法。

（1）药效基团的定义：药效基团（pharmacophore）是指可以与受体结合部位形成静电相互作用、氢键相互作用、范德华相互作用和疏水等相互作用的原子和官能团，药效基团与它们之间的空间关系一同被称为三维药效团。一般来说，氢键供体、氢键受体、电荷中心、芳环中心和疏水中心都属于药效基团。

氢键供体主要包括与 H 原子直接相连的 O 原子和 N 原子，如氨基、次氨基（不包括三氟甲基磺酰胺和四唑中的次氨基）、非酸性羟基等。

氢键受体主要包括 sp2 或 sp3 杂化的 O 原子、与 C 原子通过双键相连的 S 原子，以及与 C 原子通过双键或三键相连的 N 原子。

电荷中心有正电荷中心和负电荷中心之分，小分子配体上的电荷可以与电荷中心形成盐桥或者较强的静电相互作用。

芳环中心能够反映配体与受体大分子之间的 π-π 相互作用和阳离子-π 相互作用，一般用芳香环中所有原子的几何中心及芳环平面的方向来对芳环中心进行定义。

疏水中心也是一个重要的药效团，它在配体和受体相互作用中起到了重要的作用。通常来说，只要不和带电原子或电负性中心相连的一组连续的 C 原子都可以作为疏水中心。

（2）建立药效基团的方法：建立合理的药效基团模型是利用药效基团进行成功虚拟筛选的关键环节。建立药效基团模型主要有以下三种方法。

1）通过分析活性化合物及其靶点的复合物晶体结构，得到三维药效基团模型。

2）通过分析一组具有生物活性的化合物的结构活性关系，寻找其共同的特征结构来建立药效

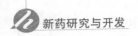

基团模型。

3）在已知大分子结构的前提下，通过利用探针分析活性位点的结构来建立药效基团模型。活性位点分析方法的目的是探测哪些原子或基团能与生物大分子的活性部位较好地结合或产生较好的相互作用。用于分析的探针分子可以是一些简单的分子，如水或苯环，分析结果是找到这些分子在活性部位中的可能结合位置。

（3）基于药效基团的数据库搜寻：利用建立好的药效基团模型，便可以进行数据库搜寻，寻找与药效基团具有相同或相似结构的小分子，从而可以发现新的先导化合物。搜寻方法包括二维药效基团搜寻和三维药效基团搜寻。其中，二维搜寻只能找到在拓扑结构上符合要求的分子，为进一步寻找理想的分子，需要进行三维搜寻。

（三）虚拟筛选的评估及意义

无论是基于靶点结构通过进行分子对接而得到的打分评价排名靠前的分子，还是基于药效基团模型通过搜寻数据库得到的分子，在决定是否进行购买或合成化合物之前，都需要对其进行评估。评估筛选主要是通过视觉分析，分析选出的化合物结构是否合理，化合物与靶点的结合方式或者与药效团的拟合情况是否合理，来排除其中一些明显不合理的假阳性分子。

英国 Protherics 分子设计公司的一个研究小组开发了虚拟筛选方法 Dock Crunch，将雌激素受体的三维结构作为靶标，在含有 100 多万个化合物的 MDL/ACD‐SC 数据库进行筛选。根据筛选结果，购买了 37 个化合物。对这些化合物进行药理测试，结果显示，有 14 个结合常数 K_i 小于 100 nmol/L 的化合物，两个化合物的活性在 nmol/L 级。这些研究结果表明，与随机筛选相对比，虚拟筛选可以极大地提高筛选效率。因此，通过虚拟筛选的方法进行新药研究，无论是在新药研究与开发的效率，还是在获得新活性化合物的速度方面，均具有十分重要的意义。

虚拟筛选属于新药研究与开发的新方法和新技术，近年来受到研究机构和制药公司的高度重视，已经成为与高通量筛选互补的一种实用化工具，并且加入了创新药物研究的工作流程中。与传统的高通量筛选相对比，虚拟筛选具有快速、高效和经济等优势。虚拟筛选的发展取决于化合物数据库的质量，包括数据库的多样性和 ADME/T 预测，同时也依赖于对靶点多重柔性构象和诱导契合相关的小分子构象的合理考虑和其恰当的打分评价。虚拟筛选方法的优化和超级计算机的应用，将大大扩展化学研究空间的范围，为新的先导化合物的发现提供了更多的可能。

五、高通量与高内涵筛选

（一）高通量筛选

高通量筛选（high through put screening，HTS）技术是一种以分子水平和细胞水平的实验方法为基础，将微板形式作为实验载体，通过自动化操作系统执行实验过程，用灵敏快速的检测仪器采集实验数据，利用计算机对实验结果数据进行分析处理，在同一时间对数以千万计样品进行检测，并通过相应的数据库支持整体运转的体系。由于应用该方法进行药物筛选具有灵敏、快速、微量等特点，该项技术的应用对创新药物的研究与开发具有重大意义。

高通量筛选作为新药开发的重要技术手段，主要包括化合物样品库、自动化操作系统、高灵敏检测技术、数据库管理系统以及特异性药物筛选技术。

1. 化合物样品库　高通量筛选是一种对已有化合物进行体外随机筛选的方法，样品库中化合物的数量和质量决定了通过其发现先导化合物的有效性。化合物样品库中的样品主要来源于人工合成和从天然产物中分离纯化两种途径。

我国的药物筛选工作中，化合物多来源于天然产物，这是因为我国传统药学为研究工作提供了一个巨大的资源库，从中药中提取分离新的化合物，有较大的优势。由于从中药中提取新的化合物劳动量很大,而且中医药理论又主张配伍用药,因此,在我国的筛选样品中天然产物的药用部位必然占有一定的比例。

2. 自动化操作技术 高通量筛选每天要测试数以千计的化合物样品,工作枯燥、劳动强度大、步骤单一,人工操作难以胜任。自动化操作系统一般采用固定分布的微孔板作为反应容器,不同的微孔板通过条形码加以标记。操作系统中可通过光电阅读器在特定微孔板上的特定位置上进行操作,并将测试结果及相关数据存储在计算机内,实现了筛选结果准确,实验过程快速。

自动化操作系统由计算机及其操作软件、自动化加样设备、温孵、离心等组成。不同的单位可根据主要筛选模型类型及筛选规模选购不同的部分整合为一个完整的操作系统。

3. 检测技术 高通量筛选的检测技术是实现高通量筛选的关键,高通量药物筛选模型只有采用合适的检测技术,才能将分子、细胞水平上的相互作用以可视化的形式反映出来。因此,一种理想的检测技术应具备以下特点:高通量;检测成本低;原位直接检测;精准地反映筛选结果,避免出现假阳性或假阴性结果;靶点无须标记或修饰;适合酶、受体、离子通道、细胞等多种筛选模型。高通量筛选检测技术主要包括光学分析、色谱分析、电化学分析、热分析、磁共振分析、质谱检测技术等。

(1)光学检测技术:高通量筛选常用的筛选方法是将样品和生物活性分子均匀分布到微孔中,形成混合状态的均相筛选法(homo generous screening assay)。如果要这种筛选方法实现原位检测,那么筛选系统本身必须含有理想的检测信号,以评价样品与生物活性分子的作用强弱,并且检测系统能与微孔板反应载体兼容,易于实现自动化筛选操作。光学检测信号在这方面体现出了突出的优势,现在的高通量光学检测仪器兼容微孔板已经由最初的 96 孔增加到 384 孔,部分仪器甚至增加到 1 536 孔,大幅度提高了筛选通量。光学检测系统技术也由紫外-可见光检测发展到化学发光检测、荧光检测和各种光学传感器技术,使高通量检测技术能够应用到更广泛的领域。

1)紫外-可见光检测技术:属于在酶抑制的高通量药物筛选中应用最广泛的检测方法之一,该项技术主要是通过测定酶促反应产物的光吸收强度来计算酶活力,进而评价不同抑制剂的作用情况。

2)化学发光检测技术:在酶抑制剂筛选中也得到了应用,其与紫外-可见光检测技术相比,具有较高灵敏度。

3)荧光标记检测技术:其检测方法最为丰富多样,在酶抑制剂筛选和以受体、离子通道等为靶点的高通量药物筛选中均得到应用。由于可产生荧光的化合物数量很少,对于缺乏荧光活性的筛选系统,一般将具有荧光活性的分子与筛选系统内分子进行键合标记,作为探针反映样品的作用情况。荧光标记检测技术的灵活多样性极大地扩展了应用范围,使其成为高通量筛选中应用最为广泛的检测方法之一。

4)邻近闪烁分析技术:邻近闪烁分析(scintillation proximity assay, SPA)技术应用一种键合有受体分子的荧光微球,当由放射性核素标记的配体与受体分子结合时,放射性核素分子与荧光微球之间的距离足够接近,此时放射性核素发射 β 粒子激发微球发射荧光,而游离的放射性核素标记配体与荧光微球距离较远,不能够激发荧光,因此不需要分离游离的和结合的标记配体,只要检测筛选系统的荧光强度就可以实现受体的亲和力筛选。SPA 技术具有灵敏度高、特异性强的特点,已经广泛应用到以酶、蛋白受体为靶点的高通量筛选中。

5)光学传感器技术:由于光学标记检测技术在应用时存在着一些固有的缺陷,近年来具有非标记检测特征的光学传感器技术在高通量筛选检测技术研究中得到了广泛的应用。应用于药物筛选的光学传感器的工作原理,是包被在传感器件敏感膜表面的生物识别分子,与筛选分子发生特异性结合时引起的传感器件的光电物理特性的变化,如光强、折射率或电阻的变化等,通过适当的换能器转换为可被检测的信号,从而检测样品的作用情况。

光学传感检测技术具有非标记检测的特征,其代表性技术如反射光干扰技术和表面等离子体共

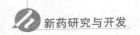

振技术在高通量筛选结果验证中发挥了重要作用,但光学传感器技术仪器检测的高成本限制了该技术的广泛应用。

(2)色谱-光谱联用检测技术

1)亲和色谱技术:在现代色谱法分支中,存在一种通过生物分子间亲和力达到分离效果的液相色谱技术,称为亲和色谱法(affinity chromatography, AC)。随着药物筛选技术研究的深入,该技术由最初的主要用于分离纯化蛋白质等生物大分子发展到了广泛应用于高通量筛选领域。

在高通量筛选中应用亲和色谱技术时,常把生物靶分子固定于基质作为固定相,在分离过程中样品的保留时间由样品与受体的特异性结合能力决定,因此通过测定保留时间可以获得样品与受体亲和力的信息,从而实现药物筛选。亲和色谱技术难以达到光学检测技术的通量规模,但这种筛选方式集分离与受体亲和力筛选于一体,因此可以应用于中药活性成分的筛选。

2)毛细管电泳技术:近年来,亲和毛细管电泳法(affinity capillary electrophoresis, ACE)逐渐应用到了高通量药物筛选中。其突出优势分离快速、高效,但是常规的紫外检测在 ACE 的应用中灵敏度较低,因此多需要与质谱检测器联用。

3)质谱检测技术:质谱法作为药物研究中应用最为广泛的分析技术之一,随着以基质辅助激光解析离子源和电喷雾离子源为代表的现代质谱离子源的出现,其分析对象和应用领域得到了极大的扩展,成为药物靶点发现与确认的重要技术方法。质谱法可以同时检测剩余底物量和生成产物量,因此能够提供更多的样品作用信息。

4)电化学检测技术:电化学检测技术属于现代分析技术的重要分支,广泛地应用于药物分析领域。近年来,依托膜片钳技术的电化学检测方法在以离子通道为靶点的高通量药物筛选中开始崭露头角。细胞膜上的离子通道是很多重大疾病治疗药物的作用靶点,在临床应用中具有重要作用。离子通道主要功能是控制细胞内外离子的交换,因此研究其功能的最佳方法是利用膜片钳技术直接测定通过离子通道的电流,一般将玻璃电化学微电极尖端吸附于细胞膜,使微电极尖端的边缘与细胞膜之间形成高抗阻封接,能够记录通过离子通道的微小离子电流,从而进一步研究其功能。膜片钳技术具有信息含量大、分辨率高的特点,被誉为离子通道分析的"金标准"。

5)热分析检测技术:药物分子与生物活性分子发生相互作用时往往伴随着热量的变化,因此等温滴定量热法(isothermal titration calorimetry, ITC)作为高通量药物筛选的检测方法逐渐受到重视。由于热效应属于各种生物化学反应的本质特征,因此 ITC 的应用范围较广,同时该方法也可以研究药物与受体靶点结合的特异性,这种特殊优势凸显了 ITC 在高通量筛选中的应用前景。

6)磁共振检测技术:核磁矩不为零的原子核在外磁场的作用下,核自旋能级发生塞曼分裂,从而共振吸收特定频率的射频辐射,这个物理过程称为磁共振。将磁共振应用于药物筛选的主要原理是通过滴加受体分子,根据受体的不同浓度对于小分子化合物氢谱吸收峰强弱的变化,结合一定的数学模型计算出亲和力的大小。为了获得稳定的亲和力常数,应用该法时通常测量 6 个浓度点以上样品。

4. 数据库管理系统 对数以万计的化合物样品进行多模型的筛选是高通量药物筛选的特点,与其相适应的数据库管理系统主要具有以下四个方面的功能。

(1)样品库的管理功能:化合物样品库对需要进行高通量筛选的化合物样品的各种理化性质进行存储管理。

(2)生物活性信息的管理功能:生物活性库中存储了每一个化合物进行不同模型检测的结果,并根据多个检测结果对化合物的生物活性进行综合评价。

(3)对高通量药物筛选的服务功能:高通量筛选的工作量大,自动化程度高,也涉及许多烦琐的步骤。高通量药物筛选数据库管理系统功能主要是对与药物筛选相关的档案管理、业务往来通信以及各种样品标签的打印进行管理,使药物筛选的各个环节标准化、程序化。

（4）药物设计与药物发现功能：高通量筛选可以产生大量的化合物相关结构信息，随着筛选的持续进行，得到的生物活性信息也逐渐增多。通过分析同一模型不同的呈现阳性反应的化合物结构，可以找出其构效关系规律，为药物设计提供参考。

5. **高通量筛选模型** 高通量筛选模型用于检测药物的作用，反应应具有总体积小、高特异性和敏感性的特点，因此对于筛选模型的建立也有较高的要求。常用的筛选模型一般都基于分子水平和基于细胞水平，前者研究的是药物与生物大分子靶点的相互作用，能够直接了解药物的基本作用机制；后者观察的是药物对于细胞功能的影响。以下对常用筛选模型作简要介绍。

（1）基于酶为靶标的高通量筛选：用于直接检测酶活性。具体操作方法根据酶的基本特性不同而各异，主要方法包括基于放射性的方法和基于比色、荧光的方法。

（2）以受体为靶标的高通量筛选：可分为检测功能反应、第二信使生成和标记配体与受体的相互作用等不同类型。

（3）以离子通道为靶标的高通量筛选。

（4）以核酸为靶标的高通量筛选。

（5）基于细胞水平的高通量筛选：前文中基于靶点的高通量筛选仅可以反映药物与单一靶点的结合能力强弱，不能反映药物对细胞功能的影响。建立基于细胞水平的高通量筛选方法将为筛选能够为作用于细胞水平的药物提供有力的技术支持。

6. **高通量筛选发现药物的基本过程** 高通量药物筛选结果在多数情况下能够提供样品化合物的作用机制信息，但并没有足够的证据能够证明它对某种疾病具有防治作用。因此，采用高通量药物筛选的手段来发现药物，一般采取以下几个步骤。

（1）初筛和复筛：药物的初筛（primary screening）和复筛是在分子和细胞水平上筛选样品，以证明某一样品对该靶点是否具有药理活性或亲和力。初筛以后，选择具有活性的化合物，采用系列浓度梯度进行同一模型的复筛，阐明其对该靶点的作用强度、作用特点和量效关系，由此发现活性化合物。

（2）深入筛选：深入筛选（secondary screening）是在初筛和复筛的基础上，将得到的活性化合物与初筛不同但相关的分子、细胞模型做进一步的筛选。筛选内容包括活性化合物的特异性、细胞毒性以及其他相关性质。深入筛选可以比较全面地评估活性化合物的药用价值，并提供更充分的实验资料。结合活性化合物的结构特点进行综合分析，选择在结构和作用方面具有新颖性和开发价值的化合物作为先导化合物。

获得先导化合物以后，根据实际情况进行化合物结构的改造，以得到活性更高的活性物质。常用的结构优化方法是经过分子设计进行多种衍生物的合成。近年来，组合化学技术的逐渐发展为结构优化提供了强有力的方法。结构优化后的化合物需要进行重复筛选过程，以得到高效的新化合物。

（3）确证筛选：确证筛选（confirmatory screening）是对深入筛选后获得的先导化合物或优化后的活性最好的化合物进行更加深入的研究。提供对药理作用、药物代谢过程、一般毒性等多方面的筛选，来确定该化合物的开发前景。将符合要求的样品确定为药物候选化合物，进行开发研究及临床前研究，为临床研究提供必要的资料。

综上所述，高通量筛选作为创新药物研发的手段具有明显的优势，它选择范围广、筛选成本较低、结果可靠，是新药研究的重要方法。通过进行高通量药物筛选，可以发现疗效好、临床应用价值高、具有独立知识产权的新药，从而造福于人类。

（二）高内涵筛选

经典的高通量筛选只能得到单靶点、单指标信息，难以适应针对多肿瘤、神经系统退行性疾病和代谢性疾病等基因疾病治疗药物的研究，也不能对化合物的生物学效应和毒理学效应进行综合评价。

1. 概念和原理　药物筛选的发展趋势要求扩大筛选的规模数量,除此之外,也要求提高筛选结果的内在质量,由此而产生高内涵筛选(high content screening, HCS)。高内涵筛选由硬件和软件相结合,是在细胞水平上集合了自动化荧光图像扫描、配套检测试剂盒、数据分析处理及生物信息学为一体的筛选平台,逐渐成为药物筛选及作用机制研究中最先进的理论和技术之一。HCS 在亚细胞水平对生长在多孔板上的细胞进行多靶点、多通道的并行检测,测定指标包括固定细胞和活细胞精细结构、分子空间位移及转位动力学、目标分子强度、配体-受体复合物形成、细胞运动及黏附特征、细胞周期判定、神经生长、细胞凋亡及健康状况分析、钙流检测等信息,通过分析软件获得细胞反应并对其进行综合评价。

2. 应用范围

(1) 细胞周期:HCS 通过使用 DAPI(4,6-联脒-2-苯基吲哚)、磷酸化 Rb(磷酸化视网膜母细胞瘤)荧光标记抗体和总 Rb 荧光标记抗体这三种细胞周期标记物获得更丰富的细胞周期信息。

(2) 细胞黏附和扩散:细胞表面的黏附分子和细胞外基质调节细胞伸展过程。多种疾病如炎症反应、癌细胞转移等与之密切相关。在这个过程中,细胞与固定的配体识别并结合,然后吸附于组织特异性的底物上。这些形态学特征如果进行手动分析,将花费大量的时间和人力。HCS 通过对特异底物的吸附和伸展进行测定从而判断细胞的应答能力,方法简单而客观。

(3) 细胞运动:细胞的运动特性会影响癌细胞的侵袭与转移、血管形成、炎症、创伤修复和胚胎发育等很多生理和病理学过程。通过 HCS 直接对迁移细胞产生的运动轨迹进行测定可以分析细胞的运动能力。例如,实验在铺满荧光标记的毯状结构上进行,细胞迁移留下的动态轨迹的面积和长度与细胞运动能力的大小成比例,从而达到客观分析的结果。

(4) 细胞毒性:HCS 可应用混合荧光染料同时且快速获取细胞毒性 4 个特性变化的相关信息,包括细胞核形态及大小、细胞膜通透性、溶酶体内容物和细胞密度。

(5) 凋亡:有些 HCS 系统可以通过同时对与凋亡相关的 3 个基础参数(细胞核形态、线粒体质量及膜电位和 f-肌动蛋白含量改变)进行测定的方法来筛选抗肿瘤药物。也可利用凋亡早期标志分子膜联蛋白 Annexin V、细胞膜通透和细胞核形态及大小判断凋亡特征。

(6) 神经生长:神经系统药物研发的中心内容包括筛选具有神经营养和保护作用的化合物。现有的检测手段以手动或低通量软件对神经细胞密度,神经树突、轴突和突触密度及长度等指标进行分析,存在劳动强度极大且主观性很强及通量难以提高等缺点,越来越不适应现代药物筛选的发展趋势。HCS 系统通过对神经细胞特异性抗体进行荧光标记,使其识别神经细胞,并且利用不同颜色的荧光区分非神经细胞和神经细胞,区分非神经性突起和轴突,从而达到了通量提高、客观性增强的目的。

(7) 分子转位:研究药物作用机制或筛选化合物通常将体内某些与疾病相关的信号分子作为靶点,绝大部分信号分子的激活与它们在细胞内的转移密切相关,HCS 可通过测定其的转移过程来判断传导通路上的信号激活。HCS 常用的应用模块有质-核转位(如 NF-κB 被激活后由细胞质向细胞核转位)、质-膜转位(如 PKC α 被激活后由细胞质向细胞膜转位)以及多分子转位等。

(8) G 蛋白偶联受体信号传导:GPCRs 能够识别多种信号,如生物胺、肽、核苷酸、脂、离子,甚至光和味觉分子,是最重要的药物靶点,这些可识别信号使跨膜受体与细胞内 GTP 结合蛋白(G 蛋白)相互作用,将细胞外信息跨膜传递至细胞内。HCS 系统根据分子转位特征判断受体偶联信号的激活,并且通过对细胞核、膜及融合 GFP 的抑制蛋白 arrestin 进行标记,精确定位 GPCR 在细胞内的分布情况并判断其激活状态。

3. 发现和确定药物靶点的重要手段　药物靶点的确定是药物研发和药物筛选的先决条件之一,HCS 系统除了能够针对确切药物靶点筛选先导物,还可以发现和确定未知药物靶点。近年来,多个研究小组结合 HCS 理论和技术,利用 RNA 干扰技术敲除某药物靶点候选基因及其相应蛋白在细胞内表达，根据细胞相关功能的变化确定该基因和蛋白作为药物靶点的可能性。同时，HCS系统具有图像数据定量化分析的独特优点，使之在药物筛选领域发挥重要作用，其细胞结构和功能分析能力也使之成为细胞组学和功能基因组学研究最有力的技术之一。高内涵筛选技术潜力巨大，是未来人类功能基因组细胞筛选技术发展的主要方向，也是新药研究所必需的技术手段。

六、药物筛选的其他新技术

（一）组合化学

组合化学（combinatory chemistry）是将一些能够构建模块的基本小分子（如核苷酸、氨基酸、单糖等化学小分子）通过化学或生物合成的方法装配成不同的组合，得到大量的具有结构多样性的分子，从而建立化学分子库。组合化学与传统的方法相比最突出的优势是能够在较短的时间内合成大量不同结构的化合物。另外，通过组合化学方法合成的化合物较为完全，这一点是现存所有化学数据库无法与之相比的。

（二）现代基因技术

将现代基因技术应用到药物研究工作中在近年来迅速发展，人类基因的遗传变异会影响药物的代谢并可能对人体产生毒副作用，同时也为找到药物作用的新靶点提供可能。以基因为基础进行的药物研究被称为逆向药理学，其主要过程是：基因组→新靶→筛选→先导物→新药。

新药的研究与开发工作是一个系统工程，其内容涉及药理学、药剂学、药物分析、毒理学、药代动力学和临床医学等众多学科。研发工作投资大、周期长、风险高，因此在整个过程中容不得半点疏忽和懈怠，否则可能造成巨大的人力、财力、物力和时间的损失而得不到任何回报。

复 习 题

【A型题】

1. 《药物临床试验质量管理规范》的英文缩写是：　　　　　　　　　　　　　　（　　）
　　A．GAP　　　　　　　　B．GMP　　　　　　　C．GCP　　　　　　　D．GFP
　　E．GLP

2. 以下药物不是来自天然产物提取的是：　　　　　　　　　　　　　　　　　（　　）
　　A．青霉素　　　　　　　B．维生素 B_2　　　　　C．可卡因　　　　　　D．氯霉素
　　E．喜树碱

【X型题】

1. 新药研究中项目研究阶段主要包括：　　　　　　　　　　　　　　　　　　（　　）
　　A．药物分析研究　　　B．药学研究　　　　　C．药理研究　　　　　D．化学研究
　　E．临床前毒理学研究

2. 药物稳定性研究包括：　　　　　　　　　　　　　　　　　　　　　　　　（　　）
　　A．影响因素试验　　　B．毒性试验　　　　　C．加速试验　　　　　D．长期试验
　　E．过敏试验

3. 化学结构解析的四大光谱是：　　　　　　　　　　　　　　　　　　　　　（　　）
　　A．红外光谱　　　　　B．紫外光谱　　　　　C．核磁共振谱　　　　D．质谱
　　E．色谱

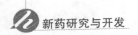

4. 高通量筛选中光学检测技术包括：　　　　　　　　　　　　　　　　（　　）

  A．紫外-可见光检测技术　　　　　　　B．化学发光检测技术

  C．荧光标记检测技术　　　　　　　　　D．邻近闪烁分析技术

  E．光学传感器技术

【名词解释】

1. 先导化合物　　**2.** 比较筛选　　**3.** 分子对接　　**4.** 药效基团　　**5.** 高通量筛选　　**6.** 高内涵筛选

7. 组合化学

【填空题】

1. 中药新药研究选题应遵循_____、_____、_____、_____、_____这几项原则。

2. HCS可应用混合荧光染料同时且快速获取细胞毒性4个特性变化的相关信息，包括_____、_____、_____、_____。

3. 逆向药理学的主要过程是_____。

【简答题】

1. 请写出在计算机虚拟筛选中四种常用的小分子三维结构数据库。

2. 什么叫作分子对接？分子对接的目的及具体过程是什么？

3. 建立药效基团模型主要有哪几种方法？

4. 高通量筛选的检测技术主要包括哪些？

5. 在高通量药物筛选技术中，数据库管理系统的功能是什么？

6. 说出新药临床前研究中，临床试验各个阶段的目的及应用范围。

7. 中药新药研究选题应遵循哪几项原则？

8. 新药急性毒性试验和长期毒性试验主要研究哪些内容？

9. 海洋药物主要有哪些来源？

10. 新药研究的方式主要有哪些？

第十章

新药的工艺与质量研究

导学

内容及要求

　　使用优化技术进行科学的工艺设计已成为新药工艺研究由经验的方法向科学的方法转变的重要标志。新药的工艺研究是应用现代科学技术和方法进行剂型选择、工艺路线设计、工艺技术条件筛选和中试等系列研究。药品的质量研究与质量标准的制定是新药研究的主要内容之一,药品质量标准的科学性、合理性、可行性直接关系到药品质量的可控性、安全性和有效性。

　　掌握单因素试验设计及正交试验设计基本方法,掌握中药制剂的提取、分离、纯化、浓缩基本方法,掌握中药剂型选择基本原则,掌握化学合成药物工艺研究的基本方法,掌握化学制剂工艺研究基本方法,掌握中药材、中药制剂及化学药物质量标准研究主要内容,掌握药物稳定性研究主要内容。了解有交互作用的正交实验设计、均匀设计表、使用表使用方法、试验方案安排及数据分析。了解中药制剂技术,设备,中试生产的基本方法。了解生物制品工艺及质量研究基本内容。

重点、难点

　　本章重点是正交试验表、均匀设计表的设计、使用及结果分析,中药制剂及化学药物剂型选择;本章难点是中药制剂、化学药物及生物制品工艺研究及质量标准研究。

第一节　试验设计方法

　　试验设计及优化方法是以概率论和数理统计为理论基础,安排实验的应用技术。其目的是通过合理的安排实验和正确的分析实验数据,以最少的实验次数,最少的人力、物力、最短的时间优化新药生产工艺方案的一类科学方法。优化技术包括:确定试验指标(目标变量),确定因素、水平,设计试验方案,拟合试验结果,寻找优化处方和工艺条件,用新的试验进行验证,将试验结果应用于放大工艺试验或生产。在新药生产工艺研究中常见的实验设计方法有:单因素试验设计优选法、正交试验设计、均匀试验设计、Box-Behnken 试验设计等。

一、单因素试验设计优选法

　　单因素试验设计优选法是在其他条件不变的情况下,考察某一因素对试验结果的影响,可通过

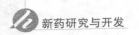

设立不同的考察因素平行进行多个试验来优化试验条件。若用 x 表示影响因素，$f(x)$ 为目标函数，如果目标函数只有一个变量，则目标函数是一元函数，单因素的目标函数就是一元函数。另外，假定 $f(x)$ 是定义在区间 $[a, b]$ 上的函数，但 $f(x)$ 的表达式是并不知道的，只有从试验中才能得出在某一点 x_0 的数值 $f(x_0)$，也可应用单因素优选法用尽量少的试验次数来确定 $f(x)$ 的最佳点。常见的单因素优选法有均分法、平分法、0.618 法和分数法等。

（一）均分法

均分法是在试验范围 $[a, b]$ 内根据精度要求和实际情况均匀地排开试验点，在每一个试验点上进行试验并相互比较以求得最优点的方法。这种方法的特点是对所试验的范围进行"普查"，常常应用于对目标函数的性质没有掌握或很少掌握的情况，即假设目标函数是任意的情况。其试验精度取决于试验点数目的多少，如试验范围 $L = b - a$，试验点间隔为 N，则试验点 n 为（包含两个端点）：

$$n = \frac{L}{N} + 1 = \frac{b-a}{N} + 1 \tag{10-1}$$

【例 10-1】采用酶解法提取药物有效成分，考察搅拌速度对结果影响，转速范围为 $50 \sim 500$ 转/分，拟经过试验找出能使有效成分得率最佳的转速值。$N = 50$ 转/分

$$n = \frac{L}{N} + 1 = \frac{b-a}{N} + 1$$
$$n = (500 - 50)/50 + 1 = 10$$

将试验转速分别设为：50、100、150、200、250、300、350、400、450、500 进行试验，求得有效成分得率，进而选择试验最佳转速。

（二）平分法

平分法适用于在试验范围 (a, b) 内目标函数为单调连续或间断的情况下求最优点的方法。平分法安排试验的原则是每次选取因素所在试验范围 (a, b) 的中点处 c 做试验。根据试验结果，如下次试验在高处，取值大些，就把此试验点中点以下的一半范围划去，如下次试验在低处，取值小些，就把此试验点中点以上的一半范围划去。所以，每试验一次试验范围缩小一半，重复做下去，直到找出满意的试验点为止。

计算公式： $c = \frac{(a+b)}{2}$ $d = \frac{(c+b)}{2}$ (10-2)

【例 10-2】合成某药品时需用一种贵重金属做催化剂，当使用量为 16% 时产品合格，为降低成本，该贵重金属用量减少到多少产品仍合格？优选结果见表 10-1，结果经 4 次试验得该贵重金属用量的优化结果为 5%。

表 10-1 平分法试验结果

试验号	试验点(%)	试验结果	下次试验范围(%)
1	8	合格	0～8
2	4	不合格	4～8
3	6	合格	4～6
4	5	合格	停止

(三) 0.618 法

0.618 法又称黄金分割法,该方法是在试验范围 $[a, b]$ 内首先安排两个试验点,再根据两点试验结果留下好点、去掉不好点所在的一段范围,再在余下的范围内寻找好点、去掉不好的点,如此继续地做下去直到找到最优点为止。0.618 法要求试验结果目标函数 $f(x)$ 是单峰函数,即在试验范围内只有一个最优点 d,其效果 $f(d)$ 最好,比 d 大或小的点都差且距最优点 d 越远的试验效果越差。

0.618 法的做法:第一个试验点 x_1 设在实验范围 (a, b) 的 0.618 位置上,第二个试验点 x_2 取成 x_1 的对称点。

$$则 \quad x_1 = (大 - 小) \times 0.618 + 小 = (b - a) \times 0.618 + a$$
$$x_2 = (大 - 小) - 第一点(即前一点) = (b - a) - x_1$$

$$\begin{array}{c|c|c|c} \hline a & x_2 & x_1 & b \\ \hline \end{array}$$

$$(10-3)$$

第三个试验点的安排有三种情形。

(1) x_1 是好点,则划去 (a, x_2),保留 (x_2, b),取 x_1 的对称点 x_3,在 x_3 安排第三次试验。$x_3 = (大 + 小) - 前一点 = b + x_2 - x_1$

$$\begin{array}{c|c|c|c} \hline x_2 & x_1 & x_3 & b \\ \hline \end{array}$$

$$(10-4)$$

(2) x_2 是好点,则划去 (x_1, b) 保留 (a, x_1),第三个试验点 x_3 应是 x_2 的对称点。$x_3 = 大 + 小 - 前一点 = x_1 + a - x_2$

$$\begin{array}{c|c|c|c} \hline a & x_3 & x_2 & x_1 \\ \hline \end{array}$$

$$(10-5)$$

(3) 如果 $f(x_1)$ 和 $f(x_2)$ 一样,则应该具体分析,看最优点可能在哪边再决定取舍。一般情况下,可以同时划掉 (a, x_2) 和 (x_1, b),仅留中点的 (x_2, x_1),把 x_2 看成新 a,x_1 看成新 b,然后在范围 (x_2, x_1) 内 0.382、0.618 处重新安排两次试验。

无论何种情况,在新的范围内又有两次试验可以比较,根据试验结果,再去掉一段或两段试验范围,在留下的范围中再找好点的对称点安排新的试验。这个过程重复进行下去直到找出满意的点得出比较好的试验结果,或者留下的试验范围已很小再做下去,试验差别不大时即可终止试验。

【例 10-3】 合成某种化合物,需添加某种成分以增加产率,加入范围是 1 000～2 000 mg,求最佳加入量。

(1) 先在试验范围长度的 0.618 处做第 1 个试验,$x_1 = (大 - 小) \times 0.618 + 小 = a + (b - a) \times 0.618 = 1 000 + (2 000 - 1 000) \times 0.618 = 1 618$ mg。

(2) 第 2 个试验点 $x_2 = 大 + 小 - 第一点 = 2 000 + 1 000 - 1 618 = 1 382$ mg。$x_1 = 1 618$ mg,$x_2 = 1 382$ mg。

(3) 比较 1 与 2 两点上所做试验的效果,假设第 1 点比较好,就去掉第 2 点,即去掉 [1 000, 1 382] 那一段范围,留下 [1 382, 2 000],则 $x_3 = 大 + 小 - 第一点 = 1 382 + 2 000 - 1 618 = 1 764$ mg。

(4) 比较在上次留下的好点,即第 1 处和第 3 处的试验结果看哪个点好,然后就去掉效果差的那个试验点以外的那部分范围,留下包含好点在内的那部分范围作为新的试验范围,如此反复直到得到较好的试验结果为止。由实例可知:每次留下的试验范围是上一次长度的 0.618 倍,随着试验范围越来越小,试验越趋于最优点,直到达到所需精度即可。

(四) 分数法

分数法试验适合于目标函数为单峰函数,要求预先确定试验总数(或者知道试验范围和精确

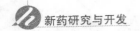

度)。在这种情况下,用分数法比 0.618 法更方便。

分数法基于裴波那契数列预先安排试验点,裴波那契数列头 10 项值为:

$n = 0, 1, 2, 3, 4, 5, 6, 7, 8, 9, 10$

$F_n = 1, 1, 2, 3, 5, 8, 13, 21, 34, 55, 89$,它们满足 $F_n = F_{n-1} + F_{n-2}(n \geqslant 2, F_0 = F_1 = 1)$。当 n 大于一定数值后,$F_{n-1}/F_n \approx 0.618$;$F_{n-2}/F_n \approx 0.382$,因此,分数法与 0.618 法的基本原理相同。

分数法的做法如下。

(1) 前两个试验点放在 F_{n-1}、F_{n-2} 的位置上,比较这两个试验的结果,如果第 F_{n-1} 点好,划去第 F_{n-2} 点以下的试验范围,如果第 F_{n-2} 点好,划去 F_{n-1} 点以上的试验范围。

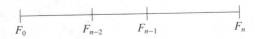

(2) 在留下的试验范围中,还剩下 $F_{n-1} - 1$ 试验点,重新编号,其中第 F_{n-2} 和 F_{n-3} 个分点有一个是刚好留下的好点,另一个是下一步要做的新试验点,两点比较后同前面的做法一样,从坏点把试验范围切开,短的一段不要,留下包含好点的长的一段,这时新的试验范围就只有 $F_{n-2} - 1$ 试验点。以后的试验照上面的步骤重复进行,直到试验范围内没有应该做的好点为止。

【例 10-4】卡那霉素发酵液测定:培养温度为(37 ± 1)℃,培养时间在 16 小时以上。为缩短时间,决定进行试验。试验范围为 29～50 ℃,精确度要求 ±1 ℃,中间试验点共有 20 个,用分数法安排试验。按 $F_{n-1} = 20$,则 $n = 7$ 故最多做 6 次实验就可找到最佳条件。试验过程见表 10-2。

表 10-2　分数法试验结果

试验号	F_{n-1}	n	培养温度(℃)	实验结果	下次试验范围
1	20	7	$29 + F_6 = 42$		
2	20	7	$29 + F_5 = 37$	42 ℃优于 37 ℃	37～50 ℃
3	12	6	$37 + F_5 = 45$	42 ℃优于 45 ℃	37～45 ℃
4	7	5	$37 + F_3 = 40$	42 ℃优于 40 ℃	40～45 ℃
5	4	4	$40 + F_3 = 43$	42 ℃与 43 ℃相当	停止

二、正交试验设计

正交试验设计是一种高效、快速、经济的实验设计方法,它是研究多因素、多水平的一种设计方法,根据正交性从试验因素的全部水平中挑选出部分有代表性的水平组合点进行试验,通过对这部分试验结果的分析了解全面试验的情况找出最优的水平组合。这些有代表性的点具备了"均匀分散,齐整可比"的特点,"均匀分散"是指实验点均衡地分布在实验范围内,每个实验点有充分的代表性,"齐整可比"是指实验结果分析方便,易于分析各因素对目标函数的影响。正交实验设计为了照顾到整齐可比,往往未能做到均匀分散,而且实验点的数目必须较多,安排一个水平数为 n 的实验,至少要试验 n^2 次,所以正交试验不适用于因素考察范围广、水平数较多的情况。但对于影响因素较多、水平数较小的情况下,不失为很好的设计方法。进行正交设计时要明确实验目的,确定评价指标,挑选因素,确定水平,选正交表,进行表头设计,进行实验,得到结果,对实验结果进行统计分析,进行验证实验,做进一步分析。

（一）正交试验简介

正交表是依据数学原理，从大量的全面试验点中为挑选少量具有代表性的试验点，所制成的一整套排列整齐的规范化表格，用 $L_n(t^c)$ 表示，L 为正交表的代号，n 为试验的次数，t 为水平数，c 为因素数。例如，$L_9(3^4)$，它表示需做 9 次实验，最多可观察 4 个因素，每个因素均为 3 水平。一个正交表中也可以各列的水平数不相等，称为混合型正交表，如 $L_8(4 \times 2^4)$，此表的 5 列中，有 1 列为 4 水平，4 列为 2 水平。正交表 $L_9(3^4)$、$L_8(2^7)$，见表 10-3、表 10-4。

表 10-3　正交表 $L_9(3^4)$

试验号	列号			
	1	2	3	4
1	1	1	1	1
2	1	2	2	2
3	1	3	3	3
4	2	1	2	3
5	2	2	3	1
6	2	3	1	2
7	3	1	3	2
8	3	2	1	3
9	3	3	2	1

表 10-4　正交表 $L_8(2^7)$

试验号	列号						
	1	2	3	4	5	6	7
1	1	1	1	1	1	1	1
2	1	1	1	2	2	2	2
3	1	2	2	1	1	2	2
4	1	2	2	2	2	1	1
5	2	1	2	1	2	1	2
6	2	1	2	2	1	2	1
7	2	2	1	1	2	2	1
8	2	2	1	2	1	1	2

正交试验设计的关键在于试验因素的安排，通常在不考虑交互作用的情况下，可以自由地将各个因素安排在正交表的各列，只要不在同一列安排两个因素即可。但是当要考虑交互作用时，就会受到一定的限制，如果任意安排，将会导致交互效应与其他效应混杂的情况。因素所在列是随意的，但是一旦安排完成，试验方案即确定，之后的试验以及后续分析将根据这一安排进行，不能再改变。

（二）正交试验结果分析

正交试验结果分析有两种方法，一种是极差分析法，通过对每一因素的平均极差（最大值－最小值）来分析问题，找到影响指标的主要因素，进而找到最佳因素水平组合。用极差法分析正交试验结

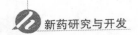

果应引出以下几个结论：①在试验范围内，各列对试验指标的影响从大到小的排队。某列的极差最大，表示该列的数值在试验范围内变化时，使试验指标数值的变化最大。所以各列对试验指标的影响从大到小的排队，就是各列极差 D 的数值从大到小的排队。②试验指标随各因素的变化趋势。极差分析简单明了，计算工作量少便于推广普及，但这种方法不能将试验中由试验条件改变引起的数据波动同试验误差引起的数据波动区分开来，也就是说不能区分因素各水平间对应的实验结果的差异究竟是由因素水平不同引起的，还是由试验误差引起的，各因素对试验结果的影响大小无法给以精确的数量估计，为了弥补极差分析的缺陷，可采用方差分析。

方差分析，求出各因素的均方比，利用因素均方与误差均方的比值 F，通过误差和因素的自由度查 F 表，来确定该因素水平间的 K 值差异是由水平不同引起的，还是误差造成的。一般有 1%（$\alpha=0.01$）、5%（$\alpha=0.05$）、10%（$\alpha=0.1$）等三种自由度的 F 值表。若该因素的 F 值大于或等于其查表的值，表明该因素影响非常显著，在选取最优水平组合时只能选取 K 值好的水平。若因素的 F 值小于其查表的值，属于不显著因素，在选取最优水平组合时可任选。

方差分析步骤：

方差分析的基本思想是将数据的总变异分解成因素引起的变异和误差引起的变异两部分，做 F 检验，来判断因素作用是否显著。

（1）数据的总变异 ＝ 因素变异 ＋ 误差变异。

总偏差平方和 ＝ 各列因素偏差平方和 ＋ 误差偏差平方和。

$$SS_{总} = SS_{因素} + SS_{误差} \tag{10-6}$$

（2）自由度分解：
$$df_{总} = df_{因素} + df_{误差} \tag{10-7}$$

（3）均方差：

$$MS_{因素} = \frac{SS_{因素}}{df_{因素}} \tag{10-8}$$

$$MS_{误差} = \frac{SS_{误差}}{df_{误差}} \tag{10-9}$$

（4）计算 F 值：

$$F_{因素} = \frac{MS_{因素}}{MS_{误差}} \tag{10-10}$$

（5）列方差分析表，做 F 检验，若计算出的 F 值 $F > F_a$，认为该因素对试验结果有显著影响，$F < F_a$，则认为该因素对试验结果无显著影响。

【例 10-5】土荆皮浸泡渗漉工艺中，以加醇浓度、药材细度和土荆皮浸泡时间 3 个因素设计正交试验，确定 $L_9(3^4)$ 正交表，试验方案和结果如下表 10-5、表 10-6、表 10-7。

表 10-5　因素水平表

水平	因素		
	A 醇浓度（%）	B 药材细度	C 浸泡时间（小时）
1	75	细粉	48
2	85	粗粉	72
3	95	段	96

表 10 - 6　$L_9(3^4)$ 正交试验及结果表

试验号	因素				评分结果
	A	B	C	D	（分）
1	1	1	1	1	67.71
2	2	2	1	2	76.59
3	3	3	1	3	98.79
4	1	2	2	3	78.81
5	2	3	2	1	72.15
6	3	1	2	2	97.68
7	1	3	3	2	68.82
8	2	1	3	3	75.48
9	3	2	3	1	99.90
K_1	215.34	240.87	243.09	239.76	
K_2	224.22	255.30	248.64	243.09	
K_3	296.37	239.76	244.20	253.08	
k_1	71.78	80.29	81.03	79.92	
k_2	74.74	85.10	82.88	81.03	
k_3	98.79	79.92	81.40	84.36	
R	27.01	5.18	1.85	4.44	

表 10 - 7　方差分析表

变异来源	离差平方和	自由度	均方	F	显著性
A	1 316.704	2	658.352	41.102	显著
B	50.105	2	25.052	1.564	不显著
C	5.750	2	2.875	0.179	不显著
D	32.035	2	16.018		

注：$F_{0.05}(2, 2)=19.0$，$F_{0.1}(2, 2)=9.0$。

（三）多指标正交试验设计

在实际生产和科学试验中，整个试验结果往往不是一个指标能全面评判的，所以多指标的实验设计是一类很常见的方法。多指标正交试验除采用直观分析外，多根据试验结果的影响程度采用综合评分法，将多指标按照某种计算公式进行叠加，化为单指标而后进行分析。

$$Y = aY_1 + bY_2 + cY_3 + \cdots + nY_n \tag{10 - 11}$$

Y_1，Y_2，Y_3，……Y_n——各单项指标。

a，b，c，……n——系数，其大小正负要视指标性质和重要程度而定。

【例 10 - 6】某产品需要检验核酸纯度和回收率这两个指标，这两个指标都是越大越好，试验方案和结果如表 10 - 8、表 10 - 9。

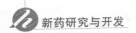

表 10-8　因素水平表

水平	因素			
	A 时间(小时)	B 核酸的含量	C pH	D 加水量
1	25	7.5	5.0	1∶6
2	5	9.0	6.0	1∶4
3	1	6.0	9.0	1∶2

表 10-9　$L_9(3^4)$ 正交试验及结果

试验号	因素				试验结果		综合评分
	A	B	C	D	纯度(%)	回收率(%)	
1	1	1	1	1	17.5	30.0	100.0
2	1	2	2	2	12.0	41.2	89.2
3	1	3	3	3	6.0	60.0	84.0
4	2	1	2	3	8.0	24.2	56.2
5	2	2	3	1	4.5	51.0	69.0
6	2	3	1	2	4.0	58.4	74.4
7	3	1	3	2	8.5	31.0	65.0
8	3	2	1	3	7.0	20.5	48.5
9	3	3	2	1	4.5	73.5	91.5
K_1	273.2	221.2	222.9	260.5			
K_2	199.6	206.7	236.9	228.6			
K_3	205.0	249.9	218.0	188.7			
k_1	91.1	73.7	74.3	86.8			
k_2	66.5	68.9	79.0	76.2			
k_3	68.3	83.3	72.7	62.9			
R	24.6	14.4	6.3	23.9			
最优方案	A1	B3	C2	D1	总分=4×纯度+回收率×1		

(四) 有交互作用的正交实验设计

采用正交试验设计方法可以明显减少多因素试验的试验次数,同时也能在一定程度上得到能够满足实际应用的试验结果。但是在前面的试验中我们都是基于一个假设展开的,即在所有被考虑的对试验结果有影响的各因素之间对试验结果的影响是相互独立的,但是实践中这种情况很少出现,因此正交试验设计过程中考虑各因素的相互作用将显得十分必要。

用正交表来考察因素间交互作用分三步进行。

1. 表示方法　通常将 A 因素与 B 因素的交互作用记作:A×B,称为 1 级交互。在一次试验中同时与 A 因素发生交互作用的因素的个数为交互级数,试验设计中交互作用一律当作因素看待,各级交互作用都可以安排在能考察交互作用的正交表的相应列上,它们对试验指标的影响情况都可以分析清楚而且计算非常简单。

2. 计算自由度　要考察的因素及交互作用的自由度综合必须不大于所选用正交表的总自由

度。正交表的总自由度 $f_{总}$＝试验次数－1，正交表每列的自由度 $f_{列}$＝此列水平数－1；因素 A 的自由度 f_A＝因素 A 的水平数－1；因素 A、B 间交互作用的自由度 $f_{A \times B}$＝$f_A \times f_B$，如果 A、B 因素的水平数为 2，则 f_A、f_B 为 2－1＝1，A×B 的自由度 $f_{A \times B}$＝$f_A \times f_B$＝1，用 1 列安排，如果 A、B 因素的水平数为3，则 f_A、f_B 为 3－1＝2，A×B 的自由度 $f_{A \times B}$＝$f_A \times f_B$＝4，用 2 列安排。

3. 交互作用表的使用　表头设计：把需要试验的各因素的各水平安排入正交表内一定列得到试验设计表，见表 10 - 10、表 10 - 11。

表 10 - 10　正交表交互作用表的使用（以 $L_8(2^7)$ 为例）

1	2	3	4	5	6	7	列号
(1) →	3	2	5	4	7	6	1
	(2)	1	6	7	4	5	2
		(3)	7	6	5	4	3
			(4)	1	2	3	4
				(5)	3	2	5
					(6)	1	6
						(7)	7

如需要查第 1 列和第 2 列的交互作用，则从(1)横向右看，从(2)竖向上看，它们的交叉点为 3。第 3 列就是 1 列与 2 列的交互作用列，如果第 1 列排 A 因素，第 2 列排 B 因素，第 3 列则需要排它们的交互作用 A×B，就不能在第 3 列安排 C 因素或其他因素，这称为不能混杂。考虑要照顾到交互作用的因素 C，将 C 放在第 4 列，此时 A×C 由 $L_8(2^7)$ 的交互作用表查得占第 5 列，第 6、7 列为空，D可排其中任意一列，可将其排在第 6 列。

表 10 - 11　表头设计

表头设计	A	B	A×B	C	A×C	D	
列号	1	2	3	4	5	6	7

【例 10 - 7】乙酰胺苯磺化反应正交试验见表 10 - 12、表 10 - 13、表 10 - 14。

表 10 - 12　因素水平表

水平	因素			
	A 反应温度(℃)	B 反应时间(小时)	C 硫酸浓度/(%)	D 操作方法
1	50	1	17	搅拌
2	70	2	27	不搅拌

考虑反应温度与反应时间可能会有交互作用，另外，反应温度与硫酸浓度也可能会有交互作用，即考虑 A×B、A×C。

4. 因素及交互作用　A×B、A×C，总自由度数＝4×1＋2×1＝6。而 $L_8(2^7)$ 共有 8－1＝7 个自由度可以安排试验。

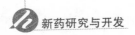

表 10-13　实验方案及计算结果表

试验号	A 反应温度(℃)	B 反应时间(小时)	A×B	C 硫酸浓度($x\%$)	A×C	D 操作方法	产率(%)
1	1	1	1	1	1	1	65
2	1	1	1	2	2	2	74
3	1	2	2	1	1	2	71
4	1	2	2	2	2	1	73
5	2	1	2	1	2	2	70
6	2	1	2	2	1	1	73
7	2	2	1	1	2	1	62
8	2	2	1	2	1	2	67
K_1	283	282	268	268	276	273	
K_2	272	273	287	287	279	282	
k_1	70.75	70.50	67.00	67.00	69.00	68.25	
k_2	68	68.25	71.75	71.75	69.75	70.50	
R	2.75	2.25	4.75	4.75	0.75	2.25	

从极差可以看出,因素和交互作用主次为:

$$\underset{\text{主} \xrightarrow{\hspace{4cm}} \text{次}}{\frac{A\times B}{C} \to A \to \frac{B}{D} \to A\times C}$$

(10-12)

由极差可知,A×C 是次要因素,可不必考虑。A×B、C 是重要因素,A 是较重要因素,B、D 是次重要因素。它们对指标的影响较大,对其水平的选取按下列原则:不涉及交互作用的因素或交互作用不考虑的因素,它的水平选平均值中指标较好的水平;有交互作用的因素,它的水平的选取无法单独考虑,需要画出二元表,进行比较后再选择对指标优先的水平。A 与 B 间的交互作用结果见表 10-14。

表 10-14　二元表实验结果

B ＼ A	A₁	A₂
B₁	(65+74)/2=69.5 (1,2)	(70+73)/2=71.5 (5,6)
B₂	(71+73)/2=72 (3,4)	(62+67)/2=64.5 (7,8)

由表可以看出 A_1B_2(50 ℃,2 小时),平均产率较高,与 A_2B_1(70 ℃,1 小时)的产率差不多,综合考虑 A_2B_1 比 A_1B_2 的方案好,于是得到最好的条件 $A_2B_1C_2D_2$。综上所述,在做有交互作用的正交试验安排表头时,应使要考虑的交互作用和因素不发生混杂,同时对试验结果的数据在优选各个因素的水平时,有交互作用的因素,他们的水平不能单独考虑,必须用二元表进行综合考虑。

三、均匀试验设计

均匀试验设计是我国数学家王元和方开泰将数论的原理和多元统计结合创立的一种安排多因素多水平的试验设计,该设计考虑如何将设计点均匀地散布在试验范围内,使得能用较少的试验点获得最多的信息。多年来,均匀设计在国内得到了广泛应用,并获得很好的成果。

正交试验是使试验点"均匀分散,整齐可比"只适用于水平数不多的试验中,若在一项试验中有 s 个因素,每个因素各有 q 水平,采用正交试验法安排试验,则至少要做 q^2 个试验。当 q 较大时,q^2 将更大,例如,一个四因素七水平试验,用正交试验至少要做 $7^2 = 49$ 次,而用均匀试验则仅需 7 次。因此,对于多因素、多水平试验,均匀设计是非常有用的。

1. 均匀设计表　与正交试验设计相似,均匀设计也是通过一套精心设计的表格来安排试验,被称作均匀设计表,用 $U_n(m^k)$ 表示(如表 10-15)。U 表示均匀设计,n 表示实验次数,m 为因素水平数,k 为均匀表的列数,表示最多可安排的因素数。例:$U_5(5^4)$ 表示此设计表有 4 列,最多可以安排 4 个因素,试验次数为 5 次,每个因素有 5 个水平。意义如下:

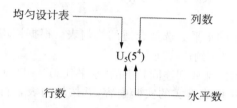

均匀设计表特点:

(1) 表中任一列的 n 个数无重复,每个因素每一水平只做一次试验。

(2) 任意两个因素的不同水平组合恰好只有一个试验点。

(3) 均匀设计表中试验点分散的均匀性是不同的,只有按相应使用表的规定,才能使试验点充分均匀分散。

2. 均匀设计表使用表　在使用均匀设计表时,必须会有相应的使用表,该使用表是指导各因素如何选列。均匀设计表的均匀度用偏差来度量,用 D 来表示,D 越小,表示均匀度越好。偏差可对均匀设计表任意几列进行计算,从而选出使 D 最小的列作为使用列。

表 10-15　均匀设计表 $U_7(7^6)$

试验号	1	2	3	4	5	6
1	1	2	3	4	5	6
2	2	4	6	1	3	5
3	3	6	2	5	1	4
4	4	1	5	2	6	3
5	5	3	1	6	4	2
6	6	5	4	3	2	1
7	7	7	7	7	7	7

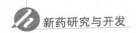

表 10-16　均匀设计表 $U_7(7^6)$ 使用表

因素个数	列号	D
2	1, 3	0.239 8
3	1, 2, 3	0.372 1
4	1, 2, 3, 6	0.476 0

使用表说明当试验次数固定时,随着因素的增加,偏差增大,当 $U_7(7^6)$ 上安排 2 个因素时,第 1、3 列是最佳选择。若安排 4 个因素时,第 1、2、3、6 列是最佳选择(表 10-16)。由于试验目的与条件等原因,有时对其中某个或某些主要因素需要多分几个水平,较次要因素则少分几个水平,这需要使用混合水平设计表 $U_n(s^m \times t^l)$ 其中,n 是行数,即试验次数。s、t 是水平数,m、l 是列数,即有 m 列可安排 s 个水平数的,有 l 列可安排 t 个水平数的因素。如 $U_6(6 \times 3^2)$ 是两因素混合水平表,$U_8(8 \times 4 \times 2)$ 是三因素混合水平表,混合水平的均匀设计表与水平数相同的均匀设计表不同的是:混合水平的均匀设计表无须配以使用表,可直接使用。

3. 均匀设计的实施步骤

(1) 根据因素数及各因素的水平数选择合适的均匀表。根据该均匀表的使用表选出最合适的列号使偏差最小,将因素分别安排到这些列上。

(2) 将标有单个试验因素的那些列连同其下的"水平代码"一起摘录下来,结合实验因素各水平的具体内容,将"水平代码"转换成真实的实验内容,并按均匀表各行所决定的实验条件进行具体实验。

(3) 将试验结果进行多元回归分析,求得回归方程式。结合试验经验及专业知识分析回归方程,寻找优化条件,计算出预测的优化结果。

(4) 进行试验数据的统计建模和有关统计推断,用选中的模型求得因素的最佳水平组合。由于均匀设计没有考虑数据整齐可比性,所以在试验结果的处理不能采用方差分析,而必须用回归分析,试验数据处理较为复杂,但对于计算机十分普及的今天,这已不是一个难题。

4. 均匀设计表的选择及试验方案的安排

(1) 均匀设计表的选择:在均匀设计表 $U_n(n^m)$ 中,行数 n 为水平数,列数 m 表示最多可安排的因素数,且当 n 为素数时,$n=m+1$。均匀设计表必须依据因素个数查其相应的使用表选出因素列,即要考虑到均匀试验的数据分析,按多元统计的要求,依最小二乘法原理进行回归分析。

若均匀设计表有 m 列,则至少去掉 $m-(m/2+1)$ 列,剩下 $m/2+1$ 列以满足要求,故均匀设计表最多只能安排 $m/2+1$ 个因素,所以使用表中的因素少于均匀设计表中的列数。由此可见,选取均匀设计表时首先根据试验的因素数决定使用哪一个均匀设计表。例如,因素数为 6 时,由 $m/2+1=6$ 得 $m=10$,$n=m+1=11$,可以看出选择 $U_{11}(11^{10})$ 可使实验次数最少。其次,再查相应的使用表,此例即 $U_{11}(11^{10})$ 的使用表,确定其中的第 1,2,3,5,7,10 六列组成 $U_{11}(11^6)$ 表,即可安排实验。有些情况往往查不到合适的表。例如,因素数为 5 时,$m/2+1=5$ 得 $m=8$,$n=m+1=9$,因无 $U_9(9^8)$ 表,只有 $U_9(9^6)$ 表,故仍选择 $U_{11}(11^{10})$,再查相应的使用表,选择 1,2,3,5,7 列组成 $U_{11}(11^5)$ 表安排均匀实验。

另外,根据各因素的考察范围,确定的水平数若太少,可通过拟水平处理,即将水平数少者循环一次或几次达到要求的水平数。还可以适当地调整因素的水平数,避免因素的高档次或低档次水平相遇。

如果水平数为偶数,则无现成的均匀设计表可查,可将高一水平的奇数表去掉最后一行构成偶数表,如 $U_{11}(11^{10})$ 去掉最后一行即成 $U_{10}(10^{10})$ 表,使用表仍为 $U_{11}(11^{10})$。

（2）实验方案的安排：依据上述方法选择好均匀设计表及其使用表后，将各因素的各水平分别对号入座，形成试验方案，进行试验。

5. **均匀设计试验的数据分析**　均匀设计由于每个因素水平较多，而试验次数又较少，分析试验结果时不能采用一般的方差分析法。因为试验数据统计过程复杂，通常需用软件处理，因素间无交互作用时，用多元线性回归分析；因素间有交互作用时，若考察一级交互作用，用二次回归分析；若考察二级交互作用，用三次回归分析（不仅增加一级交互作用作为考察因素，而且增加二级交互作用作为考察因素）。利用其多因素多水平的特点，用多元回归分析建立试验结果与多因素之间的回归方程，结合实践经验及专业知识，分析各因素对试验结果的影响，定量地预测优化条件及优化结果的区间估计。无计算机时，可以从试验点中挑一个指标最优的，相应的试验条件即为预选的工艺条件。

【例 10 - 8】对中药止咳膏的基质配比及工艺条件进行优选，根据文献调查及预试结果，确定四个考察因素及基本范围分别为：x_1 增稠剂 $0 \sim 2.5\%$，x_2 填充剂 $0 \sim 5\%$，x_3 防腐剂 $0 \sim 1.0\%$，x_4 反应时间 9～24 小时。水平数≥6，如表 10 - 17。

表 10 - 17　因素水平表

水平 （试验号）	因素			
	x_1 增稠剂（%）	x_2 填充剂（%）	x_3 防腐剂（%）	x_4 反应时间（小时）
1	2.5	0	1.0	9
2	2.0	1	0.8	12
3	1.5	2	0.6	15
4	1.0	3	0.4	18
5	0.5	4	0.2	21
6	0	5	0	24

1. **确定考察因素和水平，选择合适的均匀分布表**

由于因素是 4，m/2＋1＝4，m＝6，n＝7，选取 $U_7(7^6)$ 表，从相应的使用表中查得因素为 4 时列号是 1，2，3，6。故选择表中列号为 1，2，3，6 即可。由于各因素只有 6 水平，所以 $U_7(7^6)$ 表的最后一行可以不要。因此，实际的表格只有 6 行 4 列构成 $U_6(6^4)$ 表。

2. **安排试验**　根据选好的表格，将各因素的相应水平填入表中列出试验方案，进行试验，如表 10 - 18。

表 10 - 18　试验安排表

水平 （试验号）	因素				综合 评分
	x_1 增稠剂（%）	x_2 填充剂（%）	x_3 防腐剂（%）	x_4 反应时间（小时）	
1	2.5	1	0.6	24	9.0
2	2.0	3	0	21	7.9
3	1.5	5	0.8	18	8.8
4	1.0	0	0.2	15	7.0
5	0.5	2	1.0	12	8.1
6	0	4	0.4	9	8.0

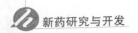

3. 结果分析

(1) 多元回归分析：利用计算机对表 10-18 结果进行线性回归分析，因系数矩阵行列式为 0，不能建立线性回归方程。考虑到反应时间（x_4）对总评值的贡献小，再对余下的三因素（x_1、x_2、x_3）进行多元线性回归，得三元回归方程：

$$\hat{y} = 7.1071 + 0.4143x_1 + 0.8929x_2 + 0.07143x_3 \tag{10-13}$$

对该回归方程进行方差分析见表 10-19，可见该三元回归方程不可信（$P>0.05$），表明线性回归模型不符合本例情况。考虑到可能存在因素间的交互作用，考察 x_1、x_2 两因素的交互作用，记为 $x_1 \times x_2$，进行二次回归分析，得回归方程为：

$$\hat{y} = 7.6442 + 0.7792(x_1 \times x_2) + 0.06571x_3 \tag{10-14}$$

表 10-19　方差分析结果表

方法	方差来源	平方和	自由度	方差	F
多元线性回归	SS回	1.1250	3	0.3750	3.00
	SS剩	0.2500	2	0.1250	
二次回归	SS回	1.3223	2	0.6612	27.65
	SS剩	0.0527	3	0.0175	

$F_{3,2}(0.05) = 20.2$；$F_{2,3}(0.05) = 9.55$；$F_{2,3}(0.01) = 30.8$ 由表 10-19 可见，该二次回归方程可信（$P<0.05$）。

(2) 用优化算法求最佳试验条件：上述数据处理结果揭示了 y 与 x_1、x_2、x_n 的数量依存关系，但并未求得回归方程的最佳条件，为此必须用优化算法求最佳试验条件。优化算法有相应的软件可用，本例用软件进行优化计算，结果显示 x_1，x_2，x_3 取试验范围内的最大值时为最优。因 x_4 对 y 无明显作用，从实际出发，宜取最小值，故有 $x_1 = 2.5(\%)$，$x_2 = 5(\%)$，$x_3 = 1(\%)$，$x_4 = 9(h)$ 是该试验范围的实际最优点。此时 y 的理论预测估计值 $\hat{y} = 9.92$，$U_{\hat{y}}$ 的 95% 可信区间为 $\hat{y} \pm 2\delta = 9.92 \pm 0.026$。

4. 进行验证试验　按最佳条件进行试验，得出总评值 $y = 9.93$，这个数值在理论预测值的 95% 可信区间之内，故可认为求得的最佳试验条件是可信的。混合水平均匀设计的步骤与分析方法亦相似于等水平均匀设计。

第二节　新药的工艺研究

工艺研究是应用现代科学技术和方法进行剂型选择、工艺路线设计、工艺技术条件筛选和中试等系列研究，并对研究资料进行整理和总结，使制备工艺做到科学、合理、先进、可行，使研制的新药达到安全、有效、可控和稳定。

一、中药、天然药物制剂工艺研究

工艺研究是中药天然药物新药研究的一个重要环节，应尽可能采用新技术、新工艺、新辅料、新设备，以提高中药天然药物制剂研究水平。提取纯化工艺的方法与技术繁多，以及新方法与新技术的不断涌现，致使应用不同方法与技术所考虑的重点、研究的难点和技术参数有可能不同。因此，中药、天然药物的提取、纯化、浓缩、干燥等工艺的研究，既要遵循药品研究的一般规律，注重对其个性特征的研究，又要根据用药理论与经验，分析处方组成和复方中各药味之间的关系，参考各药味所含成分的理化性质和药理作用的研究，结合制剂工艺和大生产的实际、环境保护的要求，采用合理的试验设计和评价指标，确定工艺路线，优选工艺条件。

（一）提取工艺研究

由于中药新药的研制一般以中药材为起始原料，为了达到疗效高、剂量小的要求，除少数情况可直接使用药材粉末外，一般药材都需要经过提取。针对影响提取效果的多种因素，可从三方面进行提取工艺研究。

1. 药材的鉴定与前处理　中药材的鉴定与前处理是保障制剂质量的基础，投料前原药材必须经过鉴定，出具检验报告，出具符合有关规定与处方要求者方能使用。此外，还应根据方剂对药性的要求，药材质地、特性和不同提取方法的需要，对药材进行净制、切制、炮制、粉碎等加工处理。凡需特殊炮制的药材，应说明炮制目的，提供方法依据。

2. 提取工艺路线的设计　中药成分复杂、药效各异，组成复方并非药物简单相加，因此对复方中药一般应进行提取研究。在工艺设计前，应根据方剂的功能主治，通过文献资料的查阅，分析每味中药的有效成分与药理作用；结合临床要求与新药类别、所含有效成分或有效部位及其理化性质；再根据提取原理与预试验结果，选择适宜的提取方法，设计合理的工艺路线，并应提供设计依据。

工艺路线的合理性是决定制剂产品质量的关键。常见的工艺路线：药料粉碎为细粉，如粉质药和贵重药；药料水煎煮，再醇沉淀；药料醇回流或渗漉，再水沉淀；药料水蒸气蒸馏提取挥发油；其他提取方法如酸水、碱水、酶解及超临界提取等。在保证制剂产品质量的前提下，工艺步骤越简捷越好。

3. 提取工艺技术条件的研究　在提取工艺路线初步确定后，应充分考虑可能影响提取效果的因素，进行科学、合理的试验设计，采用准确、简便、具代表性、可量化的综合性评价指标与方法，优选合理的提取工艺技术条件。在有成熟的相同技术条件可借鉴时，也可通过提供相关文献资料，作为制订合理的工艺技术条件的依据。合理的提取工艺，应达到同类研究先进水平。

（二）分离与纯化工艺研究

分离与纯化工艺包括两个方面：一是应根据粗提取物的性质，选择相应的分离方法与条件，以得到药用提取物质；二是将无效和有害组分除去，尽量保留有效成分或有效部位，可采用各种净化、纯化、精制的方法，为不同类别新药和剂型提供合格的原料或半成品。方法的选择应根据新药类别、剂型、给药途径及与质量有关的提取成分的理化性质等方面的不同而异。应设计有针对性的试验，考察纯化精制方法各步骤的合理性及所测成分的保留率，提供纯化物含量指标及制订依据。对于新建立的方法，还应进行方法的可行性、可靠性、安全性研究，提供相应的研究资料。

1. 提取纯化工艺条件的优化　中药天然药物的纯化工艺一般应考虑：拟制成的剂型与服用量、有效成分与杂质成分的性质、制剂成型工艺的需要、生产的可行性、环保问题等，选择可行的工艺条件，确定适宜的工艺参数，从而确保生产工艺和药品质量的稳定。工艺参数的优选应采用准确、简便、具有代表性、可量化的综合性评价指标，对多因素、多水平同时进行考察，最常用的就是正交设计法，也有应用均匀设计法、单因素考察法等。采用的提取方法不同，影响提取效果的因素有别，如醇回流提取，则醇的浓度是重要因素，水煎则煎煮次数是重要因素，因此应根据所采用的提取方法与设备，考虑影响因素的选择和工艺参数的确定。一般需对溶媒、工艺条件进行选择优化。常考虑的因素有溶媒、溶媒浓度、溶媒用量、提取次数及提取时间等，水平通常设置2~4个。由于工艺的多元性、复杂性以及研究中的实验误差，工艺优化的结果应通过重复和放大试验加以验证。

2. 提取纯化工艺评价指标　应结合中药天然药物的特点，从化学成分、生物学指标以及环保、工艺成本等多方面综合考虑。例如，有效成分提取、纯化的评价指标主要是得率、纯度；有效部位提取、纯化的评价指标除得率、含量等外，还应关注有效部位主要成分组成的基本稳定；单方或复方提取纯化的评价指标，应结合品种的具体情况，探讨能够对其安全、有效、质量可控作出合理判断的综合评价指标。必要时可采用生物学指标等；在提取纯化研究过程中，有可能引起安全性隐患的成分应纳入评价指标，如毒性成分。

（三）浓缩与干燥工艺研究

浓缩与干燥应根据物料的性质及影响浓缩、干燥效果的因素，优选方法与条件，使达到一定的相对密度或含水量，并应以浓缩、干燥物的收率及指标成分含量，评价本工艺过程的合理性与可行性。

常用浓缩、干燥方法有常压浓缩、减压浓缩、真空恒温干燥、喷雾干燥、冷冻干燥等。浓缩与干燥工艺评价指标应根据具体品种的情况结合工艺、设备等的特点，选择相应的评价指标，如色泽、外观、吸湿性、有效成分含量等。对有效成分为挥发性、热敏性成分的物料在浓缩、干燥时还应考察挥发性、热敏性成分的保留情况。

（四）制剂成型性研究

中药、天然药物制剂研究是指将制剂原料通过制剂技术制成适宜剂型的过程，应根据临床用药需求、处方组成及剂型特点，结合提取、纯化等工艺以达到药物"三效、三小、五方便"，即"高效、速效、长效""剂量小、毒性小、不良反应小"和"生产、运输、贮藏、携带、使用方便"的要求。制剂成型性研究应在提取工艺技术条件稳定与半成品质量合格的前提下进行，包括制剂处方设计与制剂成型工艺研究两方面。

1. **剂型选择的基本原则**　剂型是药物使用的必备形式，中药剂型的选择应根据临床需要、药物性质、用药对象与剂量等为依据，通过文献研究和预试验予以确定。应充分发挥各类剂型的特点，尽可能选用新剂型。

（1）根据防治疾病的需要选择剂型：各类药物剂型要满足医疗、预防的需要。如急病患者，要求药效迅速，宜用注射剂、气雾剂、舌下片、滴丸等速效剂型；而慢性病患者，用药宜缓和、持久，常选用丸剂、片剂、膏药及长效缓释制剂等；皮肤疾患一般可用软膏剂、膏药、涂膜剂等剂型；而某些腔道病变，可选用栓剂、膜剂等。

（2）根据药物性质选择剂型：在选择药物剂型时，应掌握处方中活性成分的溶解性、稳定性和刺激性等。一般而言，含难溶性或水中不稳定成分的药物、主含挥发油或有异臭的药物不宜制成口服液等。而药物成分易为胃肠道破坏或不被其吸收，对胃肠道有刺激性，或因肝脏首过作用易失效的药物等均不宜设计为口服剂型。如胰酶遇胃酸易失效，须制成肠溶胶囊或肠溶衣片服用才能使其在肠内发挥消化淀粉、蛋白质和脂肪的效用。成分间易产生沉淀等配伍变化的组方，则不宜制成注射剂和口服液等剂型。

（3）根据常规要求选择剂型：根据服用、携带、生产、运输、贮藏五方面的要求来选择适当的剂型。就携带运输而言，量小而质量稳定的固体剂型应优于液体剂型。服用方便除考虑剂量、物态等因素外，疾病性质也很重要，同时剂型设计还要结合生产条件考虑。例如，汤剂味苦量大，服用不便，可将部分汤剂处方改制成颗粒剂、口服液、胶囊剂等。就贮运而言，量小而质量稳定的固体剂型应优于液体剂型。

2. **制剂处方设计**　制剂处方设计是根据半成品性质、剂型特点、临床要求、给药途径等筛选适宜的辅料及确定制剂处方过程。原则上，应首先研究与制剂成型性、稳定性有关的原辅料的物理化学性质及其影响因素，然后根据在不同剂型中各辅料作用的特点，建立相应的评价指标与方法，有针对性地筛选辅料的种类与用量。制剂处方量应以 1 000 个制剂单位（片、粒、克、毫升等）计，并写出辅料名称及用量，明确制剂分剂量与使用量确定的依据。最终应提供包括选择辅料的目的、试验方法、结果（数据）与结论等在内的研究资料。

（1）制剂处方前研究：制剂处方前研究是制剂成型研究的基础，其目的是保证药物的稳定、有效，并使制剂处方和制剂工艺适应工业化生产的要求。制剂原料的性质对制剂工艺、辅料、设备的选择有较大的影响，在很大程度上决定了制剂成型的难易，所以应了解制剂原料的性质。例如，用于制备固体制剂的原料，应主要了解其溶解性、吸湿性、流动性、稳定性、可压性、堆密度等内容；用于制备口服液体制剂的原料，应主要了解其溶解性、酸碱性、稳定性以及嗅、味等内容，并提供文献或试验研究资料。以有效成分或有效部位为制剂原料的，应加强其与辅料的相互作用的研究，必要时还应了解其生物学性质。

（2）辅料的选择：辅料除具有赋予制剂成型的作用外，还可能改变药物的理化性质，调控药物在体内的释放过程，影响甚至改变药物的临床疗效、安全性和稳定性等。新辅料的应用，为改进和提高制剂质量，研究和开发新剂型、新制剂提供了基础，所用辅料应符合药用要求。

辅料选择一般应考虑以下原则：满足制剂成型、稳定、作用特点的要求，不与药物发生不良相互作用，避免影响药品的检测。考虑到中药、天然药物的特点，减少服用量，提高用药对象的顺应性，应注意辅料的用量，制剂处方应能在尽可能少的辅料用量下获得良好的制剂成型性。

（3）制剂处方筛选研究：制剂处方筛选研究，可根据药物、辅料的性质，结合剂型特点，采用科学、合理的试验方法和评价指标进行。制剂处方筛选研究应考虑以下因素：临床用药的要求、制剂原辅料性质、剂型特点等。通过处方筛选研究，初步确定制剂处方组成，明确所用辅料的种类、型号、规格、用量等。在制剂处方筛选研究过程中，可在预实验的基础上，应用各种数理方法安排试验：如采用单因素比较法，正交设计、均匀设计或其他适宜的方法。

3. 制剂成型工艺研究　制剂成型工艺是按照制剂处方研究的内容，将半成品与辅料进行加工处理，制成剂型并形成最终产品的过程。一般应根据物料特性，通过试验选用先进的成型工艺路线。应用相应的先进成型设备，选用适宜的成品内包装材料。提供详细的成型工艺流程，各工序技术条件试验依据等资料。

（1）制剂成型工艺研究的原则：制剂成型工艺研究一般应考虑成型工艺路线和制备技术的选择，应注意实验室条件与中试和生产的衔接，考虑大生产制剂设备的可行性、适应性。对单元操作或关键工艺，应进行考察，以保证质量的稳定。应提供详细的制剂成型工艺流程，各工序技术条件试验依据等资料。在制剂过程中，对于含有有毒药物以及用量小而活性强的药物，应特别注意其均匀性。

（2）制剂成型工艺研究评价指标的选择：制剂成型工艺研究评价指标的选择是确保制剂成型研究达到预期目的的重要内容。制剂处方设计、辅料筛选、成型技术、制剂设备等的优选应根据不同药物及其剂型的具体情况，选择评价指标，以进行制剂性能与稳定性评价。评价指标应是客观的、可量化的。量化的评价指标对处方设计、筛选、制剂生产具有重要意义。例如，颗粒的流动性、与辅料混合后的物性变化、物料的可压性、吸湿性等可作为片剂成型工艺的考察指标的主要内容。对于口服固体制剂，有时还需进行溶出度的考察。

（3）制剂技术、制剂设备：制剂处方筛选、制剂成型均需在一定的制剂技术和设备条件下才能实现。在制剂研究过程中，特定的制剂技术和设备往往可能对成型工艺以及所使用辅料的种类、用量产生很大影响，应正确选用。固定所用设备及其工艺参数，以减少批间质量差异，保证药品的安全、有效及其质量的稳定。

（五）中试研究

中试研究是指在实验室完成系列工艺研究后，采用与生产基本相符的条件进行工艺放大研究的过程。中试研究是对实验室工艺合理性的验证与完善，是保证工艺达到生产稳定性、可操作性的必经环节，可发现工艺可行性、劳动保护、环保、生产成本等方面存在的问题，减少药品研发的风险，是药物研究工作的重要内容之一。质量标准研究的制定、稳定性考察、药理毒理和临床研究等所用样品都必须是经中试研究确定的工艺、中试规模以上投料制备而成。

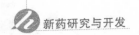

投料量、半成品率、成品率是衡量中试研究可行性、稳定性的重要指标。中试研究的投料量为制剂处方量（以制成 1 000 个制剂单位计算）的 10 倍以上。装量大于或等于 100 ml 的液体制剂应适当扩大中试规模，以有效成分、有效部位为原料或以全生药粉入药的制剂，可适当降低中试研究的投料量，但均要达到中试研究的目的，半成品率、成品率应相对稳定。

中试研究一般需经过至少 3 批次试验，以达到工艺稳定的目的。详细记录并提供研究数据，包括批号、投料量、半成品量、辅料量、成品量、成品率、关键工艺参数、中试产品检验报告等。申报临床研究时，应提供至少 1 批稳定的中试研究数据。与样品含量测定相关的药材，应提供所用药材及中试样品含量测定数据，并计算转移率，以判断工艺合理性。

（六）直接接触药品的包装材料选择

包装材料应符合《药品包装材料、容器管理办法》《药品包装、标签规范细则》的相关要求，提供相应的注册证明和质量标准。在选择直接接触药品的包装材料时，应符合 2004 年 6 月实行的《直接接触药品的包装材料和容器管理办法》，应对同类药品及其包装材料进行相应的文献调研，证明选择的可行性并结合药品稳定性研究进行相应的考察。新的包装材料或特定剂型若无充分文献支持，应加强药品与直接接触药品包装材料的相容性考察，增加相应的特殊考察项目。

（七）研究资料的整理与要求

制备工艺研究资料一般应包括：制剂处方、制法、工艺流程、工艺合理性研究、中试资料及参考文献等内容。工艺合理性研究应包括剂型选择、提取、分离与纯化、浓缩与干燥及成型工艺等。研究资料的整理必须以原始实验结果和数据为基础。要求数据准确、图表清晰、结论合理。制备工艺流程图应直观简明地列出工艺条件及主要技术参数。

二、化学合成药物的工艺研究

原料药即药品中发挥药理作用的活性成分。原料药与辅料共同组成临床应用的药物制剂。我国对原料药实行注册审批制度，规定原料药应当与制剂一起经过临床前研究和临床研究，证实其安全有效后方可生产上市。

我国是化学原料药和药用中间体的生产大国，但是与医药工业发达的国家相比，无论是在生产工艺水平还是在研究开发理念方面，都存在着一定的差距。国家食品药品监督管理总局组织相关人员制定并发布了《化学药物原料药制备和结构确证研究的技术指导原则》，希望借此建立起原料药研究和注册申报的一般原则和技术要求，并推动我国原料药生产工艺水平和研发理念逐步与发达国家接轨。

化学原料药的制备是化学药物研究和开发的基础，是新药研发的起始阶段，其主要目的是为药物研发过程中药理毒理、制剂、临床等研究提供合格的原料药，为质量研究提供信息。通过对工艺全过程的控制保证生产工艺的稳定、可行，为上市药品的生产提供符合要求的原料药。

原料药工艺研究的基本内容包括工艺的选择、起始原料和试剂的要求、工艺数据的积累、中间体的要求、工艺的优化与中试、杂质的分析、原料药结构确证、"三废"的处理、工艺综合分析等方面。

（一）工艺选择

药物制备工艺选择的目的是通过对拟研发的目标化合物进行文献调研，了解和认识该化合物的国内外研究情况和知识产权状况，设计或选择合理的制备路线。对所采用的工艺进行初步的评估，也为药物的技术评价提供依据。

对于新的合成化学实体，根据其结构特征，综合考虑起始原料获得性、合成步骤的长短、收率的高低以及反应条件、反应的后处理、环保要求、劳动保护、知识产权等因素，确定合理的合成路线或者根据国内外对类似结构化合物的文献报道进行综合分析，确定适宜的合成方法。

对于通过微生物发酵或从动、植物中提取获得的原料药，经对原材料和工艺过程的可控性分析，综合考虑成本、环保要求等，确定一条产品质量可控、收率较高的工艺路线。

工艺的设计、选择和实施的过程是赋予产品质量属性的过程。就化学原料药而言，工艺的选择主要是对化学反应的选择和分离纯化方法的选择，几乎任何结构分子都可以通过特定的反应制备出来。因此，能否反应已经不再是主要问题，问题在于反应的选择性。影响工艺的因素很多，所以，在综合考虑各方面的因素之后所做出的选择在科学上可能未必是最合理的，但是一个基本的要求就是必须能够生产出符合制剂质量要求的原料药，并且保证工艺过程的稳定性和重现性。也可根据药物结构或在查阅文献的基础上，进一步选择相对合理或创新路线。有无改进，如有改进，详述如何改进，改进依据。应说明采用该路线的理由：如合成步骤短，操作简单，各步反应条件温和，避免使用有毒溶剂（特别是一类溶剂）或避免应用金属钾、金属锂等操作过程，安全性好，并不会产生严重的"三废"污染，适合于工业化生产。

对于新的化合物，可根据其化学结构，综合考虑起始原料的易得程度、合成步骤、收率、反应条件、环保等因素确定合成路线或者根据国内外对类似结构化合物的合成工艺的报道进行综合分析，确定合理的合成方法。

（二）起始原料和试剂的要求

在原料药制备工艺研究的过程中，起始原料和试剂的质量是原料药制备研究工作的基础，直接关系到终产品的质量和工艺的稳定，可为质量研究提供有关的杂质信息，也涉及工业生产中的劳动保护和安全生产问题。因此，应对起始原料和试剂提出一定的要求。

1. 起始原料的选择　起始原料应质量稳定、可控，应有来源、标准和供货商的检验报告，必要时应根据制备工艺的要求建立内控标准。对由起始原料引入的杂质、异构体，必要时应进行相关的研究并提供质量控制方法，对具有手性的起始原料，应制定作为杂质的对映异构体或非对映异构体的限度，同时应对该起始原料在制备过程中可能引入的杂质有一定的了解。

2. 试剂和溶剂的选择　溶剂对于制备工艺和产品质量的影响要比我们想象的更加严重，尤其是原料药精制过程中溶剂的变化可能对原料的固体形态会产生直接影响。由于原料药的固体形态（晶型、粒度/比表面积、溶剂化）与其溶解速度以及制剂的释放、溶出速度、生物利用度等直接相关，因此，溶剂的变化可能会造成药品有效性甚至安全性的变化。对于难溶解的原料药，如果制剂为固体制剂或混悬液，这一问题通常会表现得更加突出。试验中一般应选择毒性较低的试剂，避免使用一类溶剂，控制使用二类溶剂，同时应对所用试剂、溶剂的毒性进行说明，以利于在生产过程中对其进行控制，有利于劳动保护。有机溶剂选择的具体指导详细参阅《化学药物有机溶剂残留量研究的技术指导原则》。

3. 内控标准　由于制备原料药所用的起始原料、试剂可能存在着某些杂质，若在反应过程中无法将其去除或者杂质参与了反应，对最终产品的质量有一定的影响，因此要求对产品质量有一定影响的起始原料、试剂应制定内控标准。一般内控标准包含：名称、化学结构、理化性质要有清楚的描述；要有具体的来源，包括生产厂家和简单的制备工艺；提供证明其含量的数据，对所含杂质情况（包含有毒溶剂）进行定性、定量的描述；若起始原料或试剂需进行特殊反应，对其质量应有特别的要求，如必须在干燥条件下进行的反应，则需对水分含量进行严格的控制；起始原料为手性化合物，则需对对映异构体或非对映异构体的限度有一定的要求；对于不符合内控标准的起始原料或试剂，应进行精制方法研究。

（三）工艺数据的积累

在药物研发过程中，需要对制备工艺进行反复试验和优化，以获得可行、稳定、收率高、成本合理并适合工业化生产的工艺，积累充足的实验数据对判断工艺的可行性具有重要意义，也为质量研究提供有关信息,同时也有利于审评者对原料药制备工艺的正确评价。因此,应尽可能提供充分的原料药制备工艺数据报告并进行科学的分析作出合理的结论。工艺数据报告应包括对工艺有重要影响的参数、投料量、产品收率及质量检验结果(包括外观、熔点、沸点、比旋度、晶型、结晶水、有关物质、异构体、含量等),并说明样品的批号、生产日期、制备地点。

设计合成路线每一步操作的文字说明包括:反应所用典型设备;反应物、起始原料、中间体;采用的溶剂、催化剂或试剂名称及其数量;反应条件如反应温度、时间、压力、pH 等;各步反应终点的控制措施;混合及分离过程;起始原料及中间体可能纯化过程;收率范围(粗品/纯品,纯品重量和百分比)等。

(四) 中间体质量控制

原料药制备过程中,各主要中间体的质量控制是不可缺少的,是保证工艺稳定,产品质量关键所在。一般情况下,对已知结构的主要中间体的理化常数如熔点、沸点、凝点等加以控制并可与有关的文献资料进行比较,也可用性状、有关物质(HPLC 或 TLC)含量来作为内控质量指标。对于新结构中间体,还需鉴定其结构,这将有助于认知该化合物的特性、判断工艺的可行性和对终产品的结构确证。对于不符合质量控制标准的中间体,应对其再精制的方法进行研究。

(五) 工艺优化与中试

工艺的优化与中试是原料药制备从实验室阶段过渡到工业化阶段不可缺少的环节,是考察该工艺能否工业化的关键,是质量研究的基础。中试规模工艺的设备、流程应与工业化生产一致。

原料药制备工艺优化与中试的主要任务如下。

(1) 考核实验室提供的工艺在工艺条件、设备、原材料等方面是否有特殊的要求,是否适合工业化生产。

(2) 确定所用起始原料、试剂及有机溶剂的规格或标准。

(3) 验证实验室工艺是否成熟合理,主要经济指标是否接近生产要求。

(4) 进一步考核和完善工艺条件,对每一步反应和单元操作均应取得基本稳定的数据。

(5) 根据中试研究资料制定或修订中间体和成品的分析方法、质量标准。

(6) 根据原材料、动力消耗和工时等进行初步的技术经济指标核算。

(7) 提出"三废"的处理方法。

(8) 提出整个合成路线的工艺流程,各个单元操作的工艺规程。一般来说,中试所采用的原料、试剂的规格应与工业化生产时一致。

从动、植物中提取的有效单体和通过微生物发酵获得原料药的实验室研究和中试与合成药物相关单元操作要求基本相似。

原料药的工艺优化是一个动态过程,随着工艺的不断优化,起始原料、试剂、反应条件等会发生改变,研发者应注意这些改变对产品质量(如晶型、杂质等)的影响。因此,应对重要的变化,如起始原料、试剂的种类或规格、重要的反应条件、产品的精制方法等发生改变前后对产品质量的影响,以及可能引入新的杂质情况进行说明,并对变化前后产品的质量进行比较。

(六) 杂质分析控制

原料药制备过程中产生的杂质是原料药杂质的主要来源,通过对工艺过程中产生的杂质进行详细的研究,为终产品的质量研究提供信息。

原料药中的杂质按其理化性质一般分为三类:有机杂质、无机杂质和残留溶剂。有机杂质的化学结构一般与活性成分类似或具渊源关系,故通常又称为有关物质。有机杂质分析检测方法,目前普遍采用高效液相色谱法和气相色谱法。无机杂质,我国药典都收载了经典、简便而又行之有效的检测方法,可借鉴采用。因此,在合成工艺中要对可能产生的杂质进行详细研究,并在工艺中考虑分离除去的方法或对中间体进行再精制确保质量。

（七）原料药结构确证

原料药的结构确证研究是原料药工艺研究的关键环节，其主要任务是确认经化学全合成或半合成、微生物发酵以及从动、植物中提取制备的原料药的结构是否正确，是保证药学其他方面研究、药理毒理和临床研究能否顺利进行的决定性因素。原料药结构确证分析测试最常用的方法有核磁共振谱（NMR）、质谱（MS）和红外光谱（IR），另外还有比旋度（$[a]_D$）、X-衍射（X-ray）、差示扫描量热法（DSC）和热重法（TG）等。通常供结构确证样品纯度应大于 99.0%，杂质含量应小于 0.5%。结构式是药物结构的具体存在形式，对于存在异构体、含有结晶水或溶剂、手性中心、络合离子、酸根和碱基的药物，应在结构式中注明其异构的形式、手性中心的绝对构型、络合位置/方式、酸根/碱基和结晶水或溶剂的位置。

（八）"三废"处理

在原料药合成过程中的"三废"处理应符合国家对环境保护的要求。因此，在合成工艺中尽量避免使用有毒、污染环境的溶剂或试剂，并应结合生产工艺制订出合理的"三废"处理的方案。如在合成工艺中使用的醋酸乙酯和二氯甲烷已进行回收套用，在废水中含少量的四氢呋喃和六氢哌啶，经过中和过滤后排放，固体集中掩埋。

（九）工艺综合分析

在原料药制备研究的过程中，经过实验室工艺、中试工艺和工业化生产工艺这三个阶段深入研究，对整个工艺有较全面的认识，通过综合分析可以对整个工艺的利弊有明确的判断，从而对原料药的制备工艺从工艺路线、反应条件、产品质量、经济效益和劳动保护等方面进行综合评价。

三、化学制剂工艺研究

药物必须制成适宜的剂型才能用于临床。制剂工艺研究是新药研究和开发的起点，是决定药物的安全、有效、稳定、可控的重要环节。如果剂型选择不当，处方、工艺设计不合理，对产品质量会产生一定的影响，甚至影响到产品的药效及安全性。因此，制剂工艺研究在药物研发中占有十分重要的地位。

制剂种类很多，制剂工艺也各有特点，研究中会面临许多具体情况和特殊问题，但制剂研究的总体目标是一致的，即通过一系列研究工作，保证剂型选择的依据充分，辅料的筛选要优化、工艺稳定、生产过程能得到有效控制、适合工业化生产。制剂研究的基本内容包括以下几个方面。

（一）剂型的选择

首先对有关剂型的特点和国内外相关的研究、生产状况进行充分的了解，为剂型的选择提供参考。剂型的选择和设计着重考虑以下三个方面。

1. 药物的理化性质和生物学特性　药物的理化性质和生物学特性是剂型选择的重要依据。例如，对于在胃液中不稳定的药物，一般不宜开发为胃溶制剂；对一些稳定性差，在溶液状态下易降解或产生聚合物，临床使用会引发安全性方面的问题，不适宜开发注射液、输液等溶液剂型；对存在明显肝脏首过效应的药物，可考虑制成非口服给药的制剂等。

2. 临床治疗的需要　剂型的选择要考虑临床治疗的需要。例如，用于出血、休克、中毒等急救治疗的药物，通常应选择注射剂型；心律失常抢救用药宜选择静脉推注的注射剂；控制哮喘急性发作宜选择吸入剂等。

3. 临床用药的顺应性　临床用药的顺应性也是剂型选择的重要因素。开发缓释、控释制剂可以减少给药次数，减小波动系数，平稳血药浓度，降低毒副作用，提高患者的顺应性；对于老年、儿童及吞咽困难的患者，选择口服溶液、泡腾片、分散片等剂型有一定优点；长期用药，不适宜作注射剂。

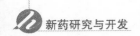

另外,剂型选择还要考虑制剂工业化生产的可行性及生产成本。一些抗菌药物在剂型选择时应考虑到尽量减少耐药菌的产生,延长药物临床应用周期。

(二) 处方研究

处方研究包括对原料药和辅料的考察、处方设计、处方筛选和优化等工作。处方研究与制剂质量研究、稳定性实验和安全性、有效性评价密切相关。处方研究结果为制剂质量标准的设定和评估提供了参考和依据,也为药品生产过程控制参数的设定提供了参考。处方研究中需要注意实验数据的积累和分析。

处方研究中,辅料选择是重要考虑因素之一。辅料可根据剂型的特点进行选择,在不影响制剂的含量测定及有关物质检查,在保证制剂安全性的前提下,最好能有助于药物药效的发挥和药物的稳定性,同时在满足制剂成型性的前提下,所用辅料种类和用量应尽可能减少。

1. 原料和辅料的理化性质 原料药某些理化性质可能对制剂质量及制剂生产造成影响,包括原料药的色泽、臭味、pH、pKa(离解常数)、粒度、晶型、比旋度、光学异构体、熔点、水分、溶解度、油/水分配系数、溶剂化或水合状态等,以及原料药在固态或溶液状态下在光、热、湿、氧等条件下的稳定性情况。因此,应根据剂型的特点及给药途径,对原料药有关理化性质进行了解,并通过试验考察其对制剂的影响。譬如,药物的溶解性可能对制剂性能及分析方法产生影响,是进行处方设计时需要考虑的重要理化常数之一。原料药粒度可能影响难溶性药物的溶解性、液体药物的混悬性、制剂含量的均匀性,有时还会对生物利用度及临床疗效产生显著影响。如果研究结果证明某些参数变异大,而这些参数对保证制剂质量非常重要,需要注意对原料药质控标准进行完善,增加这些参数的检查并规定限度。对于影响制剂生物利用度的重要参数(如粒度、晶型等),其限度的制定尚需要依据临床研究的结果。辅料理化性质包括分子量及其分布、黏度、性状、粒度及其分布、流动性、水分、pH等及其变化会影响制剂的质量。例如,稀释剂的粒度、密度可能对固体制剂的含量均匀性产生影响;缓释、控释制剂中使用的高分子材料的分子量或黏度变化可能对药物释放行为有较显著的影响。因此,需要根据制剂的特点及药品给药途径,分析辅料理化性质,如果研究证实这些理化参数如分子量及其分布范围、黏度对保证制剂质量非常重要,则应制定或完善相应的质控指标,保证辅料质量的稳定性,明确辅料的规格、型号等。了解相关辅料在已上市药品中的合理用量范围,可以为处方设计提供科学的依据。对某些不常用的辅料或具有生理活性的辅料、超出常规用量且无文献支持的,需进行必要的药理毒理试验,以验证这些辅料在所选用量下的安全性,如乳化剂。

2. 原料和辅料的生物学性质 包括对生物膜的通透性,在生理环境下的稳定性、原料药的吸收、分布、代谢、消除等药代动力学性质,药物的毒副作用及治疗窗等。原料药生物学性质对制剂研究有重要指导作用,如药代动力学研究结果提示药物口服吸收差,可考虑选择注射剂等剂型改善药物的吸收。缓释、控释制剂对药物的半衰期、治疗指数、吸收部位等均有一定要求,研发中需要特别注意。

3. 原料和辅料的相容性研究 相容性是指制剂中药物与药物、辅料与辅料、辅料与药物之间的相互作用。可以通过文献资料了解相容性情况,对于缺乏相关研究数据的,应考虑进行相容性研究。通常这种相互作用,是通过对制剂稳定性考察表现出来的。药物与药物、辅料与辅料或辅料与药物两者混合后,参照药物稳定性实验方法,选取反应灵敏的考察指标,重点考察混合物性状、含量、有关物质、溶出度或生物学或免疫学效价指标等。

(三) 处方设计和优化

制剂处方筛选和优化主要包括制剂基本性能评价、稳定性评价、临床前和临床评价。经制剂基本性能及稳定性评价初步确定的处方,为后续相关体内、外研究提供了基础。但是,制剂处方的合理性最终需要根据临床前和临床研究的结果进行判定。对原料药或辅料中对制剂质量、稳定性、药效有重要影响的因素,应进行控制。

1. 制剂基本性能评价　根据剂型的特点,选择制剂质量的基本项目,比较不同处方对制剂质量的影响,筛选出相对满意的处方。例如,对液体制剂的 pH 考察,可以设计不同 pH 的系列处方,考察评价 pH 对处方质量及稳定性的影响,初步确定处方的 pH 范围。应尽可能阐明对药品处方有显著性影响的因素,如原料药的粒度、晶型、辅料的流动性、分子量、制剂的 pH 等。对某些制剂还需要进行其他相关性能的研究,如对带有刻痕的可分割片剂,需要对分割后片剂的含量均匀性、溶出度进行检查。

2. 稳定性评价　对于某些制剂,还需根据具体情况进行相关初步稳定性研究。例如,制剂给药时拟使用专用溶剂的或使用前需要用其他溶剂溶解、稀释的(如静脉注射用粉针和小针),需考察制剂与稀释溶剂配伍后,制剂的物理及化学稳定性包括药物吸附、沉淀、变色、含量下降、杂质增加等;液体制剂若药物浓度很高或接近饱和,在温度改变时药物可能析出结晶,则需要进行低温或冻融实验。

3. 临床前及临床评价　药品申请人最终需要根据临床前和临床研究结果对处方做出最终评价,这也是制剂处方筛选和优化的重要环节。例如,对于难溶性药物口服固体制剂,药物粒度改变对生物利用度可能有较大影响,处方中药物粒度范围的最终确定主要依据有关临床前和临床研究的结果。而对于缓释、控释制剂,经皮给药制剂等,药代动力学研究结果是处方研究的重要依据。在完成有关临床研究和主要稳定性试验后,必要时可根据研究结果对制剂处方进行调整。

(四)制剂工艺研究

制剂工艺研究是制剂研究的一项重要内容,是药品工业化生产的重要基础。制备工艺研究包括工艺设计、工艺研究和工艺放大三部分。研究过程中,应注意数据的记录和积累,这将为药品工业化生产和质量控制打下坚实的基础。

1. 工艺设计　可根据剂型的特点,结合已掌握的药物理化性质和生物学性质,设计几种基本合理的制剂工艺。如实验或文献资料明确显示药物存在多晶型现象且晶型对其稳定性或生物利用度有较大影响的,可通过红外(IR)、粉末 X 射线衍射等方法研究粉碎、制粒等工艺过程对药物晶型的影响,避免药物晶型在工艺过程中发生变化。再如对湿不稳定的原料药,在注意对生产环境湿度控制的同时,设计制备工艺时宜尽量避免水分的影响,可采用干法制粒、粉末直接压片工艺等。工艺设计还需充分考虑与工业化生产的可衔接性和可行性,尽量选择与生产设备原理一致的实验设备,避免制剂研发与生产过程脱节。

2. 工艺研究　工艺研究的重点是确定工艺步骤和生产设备中影响制剂生产的关键环节和因素,建立生产过程的控制指标和工艺参数。

根据剂型及药物特点选择有代表性的检查项目作为考察指标,考察工艺过程各主要环节对产品质量的影响,分析工艺过程中影响制剂质量的关键环节。如对普通片剂,原料药和辅料粉碎、混合、湿颗粒的干燥以及压片过程均可能对片剂质量产生较大影响。对于采用新方法、新技术、新设备的制剂,应对其制剂工艺进行更详细的研究。

(1)工艺重现性研究:工艺重现性研究的主要目的是保证制剂质量的稳定性、一致性,一般至少需要对连续三批样品的制备过程进行考察,详细记录制备过程的工艺条件、操作参数、生产设备型号等,并对各批样品的质量进行检验。

(2)研究数据的汇总和积累:制剂工艺研究过程提供了丰富的实验数据和信息。通过对这些数据的分析,对确定制剂工艺的关键环节,建立相应的控制指标,保证制剂生产和药品质量的重现性,同时为制剂工艺放大和工业化生产提供依据。数据主要包括以下方面:使用的原料药及辅料情况,如货源、规格、质量标准;工艺操作步骤及参数;关键工艺环节的控制指标及范围;设备的种类、型号和规模;样品检验报告。

3. **工艺放大** 工艺放大是工艺研究的重要内容,是实验室制备技术向工业化生产转移的必要阶段,是制剂工艺进一步完善和优化的过程。由于设备、操作条件等与工业化生产的差别,实验室建立的制剂工艺在工业化生产中常常会遇到问题。如胶囊剂工业化生产采用的高速填装设备与实验室设备不一致,实验室确定的处方颗粒的流动性可能并不完全适应生产的需要,可能导致重量差异变大;对于缓释、控释等新剂型,工艺放大研究更为重要。

研究重点主要有两个方面:一是考察生产过程的主要环节,进一步优化工艺条件;二是确定适合工业化生产的设备和生产方法,保证工艺放大后产品的质量和重现性。研究中需要注意对数据的详实记录和积累,发现前期研究建立的制备工艺与生产工艺之间的差别。如这些差别可能影响制剂的性能,则需要考虑进行进一步研究或改进。

(五) 药品包装材料(容器)的选择

药品的包装材料和容器是药品的组成部分,分为直接接触药品的包装材料和外包装材料。内包装不仅是药物的承载体,同时直接影响药品质量的稳定,应符合《直接接触药品的包装材料和容器管理办法》。且从获得药用包装材料和容器注册证的材料中选择,并通过加速试验和长期留样试验进行考察。包装材料的选择应考虑以下方面。

(1) 包装材料需有助于保证制剂质量在一定时间内保持稳定。对于光照或高湿条件下不稳定的制剂,可以考虑选择避光或防潮性能好的包装材料。

(2) 包装材料和制剂应有良好的相容性,不与制剂发生不良相互作用。

(3) 包装材料应与制剂工艺相适应。例如,静脉注射液等无菌制剂的内包装需满足湿热灭菌或辐射灭菌等工艺的要求。

(4) 对定量给药装置应能保证定量给药的准确性和重现性。

(5) 对特定剂型或新包装材料,需进行药品与内包装的相容性考察。如对输液及凝胶剂,需注意考察容器的水蒸气透过性能;对含乙醇的液体制剂,需要注意乙醇对包装材料的影响。

四、生物制品工艺研究

生物制品是指采用现代生物技术手段人为地创造一些条件,借用某些微生物、植物或动物体来生产某些初级代谢产物或次级代谢产物,或利用生物体的某一组成部分制成作为诊断或治疗或预防疾病或达到某种特殊医学目的的医药用品。

人用生物制品包括:细菌类疫苗(含类毒素)、病毒类疫苗、抗毒素及抗血清、血液制品、细胞因子、生长因子、酶、体内及体外诊断制品以及其他生物活性制剂,如毒素、抗原、变态反应原、单克隆抗体、抗原抗体复合物、免疫调节剂及微生态制剂等。

生物制品生产工艺过程基本要求如下。

(1) 炭疽杆菌、肉毒梭菌及破伤风梭菌制品应在各制品的专用设施内生产。

(2) 人血浆制品的生产用设施及设备应专用,不得与其他异种蛋白制品混用。

(3) 卡介苗生产需要独立建筑物和厂房,卡介苗和结核菌素制品生产车间应严格分开,卡介苗和结核菌素的生产设备要专用。

(4) 直接用于生产和检定生物制品的菌种、毒种、来自人和动物的细胞、DNA 重组工程细胞,均须经国务院药品监督管理部门批准。

(5) 制剂使用的辅料和生产中所用的原料,其质量应符合《中国药典》的规定,药典未收载者,必须制定符合药用要求的标准。辅料须经国务院药品监督管理部门批准。

(6) 生产用培养基不得含有可能引起人体不良反应的物质。

(7) 生产用的水源应符合国家饮用水标准,纯化水和注射用水应符合本版《中国药典》的标准。生产用水的制备、贮存、分配和使用均应符合中国《药品生产质量管理规范》的要求。

（8）直接用于生产的金属器具或玻璃器具等生产用具必须严格清洗和灭菌处理。

（9）生产过程中，除另有规定外，不得使用青霉素或其他β-内酰胺类抗生素。生产使用的过滤介质应为无石棉的介质。

（10）生产用动物的要求

1）用于制备注射用活疫苗的动物细胞必须来自清洁级或清洁级以上的动物；用于制备口服疫苗和灭活疫苗的动物细胞应来自封闭式房舍内饲养的健康动物，并须检测与使用动物相关的特殊病毒。小鼠应使用纯系品种。

2）培养细胞用牛血清应来源于无牛海绵状脑病地区的健康牛群，其质量应符合《中国药典》的有关规定。

3）消化细胞用的胰蛋白酶应证明无外源性或内源性病毒污染。

4）用于制备鸡胚或鸡胚细胞的鸡蛋，除另有规定外，应来自无特定病原体的鸡群。

5）生产用马匹应符合《免疫血清生产用马匹检疫和免疫规程》的要求。

根据生物制品的用途、生物材料和剂型特点，不同的生物制品有不同的制备工艺，通常包括生产用原材料研究、菌毒种研究、生产用细胞基质研究、原液或原料生产工艺研究、制剂处方及工艺研究等内容。

（一）生产用原材料研究

生物制品生产用原材料都是采用人和动物的血液、脏器组织、微生物、细胞、动物毒素等生物材料为起始材料，其质量控制和检定结果将直接影响到产品的质量，因此生产用原材料研究是生物制品生产和质量控制的重要环节，必须高度重视。

生产用动物、生物组织及原料血浆：生产所用原料购入后，生产企业的质检部门必须按现行《中国药典》或《中国生物制品主要原辅材料质控标准》的要求进行质量检验并符合相关标准要求方可用于生产，建立有内控标准的还必须符合内控标准。生产用原材料涉及牛源性物质的，需按国家食品药品监督管理总局的有关规定提供相应的资料。原料血浆的采集和质量应符合《中国药典》（三部）《血液制品原料血浆规程》要求。血浆采集应尽可能保持无菌，并在 8 小时内冰冻至−20 ℃以下，检定合格后及时投料制造或于−20 ℃以下冰冻保存，保存期不超过 2 年；原料血浆应进行 HBsAg、HIV-1/HIV-2 抗体、HCV 抗体检测，应为阴性，胎盘血还应增加梅毒检测，应为阴性。生产用动物必须符合现行版《中国药典》相关规定，如对小鼠、鸡、马等的要求。

（二）生产用菌毒种

菌毒种指直接用于制造和检定生物制品的细菌、立克次体或病毒等，是国家重要生物资源，由国家职能部门统一编号、保存、检定和分发。生产企业使用、保存菌毒种须符合现行版《中国药典》《生物制品生产检定用菌毒种管理规程》。各生产单位自行分离、收集的菌毒种，经国家职能部门审查认可后给予正式国家编号才能用于生产和检定。

申报者应提供生产用菌毒种的来源、可用于生产的研究资料或者证明文件、菌毒种的历史（包括分离、鉴定和减毒等）、特性、型别、对细胞基质的适应性、抗原性、免疫原性、毒力（或者毒性）及保护力试验等研究。

生物制品生产用菌毒种应建立三级种子批系统，即种子库。种子库包括原始种子批、主种子批和工作种子批。原始种子批是指已适应生产疫苗的细胞或培养基，可稳定传代、保留抗原性并经过检定可用于疫苗生产的菌毒种子批，原始种子批应验明其记录、历史、来源和生物学特性。从原始种子批传代、扩增后保存的为主种子批，从主种子批传代、扩增后保存的为工作种子批。工作种子批的生物学特性应与原始种子批、主种子批保持一致。工作种子批可直接用于相应疫苗、毒素、类毒素、抗毒素及重组 DNA 产品的生产制造。

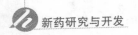

菌毒种经检定后,应根据其特性,选用冻干或适当方法及时保存。菌毒种保管应有严格的登记制度。在保管过程中,凡传代、冻干及分发均应及时登记并定期核对库存数量。

(三) 生产用细胞基质

细胞基质是指可用于生物制品生产的所有动物或人源的原代细胞、连续传代细胞和二倍体细胞。生产用细胞基质研究应符合现行版《中国药典》(三部)规程通则《生物制品生产用动物细胞基质制备及检定规程》要求。

申报者应说明生产用细胞基质的来源,可用于生产的研究资料或证明文件,进行生物学特性、核型分析、外源因子检查及致肿瘤试验等研究。提供中国药品生物制品检定所对生产用细胞基质工作细胞库的检定报告。

为了保证生产的细胞系及生产出的产品没有外源因子污染,除原代细胞外,二倍体细胞和重组细胞均应建立三级细胞库。

(四) 生产用其他原材料

1. 培养基　应清楚培养基的主要成分,对培养基原材料、制备、供应和质量进行控制管理。生物制品生产及检定用培养基的主要原材料有蛋白胨、牛肉浸膏、酵母粉、琼脂、胆盐、胃酶、胰酶等,国家相关部门已建立了相应培养基配方、制备操作及其质量控制标准。生产用培养基尽可能避免使用动物来源和可能引起人体不良反应的原材料。禁止使用来自"疯牛病"国家或地区动物源性原材料作为培养物质。用于生物制品生产的培养基中不得使用青霉素等其他 β-内酰胺类抗生素。配制各种溶液的化学药品应符合现行版《中国药典》或其他相关国家标准要求。

2. 胰蛋白酶　消化细胞用的胰蛋白酶应进行检测,证明无细菌、真菌、支原体和病毒污染,特别应检测胰蛋白酶来源的动物可能携带的病毒,如细小病毒等。

3. 培养细胞　牛血清应来源于无牛海绵状脑病地区的健康牛群,其质量应符合《中国药典》的有关规定;不得使用人血清作为细胞培养液,如需使用人血白蛋白,则须使用有批准文号的合格制品。

(五) 原液生产工艺研究

原液是指用于制造最终配制物或半成品的均一物质,由一次或多次的单次收获物而得到,一般需要纯化并可能配制一批或多批半成品。如属微生物,通常视为原悬液,如原液已浓缩,经稀释成为半成品,对于多价制品,其原液是由单价原液配制而成的。原液生产工艺的研究包括:菌毒种接种、细胞复苏、培养条件、发酵条件、灭活或者裂解工艺的条件、除菌工艺、活性物质的提取纯化等内容。

1. 菌毒种接种、细胞复苏　菌毒种的接种和培养应在专门的设备内进行,严格操作,防止污染,有些需在国家认可的实验室中进行。启用的工作种子批菌毒种应做全面的生物学鉴定,保证无外源因子污染,将检定合格的工作种子,批菌毒种或细胞株接种于适宜的培养基培养,培养种子液应进行质粒稳定性检查,研究确定病毒与细胞的接种比例、MOI 的最佳参数、菌毒种的接种量等技术参数。从工作细胞库来源的细胞复苏后,于含血清的培养液中进行传代、扩增,供转瓶或细胞培养罐接种。

2. 发酵、细胞培养　研究确定细胞培养或病毒培养的最佳温度、培养时间和收获时间等技术参数。生产用培养基应适合细菌生长,培养基中严禁添加对人体有害的物质;应在灭菌培养基中接种适量种子液,在适宜的条件下进行发酵,发酵工艺条件和参数,如浓度、pH、溶解氧、补料、发酵时间等应根据该菌种批准的发酵工艺进行。细胞培养应严格按照无菌操作进行,细胞培养时间可根据细胞生长情况而定;发酵用培养基应不含任何抗生素,生产用细胞培养液应不含血清和任何抗生素。

3. 杀/除菌、病毒去除/灭活　发酵后收集的原液应做纯菌试验,合格后杀灭细菌,灭菌效果须验证;灭活疫苗应选择适宜的病毒灭活剂灭活,研究确定灭活或裂解条件,验证灭活或脱毒效果,应采用尽可能敏感的细胞或培养基和方法进行验证。根据《药品注册管理办法》相关规定,由人、动物的组织或者体液提取的制品、单克隆抗体及真核细胞表达的重组制品,其生产工艺中应包含有效的病毒去除/灭活工艺步骤,并应提供病毒去除/灭活效果验证资料。随着动物源性组织、细胞、体液及重组真核细胞表达制备的生物制品逐渐增多,使用人群不断扩大,动物源性病毒感染人类和潜在医源性感染的风险性很高。通常细胞种子/动物组织原材料是病毒污染的源头,细胞培养增殖过程中也可能引入病毒,因此应建立病毒筛查、控制和检测工艺步骤,并采用高度敏感和特异的检测方法对病毒去除/灭活的有效工艺步骤进行验证,排出可能污染的感染性活病毒,有效控制制品的病毒安全性。

4. 原液检定　原液检定是生物制品质量控制和生产工艺研究中的重要环节,包括理化和生物学检定两方面内容,理化检定内容和方法可参考借鉴《中国药典》(二部)相关内容,生物学检定在生物制品检定中尤为重要。

细菌原液检查包括:镜下检查杂菌、效价或活性测定、无菌试验、浓度测定、免疫力试验;病毒原液检查包括:无菌试验、滴度测定;血液制品的原液通常应进行残余乙醇含量、蛋白质含量、纯度、pH检测及热原试验等;重组产品通常得到纯度要求很高的蛋白质,其原液一般应进行以下项目检定:效价测定、蛋白含量、比活性、纯度(电泳纯度、高效液相色谱纯度)、分子量、外源性 DNA 残留量、宿主菌蛋白残留量、细菌内毒素含量(鲎试剂法)、等电点、肽谱等。

(六) 制剂处方及工艺研究

明确处方组成、依据、筛选及对生物活性的影响等内容,如对疫苗中添加的佐剂、稳定剂、缓冲液、赋形剂等进行筛选和评价以及这些辅料是否对疫苗活性造成影响,还应提供辅料的来源和质量标准。新的佐剂则需对其作用原理、安全性及佐剂效应进行详细的研究并建立切实可行的评价方法。

生产过程中,根据不同菌毒种、细胞特性、培养基组成及目标产物的要求,不同的生物制品有不同的提取浓缩、分离、纯化工艺条件和技术参数,同时必须充分考虑到操作条件对生物活性的影响,优化工艺条件,建立稳定的纯化工艺,包括纯化时的回收率、生物活性和纯度等的稳定性,并制定相应的质控指标和检测方法。常见的分离纯化方法有:离心分离、萃取分离、超滤浓缩、盐析、透析、凝胶层析、膜分离及高效液相色谱等,可根据具体工艺条件选择或联合应用。

将检定合格的原液用稀释液稀释至所需浓度,加入辅料,过滤除菌,进行无菌试验和细素内毒素含量测定,制成半成品。半成品分装、冷冻干燥,可真空或充氮封口。冻干完成后,进行压塞、压盖、包装制得成品。包装按现行版《中国药典》(三部)规程通则《生物制品包装规程》进行。

第三节　新药的质量研究

药品的质量研究与质量标准的制定是新药研究的主要内容之一,药品质量标准是否科学、合理、可行直接关系到药品质量的可控性、安全性和有效性,研发新药需对质量进行详细的、系统的研究,制定出合理的、可行的质量标准,并不断地修订和完善,以控制产品的质量,保证药品的安全有效。目前,国内新药研究的水平与先进国家相比仍有较大差距。主要表现在以下 4 个方面。

(1) 质量研究工作过于简单和粗糙,对制定的质量标准不能给予有效支持且质量标准制定过程不够规范。

(2) 质量研究的内容不够全面且无针对性,质量标准不能有效地控制产品的质量。

(3) 机械地认识质量研究和质量标准的制定工作,照搬其他品种的模式或硬套指导原则,不能反映产品的个性化特点。

(4) 我国新药申报分为申请临床研究和申报生产两个阶段,研究者大多重视临床前质量研究和

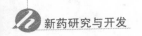

质量标准的制定,而忽视申报生产以及工业化生产后质量标准的修订和维护。

一、中药材及中药制剂质量标准研究

(一)中药材质量标准研究

中药材质量标准包括名称、汉语拼音、药材拉丁名、来源、性状、鉴别、检查、浸出物、含量测定、炮制、性味与归经、功能与主治、用法与用量、注意及贮藏等项。有关项目内容的技术要求如下。

1. 名称、汉语拼音、药材拉丁名　按中药命名原则要求制定。

2. 来源　包括原植(动、矿)物的科名、中文名、拉丁学名、药用部位、采收季节和产地加工等,矿物药包括矿物的类、族、矿石名或岩石名、主要成分及产地加工。上述的中药材均应固定其产地。

(1)原植(动、矿)物需经有关单位鉴定,确定原植(动)物的科名、中文名及拉丁学名;矿物的中文名及拉丁名。

(2)药用部位是指植(动、矿)物经产地加工后可药用的某一部分或全部。

(3)采收季节和产地加工系指能保证药材质量的最佳采收季节产地和加工方法。

3. 性状　指药材的外形、颜色、表面特征、质地、断面及气味等的描述,除必须鲜用的按鲜品描述外,一般以完整的干药材为主;易破碎的药材还须描述破碎部分。描述要抓住主要特征,文字要简练,术语需规范,描述应确切。

4. 鉴别　选用方法要求专属、灵敏。包括经验鉴别、显微鉴别(组织切片、粉末或表面制片、显微化学)、一般理化鉴别、色谱或光谱鉴别及其他方法的鉴别。色谱鉴别应设对照品或对照药材。

5. 检查　包括杂质、水分、灰分、酸不溶性灰分、重金属、砷盐、农药残留量、有关的毒性成分及其他必要的检查项目。

6. 浸出物测定　可参照《中国药典》附录浸出物测定要求,结合用药习惯、药材质地及已知的化学成分类别等选定适宜的溶剂,测定其浸出物量以控制质量。浸出物量的限度指标应根据实测数据制订,并以药材的干品计算。

7. 含量测定　应建立有效成分含量测定项目,操作步骤叙述应准确,术语和计量单位应规范。含量限度指标应根据实测数据制订。在建立化学成分的含量测定有困难时,可建立相应的图谱测定或生物测定等其他方法。

8. 炮制　根据用药需要进行炮制的品种,应制订合理的加工炮制工艺,明确辅料用量和炮制品的质量要求。

9. 其他　性味与归经、功能与主治、用法与用量、注意及贮藏等项,根据该药材研究结果制订。

10. 书写　有关质量标准的书写格式,参照《中国药典》(现行版)。

(二)中药制剂质量标准研究

中药制剂必须在处方固定和原料(净药材、饮片、提取物)质量、制备工艺稳定的前提下方可拟订质量标准草案,质量标准应确实反映和控制最终产品质量。质量标准的内容一般包括名称、汉语拼音、处方、制法、性状、鉴别、检查、浸出物、含量测定、功能与主治、用法与用量、注意、规格、贮藏、有效期等项目。

1. 名称、汉语拼音　按中药命名原则的要求制订。

2. 处方　应列出全部药味和用量(以 g 或 ml 为单位),全处方量应以制成 1 000 个制剂单位的成品量为准。药味的排列顺序应根据组方原则排列,炮制品需注明。

3. 制法　中药制剂的制法与质量有密切的关系,必须写明制剂工艺的全过程,包括辅料用量等,写明处方共有多少药味,列出关键工艺的技术条件及要求。

4. 性状　指剂型及除去包装后的色泽、形态、气味等的描述。

5. 鉴别　包括显微鉴别、理化鉴别、光谱鉴别、色谱鉴别等,要求专属性强、灵敏度高、重现性较好。显微鉴别应突出描述易察见的特征。理化、光谱、色谱鉴别叙述应准确,术语、计量单位应规范。色谱法鉴别应选定适宜的对照品或对照药材做对照试验。

6. 检查　参照《中国药典》(现行版)附录各有关制剂通则项下规定的检查项目和必要的其他检查项目进行检查,并制订相应的限量范围。《中国药典》未收载的剂型可另行制订。对制剂中的重金属、砷盐等应予以考察,必要时应列入规定项目。

7. 浸出物测定　根据剂型的需要,参照《中国药典》(现行版)附录浸出物测定的有关规定,选择适当的溶剂进行测定。

8. 含量测定

(1)应首选处方中的君药(主药)、贵重药、毒性药制订含量测定项目。如有困难时,则可选处方中其他药味的已知成分或具备能反映内在质量的指标成分建立含量测定。如因成品测定干扰较大并确证干扰无法排除而难以测定的,可测定与其化学结构母核相似,分子量相近,总类成分的含量或暂将浸出物测定作为质量控制项目,但必须具有针对性和控制质量的意义。

(2)含量测定方法可参考有关质量标准或有关文献,也可自行研究后建立,但均应做方法学考察试验。

(3)含量限(幅)度指标应根据实测数据(临床用样品至少有三批、6个数据,生产用样品至少有10批、20个数据)制订。含量限度一般规定低限或按照其标示量制订含量测定用的百分限度。毒性成分的含量必须规定幅度。

(4)含量限度低于万分之一者,应增加另一个含量测定指标或浸出物测定。

(5)在建立化学成分的含量测定有困难时,也可考虑建立生物测定等其他方法。

9. 其他　功能主治、用法与用量、注意及有效期等均根据该药的研究结果制订。

10. 规格　应制订制剂单位的重量、装量、含量或一次服用量。

11. 书写　有关质量标准的书写格式,参照《中国药典》(现行版)。

(三)对照品、对照药材质量要求

药物质量标准研究中,经常需要对照品或对照药材,如为现行国家药品标准收载并由中国药品生物制品检定所提供者,可直接采用,注明所用对照品、对照药材的批号、类别。其他途径来源的对照品、对照药材则应按以下相应要求提供研究资料。

对照药材一般用于鉴别,对照品分为鉴别用和含量测定用两个类别,后者纯度要求高于前者。

1. 对照品

(1)来源:由植物、动物提取的需要说明原料的科名、拉丁学名和药用部位及有关具体的提取、分离工艺、方法;化学合成品需注明供应来源及其工艺方法。

(2)结构确证:验证已知结构的化合物需提供必要参数及图谱,并应与文献值或图谱一致,如文献无记载,则按未知物要求提供足以确证其结构的参数,如元素分析、熔点、红外光谱、紫外光谱、核磁共振谱、质谱等。

(3)纯度和含量:对照品应进行纯度检查。纯度检查可依所用的色谱类型,如为薄层色谱法:点样量应为所适用检验方法点样量的 10 倍量,选择三个以上溶剂系统展开,并提供彩色照片,色谱中应不显杂质斑点。供含量测定用对照品,含量应在 98% 以上,供鉴别用的化学对照品含量应在 95% 以上,并提供含量测定的方法和测试数据及有关图谱,通常采用 HPLC 法。

(4)稳定性、包装与贮藏:应进行稳定性研究,提供使用期及其确定依据;根据稳定性研究结果明确包装与贮藏条件,如置密闭容器内,避光、低温、干燥处贮藏等。

2. 对照药材　对照药材品种须经过准确鉴定并注明药材来源,多品种来源的对照药材,须有共性的鉴别特征;药材应选用符合国家药品标准规定要求的优质药材,须粉碎,过筛。取均匀的粉末分

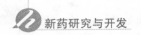

装使用;应进行稳定性考察,提供使用期及其确定依据。

二、化学药物质量标准研究

化学药物质量标准分为原料药质量标准和制剂质量标准,两者既有相同的质量研究内容,如鉴别、检查、含量测定,侧重又有所不同,如原料药侧重结构确证、相关物质检查,而制剂则侧重辅料对药物的影响、性状等。化学药物质量标准的建立通常包括药物的质量研究和药物质量标准的制定两个阶段。药物质量研究的主要内容有性状、鉴别、检查和含量测定等;质量标准制定的项目和限度应在充分的质量研究基础上,根据不同药物的特性确定,以达到控制产品质量的目的。质量标准中限度的确定通常基于安全性、有效性的考虑,同时还应注意工业化规模产品与研究样品质量的一致性。项目及限度的确定,可参照现行版《中国药典》,也可参考其他国家的药典。

(一) 质量研究的主要内容

药物的质量研究是质量标准制定的基础,质量研究的内容应尽可能全面,既要考虑一般性要求,又要有专属性。首先,应根据研制药物的特性确定质量研究的内容。原料药一般考虑其结构特征、理化性质;制剂则应考虑不同剂型的特点、临床用法及辅料对制剂安全性和有效性的影响;复方制剂还应考虑不同成分之间的相互作用等。其次,根据制备工艺确定质量研究的内容。原料药通常考虑在制备过程中所用的起始原料及试剂、制备中间体及不良反应产物,以及有机溶剂等对终产品质量的影响等;制剂通常考虑所用辅料、不同工艺的影响,以及可能产生的降解产物等。

质量研究的常规项目和方法可参照现行版《中国药典》凡例和附录收载方法进行,如熔点、旋光度、相对密度、折光率、碘值、酸值、皂化值、水分、重金属、炽灼残渣、砷盐、氯化物、硫酸盐、微生物限度、重(装)量差异等。同时还应考虑所研究药品的具体情况,如杂质、辅料等是否对试验结果有影响。必要时可对药典方法的操作步骤等做适当的修订。

原药和制剂的质量研究的主要内容包括性状、鉴别、检查和含量测定等几个方面。

1. 性状

(1) 外观、色泽、臭、味、结晶性、引湿性等属于原料药的一般性状并应注意在贮藏期内是否发生变化,如有变化,应如实描述,如遇光变色、易吸湿、风化、挥发等情况。制剂的外观和颜色应如实客观描述,如片剂应描述压制片或包衣片,除去包衣后片芯的颜色以及片子的形状、刻痕或商标等;硬胶囊剂应描述内容物的颜色、形状;注射液一般为澄明液体,但也有混悬液或黏稠性溶液,需注意对颜色的描述。

(2) 溶解度、熔点、旋光度、吸收系数等,这些是原料药的一些重要物理常数,对剂型考虑和质量控制研究有重要意义。熔点或熔距是鉴别和检查原料药的纯度指标之一,常温下呈固态的原料药应考察其熔点或受热后的熔融、分解、软化等情况,结晶性原料药一般应有明确的熔点,对熔点难以判断或熔融同时分解的品种应同时采用热分析方法进行比较研究;旋光度或比旋度是反映具光学活性化合物固有特性及其纯度的指标,应采用不同的溶剂考察其旋光性质,并测定旋光度或比旋度;化合物对紫外-可见光的选择性吸收及其在最大吸收波长处的吸收系数,也应进行研究。

(3) 液体原料药特性: 如相对密度、凝点、馏程、折光率、黏度等,可从不同方面反映液体原料药的纯度和质量。在特定条件下,液体原料药的相对密度、凝点、馏程、折光率、黏度等为不变的常数,可以区别不同的药物和检查药物的纯杂程度。

2. 鉴别　化学原料药和制剂的鉴别试验要采用专属性强、灵敏度高、重复性好、操作简便及不受辅料干扰的方法进行鉴别,一般至少采用两种以上不同类的方法。制剂与原料药通常尽可能采用相同的方法进行鉴别,但应排除制剂中辅料的干扰。光学异构体和不同晶型药物的鉴别应具有强的专属性,也可采用其他方法如粉末 X 射线衍射法鉴别。

常用的鉴别方法有化学反应法、色谱法和光谱法等。

（1）化学反应法：主要原理是选择官能团专属的化学反应进行鉴别，包括显色反应、沉淀反应、盐类的离子反应等。对结构相似的系列药物，应注意与可能存在的结构类似物的区别。

（2）色谱法：主要包括气相色谱法（GC）、高效液相色谱法（HPLC）和薄层色谱法（TLC）等。可采用 GC 法、HPLC 法的保留时间及 TLC 法的比移值和显色等进行鉴别。

（3）光谱法：常用的光谱法有红外吸收光谱法和紫外-可见吸收光谱法。红外吸收光谱法是原料药鉴别试验的重要方法，应注意根据产品的性质选择适当的制样方法。紫外-可见吸收光谱法应规定在指定溶剂中的最大吸收波长，必要时规定最小吸收波长或规定几个最大吸收波长处的吸光度比值或特定波长处的吸光度，以提高鉴别的专属性。

3. 检查　原料药检查项目通常应考虑安全性、有效性和纯度三个方面的内容，如工艺杂质、降解产物、异构体和残留溶剂等。制剂除应符合相应的制剂通则，参照《中国药典》附录外，还应根据剂型特性、工艺及稳定性考察结果，制定其他的检查项目，如溶出度、释放度、含量均匀度、干燥失重或水分等检查。

（1）杂质：一般杂质通常指无机物杂质，包括氯化物、硫酸盐、重金属、砷盐、炽灼残渣等。杂质检查的另一项重要内容是有关物质检查，有关物质通常是有机杂质，是指在生产过程中带入的起始原料、中间体、聚合体、不良反应产物，以及贮藏过程中的降解产物等，直接关系到药物的纯度。药物的纯度要求应基于安全性和生产实际情况两方面的考虑，允许含一定量无害或低毒的共存物，但对有毒杂质则应严格控制。毒性杂质的确认主要依据安全性试验资料或文献资料，与已知毒性杂质结构相似的杂质，亦被认为是毒性杂质。

现代色谱法是杂质检查的首选方法，包括薄层色谱法、高效液相色谱法和气相色谱法等。气相色谱法可用于检查挥发性的杂质，不挥发的物质需采用衍生化试剂制备成挥发性的衍生物后进行测定；高效液相色谱法可用于多数药物杂质的检查，具有灵敏度高、专属性好的特点。毛细管电泳法分离性能好、操作时间短，也可采用。具体内容可参阅《化学药物杂质研究的技术指导原则》。

（2）残留溶剂：残留溶剂在一定程度上反映精制等后处理工艺的可行性，故应对生产工艺中使用的有机溶剂在药物中的残留量进行研究。具体内容可参阅《化学药物有机溶剂残留量研究的技术指导原则》。

（3）晶型和异构体：许多原料药具有多晶型现象，不同晶型可能对生物利用度和稳定性产生影响，尤其对难溶性药物，其晶型有可能影响药物的有效性、安全性和稳定性。晶型检查通常采用熔点、红外吸收光谱、粉末 X 线衍射、热分析等方法。对于具有多晶型现象且为晶型选型性药物，应确定其有效晶型，并对无效晶型进行控制。异构体通常指顺反异构体和光学异构体，不同异构体可能具有不同的生物活性或药代动力学性质，因此，须进行异构体的检查。

（4）粒度和含量均匀度：用于制备固体制剂或混悬剂的难溶性原料药，其粒度对生物利用度、溶出度和稳定性有较大影响时，应检查原料药的粒度和粒度分布，并规定其限度；含量均匀度是指小剂量口服固体制剂、粉雾剂或注射用无菌粉末等制剂中每片（个）含量偏离标示量的程度，含量均匀度可能会影响到药物的有效性和安全性。对片剂、胶囊剂或注射用无菌粉末，规格小于 10 mg（含 10 mg）的品种或主药含量小于每片（个）重量 5% 的品种及标示量小于 2 mg 或主药含量小于每个重量 2% 的品种应进行含量均匀度检查，对于药物的有效浓度与毒副反应浓度比较接近的品种或混匀工艺较困难的品种，每片（个）标示量不大于 25 mg 者，也应进行含量均匀度检查。

（5）溶出度和释放度：溶出度是指药物从片剂等固体制剂在规定的溶出介质中溶出的速度和程度，是评价药物制剂质量的一个重要指标。在水中难溶的药物、处方和工艺原因造成临床疗效不稳的药物以及治疗量与中毒量接近的药物通常需考察其溶出曲线和溶出均一性。

溶出度检查方法常用的有转篮法（100 r/min）、桨法（50 r/min），溶出量一般为 45 分钟 70% 以上。溶出介质通常采用水、0.1 mol/L 盐酸溶液、缓冲液（pH 为 3～8），对仍不能完全溶解的难溶性药物,可加入适量的表面活性剂,如十二烷基硫酸钠等。

释放度是指药物从缓释制剂、控释制剂、肠溶制剂及透皮贴剂等在规定的溶出介质中释放的速度和程度。释放度研究需考察药物释放曲线和释放均一性,并对释药模式(零级、一级、Higuchi方程等)进行分析。溶出度和释放度具体方法可参考《中国药典》附录。

(6)其他:如干燥失重、水分、溶液的澄清度、颜色、酸碱度等,此几项为原料药常规的检查项目,应做检查,特别是制备注射剂用的原料药。干燥失重检查和水分测定,常将二者的测定结果进行比较。另外,还应根据药物品种的具体情况,有针对性地设置检查研究项目,如聚合物药物应检查平均分子量,注射剂等液体制剂应进行pH检查,非包衣片和包衣片片芯应进行脆碎度检查,抗生素类药物或供注射用的原料药(无菌粉末直接分装),必要时应该进行异常毒性、细菌内毒素或热原、降压物质、无菌等检查。

4. 含量(效价)测定 凡用理化方法测定药物含量的称为含量测定,凡以生物学方法或酶化学方法测定药物效价的称为效价测定。化学原料药和制剂的含量(效价)测定是评价产品质量的主要指标之一。用生物效价法测定的药物,若改用理化方法测定,需对两种测定方法进行对比。含量(效价)测定方法必须进行方法学验证。

原料药的纯度要求高,限度要求严格,一般首选容量分析法。气相色谱法与高效液相色谱法都具有良好的分离效果,前者一般用于具有一定挥发性的原料药的含量测定,后者多用于多组分抗生素、激素类和用其他测定方法会受杂质干扰的原料药的含量测定。

制剂的含量限度一般较宽,可选用的方法较多,主要有色谱法、紫外分光光度法和比色法,一般首选色谱法。对复方制剂或需经过复杂分离除去杂质与辅料干扰的品种,可以采用高效液相色谱法或气相色谱法测定含量;当制剂中主药含量很低或无较强的发色团,以及杂质影响紫外分光光度法测定时,可考虑选择显色较灵敏、专属性和稳定性较好的比色法或荧光分光光度法。

(二)质量标准的制定

根据已确定的质量标准的项目和限度,参照现行版《中国药典》的规范用语及格式,制定出合理、可行的质量标准。

1. 质量标准项目

(1)化学药质量标准项目一般应包括药品名称(通用名、汉语拼音名、英文名)、化学结构式、分子式、分子量、化学名(原料药)、含量限度、性状、理化性质(原料药)、鉴别、检查(原料药的纯度检查项目、与剂型相关的质量检查项目等)、含量(效价)测定、类别、规格(制剂)、贮藏、制剂(原料药)有效期等内容。各项目应有相应的起草说明。

(2)化学原料药检查项目主要包括酸碱度(主要对盐类及可溶性原料)、溶液的澄清度与颜色(主要对抗生素类或供注射用原料药)、一般杂质(氯化物、硫酸盐、重金属、炽灼残渣、砷盐等)、有关物质、残留溶剂、干燥失重或水分等。其他项目可根据具体产品的理化性质和质量控制的特点设置。

(3)化学制剂口服固体剂型的检查项目主要有溶出度、释放度(缓释、控释及肠溶制剂)等;注射剂的检查项主要有pH、溶液的澄清度与颜色、澄明度、有关物质、重金属(大体积注射液)、干燥失重或水分(注射用粉末或冻干品)、无菌、细菌内毒素或热原等。其他项目可根据具体制剂的生产工艺及其质量控制的特点设置。

2. 质量标准限度 质量标准限度的确定首先应基于对药品安全性和有效性的考虑,并应考虑分析方法的误差。在保证产品安全有效的前提下,可以考虑生产工艺的实际情况兼顾流通和使用过程的影响。研发者必须要注意工业化生产规模产品与进行安全性、有效性研究的样品质量的一致性,也就是说,实际生产产品的质量不能低于进行安全性、有效性试验样品的质量,否则要重新进行安全性和有效性的评价。

质量标准中需要确定限度的项目主要包括:主药的含量,与纯度有关的性状项(旋光度或比旋度、熔点等),纯度检查项目(如残留溶剂、一般杂质和有关物质等)和有关产品品质的项目(酸碱度、溶液的澄清度与颜色、溶出度、释放度等)等。对化学结构不清楚的或尚未完全弄清楚的杂质,因没有合适的理化方法,可采用现行版《中国药典》附录规定的一些方法对其进行控制,如异常毒性、细菌内毒素或热原、升压物质、降压物质检查等。限度应按照药典的规定及临床用药情况确定。

3. 质量标准的起草说明　质量标准的起草说明是对质量标准的注释,标准各项目和限度均应有相应的起草说明,应详述质量标准中各项目设置及限度确定的依据列出有关的研究数据、实测数据和文献数据、技术条件、注意事项以及部分研究项目不列入质量标准的理由等,既要有理论解释,又要有实践工作的总结及试验数据。该部分内容也是研发者对质量控制研究和质量标准制定工作的总结,如采用检测方法的原理、方法学验证、实际测定结果及综合评价等。质量标准的起草说明还是今后执行和修订质量标准的重要参考资料。

三、生物制品质量标准研究

与一般药品标准相比,生物制品质量标准具有其相对的特点。生物制品国家标准于 2005 年纳入《中国药典》三部之前为《中国生物制品规程》,由于其特定的历史发展背景,形成我国生物制品质量标准体系相对独立的现状。

生物制品质量研究包括制品的理化特性分析、结构确证、鉴别试验、纯度测定、有效成分的含量测定及生物活性测定等方面,对纯化制品还应提供杂质分析的研究资料。生产工艺确定以后,应根据测定方法验证结果及对多批试制产品的检定数据,用统计学方法分析确定质量标准,并结合制品安全有效性研究结果及稳定性考察数据等分析评价拟定标准的合理性。生产过程中加入了对人有潜在毒性的物质,应制定产品的限量标准并提供依据。

生物制品的结构特性容易受到各种理化因素的影响,且分离提纯工艺复杂,生产过程中每一环节或制备条件的改变均可能影响其非临床安全性评价的合理性。因此,生物制品的质量控制需要采用化学、物理和生物学等多种手段,对整个生产过程进行全程、实时的质量控制,包括原材料、中间产品、终产品以及生产过程的质控。

(一)生物制品理化检定

生物制品组成成分复杂多样,对菌毒疫苗、诊断试剂等混合组分多用生物学检定方法控制,对重组产品、单一成分的血液制品等除进行相应生物学检定外,还需进行有关理化分析检定。生物制品的理化分析原则、方法与化学药品基本相同,可参照《中国药典》化学药质量控制分析方法进行,下面仅对生物制品理化检定中具有生物制品特点部分进行讨论。

蛋白质成分检定　很多生物制品的有效成分是蛋白质,常用的分离检定方法有:不同 pH 溶液沉淀蛋白质;以热变性去除不耐热蛋白质;用不同盐浓度沉淀蛋白质;用有机溶剂沉淀蛋白质;用分配层析法(纸层析或薄层层析)、电泳法(聚丙烯酰胺凝胶电泳等)和离子交换层析法分离蛋白质;以蛋白质特异性配体,如抗体、受体拮抗剂、酶的底物等结合,通过改变溶液的 pH、离子浓度等方法分离。对分离纯化的蛋白质进行测定,常用的方法有半微量凯氏定氮法、微量法(Lowry 法)、紫外分光光度法、考马斯亮蓝 G-250 法等。

(1) 分子量测定:生物制品中许多是大分子成分,如蛋白质、多糖等,其分子量测定常用的方法有细菌夹膜多糖色谱法,SDS-PAGE 凝胶电泳法,超速离心法等。

(2) 含量测定:有滴定法、重量分析法、分光光度法、高效液相色谱法等。另外,毛细管电泳、阳离子或阴离子色谱、等电聚焦、分子筛层析、SDS-PAGE 电泳等分析技术也可用于生物制品含量测定。含量测定主要用于评价纯化制品中含有有效成分的量和杂质的最低限量,制定相应标准。通常可测定有效抗原在疫苗中的绝对值或测定主要杂质的量推算有效抗原在疫苗中的相对值。

(3) 水分、pH 测定:水分检测主要针对冻干制品的要求,控制制品的水分不超过规定的标准,目前国际上公认的标准为不超过 3.0%。所采用的方法有化学法(K. Fischer)和称量减重法。以 K. Fischer 法最常用。pH 一般为 7.2±0.5。

(二) 生物制品生物学检定

生物制品的生物活性与其药效和毒性有相关性,因此,药效学和安全性研究特别关注生物活性的测定。鉴于生物制品结构确认的不完全性,生物活性检测成为反映生物制品天然结构是否遭受破坏、生产各阶段工艺合理性和评价终产品质量控制的重要内容,也成为药理、毒理、药代动等试验方案中剂量确定的依据。

常用的生物学测定方法如下。

1. **酶反应试验**　是指在体外能促进酶分子的活化或本身具备酶的活性,通过底物的变化检测酶活性,主要用于酶、激活剂、抑制剂等的活性测定,这类方法的变异较小。

2. **结合试验**　是基于产品与某种物质的结合特性而设计的试验,如免疫结合试验,目前主要用于生物制品的鉴别,一般不用作制品的活性测定,这类方法的变异也相对较小。

3. **细胞测定试验**　是指产品可以诱导细胞产生可测定的应答,如细胞增殖、聚集、分化、死亡、迁移或产生特定的化学物质等,常用于各种生物制品的活性(效力)测定,但这类方法的变异较大。

4. **动物试验**　是指以整体动物为试验材料检测制品生物学活性的试验方法,如动物保护力试验,由于动物实验的成本高、周期长和变异大,所以一般仅用于成品检定。

相对于理化分析方法而言,生物学检定具有更大的可变性,一般要使用动物、细胞或生物分子,因此对于生物学检定的判断标准可适当灵活掌握,但是对于定量测定方法应尽可能减少方法的变异。生物学检定主要用于安全性检查、生物活性检定及鉴别、杂质检查等。

1. **安全性检定**

(1) 无菌试验:无菌试验系指用微生物培养法检查生物制品是否被微生物污染的方法,包括细菌检查、真菌检查和支原体检查等。生物制品不得含有杂菌(有专门规定者除外),灭活细菌疫苗、病毒类疫苗不得含有活的本细菌、本病毒。在制造过程中应进行无菌试验,分装后的制品按规定取样做最后检定。细菌减毒活疫苗应做纯菌试验,基本原则同无菌试验。无菌试验应符合现行版《中国药典》的相关要求。

(2) 异常毒性试验:异常毒性试验是指通过生物学方法检测制品中是否含有目标产物以外对人有害的有毒物质。死菌苗或类毒素注射动物可引起毒性反应,严重时可使动物呈中毒状死亡,亦可使动物体重下降。异常毒性试验通常用小鼠和豚鼠两种动物进行试验,腹腔注射,小鼠 1 ml,豚鼠 5 ml,观察小鼠或豚鼠健康状态和体重改变。细菌制剂多采用小鼠,类毒素多采用豚鼠,以动物体重增长或降低来判定毒性。但必须注意动物的饲养管理,定时喂食,定时称重,否则会影响结果。异常毒性试验应符合现行版《中国药典》的相关要求。

(3) 热原实验:内毒素主要来自革兰阴性细菌,其主要成分为脂多糖(LPS),LPS 对人有致热反应,甚至导致死亡。检测 LPS 可用家兔法或鲎试剂法,鲎试剂法较为敏感,但法定以家兔法为准,家兔试验法是将一定剂量的供试品静脉注入家兔体内,在规定期间内观察家兔体温变化以判定供试品中所含热原的限度是否符合规定的一种方法。但需注意的是,大多数重组产品具有很高的生物活性,特别是细胞因子类本身就有很强的致热原作用、在家兔热原试验中不时出现很难判定的结果,这时可考虑用鲎试剂法代替家兔热原试验。鲎试剂法是用细菌内毒素在与鲎试剂形成凝胶过程中具有相关的浊度变化和两者反应过程中产生的凝集反应的原理,从而定量测定细菌内毒素的方法。可参照现行版《中国药典》的相关要求进行。

2. **抗体水平测定**　抗体水平测定可分为体内法或体外相对法,前者为大多数预防类制品均用此方法,用疫苗免疫动物后,经过一定时期,动物可产生特异性抗体,根据抗体产生的水平来判定制品抗原性的高低。动物免疫后,抗体出现有一定规律,必须在适当的时候采血测抗体。测抗体的方法,根据制品不同而采用不同的方法,常用的有以下几种。

(1) 凝集试验:细菌疫苗类多用凝集反应测定抗体,方法简单易行,抗原使用恰当还可分别比较不同株免疫的区别。如吸附百白破混合制剂中,测百日咳抗体多用此法。

(2) 补体结合试验:疫苗类多用此法,如《斑疹伤寒疫苗规程》规定此法为效力试验方法之一,该法具有敏感性较差、用量大等缺点。

(3) 中和试验:中和抗体的高低可以代表免疫力的强弱。疫苗免疫后产生中和抗体可反映疫苗质量。抗体和病毒中和作用可在动物体内反映,也可接种在细胞中观察细胞病变或蚀斑变化试验作为指标。

(4) 血凝抑制试验:麻疹、腮腺炎疫苗可用此法。

(5) 被动保护力试验:先将免疫血清注射动物后,隔一定时间再注射毒菌或病毒,观察血清所起的保护作用。

3. 免疫力试验　将疫苗或类毒素免疫动物后,再用同种的病毒或毒素感染,观察动物免疫后的保护水平。这种方法可直接观察制品的免疫效果。

免疫力试验可分为两类,一类是测定动物经一定量的抗原免疫后可耐受毒菌感染的程度,这种方法常用免疫指数表示;另一类是不同剂量抗原免疫动物后,用一定感染量的毒菌攻击,观察多少免疫剂量可使动物获得 50% 的生存保护,称为 50% 免疫剂量法。

4. 活毒疫苗的效价检定　活毒疫苗多以制品中抗原菌或病毒的存活数来表示其效力,减毒疫苗则可按规定中的活菌数或滴定其毒力,因为这类制品已证明活菌数多少与毒力或免疫的关系。冻干皮内卡介苗、冻干麻疹活疫苗等从实验室及流行病学效果调查,均证明其免疫效果与接种之活菌数或病毒量有关。

5. 单位测定　抗毒素和类毒素的生物学活性比较稳定,其效价是以单位表示,不同批制品,不同时间测定的单位具有可比性。

(1) 抗毒素单位(效价)的测定:抗毒素的效力主要为制品所含的效价,即抗毒素中含有中和毒素的效力,一般以国际单位(IU)表示,可用家兔、小鼠等测定。效价测定用标准抗毒素及试验毒素由国家中检所统一定期分发。

(2) 类毒素单位测定:根据类毒素与相应抗毒素在适当的含量、比例、温度、反应时间等条件下,在试管中发生抗原抗体结合,产生肉眼可见的絮状凝聚反应,根据抗毒素絮状反应标准品可测定供试品的絮状单位(Lf)值。所谓絮状单位系指毒素与已知单位的血清在试管中最早出现的絮状反应量。将不同量的抗毒素标准与毒素或类毒素混合后置于 45 ℃ 水浴观察结果。

6. 鉴别、杂质检定　鉴别反应用于确证含有被测成分符合某种特征,呈正反应,而不含被测成分(阴性对照)、结构相似及其他成分则呈负反应。

生物制品具有多样性和复杂性的特点,质控分析方法也会各有特色,但应以能够有效控制产品质量为基本标准。

(三) 制造检定规程的主要内容

依照 2015 年版《中国药典》(三部)格式和内容,生物制品制检规程,根据制品和剂型不同,一般包含有:品名(中文通用名称、英文名称、汉语拼音),定义、组成及用途,基本要求,制造,检定(原液、半成品、成品),保存运输及有效期,使用说明(仅预防类含此项)。其中,检定(原液、半成品、成品)项中性状、鉴别、检查、效价或含量测定为质量控制及标准研究的核心内容。

生物制品通用名称应符合《中国药品通用名称》中"生物制品通用名称命名细则"的要求。定义及组成中应说明来源、主要制备工艺、组成,预防类制品还应说明用途;生物制品的制备工艺应根据起始原材料的来源,有效成分的理化及生物学特性,以及临床使用的相关要求而确定,并按照药品生产质量管理规范的要求进行验证,涉及的工艺参数和制剂配方一旦确定并经临床前和临床试验证明其安全性和有效性,且获得国家监管部门批准后,应严格按照批准的质量标准中规定的生产工艺和参数进行生产,产品检验合格后才能上市销售。生物制品的安全性、有效性严格依赖于生产工艺的一致性和稳定性,生产工艺变更应按照国家相关要求进行安全性和有效性的评估并获得国家监管部门的批准。基本要求中应对制品生产和检定用设施、原料及辅料、水、器具、动物等做出规定,一般应符合凡例的通用要求,有特殊要求的应明确规定,特别是采用国家标准未收载的原材料和辅料时,应对主要质控项目做出规定。制造和检定部分应分别包括对原液、半成品及成品的要求;每项检测项目均应规定相应的检测方法,方法必须具有可操作性与重现性,并有明确的结果判定要求。检测方法的选择应根据"专属、准确、灵敏"的原则,既要考虑经济实用,又要反映新技术的应用和发展;尽可能采用效果等同于或优于动物实验的体外生物学方法或成熟的化学和仪器分析方法替代动物实验用于生物制品活性的质量控制。新建立的检测方法按《中国药典》附录"药品标准分析方法验证指导原则"进行验证,包括由不同的实验室进行复核以考核方法的重现性,试验结果数据的精确度应与技术要求量值的有效位数一致。试验结果和数据的分析符合"生物检定统计法"的相关要求。保存、运输及有效期中应规定保存、运输的条件和批准的有效期。预防类生物制品应载明使用说明的相关要求。

第四节　新药稳定性的研究

药品的稳定性是其质量的重要评价指标之一,是药品质量控制研究的主要内容之一,是确定新药有效期的主要依据,新药在申请临床试验时需报送初步稳定性试验资料及文献资料,在申请生产时需报送稳定性试验资料及文献资料,上市后还应继续进行稳定性研究,标准转正时,据此确定有效期。

稳定性研究的目的是考察药材、原料药或制剂的性质在温度、湿度、光线等条件的影响下随时间变化的规律,为药品的生产、包装、贮存、运输条件和有效期的确定提供科学依据,以保障临床用药安全有效。

初步稳定性试验应以临床试验用包装条件,于室温下进行考察,除当月考察一次外,要求每月考核一次,不得少于三个月,也可于37~40℃和相对湿度75%的条件下保存,每月考核一次,连续三个月,如稳定,可以进入临床研究。稳定性试验应将药品在模拟市售包装条件下,置室温中,继初步稳定性考核后,即放置三个月再考核两次,然后每半年一次,按各种剂型的不同考核时间进行考核。若用新的包装材料,应注意观察直接与药物接触的包装材料对药品稳定性的影响,同时考察包装条件。

对于申报临床研究的新药,应提供符合临床研究要求的稳定性研究资料,一般情况下,应提供至少6个月的长期试验考察资料和3个月的加速试验资料。化学药和中药天然药物有效成分及其制剂还需提供影响因素试验资料。

对于申请生产的新药,应提供全部已完成的长期试验数据,一般情况下,应包括加速试验6个月和长期试验18个月以上的研究数据,以确定申报注册药品的实际有效期。

一、稳定性研究内容

根据研究目的和条件的不同,稳定性研究内容可分为影响因素试验、加速试验、长期试验和上市后的稳定性研究。

1. 影响因素试验　在剧烈条件下探讨药物的稳定性,目的是了解影响药物稳定性的因素及药物可能的降解途径和降解产物,为制剂处方设计、工艺筛选、包装材料和容器的选择、贮存条件的确定、有关物质的控制等提供依据。同时为加速试验和长期试验应采用的温度和湿度等条件提供依据,还可为分析方法的选择提供依据。

影响因素试验一般包括高温、高湿、光照试验。一般将原料药供试品置适宜的容器中,摊成≤5 mm 厚的薄层,疏松原料药摊成≤10 mm 厚的薄层进行试验。对于口服固体制剂产品,一般采用除去内包装的最小制剂单位,分散为单层置适宜条件下进行。如试验结果不明确,应加试两个批号的样品。

(1) 高温试验:供试品置密封洁净容器中,在 60 ℃的条件下放置 10 日,于第 5 日和第 10 日取样,检测相关指标。如供试品发生显著变化,则在 40 ℃下同法进行试验。如 60 ℃无显著变化,则不必进行 40 ℃试验。

(2) 高湿试验:供试品置恒湿密闭容器中,于 25 ℃、相对湿度(90±5)%的条件下放置 10 日,在第 5 日和第 10 日取样检测。检测项目应包括吸湿增重项,若吸湿增重 5%以上,则应在 25 ℃、相对湿度(75±5)%条件下同法进行试验;若吸湿增重 5%以下,且其他考察项目符合要求,则不再进行此项试验。液体制剂可不进行此项试验。恒湿条件可采用恒温恒湿箱或通过在密闭容器下部放置饱和盐溶液来实现。根据不同湿度要求,选择 NaCl 饱和溶液[15.5～60 ℃,相对湿度(75±1)%]或 KNO₃ 饱和溶液(25 ℃,相对湿度 92.5%)。

(3) 光照试验:供试品置光照箱或其他适宜的光照容器内,于照度(4 500±500)lux 条件下放置 10 日,在第 5 日和第 10 日取样检测。

(4) 其他因素:以上高温、高湿和光照试验为药物影响因素稳定性研究的一般要求。根据药品的性质必要时可以设计其他试验,如考察 pH、氧、低温、冻融等因素对药品稳定性的影响。对于需要溶解或者稀释后使用的药品,如注射用无菌粉末、溶液片剂等,还应考察临床使用条件下的药物稳定性。

2. 加速试验　在加速、超常条件下进行的药物稳定性试验,目的是在较短的时间内,通过加快市售包装中原料或制剂的化学、物理和生物学方面变化速度来考察药品稳定性,对药品在运输、保存过程中可能会遇到的短暂的超常条件下的稳定性进行模拟考察,为制剂设计、质量评价和包装、运输、贮存条件等提供试验依据,并初步预测样品在规定的贮存条件下的长期稳定性。

加速试验一般取模拟上市包装的三批样品进行,建议在比长期试验放置温度至少高 15 ℃的条件下进行。一般可选择(40±2)℃、相对湿度(75±5)%条件下进行 6 个月试验。在试验期间第 0、1、2、3、6 个月末取样检测考察指标。如在 6 个月内供试品经检测不符合质量标准要求或发生显著变化,则应在中间条件(30±2)℃、相对湿度(65±5)%下,同法进行 6 个月试验。

在对采用不可透过性包装的含有水性介质的制剂,如溶液剂、混悬剂、乳剂、注射液等的稳定性研究中可不要求相对湿度。对采用半通透性的容器包装的药物制剂,如塑料软袋装注射液、塑料瓶装滴眼液、滴鼻液等,加速试验应在(40±2)℃、相对湿度 20%±5%的条件下进行。

乳剂、混悬剂、软膏剂、糊剂、凝胶剂、眼膏剂、栓剂、气雾剂、泡腾片及泡腾颗粒等制剂宜直接采用(30±2)℃、相对湿度(65±5)%的条件进行试验。

对温度敏感药物(需在冰箱中 4～8 ℃冷藏保存)的加速试验可在(25±2)℃、相对湿度(60±5)%的条件下同法进行。需要冷冻保存的药品可不进行加速试验。

3. 长期试验　在接近药品的实际贮存条件下或上市药品规定的贮存条件下进行的稳定性试验,目的是考察药品在运输、保存、使用过程中的稳定性,能直接地反映药品稳定性特征,是确定有效期和贮存条件的最终依据。

取三批样品在(25±2)℃、相对湿度(60±10)%的条件下进行试验,取样时间点在第一年一般为每 3 个月末一次,第二年每 6 个月末一次,以后每年末一次。

对温度敏感药物的长期试验可在(6±2)℃的条件下进行试验;对采用半通透性的容器包装的药物制剂,长期试验应在(25±2)℃、相对湿度(40±10)%的条件下进行。

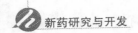

4. 上市后的稳定性研究　药品在注册阶段进行的稳定性研究,一般并不是实际生产产品的稳定性,具有一定的局限性。采用实际条件下生产的产品进行的稳定性考察的结果,是确认上市药品稳定性的最终依据。在药品获准生产上市后,应采用实际生产规模的药品继续进行长期试验。根据继续进行的稳定性研究的结果,对包装、贮存条件和有效期进行进一步的确认。药品在获得上市批准后,可能会因各种原因而申请对制备工艺、处方组成、规格、包装材料等进行变更,一般应进行相应的稳定性研究,以考察变更后药品的稳定性趋势,并与变更前的稳定性研究资料进行对比,以评价变更的合理性。

二、新药稳定性重点考察项目

一般情况下,考察项目可分为物理、化学和生物学等几个方面。稳定性研究的考察项目或指标应根据所含成分或制剂特性、质量要求设置,应选择在药品保存期间易于变化,可能会影响到药品的质量、安全性和有效性的项目,以便客观、全面地评价药品的稳定性。一般以质量标准及《中国药典》制剂通则中与稳定性相关的指标为考察项目,必要时,应超出质量标准的范围选择稳定性考察指标。化学药、中药与天然药物有效成分及其制剂应考察有关物质的变化,重点考察降解产物,有效部位及其制剂应关注其同类成分中各成分的变化;复方制剂应注意考察项目的选择,注意试验中信息量的采集和分析;生物制品要有生物学指标。具体品种的考察项目的设置应参考现行版《中国药典》有关规定。

三、稳定性研究的结果评价

通过对影响因素试验、加速试验、长期试验获得的药品稳定性信息进行系统的分析,确定药品的贮存条件、包装材料/容器和有效期。

1. 贮存条件的确定　应综合影响因素试验、加速试验和长期试验的结果,同时结合药品在流通过程中可能遇到的情况进行综合分析。确定的贮存条件应按照规范术语描述,具体条件的表示方法按《中国药典》要求书写。

2. 包装材料/容器的确定　一般先根据影响因素试验结果,初步确定包装材料和容器,结合加速试验和长期试验的稳定性研究的结果,进一步验证采用的包装材料和容器的合理性,内包装需符合《直接接触药品的包装材料和容器管理办法》。

3. 有效期的确定　药品的有效期应综合加速试验和长期试验的结果,进行适当的统计分析得到,最终有效期的确定,一般以长期试验的结果来确定。由于试验数据的分散性,一般应按95%可信限进行统计分析,得出合理的有效期。如三批统计分析结果差别较小,则取其平均值为有效期;如差别较大,则取其最短的为有效期。若数据表明测定结果变化很小,提示药品是很稳定的,则可以不做统计分析。

--------- 复 习 题 ---------

【A 型题】

1. 在新药工艺研究中对于多因素、多水平试验,常应选择:　　　　　　　　　　　　（　　）

　　A. 单因素试验设计　　　　　　　　　　B. 正交试验设计

　　C. 均匀试验设计　　　　　　　　　　　D. Box-Behnken 试验设计

　　E. 完全随机化设计

2. 新药的中试研究的投料量为制剂处方量(以制成1 000个制剂单位计算)的多少倍以上?（　　）

A. 5　　　　　　　B. 10　　　　　　　C. 15　　　　　　　D. 20

E. 50

【X 型题】

1. 急病患者,需要迅速发挥药效,宜选用的剂型为:　　　　　　　　　　　　　　　（　　）

　　A. 气雾剂　　　　　　B. 舌下片　　　　　　C. 片剂　　　　　　D. 滴丸

　　E. 缓释制剂

2. 制定中药质量标准的含量测定应首选处方中的:　　　　　　　　　　　　　　　（　　）

　　A. 君药　　　　　　　B. 臣药　　　　　　　C. 贵重药　　　　　　D. 毒性药

　　E. 有效成分明确的药物

3. 常见的单因素优选法有:　　　　　　　　　　　　　　　　　　　　　　　　　（　　）

　　A. 均分法　　　　　　B. 平分法　　　　　　C. 0.618 法　　　　　D. 分数法

　　E. 均匀设计法

4. 药物稳定性影响因素试验一般包括:　　　　　　　　　　　　　　　　　　　　（　　）

　　A. 高温试验　　　　　B. 高湿试验　　　　　C. 光照试验　　　　　D. 冻融试验

　　E. pH 试验

5. 衡量新药中试研究可行性、稳定性的重要指标是:　　　　　　　　　　　　　　（　　）

　　A. 投料量　　　　　　B. 半成品率　　　　　C. 成品率　　　　　　D. 损耗率

　　E. 关键工艺参数

【名词解释】

1. 正交试验设计　　2. 均匀设计　　3. 中试研究

【填空题】

1. 新药生产工艺研究中常见的实验设计方法有_____、_____、_____、_____。

2. 新药含量测定方法的建立首先应做_____试验。

3. 正交实验结果分析包括_____、_____。

4. 衡量中试研究可行性、稳定性的重要指标是_____、_____、_____。

5. 新药稳定性研究可分为_____、_____、_____。

【简答题】

1. 如何进行正交试验设计？结果如何分析？

2. 简述均匀设计表的表示方法及各字母的意义。

3. 均匀设计的实施步骤包括哪些？

4. 简述中药新药提取工艺研究包括哪些方面。

5. 化学药物质量标准制定包括哪些项目？

6. 生物制品生物学检定方法有哪些？

7. 简述生物制品的热原实验。

8. 药品稳定性研究的目的是什么？

9. 简述新药稳定性研究中如何进行加速试验。

第十一章

新药的临床前研究

导 学

内容及要求

    新药的临床前研究是新药研发到上市过程中的关键步骤。本章着重介绍新药的临床前药效学、药动学以及安全性评价,此外还对新药的研究申请与药品非临床研究质量管理规范做了简要介绍。

重点、难点

    本章重点是临床前药效学研究的目的及实验设计、临床前药动学研究的目的及研究项目;本章难点是临床前安全性评价的目的及主要内容。

第一节 临床前药效学评价

一、临床前药效学研究

药效学又称药物效应动力学,是研究药物对机体或病原体的作用以及作用机制的科学,是药理学的重要研究内容之一。一个化合物作为药物的首要条件是必须对人体有效,所以临床前药效学研究是新药评价中至关重要而且必须及早完成的工作。

对于药效学的评价应该贯穿于从生物试验到临床试验的所有阶段。临床试验最终决定药物的有效性,因此未经临床前药理学评价的药物不可直接应用于临床,这其中存在着该药物是否有效的问题,另外还涉及安全性、伦理道德等问题,因而对新药进行精确的有效性评价是至关重要的阶段。

药效学实验属于新药药理学研究的一部分。在药理学研究中,通过普遍筛选、定向筛选、高通量筛选等手段可以筛选出有效而毒性小的药物供药效学研究;也可能通过筛选意外地发现创新型药物、新的药物结构或新的作用机制。因此,对于新药药效学评价,一方面是为了评选新药,另一方面可以发现新药。

二、临床前药效学研究的总要求

1. **研究目的** 对于临床前药效学研究的目的大致归纳如下: ①初步确定新药预期应用于临床

目的药效;②明确新药的作用强度;③阐明新药发挥的作用部位及作用机制;④发现用于临床以外的广泛药理作用。

2. 研究方法

(1)新药进行临床前药效学研究时,其主要的药效作用应当采用体内、体外等两种以上的试验方法获得证明,而且必须进行用于整体的正常动物或模型动物的试验。

(2)实验模型的选择要求必须能反映药效作用的本质。如果有些新药确实属于特殊情况,无法满足上述动物和模型要求时,应充分说明理由,并改用其他模型。

3. 观测指标 观测指标的选择对于临床前药效学的研究十分重要,要求观测指标应能反映主要药效作用的本质,且应具有客观性,能定量或半定量。

4. 给药剂量 根据不同给药剂量所反映出的药理效应,做出量-效关系图,求出 ED_{50} 或有效剂量范围。对于量-效关系不明确的药物,应说明原因。

5. 给药方法 应采用临床实际应用的给药方法。若该法在动物身上无法实施,应进行详细说明,并改用其他方法。

6. 实验对照 应设置空白对照和用已知标准阳性药物进行标准对照或治疗措施对照。

三、临床前药效学研究的实验动物选择

临床前药效学研究主要是在动物身上进行的,因此,动物的选择对实验结果很重要。首先,确保所选择的动物是健康的,要预先筛掉不健康的动物,并按照《实验动物管理条例》分等级进行选择,以供使用于不同的实验条件下。其次,所选择的实验动物的年龄和性别应合适。一般实验通常选用成年动物,但在观察药物对生长、发育、内分泌等系统的作用的实验中,通常选择幼年动物,而观察药物的抗衰老作用时,则以衰老过程较快的专用模型动物或老年动物较好。一般实验通常使用雄性动物,或雌雄各占一半,但在观察致畸效应及雌性内分泌和雌性生殖系统变化的实验中,就要使用雌性动物。再次,最需要考虑的是动物的种属异同性。动物和人、不同动物之间以及同一动物的不同品系之间对药物的反应既有相似性的一面又有差异性的一面,因此,在进行药效学评价时,应认识到种属异同性的重要性。在开始进行实验时,应该选择多种动物,应用比较药效学的方法,对药物在不同种动物中的药效反应做出定量与定性比较,然后选择最适动物模型进行实验,以期得到与药物作用于人体尽量接近的实验结果。此外,还应注意药物作用在动物身上产生的昼夜变化。归纳起来,选择动物时应尽可能选择与人类在生物学、机体解剖、生理反应等各功能上更接近的动物;还应考虑动物的年龄、性别、营养、遗传、环境等因素,全面细致地进行筛选。

四、用药剂量的测定

在进行临床前药效学研究时,人体的用药剂量还没有确定,因此无法确证在一定剂量下所表现出的药物作用是否具有实际意义,所以必须观测不同剂量条件下的药效反应。剂量范围的选择应从不起作用的剂量开始,一直到接近完全反应的剂量。根据剂量与相应条件下的药物效应,画出量-效曲线,初步观察剂量与效应的关系。通常情况下,量-效曲线在坐标纸上呈不对称的 S 形曲线,曲线的形状在最大反应的 50% 处是对称的,这个居中点的斜率和转折点是最大的。引起最大反应一半所需的药物剂量称为半数有效剂量(ED_{50})。药物的半数有效剂量越低,作用越强。按有关规定,体外试验要求测出 ED_{50},整体试验至少要设置三个剂量组,应能反映出量-效关系。

五、实验设计

(一)实验设计原则

临床前药效学评价实验首先要考察资料是否由正确的实验设计方案获得。考虑各种实验所提

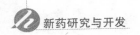

供的资料的科学性,实验中对照的合理性,并设计适宜的方法克服主观因素带来的误差。实验设计应遵循重复、随机、对照三大原则。

(二)实验方法和实验动物选择

药理实验的方法一般包括体外实验与体内实验两种类别。

1. 体外实验　是一种在体外进行的采用动物离体组织、器官、细胞以及病原体等作为实验材料,通过观察药物对其组织形态、生理功能、生化代谢等指标的影响从而判断药物药理作用的实验方法。

体外实验方法简便易行,敏感性高,与体内法相比用药量少,对于结果的判断更直接,特别适用于大样本筛选,可初步确定被研究对象是否能够产生某方面的药理作用。同时,体外实验方法也可有效地应用于对药物作用机制的探索。体外实验方法也存在一定的缺陷,其中最大的缺点是缺乏对机体整体性的调节,往往无法反映药物代谢物可能对机体产生的作用。

2. 体内实验　是利用清醒或麻醉的实验动物制造与临床相同或相似的病理模型以观察药物作用的实验方法,常见的模型如高血压动物模型、心律失常动物模型、肿瘤及感染动物模型等。对于某些指标的测量也可利用正常的实验动物,如观测新药对动物行为的影响等。

体内实验的结果所反映的药效可靠性较大,比较相近于临床实际治疗应用。药物体内实验的结果往往作为药效评价的主要指标。

体内实验中实验动物的选择直接关系到实验的成功与否和质量高低。根据实验目的对实验动物进行选择,应考虑到动物的性别、年龄和纯种等因素。此外,实验动物与人类存在着很大的种属差异,两者在药效学、药理学、毒理学及药代动力学等方面都存在对药物质与量反应的差异。进行临床前药效学评价时需根据药物作用的特点,尽可能选择与人类对药物的反应差异较小的品质、种属、性别的动物,使用与人类药效反应平行的实验动物模型进行药效学研究。

六、临床前药效学评价

药效学评价的内容包括发现新药和评选新药,发现新药是通过各种方法将原本作用不明的化合物的有效药理作用暴露出来,其重点是暴露有效药;评选新药是指通过一系列严密的科学实验设计弄清楚已发现的有效药物的优缺点,对药物的作用特点及其他项目做出评价,从而决定取舍,评选的重点是择优选用。主要药效学研究的任务是通过评选来评价新药的主要药效作用,从而预期其使用于临床预防、诊断和治疗的药理作用。例如,吗啡类化合物的评价针对镇痛作用,降压药的评价针对其抗高血压作用。通过药效学评价,来明确受试化合物的作用强度及作用特点,与已知相似药物进行比较,从而决定是否需要进一步评价。在评价药效的同时,还应阐明药物作用的靶点和产生作用的机制。

七、药效学评价分析

药效学评价分析是通过药效实验并综合相关指标对药物进行的科学评价。通过评价分析可以证明受试药物具有何种药效,作用强度如何,与标准药物作用强度进行比较;药效作用是否持续,作用强度是否随时间变化,剂量变化是否具有明显的规律性;药物作用具有什么特点,受什么因素的影响等。这些结论都要通过合理的实验设计、严格的实验条件和实验操作、一定数量的实验例数和次数,运用合理的数理统计方法才能得以实现。

药效学评价分析的方法分为很多种,如量-效关系分析、时-效关系分析、时-量关系分析、构-效关系分析、药-靶关系分析等。以下对量-效关系分析及时-效关系分析方法做简要介绍。

(一)量-效关系评价

量-效关系是确定药物有效性的重要参考资料,因此,对量-效关系进行评价是药物研究开发过程中的一个重要环节。如果在药物研发过程中从实验设计到具体实施都能注意到对于量-效关系的研究,则可以大大节省新药的研究开发时间,同时也可以降低研究开发的成本。

量-效关系分析是药效评价分析的基本方法。药物作用的量效关系是指药物作用的强度与用药剂量或浓度呈一定的伴随关系。在药效学研究中,药物作用强度是表示药效作用的一个重要尺度,一般情况下它随剂量增大而增大,具有剂量依赖性。药物作用曲线多呈 S 形,作用强度达到最大值后再增加药物剂量,作用强度的数值将不再增大。

（二）时-效关系评价

药物作用的时间包括起效时间和持续时间,也是进行药效比较的一个重要方面。通过进行时-效关系分析和时-量关系分析可以了解药效的持续时间与用药剂量之间的关系。药效作用的上升和药效最大值取决于药物被吸收及向靶器分布的速度,随着药物的消除,药效作用会逐渐降低。

在药效学实验中,比较药物作用强度用达到最大作用时的强度作为指标;比较作用出现时间用达到最大作用的时间作为指标;比较药效持续时间用作用消除速率或实际作用延续时间作为指标;用时-效曲线下的面积作为药效学综合评价的指标,可同时观察药效作用的最大值和持续时间。评价指标可根据药物的类型及作用特点等进行选择,使结果具可比性。

第二节　临床前药动学评价

一、临床前药代动力学研究

药物代谢动力学简称药代动力学,是研究药物进入机体后的代谢变化规律。临床前药代动力学是运用体外和动物体内的研究方法,揭示药物在体内吸收、分布、代谢和排泄的动态变化规律,获得基本药代动力学参数,阐明药物的体内过程和特征,是临床前药理学评价的重要内容之一。

临床前药代动力学研究在新药研发的评价过程中十分重要。在新药临床前药效学和毒理学的评价中,药物或其活性代谢物的相关药代动力学参数是决定药效的强弱或毒性的大小,可提供关于药物对靶器官效应的依据;在药剂学研究中,临床前药代动力学研究的结果为评价药物制剂特性和质量提供重要依据;在临床研究中,临床前药代动力学研究的结果可提供关于设计和优化临床给药方案的参考数据。

二、目的与意义

临床前药动学研究的目的是初步了解新药在体内吸收、分布、代谢和排泄过程的动态变化及特征,并根据数学模型提供相关的药代动力学参数;药代动力学研究关系到新药设计的指导、药物剂型的改进、有效药物的评选,以及给药方案的优化,并且可以为长期毒性试验中给药途径、剂量选择、给药间隔及毒性指标选择等提供重要依据。其意义概括为以下几点。

（一）临床前药理评价的主要内容之一

WHO 的新药评价指导原则及世界各国都将药代动力学同药效学一样归为新药临床前药理评价的主要内容。《药品注册管理办法》第二十一条规定,药物临床前研究包括药代动力学研究。《化学药物非临床药代动力学研究技术指导原则》明确规定,临床前药代动力学具体研究内容包括血药浓度-时间关系曲线、组织分布试验、结构转化试验、血浆蛋白结合试验、排泄试验以及对药物代谢酶活性的影响。

（二）对药效学评价的作用

（1）提供血液或组织中的药物浓度或其他能够体现药代动力学与药效相互关系的参数,为合理

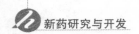

用药或给药方案个体化提供依据。

（2）提供药物分布与药效关系的资料。

（3）寻找药效种属差异性在药代动力学方面的原因。

（4）解释不同给药途径产生不同量效关系的原因。

（三）对毒理学评价的作用

（1）提供药物的体内分布与毒理效应关系的资料。

（2）提供药物浓度与毒性产生及强弱的关系，为安全用药提供依据。

（3）提供药物作用时间和体内药物蓄积的资料。

（4）提供药物代谢和排泄的形式及程度的资料。

（5）提供与用药剂量有依赖关系的毒理学依据。

（四）对新药合成的指导意义

通过对药物代谢的研究与思考，可以为发现新药提供途径。对药代动力学研究结果与药物结构关系进行分析，可以初步了解药物在体内的转运过程及规律，在此基础上对药物进行分子结构改造，以改善药物在体内的吸收、分布、代谢和排泄过程，提高其生物利用度、延长作用时间及提高药物作用强度等。通过这种方法，改变分子中的非活性基团从而改进整体药物分子的药代动力学性质。例如，通过引入特定载体结构设计靶向药物；通过引入脂溶性基团设计作用时间长的药物；通过改变分子中某些基团使药物的脂溶性发生变化利于其通过血脑屏障。若药物发生体内作用的部分不是药物原型而是其代谢产物，可以通过合成前体药物的方法来设计新药，能够达到扬长避短的目的，减少药物对人体的刺激性，增加稳定性等。如抗高血压药依托普利，属于典型的前体药物，其口服后在体内水解成活性物质，从而发挥血管紧张素转换酶抑制剂的作用。若是起作用的是药物原型，也可以通过改变药物的油水分配系数来调整体内过程。

总之，临床前药代动力学研究与药剂学、药效学、毒理学等学科相互联系，对新药的研究与开发起到重要的作用。特别是生物利用度的研究与新药开发的成败密切相关，因为生物利用度决定了一种药物在血液中和受体位置可能达到的浓度。通常情况下，应当使药物与有效部位产生最佳的化学作用，如果生物利用度的相关性质有问题，必然会影响药物的效果，产生不良反应，影响药物的安全性和疗效，自然会关系到新药研究与开发的成败。

三、基本原则

进行临床前药代动力学研究，应遵循以下基本原则。

（1）研究目的明确。

（2）试验设计合理。

（3）分析方法可行。

（4）所得参数全面准确，满足评价的要求。

（5）对试验结果进行综合性分析与客观性评价。

（6）具体问题具体分析。

四、总体要求

（一）对受试物的要求

受试物样品的选择应具有以下特点：工艺操作相对稳定，纯度和杂质的含量能反映临床试验拟用样品或上市样品的质量和安全性。被选择的受试物应注明来源、名称、含量、批号、保存条件及配制方法等，并附研制单位的自检报告。此外，试验中所用的辅料、溶媒等也应标明批号、规格和生产单位。中药、天然药物一般应选用中试或中试以上规模的样品，如不采用，应说明理由，并选用其他样品。

（二）对试验动物的要求

用来进行试验的动物一般为成年和健康的动物。通常使用小鼠、大鼠、豚鼠、兔、犬等。动物的选择一般遵循如下原则。

（1）首选动物应尽可能选用与受试物的药效学和毒理学研究一致，同时兼顾与人体的相关性。

（2）尽量在试验动物清醒的状态下进行试验，动力学研究最好在同一动物体内多次采样。

（3）创新性的药物在进行试验时应选择两种或两种以上的试验动物，其中一种为啮齿类动物，另一种为非啮齿类动物。其他药物，可只选择一种动物，应首选非啮齿类动物。

（4）口服药物试验时不宜选用兔等食草类动物。

（三）剂量选择

药代动力学研究应至少设置三个剂量组，其中最高剂量接近于最大耐受量，中、小剂量的选取应根据动物有效剂量的上下限范围。剂量的这种选择方式是为了考察在所选剂量范围内，药物的体内动力学过程是否属于线性，从而解释在药效学和毒理学研究中的发现，为新药的进一步研究提供有效信息。

（四）给药途径

试验中所选用的给药途径和给药方式，应尽可能与临床用药保持一致。

五、研究项目

（一）血药浓度-时间曲线

1. 受试动物数　一般来说，血药浓度-时间曲线中的每个采样点不少于 6 个数据，依据此数值计算所需动物数。建议受试动物采用雌雄数量各占一半，如选择单一性别的受试动物，应说明做此选择的理由。

2. 采样点　采样点的确定密切关系到药代动力学研究结果，若采样点的选取过少或选择不当，那么得到的血药浓度-时间曲线的准确度将降低，可能与药物在体内代谢的真实情况产生较大的差异。给药前需要进行采血作为空白样品。为获得给药后的一个完整可信的血药浓度-时间曲线，采样点的设计应兼顾药物的吸收相、平衡相和消除相。通常情况下，在吸收相至少选取 2～3 个采样点，对于血管外给药且吸收快的药物，应避免选取的第一个点是峰浓度（c_{max}）；在 c_{max} 附近至少选取 3 个采样点；在消除相选取 4～6 个采样点。整个采样过程的时间通常应持续 3～5 个半衰期，或持续到血药浓度为峰浓度的 1/20～1/10。为确保能选取最佳采样点，应在正式试验前进行预试验，根据预试验的结果，检查并修正原采样点的设计。

3. 口服给药　为了排除食物对药物吸收的影响，在给药前试验动物通常应禁食至少 12 小时。另外，为避免由食物带来的数据波动及其他影响，应注意根据具体情况统一给药后禁食时间。

4. 药代动力学参数　根据试验中测得血药浓度-时间数据，得出受试物的主要药代动力学参数。静脉注射给药，应提供消除半衰期（$t_{1/2}$）、表观分布容积（V_d）、血药浓度-时间曲线下面积（AUC）、清除率（Cl）等参数值；血管外给药，应提供峰浓度（c_{max}）和达峰时间（t_{max}）、消除半衰期（$t_{1/2}$）等参数，用来反映药物吸收和消除的规律。另外，提供如平均滞留时间（MRT）、$AUC(0～t)$ 和 $AUC(0～\infty)$ 等统计参数，对于描述药物药代动力学特征也具有一定意义。

5. 多次给药　对于需临床长期给药且可能会在体内蓄积的药物，应进行多次给药的药代动力学研究。多次给药试验时，一般可选用一个剂量（通常为有效剂量）。根据单次给药试验结果求得的消除半衰期，并参考其他药效学数据，确定药物剂量、给药天数和给药间隔。

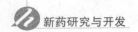

6. 应提供的数据

（1）单次给药：各受试动物的血药浓度-时间曲线及其相应数据和其平均值、标准差；各受试动物的主要药代动力学参数及平均值和标准差；对受试动物单次给药进行非临床药代动力学研究发现的规律和特点进行讨论和评价。

（2）多次给药：各受试动物首次给药后的血药浓度-时间曲线及其相应数据和其他主要药代动力学参数；各受试动物的3次稳态谷浓度及平均值、标准差；各受试动物在血药浓度达稳态后最后一次给药的血药浓度-时间曲线及其相应数据，以及其平均值、标准差；各平均稳态血药浓度及标准差；对受试动物多次给药进行非临床药代动力学发现的规律和特点进行讨论和评价。

（二）吸收

不同的给药途径，应考察的指标也有差别。对于经口给药途径，需要进行整体动物试验，尽量同时进行血管内给药的试验，计算绝对生物利用度。如有需要，可进行在体或离体肠道吸收试验、体外细胞试验等阐述药物吸收特性。对于血管外给药途径，应尽可能提供绝对生物利用度。

（三）分布

组织分布试验通常在大鼠或小鼠体内进行。具体操作是选择一个剂量（一般为有效剂量）给药，测定药物及其主要代谢物在心、肝、脾、肺、肾、胃肠道、脑、生殖腺、骨骼肌等组织的浓度，通过数据来了解药物在体内的主要分布情况。需特别注意药物或其代谢物浓度高、蓄积时间长的组织或器官，以及在毒性靶器官的分布。必要时说明血药浓度与靶组织药物浓度之间的关系，同时参考血药浓度-时间曲线的变化趋势，至少选择3个时间点的药物分布情况分别代表吸收相、平衡相和消除相的药物分布。若某组织或器官的药物浓度较高，应增加观测点的数目，进一步研究该组织或器官中药物分布及消除的情况。每个时间点，至少应有6个数据。

若试验中发生以下情况，可考虑进行多次给药后的特定组织药物浓度研究。

（1）药物或其代谢物在组织中的消除半衰期明显超过其血浆消除半衰期，并且超过毒性研究中给药间隔的2倍。

（2）在单次给药的组织分布研究、短期毒性研究或其他药理学研究中观察到未预料的，而且在安全性评价中至关重要的组织病理学改变。

（3）定位靶向释放的药物　取样的代表性和一致性是在进行组织分布试验时必须要注意的。

在同位素标记物的组织分布试验中，需提供标记药物的标记位置、标记率、放化纯度、给药剂量等参数；还应提供放射性测定所采用的方法，如分析仪器、样品制备过程、校正因子、本底计数、计数效率等；另外，也需要提供放射性示踪生物学试验的详细过程，以及在生物样品测定时的校正方程等。

（四）排泄

1. 尿液和粪便排泄　将试验动物（一般采用小鼠或大鼠）放入代谢笼内，按一个有效剂量给药，选取相同的时间间隔分段收集全部尿液或粪便样品，进行药物测定。计算药物经此途径排泄的排泄量及排泄速率，直到收集到的样品中测定的药物为零，停止取样。每个时间点至少有5个试验数据。

应采取给药前尿液及粪便样品，同时参考预试验的结果，来设计给药后收集样品的时间间隔，包括药物从尿液或粪便中开始排泄、排泄高峰及排泄结束的全过程。

2. 胆汁排泄　一般选用大鼠进行试验，在大鼠麻醉状态下做胆管插管引流，待动物清醒且手术恢复后给药，按一定的时间间隔分段收集胆汁（总时长一般不超过3天），测定其中的药物浓度。

3. 记录　记录药物自尿液、粪便、胆汁中的排泄速率及总排泄量，提供物质平衡的数据。

（五）与血浆蛋白的结合

可采用多种方法来研究药物与血浆蛋白的结合，如超过滤法、平衡透析法、分配平衡法、光谱法、凝胶过滤法等。根据试验室条件及药物的理化性质,可选择其中一种方法进行至少 3 个药物浓度(包括有效浓度)的血浆蛋白结合试验,每个浓度至少包含三个重复试验,以了解药物与血浆蛋白的结合情况是否与浓度存在依赖关系。游离型药物可以通过脂膜向周围组织扩散,然后在肾小管滤过或被肝脏代谢,而药物与血浆蛋白结合后不能透过脂膜,明显影响了药物分布与消除的动力学过程,并且药物在靶部位的作用强度也会大大降低。建议依据药理毒理研究试验中所采用的动物种属,将动物与人的血浆蛋白结合率进行比较,以预测动物和人在药效和毒性反应方面的区别及相关性。

对与血浆蛋白结合率较高,且安全范围较窄的药物,建议进行体外药物竞争结合试验,选择临床上合并使用的血浆蛋白结合率高的不同药物,考察对蛋白结合率的影响。

(六)生物转化

生物转化的研究包括转化类型、主要转化途径及转化过程中可能涉及的代谢酶研究,了解创新性的药物在体内的生物转化情况,也是新药临床前研究的一个重要部分。

在对新的前体药物的研究中,除了代谢途径和主要活性代谢物结构的研究外,还需要对原型药和活性代谢物进行药代动力学研究。对于在体内主要以代谢消除为主要途径的药物,其生物转化的研究分为两个阶段:临床前先采用色谱或放射性核素标记等方法分离和分析可能存在的代谢产物,并联合应用色谱-质谱初步推测其结构。如果 Ⅱ 期临床研究的结果提示其在安全性和有效性方面有开发前景,应在新药申报及扩大生产前进一步研究并阐明其主要代谢产物的结构、代谢途径及酶促机制。如果研究结果中存在多种迹象提示可能存在有较强活性或毒性的代谢产物,应及时进行活性或毒性代谢产物的研究,以确保代谢产物动力学研究试验的必要性。此外,还应考察药效和毒性研究中所用的实验动物与人体代谢的差异性,这种差异包括两种情况:一种是量的差异,种属间的代谢物是相同的,但各代谢物的量或所占的比例不同;另一种是质的差异,即种属间的代谢物是不同的,这时应结合药效和毒性研究的结果来评价这种代谢的种属间差异对药效和毒性的影响。

(七)药物代谢酶及转运体研究

药效及毒性的强弱与血药浓度或靶器官中药物浓度密切相关。在一定的给药剂量下,药物的吸收、分布、代谢及排泄过程(ADME)决定了血药浓度或靶器官中药物浓度,代谢酶和转运体是影响药物体内过程的两大生物体系因素,是药物 ADME 过程的核心机制之一。因此,新药的研究开发应重点关注药物主要消除途径的确定、代谢酶和转运体对药物消除影响的描述、代谢酶或转运体影响下药物间相互作用的评估等。

在评价药物代谢酶和转运体作用机制的方法中,体外试验体系是一种有力手段,同时应结合体内试验,对药物的处置过程进行综合评价。在临床前 ADME 研究中应鉴定药物是否是代谢酶或转运体的作用底物或抑制剂。体外试验体系如原代肝细胞、肝微粒体、肝 S9 及 P450 重组酶等均可用于鉴定药物是否 P450 同工酶的底物,并在此基础上进行代谢种属差异性的比较。硫酸转移酶、葡萄糖醛酸结合酶等 P450 同工酶之外的药物代谢酶,也应在适当的情况下进行评估。进行药物体外代谢稳定性研究的方法主要包括底物消耗法和代谢物生成法。多种不同的细胞体系,如原代肝细胞、Caco-2 及单一药物转运体转染的细胞株(HEK、MDCK、CHO)等,均可作为鉴定外排和摄取转运体是否介导药物跨膜转运的方法。例如,对于外排转运体 P-gp,若药物的外排比≥2,则可初步认为该药物是外排转运体 P-gp 的底物。可以通过使用适当的抑制剂进一步验证该结论。确定一个药物是否是代谢酶或转运体的作用底物或抑制剂可以协助判断该药物的动力学特征能否受到其他药物的影响。

新药是否通过抑制或诱导代谢酶或转运体影响其他药物的动力学特征也是临床前 ADME 研究关注的重点之一。对细胞色素 P450 同工酶抑制性的考察可以通过使用类药性探针底物进行评价。P450 同工酶抑制试验的研究思路与方法同样适用于其他药物代谢酶和转运体的评价研究。体外诱

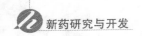

导试验评价可通过人肝细胞多次给药后相关 mRNA 表达或酶活性的变化完成。

（八）物质平衡

在新药临床前研究和临床早期研究阶段,特别是有效治疗剂量范围和毒性剂量已经确定的情况下使用放射性化合物对药物进行标记,通过收集动物或人体血浆、尿液、粪便以及胆汁可研究药物的物质平衡。这些研究可以提供新药的排泄速率和排泄途径等资料,而且可以进行代谢产物的性质鉴定,并通过数据对比分析药物的体内吸收和分布特点。动物样品中得到的代谢产物可作为参比品用于临床前和临床的定量研究。此外,大鼠组织分布研究结果和动物胆管插管收集的胆汁中可获得药物的组织分布资料和胆汁消除特点。考虑到不同的化合物及其代谢产物的理化特性具有差异性,所以在进行不同化合物的同位素标记研究时可对试验方法做一定的修改。

六、结果与评价

对研究试验中获取的数据应进行科学全面的分析与评价,综合论述药物在试验动物体内的药代动力学特点,包括药物吸收、分布和消除的特点;与血浆蛋白结合的程度;药物在体内蓄积的程度;经尿液、粪便和胆汁的排泄情况;药物在体内的生物转化、消除过程;药物在体内的分布及物质平衡情况等。

在评价的过程中应注意进行客观综合的评价,分析药代动力学特点与药物有效性和安全性的关系,综合体外研究和动物体内试验的结果,推测临床应用中可能出现的情况,为药物的整体评价提供更多有价值的信息。

第三节　临床前安全性评价

一切药物都应具备的两大要素就是安全性和有效性,这两大要素的重视程度始终贯穿于新药筛选及评价的全过程,因此安全性评价是新药研究过程中的重要项目之一。

在新药的安全性研究中,一般把临床安全性研究归入新药临床研究及药物不良反应监测的范畴中。非临床研究的安全性评价项目主要包括急性毒性、长期毒性、生殖毒性、致癌试验、致突变试验等,这些研究过程需要花费大量时间,约占整个临床前研究时间的 90%。

新药的安全性评价在其研发过程中十分重要,评价过程需要耗费大量的财力和时间,随着评价手段和技术的不断发展,其在新药发现过程中的应用也日益受到重视。通过进行高通量药效筛选来寻找新的药物是近年来发展起来的高效率筛选方式,不仅如此,研究者们还将这项技术应用到药物的安全性评价中,进行高通量毒性筛选,用以排除不适合成为药物的结构,从而降低新药的研制成本。

《药品非临床研究质量管理规范》(GLP)是我国新药临床前安全性评价质量的评判准则。各国药政管理部门根据自身的经济实力及科技水平制定了相应的管理法规,对新药安全性评价提出了不同的标准。目前,发达国家和部分发展中国家出于对用药安全的保证,规定了药物安全性评价的研究条件必须符合 GLP 规定的基本条件,相应的制定标准操作规程(SOP),并要求实验人员严格按照 SOP 进行试验研究,合理、准确地评价新药的安全性,同时也确保新药申报材料中有关安全性评价工作的质量。

为保证药物研究的质量,从源头上提高药物研究技术水平,我国国家食品药品监督管理总局规定自 2007 年 1 月 1 日起,进行新药临床前安全性评价的研究试验必须在经过《药品非临床研究质量管理规范》(GLP)所认证的实验室中,否则将不予受理其药品注册申请。

一、新药临床前安全性评价的目的

进行新药临床前安全性评价不仅是为了预测临床用药的安全性,同时也为临床研究提供可靠的参考。新药临床前安全性评价的目的主要概括为以下几点:①确定新药的毒性,找出具体的毒性反应及方式、毒性反应的用药剂量,为临床安全监测、可能发生毒性反应的预防及解救措施提供依据;②确定安全用药剂量的范围,阐明有效剂量范围;③寻找药物毒性作用的靶器官,对损伤的性质、程度及可逆性做出鉴定。

二、新药临床前安全性评价的内容

根据新药评审的基本要求,将临床前安全性评价的基本内容概括如下:单次给药毒性试验、多次给药毒性试验、遗传毒性试验、生殖毒性试验、免疫原性试验、局部用药毒性试验、制剂的安全性试验及药物依赖性试验等。

(一)一般毒理学试验

1. 全身性用药毒性试验

(1)单次给药毒性试验:24小时内对实验动物单次或多次给药,持续对给药后动物所产生的毒性反应及死亡情况进行密切观察。急性毒性试验的观察分为定性观察和定量观察。定性观察是对服药后动物出现的中毒表现进行观察,具体表现包括中毒反应出现的时间、反应的程度、消失的速度、作用的靶器官、涉及的组织和器官、损伤的性质、程度及可逆性、中毒死亡的过程特征、可能的死亡原因等。定量观察是对药物的毒性反应与给药剂量的关系进行观察,其主要观察指标包括半数致死量 LD_{50}(50% lethal dose)及近似致死量(approximate lethal dose, ALD)。药物的安全性也可用药物的治疗指数(therapeutic index)进行衡量,其值等于药物有效剂量与致死剂量的比值(LD/ED)。该数值越大,表示药物的安全性越好。

(2)多次给药毒性试验:又称为长期毒性试验,是对反复多次给药毒性试验的总称。该实验的给药期限从数天到终生不等,目的是观察长期重复给药是否对动物产生蓄积毒性,给药剂量与毒性效应之间的关系,毒性反应的表现、性质和程度,损害的程度及可逆性,毒性作用的主要靶器官,长期给药情况下的耐受量,是否产生迟发型毒性反应等指标,从而找出对人体安全无毒的有效剂量,为临床试验提供充分的依据。

若一个化合物的药效学研究和急性毒性试验的结果显示其具有进一步研究开发的价值,则可考虑继续进行长期毒性试验。在临床前安全性评价中,长期毒性试验的研究周期最长,步骤最烦琐且实验过程难以重复。该项实验的结果对于评价新药的研发价值来说具有重要的意义,因此对长期毒性试验的质量要求是最高的,制药公司也需谨慎考虑是否对某一新药开展长期毒性试验。临床试验的结果决定了一个候选化合物最终能否成为新药,但该化合物能否过渡到临床试用的主要依据则是长期毒性试验的结果,因此长期毒性试验的研究对于新药临床前安全性评价来说至关重要。

2. 局部用药毒性试验 某些药物因其本身具有的某些特点、适应证、作用部位等因素决定了其需要采用局部给药,如黏膜给药、皮肤给药、阴道给药等。这类药物还需要进行局部给药的安全性评价,评价项目主要包括急性毒性试验、长期毒性试验、过敏性试验、刺激性试验,皮肤用药还需要进行光敏试验。

3. 过敏性试验 源于天然产物的新药中往往含有一些多糖、多肽等大分子物质,这些物质抗原性很强,易产生过敏反应,因此对该类新药如海洋生物新药等需要进行过敏性试验。过敏性试验一般包括全身主动性过敏试验、被动性过敏试验。此外,根据给药途径和制剂特点还需进行制剂安全性试验。兴奋药、抑制药、镇痛药等作用于中枢神经系统的新药以及人体对其化学结构具有依赖性的新药,需开展药物依赖性试验。

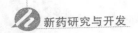

（二）特殊毒性试验

根据我国《新药审批办法》及新药药理、毒性研究指南的规定,特殊毒性试验的研究范围包括生殖毒性试验、致突变试验及致癌试验这三个方面。要求一、二类新药进行特殊毒性试验,其中包括致突变试验、致畸敏感期试验以及围生期毒性试验。

1. 遗传毒理学试验　通常采用一组体内和体外试验来检测遗传毒性,这一组中的试验相互补充。不同国家制定的用于检测遗传毒性的试验项目比较接近,但具体的组合方案有一些区别。我国对遗传毒性进行检测及评价的实验方案主要包括微生物回复突变试验、啮齿动物微核试验以及哺乳动物培养细胞染色体畸变试验。

2. 生殖毒性试验　依据我国的《药理毒理指导原则》的规定,生殖毒性试验由一般生殖毒性试验、生殖毒性的致畸敏感期试验和围生期试验组成。该试验是在动物生殖全过程的不同阶段给药,不同生殖阶段的试验有很多必然的联系,其试验观察指标也有很多交叉,因此在对试验结果进行分析时应综合评定和判断。要求一、二类新药进行生殖毒性试验,除此之外,计划生育用药、催乳药、保胎药及其他与生殖、妊娠有关的药物也须进行生殖毒性试验。若长期毒性或急性毒性试验的结果显示药物对生殖系统有影响,那么该药物在致突变试验中及时显示阳性结果,也须进行生殖毒性试验。

3. 致癌试验　该试验通过进行体外或整体动物试验的方法,来预测药物在临床应用中诱导癌症的可能性。致癌试验的周期长,耗费多,因而并不是所有药物都需要进行此项试验。需要进行致癌试验的药物一般情况是其致突变试验结果呈阳性,某些器官组织细胞的增殖、形态结构及生理功能等出现异常,长期毒性试验发现有可疑肿瘤发生、药物结构或其代谢产物与已知致癌物有关等。

新药注册需要进行的系列安全性评价内容十分丰富,应用的试验方法也很经典,而且其试验结果往往具有较好的预测性。但目前各国药政部门要求的安全性评价数据主要来自动物试验,随着不同新药的增多、对药物安全性要求的提高以及市场竞争的加剧,常规的安全性评价方法已不能满足需求。近年来,在新药非临床安全性评价中所采用的新方法和新技术逐渐兴起,包括生物标记物以及关于毒理蛋白质组学、毒理基因组学、代谢组学和系统毒理学的新技术。这些新方法和新技术能够适应不同特点的新药开发,提高新药开发及其安全性评价的效率,并尽可能在临床前试验中发现潜在的毒性。应用高通量筛选(HTS)等体外筛选方法整合吸收、分布、代谢、排泄和毒性(ADMET)的基本特征将代替以前的大量动物试验。临床前试验中的计算机预测技术也正在快速发展。

第四节　新药研究申请

一、新药申请人

由多个单位联合研制的新药,规定由其中的一个单位申请注册,不允许其他单位重复申请;需要进行联合申请的,应当由多个申请单位共同署名作为该新药的申请人。申请获得批准后,新药的每个品种包括同一品种的不同规格,都只能由一个单位进行生产。

二、新药申报与审批程序

新药的申报与审批分为两个阶段,包括临床研究申报审批与生产上市申报审批。两个阶段的申报与审批过程均由省级药品监督管理部门受理,并进行形式审查和现场核查,药品审评中心对其进行技术审评并提出意见,最终由国家食品药品监督管理总局审批。

1. 新药临床研究申请与审批　在完成临床前研究后,由申请人填写《药品注册申请表》,并如实将有关资料报送给所在地省级药品监督管理部门。

　　省级药品监督管理部门收到申报资料后对其进行形式审查,对符合要求的申报资料予以受理。根据《药品注册现场核查管理规定》,监管部门组织对新药研制情况及相关原始资料进行现场核查,初步审查申报资料并提出审查意见。若申请注册的新药属于生物制品,则还需随机抽取 3 个生产批号的检验用样品,并通知药品检验所对其进行注册检验,完成后将药品注册检验报告上交至国家药品监督管理局药品审评中心。审查意见、核查报告、申报资料等由省级药品监督管理部门上交至国家药品监督管理局药品审评中心。

　　国家药品监督管理局药品审评中心将组织药学、医学和相关技术人员对收到的申报资料进行技术审评并提出技术审评意见,如需补充资料,可以要求申请人上交并说明理由。完成技术审评后,将有关资料上交至国家食品药品监督管理总局,并依据技术审评意见作出审批决定。符合规定的申请,发给《药物临床试验批件》;对于不符合规定的不予批准,并发给《审批意见通知件》,同时说明理由。

　　2. 新药生产申请与审批　　在完成新药的临床试验后,由申请人填写《药品注册申请表》,将报送申请生产的申报资料提交到所在地省级药品监督管理部门,同时把制备标准品的原材料和与标准物质相关的研究资料报送到中国食品药品检定研究院。

　　申报资料由省级药品监督管理部门进行形式审查,对符合要求的申报资料予以受理,同时对临床试验情况和相关的原始资料进行现场核查,然后对申报资料进行初步审查并提出审查意见。在规定的时限内,将审查意见、核查报告和申报资料上交至国家药品监督管理局药品审评中心,同时通知申请人。

　　国家食品药品监督管理局药品审评中心将组织药学、医学和相关技术人员对收到的申报资料进行技术审评并提出技术审评意见,如需补充资料,可以要求申请人上交并说明理由。审评完成后符合相关规定的,国家药品监督管理局药品审评中心应及时联系申请人,申请生产现场检查同时告知国家食品药品监督管理局药品认证管理中心。

　　申请人在收到生产现场检查通知之日起,应当在 6 个月内向国家食品药品监督管理局药品认证管理中心提出申请进行现场检查。国家食品药品监督管理局药品认证管理中心在收到申请后,应根据《药品注册现场核查管理规定》组织现场检查样品批量生产过程,确认生产工艺的可行性,并抽取 1 批样品(生物制品抽取 3 批样品)送到指定的药品检验所进行检验,将现场检查报告上交至国家药品监督管理局药品审评中心。

　　国家药品监督管理局药品审评中心综合考虑技术审评意见、样品生产现场检查报告以及样品检验结果形成综合审评意见,并同时将相关的资料报送至国家食品药品监督管理总局。国家食品药品监督管理总局根据综合审评意见作出审批决定。对于符合规定的申请,发给新药证书;对于已持有《药品生产许可证》并具备生产条件的申请人应同时发给药品批准文号。

三、新药审批的要求

　　1. 鼓励仿制创新　　对于已上市的剂型改变但给药途径不变的药品的注册申请,应当通过应用新技术来提高药品的质量以及安全性,且比原剂型有明显的临床应用优势。对于剂型改变但给药途径不变以及增加新适应证的注册申请,应由具备生产条件的企业提出;缓释、控释制剂以及靶向制剂等特殊剂型除外。

　　2. 新药审批期间的注册分类和技术要求　　不因具有相同活性成分的制剂在国外批准上市而发生变化;不因国内药品生产企业已经申报的具有相同活性成分的制剂在我国批准上市而发生变化。

　　3. 补充资料的规定　　新药申请资料应当一次性提交,申请受理后不可自行补充新的技术资料;进入特殊审批程序的注册申请、涉及药品安全性的新发现以及按要求补充资料的除外。如若申请人认为必须补充新的技术资料,应当撤回其原有的药品注册申请。

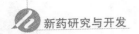
4. 样品管理　药品申报用到的样品生产车间应当取得《药品生产质量管理规范》认证证书；新开办的药品生产企业、药品生产企业新建药品生产车间或者新增生产剂型的样品的生产过程应符合《药品生产质量管理规范》的要求。

第五节　药品非临床研究质量管理规范

一、立法宗旨

2003 年 8 月 6 日国家食品药品监督管理总局第 2 号令发布的《药物非临床研究质量管理规范》(GLP)明确了该规范的立法宗旨及立法依据，即"为提高药物非临床研究的质量，确保实验资料的真实性、完整性和可靠性，保障人民用药安全，根据《中华人民共和国药品管理法》，制定本规范"。GLP 的基本精神是要尽量减少和避免实验中的各种误差，提高实验数据的质量。GLP 的主要目标是确保实验资料的完整性、真实性和可靠性。GLP 的本质是规范的实验操作和科学的实验设计，并且按照统一的的实验方案，实验数据能够得到重现。

二、适用范围

国内现行的 GLP 第二条规定："本规范适用于为申请药品注册而进行的非临床研究。药物非临床安全性评价研究机构必须遵循本规范。"

三、主要内容

国内现行 GLP 共计九章 45 条。主要内容按章计，包括总则、组织机构和人员、实验设施、仪器设备和实验材料、标准操作规程、研究工作的实施、资料档案、监督检查、附则。

作为国内药物进行非临床研究的"质量管理"的规范，GLP 需要人们从质量管理的理论与实践方面来审视和理解。它强调了"过程方法"在相关研究工作中的应用与实施，从宏观上看 GLP 是一个过程标准。它的基本内容可以概括为湿件，即人员，这是 GLP 的首要的要素；硬件，即实验室及其设备设施；软件，即组织、制度、文件系统，标准操作规程。软件体现了质量管理的科学化、规范化和文件化。具体实施 GLP 时要求药物非临床安全性评价研究机构与建立质量管理体系紧密联系起来，实施 GLP 的组织机构及其质量保证部门(QAU)，需要灵活应用质量管理的八项原则。国内现行 GLP，第 2～4 章是讲硬件，以动物的饲养及管理为重点，第 5～7 章则可归属软件系统，以组织机构和人员、动物的饲养与管理以及研究工作的实施为核心。

药物非临床研究的质量关系到 GLP 执行主体的管理水平和核心竞争力。在 21 世纪，质量是研究的主题，遵循 GLP 规范并通过国家权威机构的认证是一个药物非临床安全性评价研究机构得以生存发展的必要条件。我国在不断地强化药品管理，提高药品研究的监督管理水平，实行 GLP 认证制度。也就是说，如果 GLP 执行主体的资格不能通过认定，其申报资料就得不到认可。国内的 GLP 还在不断的发展中。总而言之，在 GLP 的正常运行中，以人员素质为关键，以实验设施(硬件)为基础，以 SOP(软件)为手段，以质量监督为保证。人员素质、硬件、软件都达标，才能符合 GLP 要求。

四、对实验室的规定

作为药物非临床研究机构所要求具备的固定的与其研究领域相适应的实验场所-实验室(laboratory)，国内现行 GLP 第十二条有着具体的规定："根据工作需要设立相应的实验室；使用有生物危害性的动物、微生物、放射性等材料应设立专门实验室，并应符合国家有关管理规定。"

应根据研究项目的要求而设定实验室的总面积,应不得少于 100 m²。从事药代动力学研究、药物临床前药效学研究、安全性评价研究的机构必须按照相关规定设有符合要求的动物实验房。国际上是十分重视生物学的危险或生物危害性,国内外都已根据生物的危险程度进行分类管理。

根据国内"有害微生物及病毒"按危险性分类结果,国内现行 GLP 第十二条,以及在 1998 年修订的 GMP 附录五.17,都有涉及生物学危险度的规定。自发现微生物以来,人类被微生物感染的病例屡有报道,因此丧生的也大有人在,即便微生物学专家也难例外。而重组 DNA(脱氧核糖核酸)工程的诞生,更加扩大了生物学危险。DNA 工程,就是用特定的酶截取甲种生物的 DNA 片段,再安置到载体(通常为细菌的质粒或噬菌体)上,最后转移至乙种生物的细胞内复制、转录、翻译、最终表达,从而使乙种生物的细胞具有甲种生物的遗传信息,遗传结构被改变,产生新的生物类型。DNA 重组工程主要存在两方面的生物学危险,一方面在操作过程中存在各种病毒微生物逃逸的危险,另一方面可能具有未知毒性的微生物新种的散播这种更加严重的危险。这些由生物学上的原因而导致的灾害,称为生物学危险。要实现生物学的安全必须克服这些危险。

对生物技术制品制药以及放射性药品所进行药物非临床安全性评价研究,必须符合国家有关管理规定在专门实验室进行谨慎操作。

最后,对毒理学范畴的危险度概念加以说明。由外源性化学物质引起生态系统危害和人体损伤的概率即为毒理学范畴的危险度。

五、对实验设施的要求

国内现行 GLP 第八条规定:"根据所从事的非临床研究的需要,建立相应的实验设施。各种实验设施应保持清洁卫生,运转正常;各类设施布局应合理,防止交叉污染;环境条件及其调控应符合不同设施的要求。"

国际上所有的 GLP 均将"实验设施"作为 GLP 硬件基础的要素。并且,对实验动物的饲育设施在技术指标方面与实验设施的要求是一致的。在设计动物房时,需要考虑实验动物需求和人员工作的便利性两方面因素。实验设施(experimental facilities)实际上包括实验室和相关实验设备。与 GMP 不同,GLP 并没有强调"厂房与设施",然而事实上"实验设施"与实验室等建筑物是浑然一体的。无论是实验办公或是用水配电等都需要有建筑物配套。这一点在国家有关部门对实验动物管理的法规与规章里都有体现。

国内现行 GLP 第八条从清洁卫生、合理布局、环境调控三个方面强调了对实验设施的要求。

1. 清洁卫生的要求 同 GMP 一样,为了防止污染,防止微生物、微粒等的污染,GLP 要求各种实验设施应保持清洁卫生,运转正常。

2. 布局合理的要求 为防止交叉污染,GLP 要求各类设施布局应合理。实验设施的布局原则是:在做到防止疾病(致病微生物)传播的基础上,方便工作人员操作;并且人流、物流、动物流均要求按单行线移动,互不交叉,顺流不逆,从而阻断交叉污染。

3. 环境调控的要求 不同设施的环境条件及其调控 GLP 中有着不同的规定。按微生物控制标准对实验动物分级,其对应的环境条件是不同的。因此按照不同设施的要求应对温度、湿度、照明、气压、噪声、臭气、换气次数等一系列环境因素加以控制。实验动物房设计有着基本的要求。首先,应选择独立、僻静、卫生、绿色的地址并且按照需求分成准备区、饲养区、实验区等并加以净化、灭菌、防虫,单项流程,防止交叉污染。要求有污染走廊、洁净走廊、饲养室等各室。然后,要求有良好的空调系统,保证需求的换气量和气压,以及温度、湿度、气流分布和速度等;按照要求应用照明系统,有窗动物房需安装玻璃滤去紫外线,无窗动物房使用荧光灯,要求 12 小时亮,12 小时暗。供水系统要求既有饮用水又有精制水。最后,作为动物实验研究的场所,实验设施,应根据实验研究的需要考虑到科学方面和法规方面而设置。而作为饲养、保种、繁殖和育成实验动物的场所,实验动物设

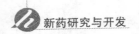

施应符合实验研究要求。实际上国内 GLP 第三章"实验设施"包含得更加广泛。

总之,实验设施应科学、合理,符合国家相关规定。

六、对供试品和对照品的处置设施规定

按照国内现行 GLP 第十二条规定:"具有供试品和对照品的处置设施:如接收和储藏供试品和对照品的设施及供试品和对照品的配制和储存设施。"

对"供试品"和"对照品"第四十三条具体定义如下:"供试品,系指供非临床研究的药品或拟开发为药品的物质。对照品,系指非临床研究中与供试品作比较的物质。"

为了便于接收和储藏供试品和对照品,防止供试品和对照品的污染与混淆,在非临床安全性评价研究中,实验设施应当设立单独的区域。

供试品或对照品及供试品与载体混合物或对照品与载体混合物的储存场所,要求在确保物品或混合物的同一性、纯度、浓度及稳定性的基础上应与实验系统的饲养场所分离。

复习题

【A 型题】

1. 临床前药效学研究的观测指标应具有: （　　　）
   A. 创新性　　　　　　B. 主观性　　　　　　C. 客观性　　　　　　D. 科学性
   E. 重复性

2. 在观察药物对生长、发育、内分泌等系统的作用的实验中,实验动物通常选择: （　　　）
   A. 成年动物　　　　　B. 幼年动物　　　　　C. 老年动物　　　　　D. 疾病模型动物
   E. 雄性动物

3. 国际上所有的 GLP 均将什么作为 GLP 硬件基础的要素? （　　　）
   A. 实验设施　　　　　B. 实验室　　　　　　C. 实验动物　　　　　D. 供试品
   E. 对照品

【X 型题】

1. 临床前药效学研究的目的为: （　　　）
   A. 初步确定新药预期应用于临床目的药效
   B. 明确新药的作用强度
   C. 阐明新药发挥作用部位及作用机制
   D. 探究新药的不良反应
   E. 发现用于临床以外的广泛药理作用

2. 实验设计应遵循的原则是: （　　　）
   A. 重复　　　　　　　B. 科学　　　　　　　C. 创新　　　　　　　D. 随机
   E. 对照

3. 临床前药动学研究对毒理学评价的作用是: （　　　）
   A. 提供药物的体内分布与毒理效应关系的资料
   B. 提供药物浓度与毒性产生及强弱的关系,为安全用药提供依据
   C. 提供药物作用时间和体内药物蓄积的资料
   D. 提供药物代谢和排泄的形式及程度的资料

E. 提供与用药剂量有依赖关系的毒理学依据

【名词解释】

1. 体外实验 2. 体内实验 3. 临床前药代动力学

【填空题】

1. 药理实验的方法一般包括_____与_____两种类别。
2. 在临床前药代动力学试验中,对实验动物采样过程的时间通常应持续_____个半衰期,或持续到血药浓度为峰浓度的_____。
3. ADME 过程包括_____、_____、_____、_____。
4. 特殊毒性试验的研究范围包括_____、_____、_____。
5. GLP 的全称是_____。

【简答题】

1. 临床前药效学研究的目的是什么?
2. 药理实验中的体外实验和体内实验是指什么? 其分别有哪些优缺点?
3. 临床前药动学研究对药效学评价有哪些意义?
4. 临床前药动学研究对毒理学评价有哪些意义?
5. 进行临床前药代动力学研究,应遵循哪些原则?
6. 进行临床前药代动力学研究时,应如何选择实验动物?
7. 新药临床前安全性评价的目的是什么?
8. 一般毒理学实验都包括哪些内容?
9. 什么是 GLP? 其包括哪些内容?

第十二章

新药的临床试验

导 学

内容及要求

新药的临床试验主要包括四期，在本章中依次对新药Ⅰ～Ⅳ期临床试验的定义、目的、分类、流程、方法等进行了详细的介绍，其中单独介绍了生物利用度与生物等效性的概念和试验方法、病例报告表的格式，以及药品上市后的不良反应评价与监测。本章还对相关的GCP内容做了重点介绍。

在学习中应重点掌握新药临床试验各期的概念、目的、时间、例数；掌握各期临床试验的分类以及对受试者的要求；掌握生物利用度和生物等效性试验的概念和联系；掌握药品不良反应的评价与监测；熟悉各期临床试验的流程与方法；熟悉生物等效性试验的研究方法及评价；熟悉GCP的主要内容；了解各期临床试验的设计；了解《赫尔辛基宣言》的主要内容。

重点、难点

本章重点是新药Ⅰ～Ⅳ期临床试验的定义、目的、分类、对受试者的要求，生物利用度与生物等效性的概念和异同点，药品上市后的不良反应评价与监测；本章难点是生物利用度与生物等效性的异同点以及不良反应评价。

新药的临床试验是指任何在人体（患者或健康志愿者）进行的药物的系统性研究，以证实或发现试验药物的临床、药理和（或）其他药效学方面的作用、不良反应和（或）吸收、分布、代谢及排泄，目的是确定试验药物的安全性和有效性。

《药品注册管理办法》第三十条规定：药物的临床试验（包括生物等效性试验），必须经过国家食品药品监督管理总局批准，且必须执行《药物临床试验质量管理规范》（good clinical practice, GCP）。该办法的附件中，对中药和天然药物、化学药品、生物制品的临床试验，分别作出了规定。药物临床试验批准后，申请人应当从具有药物临床试验资格的机构中选择承担药物临床试验的机构。临床试验机构资格的认定应参照《药物临床试验机构资格认定办法（试行）》。药品监督管理部门应当对批准的临床试验进行监督检查。

新药注册前，首先要经过严格的新药的临床前试验，即动物试验，这部分内容在上一章已经进行介绍。在临床前试验取得较好结果的前提下，新药研究与开发即进入了临床试验阶段。临床试验分为Ⅰ、Ⅱ、Ⅲ、Ⅳ期。申请新药注册应当进行Ⅰ、Ⅱ、Ⅲ期临床试验，有些情况下可进行Ⅱ期和Ⅲ期，或者Ⅲ期临床试验（表12-1）。

表 12-1　新药临床试验的阶段

试验阶段	试验人群	试验目的	试验内容	试验时间	试验例数
Ⅰ期	健康志愿者	评价安全性 提供给药方案依据	耐受性试验 临床药代动力学试验	数月	20～30
Ⅱ期	患者	探索药物的有效性	多中心试验	数月～2 年	≥100
Ⅲ期	患者	确定药物的有效性 评价利益与风险	扩大多中心试验	1～4 年	≥300
Ⅳ期	患者	上市后监测期	应用研究	3～5 年	≥2 000

第一节　Ⅰ期临床试验

　　Ⅰ期临床试验(phase Ⅰ clinical trial)是初步的临床药理学及人体安全性评价试验。通过观察人体对于新药的耐受程度和药代动力学,为制定给药方案提供依据,受试人群一般选择健康志愿者(特殊情况下为患者)。Ⅰ期临床试验须经国家食品药品监督管理总局批准后实施,作为新药临床试验的第 1 步,对后续各期临床试验的顺利开展起着至关重要的作用。Ⅰ期试验组人数为 20～30 例。

一、人体耐受性试验

　　人体耐受性试验(clinical tolerance test)是在临床前动物实验研究的基础上,首次观察人体对新药的耐受程度以及不良反应,得到人体能够耐受新药的剂量范围,是人体的安全性试验,为临床药代动力学和Ⅱ期临床试验的给药剂量范围提供依据。人体耐受性试验是新药Ⅰ期临床试验在人体内的初试,因此密切关注人体耐受性试验中各环节的设计与实施,可以尽早地发现药物的特点,尽可能降低受试者的风险。

(一)受试者

　　一般为健康志愿者,年龄为 18～50 岁,男女各半(男科和妇科用药除外),体重在标准体重的 ±10% 范围内。试验前需进行全面身体检查(心、肝、肾、血液等检查指标均在正常范围内),签署知情同意书。但如果试验药品的安全性较小,试验过程中可能对受试者造成损害,在伦理上不允许在健康志愿者中进行试验时,如毒性较大或耐受性在健康人和患者之间存在较大差异的药物(抗癌药、降血压药等),可选用目标适应证的患者作为受试者。受试者例数一般要求 20～30 例。受试者例数的确定,原则是在尽可能少的受试者中尽快地发现不良反应出现的剂量。从最小剂量到最大剂量一般设 3～7 组,低剂量组 2～4 例,接近治疗量时,每组可增至 6～8 例。

　　不应入选的受试者包括以下几种情况:①妊娠期、哺乳期妇女(月经期视具体药物情况而定);②有重要的原发性疾病;③精神或躯体上的残疾患者;④怀疑或确有酒精、药物滥用病史;⑤具有较低入组可能性情况(如体弱等);⑥过敏体质;⑦患有可使依从性降低的疾病。

(二)起始剂量的确定

　　一般有以下方法:①Blach well 法,起始剂量不得超过敏感动物 LD_{50} 的 1/600 或最低有毒量的 1/60;②改良 Blach well 法是目前最常用的方法,考虑了临床前研究 4 种试验的安全性,即两种动物急性毒性试验 LD_{50} 的 1/600、2 种动物长期毒性试验的有毒量的 1/60,以其中最低者为起始剂量;

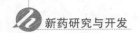

③Dollery法，考虑了药效性，以最敏感动物的最小有效量的 $1/100\sim1/50$ 为起始剂量；④改良Fibonacci法，以小鼠急性毒性 LD_{50} 的 $1/100$ 或大动物最低毒性剂量的 $1/40\sim1/30$ 作为初始剂量，主要用于抗癌药，但只凭一两种动物进行估算，LD_{50} 和最低毒性剂量变化幅度太大；⑤体表面积法，按体表面积换算成动物和人的有效剂量，以此剂量的 $1/10$ 作为初始剂量。

（三）最大耐受剂量的确定

最大耐受剂量的确定常用以下几种方法：①临床应用同一药、同类药，或结构相近的药物的单次最大剂量；②动物长期毒性试验中引起中毒症状，或脏器出现可逆性变化的剂量的 $1/10$；③动物长期毒性试验中最大耐受量的 $1/5\sim1/2$。

在达到最大剂量却仍未出现不良反应时，应中止试验并以此剂量作为最大耐受剂量；剂量递增到出现终止指标或其他严重不良反应时，应终止试验，并以此前的剂量作为最大耐受剂量。

（四）观察指标和终止指标

观察指标一般包括神经、呼吸、泌尿、消化等系统的症状和体征，肝肾功能，血尿常规，心电图，出凝血试验，乙肝全项，胸透，B超（肝、胆、脾）等。一般观察用药后 24 小时，有不良反应出现的应随访直至恢复。

通常在剂量递增过程中出现严重不良反应，或以半数受试者出现轻度不良反应为试验终止指标，抗癌药以出现较重的不良反应为终止指标。在达到最大剂量时，虽未出现不良反应，也应终止试验。

（五）耐受性试验的结果分析

应着重注意不良反应程度与剂量的关系，如有明显剂量依赖关系，说明该反应确为新药所引起，应予重视。一旦发现严重不良反应或检查明显异常，更应及时进行剂量相关性分析。应重视不良反应发生时间，是渐次加重还是自行缓解，并用自身前后对比进行分析。

人体耐受性试验中选用的剂量是预测治疗量或以下，群体产生同样试验指标改变的不良反应概率会比较小，所以试验中如发现异常数值时应立即将样本进行重复试验，确保数据的可靠性。

二、临床药代动力学试验

新药的临床药代动力学（clinical pharmacokinetics）研究旨在阐明药物在人体内的吸收、分布、代谢和排泄的动态变化规律。对药物上述处置过程的研究，是全面认识人体与药物间相互作用不可或缺的重要组成部分，也是临床制定合理用药方案的依据。①在Ⅰ期临床试验中进行的是健康志愿者药代动力学研究，包括单次给药的药代动力学研究、多次给药的药代动力学研究、进食对口服药物药代动力学影响的研究、药物代谢产物的药代动力学研究以及药物-药物的药代动力学相互作用研究；②在Ⅱ期和Ⅲ期临床试验期间进行目标适应证患者的药代动力学研究，包括单次给药和（或）多次给药的药代动力学研究，也可采用群体药代动力学研究方法；③特殊人群的药代动力学研究，如肝肾功能损害患者的药代动力学研究可在Ⅲ、Ⅳ期临床试验期间进行，老年和儿童患者的药代动力学研究可酌情在Ⅰ～Ⅳ期临床试验期间进行。

上述研究内容反映了新药临床药代动力学研究的基本要求。在新药研发实践中，可结合新药临床试验分期分阶段逐步实施，以期阐明临床实践所关注的该药药代动力学的基本特征，为临床合理用药奠定基础。鉴于不同类型药物的临床药代动力学特征各不相同，故应根据所研究品种的实际情况进行综合分析，确定不同阶段所拟研究的具体内容，合理设计试验方案，采用科学可行的试验技术，实施相关研究，并作出综合性评价，为临床合理用药提供科学依据。这里简要介绍药代动力学研究的具体内容。

（一）健康志愿者药物代谢动力学研究

本研究在Ⅰ期临床试验中进行，目的是探讨药物在体内吸收、分布和消除（代谢和排泄）的动态变化特点。由于各种疾病的病理状态均可不同程度的对药物的药代动力学产生影响,为了客观反映药物在人体的药代动力学特征,故多选择健康受试者。但如果试验药品的安全性较小,试验过程中可能对受试者造成损害,在伦理上不允许在健康志愿者中进行试验时,如毒性较大或耐受性在健康人和患者之间存在较大差异的药物(抗癌药、降血压药等),可选用目标适应证的患者作为受试者。

健康志愿者的药代动力学研究包括单次与多次给药的药代动力学研究、进食对口服药物制剂药代动力学影响的研究、药物代谢产物的药代动力学研究、药物-药物药代动力学相互作用研究。

1. 单次给药药代动力学研究

(1) 受试者的健康状况:健康受试者应无心血管、肝脏、肾脏、消化道、精神神经等疾病史,无药物过敏史。在试验前应详细询问既往病史,做全面的体格检查及实验室检查,并根据试验药物的药理作用特点相应增加某些特殊检查。

AIDS、HIV病毒感染者,药物滥用者,最近三个月内献血或作为受试者被采样者,嗜烟、嗜酒者和近两周曾服过各种药物者均不宜作为受试者。

(2) 性别:原则上应男性和女性兼有,一般男、女各半,不仅可了解药物在人体的药代动力学特点,同时也能观察到该药的药代动力学是否存在性别的差异。但女性作为受试者往往要受生理周期或避孕药物的影响,再加上某些避孕药物具有药酶诱导作用或抑制作用,可能影响其他药物的代谢消除过程,因而改变试验药物的药代动力学特性。所以在选择女性受试者时必须对此进行询问和了解。另外,一些有性别针对性的药物,如性激素类药物,治疗前列腺肥大药物,治疗男性性功能障碍药物及妇产科专用药等则应选用相应性别的受试者。

(3) 年龄和体重:受试者年龄应为年满18岁以上的青年人和成年人,一般在18~45岁,为了减少个体差异,同批受试者年龄一般不宜相差太大。正常受试者的体重一般不应低于50 kg。按体重指数=体重(kg)/身高^2(m^2)计算,一般在19~24范围内。因临床上大多数药物不按体重计算给药剂量,所以同批受试者的体重应比较接近。

(4) 伦理学要求:按照GCP原则制订试验方案并经伦理委员会讨论批准,受试者必须自愿参加试验,并签订书面知情同意书。

(5) 受试者例数:一般要求每个剂量组8~12例。

(6) 对试验药物的要求:①药物质量:试验药品应当在符合《药品生产质量管理规范》条件的车间制备,并经检验符合质量标准。②药品保管:试验药品有专人保管,记录药品使用情况。试验结束后剩余药品和使用药品应与记录相符。

(7) 药物剂量:一般选用低、中、高三种剂量进行。剂量的确定主要根据Ⅰ期临床耐受性试验的结果确定,同时参考动物药效学、药代动力学及毒理学试验的结果,以及经讨论后确定的拟在Ⅱ期临床试验时采用的治疗剂量推算。高剂量组剂量必须接近或等于人最大耐受的剂量。应能够根据研究结果对药物的药代动力学特性作出判断,如呈线性或非线性药代动力学特征等,以及剂量与体内药物浓度的关系,为临床合理用药及药物监测提供有价值的参考信息。

(8) 研究步骤:受试者在试验日前进入Ⅰ期临床监护室(或病房),晚上进统一清淡饮食,然后禁食10小时,不禁水过夜。次日晨空腹(注射给药时不需空腹)口服药物,用200~250 ml水送服。如需收集尿样,则在服药前排空膀胱。按试验方案在服药前、后不同时间采取血样或尿样(如需收集尿样,应记录总尿量后,留取所需量)。原则上试验期间受试者均应在Ⅰ期临床试验病房内,避免剧烈运动,禁服茶、咖啡及其他含咖啡和醇类饮料,并禁止吸烟。

(9) 采样点的确定:采样点的确定对药代动力学研究结果具有重大的影响。用药前采空白血样品,一个完整的血药浓度-时间曲线,应包括药物各时相的采样点,即采样点应包括给药后的吸收相、峰浓度附近和消除相。一般在吸收相至少需要2~3个采样点,峰浓度附近至少需要3个采样点,消除相至少需要3~5个采样点。一般不少于11~12个采样点。应有3~5个消除半衰期的时间,或

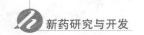

采样持续到血药浓度为 $c_{\max}$ 的 $1/20\sim1/10$。

如果同时收集尿样时,则应收集服药前尿样及服药后不同时间段的尿样。取样点的确定可参考动物药代动力学试验中药物排泄过程的特点,应包括开始排泄时间、排泄高峰及排泄基本结束的全过程。为保证最佳的采样点,建议在正式试验前进行预试验工作,然后根据预试验的结果,审核并修正原设计的采样点。

（10）药代动力学参数的估算和评价:药物代谢动力学统计软件主要用于数据处理、模型判断、计算药物代谢动力学参数、统计学分析及图形显示等。目前国内外常用的药物代谢动力学软件有:WinNonlin、NONMEN、3P87/3P97、PKBP-N1、NDST 及 DAS、ABE 等,在实际工作中可根据需要合理选用。采用合理的药物代谢动力学统计软件对药物代谢动力学数据进行统计分析,并对其参数进行分析,说明其临床意义,可对 Ⅱ 期临床研究方案提出参考建议。

根据试验中测得的各受试者的血药浓度-时间数据,绘制成各受试者的药-时曲线及平均药-时曲线,一般可用模型法或非房室模型分析,进行药代动力学参数的估算,求得药物的主要药代动力学参数,可全面反映药物在人体内吸收、分布和消除的特点。主要药代动力学参数有: K_a、$t_{\max}$（实测值）、$c_{\max}$（实测值）、AUC（梯形法求算）,以上参数主要反映药物吸收的速度和程度;V_d 主要反映理论上药物在体内占有的分布容积;而 K_{el}、$t_{1/2}$、MRT 和 Cl 等主要反映药物从血液循环中消除的特点。从尿药浓度可以估算药物经肾排泄的速率和总量。

2. **多次给药药代动力学研究**　当药物在临床上将连续多次应用时,需明确多次给药的药代动力学特征。根据研究目的,应考察药物多次给药后的稳态浓度（c_{ss}）,达到稳态浓度的速率和程度,药物谷、峰浓度之间的波动系数（DF）,是否存在药物蓄积作用和（或）药酶的诱导作用,明确 c_{ss} 和临床药理效应（药效和不良反应）的关系。

（1）受试者的选择标准、受试者例数、试验药物的要求均同单次给药药代动力学研究。

（2）试验药物剂量:采用 Ⅱ 期临床试验拟订的一种治疗剂量,并根据单次给药的药代动力学参数中的消除半衰期和 Ⅱ 期临床试验给药方案中制定的服药间歇以及给药日数,确定总服药次数和总剂量。

（3）研究步骤:试验期间受试者必须在 Ⅰ 期临床试验病房内进行服药、采集样本和活动。口服药物均用 $200\sim250\ \mathrm{ml}$ 水送服,受试者早、中、晚三餐均进统一饮食。

（4）采样点的确定:根据单剂量药代动力学求得的消除半衰期,估算药物可能达到稳态浓度的时间,应连续测定三次（一般为连续三天的）谷浓度（给药前）以确定已达稳态浓度。一般采样点最好安排在早上空腹给药前,以排除饮食、时辰以及其他因素的干扰。当确定已达稳态浓度后,在最后一次给药后,采集一系列血样,包括各时相（同单次给药）,以测定稳态血药浓度-时间曲线。

（5）药代动力学参数的估算和评价:根据试验中测定的三次谷浓度及稳态血药浓度-时间数据,绘制多次给药后药-时曲线,求得相应的药代动力学参数,包括峰时间（$t_{\max}$）、峰浓度（$c_{\max}$）、平均稳态血药浓度（c_{av}）、消除半衰期（$t_{1/2}$）、清除率（Cl）、稳态血药浓度-时间曲线下面积（AUC_{ss}）及波动系数（DF）等。

对试验结果进行分析,说明多次给药时药物在体内的药代动力学特征,同时应与单剂量给药的相应药代动力学的参数进行比较,观察它们之间是否存在明显的差异,特别在吸收和消除等方面有否显著的改变,并对药物的蓄积作用进行评价、提出用药建议。

3. **进食对口服药物制剂药代动力学影响的研究**　许多口服药物制剂的消化道吸收速率和程度往往受食物的影响,它可能减慢或减少药物的吸收,但亦可能促进或增加某些药物的吸收。

通过观察口服药物在饮食前、后服药时对药物的药代动力学,特别是对药物的吸收过程的影响,旨在为后续临床研究制订科学、合理的用药方案提供依据。因此,研究时所进的试验餐应是高脂、高热量的配方,以便使得食物对胃肠道生理状态的影响达到最大,使进食对所研究药物的药代动力学的影响达到最大。该项研究应在Ⅰ期临床试验阶段进行,以便获得有助于Ⅱ、Ⅲ期临床试验设计的信息。

进行本试验时,受试者的选择和要求,试验药物的要求均同健康志愿者单次给药的药代动力学研究。

试验设计及试验步骤:本试验通常可采用随机双周期交叉设计,也可以根据药物的代谢特性与单剂量交叉试验结合在一起进行。

(1)受试者例数:每组10~12例。

(2)药物剂量及给药途径:同拟定的Ⅱ期临床试验单次给药。

(3)进食试验餐的方法:试验应从开始进食试验餐起计时,这样才能排除进餐速度对服药时间的影响。试验餐要在开始进食后30分钟内吃完,并且在两个试验周期应保证试验餐的配方一致。餐后服药组应在进餐开始30分钟后给药,用200~250 ml水送服。最后对进食是否影响该药吸收及其药代动力学特征进行分析和小结。

4. 药物代谢产物的药代动力学研究 根据非临床药代动力学研究结果,如果药物主要以代谢方式消除,其代谢物可能具有明显的药理活性或毒性作用,或作为酶抑制剂而使药物的作用时间延长或作用增强,或通过竞争血浆和组织的结合部位而影响药物的处置过程,则代谢物的药代动力学特征可能影响药物的疗效和毒性。

对于具有上述特性的药物,应当在非临床体内外生物转化和代谢物研究的基础上,通过体外和(或)体内方法进一步研究,明确创新药物的代谢酶系及其代谢物的数目、结构与活性,鼓励开展放射性同位素标记化合物和细胞色素P450同工酶研究,提供代谢途径的框图,并与相应的动物研究资料进行比较。并应进行母体药物临床药物代谢动力学研究的同时,考虑进行代谢物的药代动力学研究,以便更好地了解原型药物的作用、毒性、滞后作用及体内处置过程等特点。

5. 药物-药物的药代动力学相互作用研究 当所研究的药物在临床上可能与其他药物同时或先后应用时,可能在吸收、与血浆蛋白结合、诱导(抑制)药酶、存在竞争排泌或重吸收等方面存在相互作用,从而影响它们在体内的过程,进而影响各自的药效。因此,应根据需要进行药物-药物的药代动力学相互作用研究,并尽可能明确引起相互作用的因素或机制,为制订科学、合理的联合用药方案提供依据。大多数药代动力学相互作用研究可在健康志愿者中进行。

药物在人体内的代谢过程多需各种药酶的参与,因此药物可通过诱导(抑制)药酶而去影响另一药物的代谢,导致血药浓度的改变。当所研制的药物在临床上可能与其他药物联合使用,并且药物对安全范围又较窄时,应考虑药物-药物相互作用中血药浓度的改变以及肝药酶诱导剂或抑制剂的作用(可采用整体或人肝微粒体的体外试验等方法)。

(二)目标适应证患者的药代动力学研究

此项研究主要考察疾病对药物代谢动力学的影响。大量文献资料证明,在疾病状态(患者)时,药物的药代动力学情况会发生改变,如心力衰竭患者由于循环淤血影响药物的吸收、分布及消除,内分泌疾病如糖尿病、甲状腺功能亢进或减低会明显影响药物的分布和消除,其他如消化系统疾病、呼吸系统疾病均可影响药物的药代动力学特征。由于患者的生理、病理状态等因素,可能使药物的体内过程不同于健康人体内的过程,因此应进行患者的药代动力学研究,以明确在拟应用人群的吸收、分布、代谢、排泄四个过程的基本特点,以指导临床合理用药。一般这类研究应在Ⅱ期和Ⅲ期临床试验期间进行。药物在相应患者体内的药物代谢动力学研究包括单次给药和(或)多次给药的药代动力学研究,试验设计除受试者为相应患者外,其他试验条件和要求均与健康志愿者临床药物代谢动力学研究相同。

(三)特殊人群的药代动力学研究

1. 肝、肾功能损害患者的药代动力学研究 肝脏是药物生物转化和消除的重要器官,许多药物

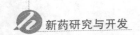

进入体内后在肝脏代谢,因此肝脏损害可能会对这些药物经肝脏的代谢和排泄产生影响。在药物研发过程中,有时需考虑在临床试验阶段进行肝功能损害患者的药代动力学研究,并与健康志愿者的药代动力学结果进行比较,为临床合理用药提供依据。对于主要经肾脏排泌机制消除的药物,由于肾损害可能明显改变药物和/或其活性/毒性代谢物的药代动力学特性,与用于肾功能正常的人相比,必须通过调整剂量来保证这些患者用药的安全和有效时,需考虑对肾功能损害患者进行药代动力学研究,以指导合理用药。该类研究可在Ⅲ、Ⅳ期临床试验期间进行。

2. 老年与儿科人群药代动力学研究　与正常成年人相比,老年人的生理功能降低,如消化道运动功能减退、肾小球滤过率下降等。当拟治疗疾病是一种典型的老年病或拟治疗人群中包含相当数量的老年患者时,需要进行老年人药代动力学研究,从而可根据其药代动力学特点选择恰当的药物,并调整给药剂量或给药间隔。老年人的药代动力学研究可选择老年健康志愿者或患者。

同样,药物在儿童与成人的药代动力学特性可能存在较大差异,不同年龄阶段的小儿其生长、发育有其各自的特点。所以,当拟治疗疾病是一种典型的儿科疾病或拟治疗人群中包含儿科人群时,应在儿科人群中进行药代动力学研究。受试者多为目标适应证的患儿。由于在儿科人群多次取血比较困难,因此可考虑使用群体药代动力学研究方法。

该类研究可酌情选取Ⅰ～Ⅳ期临床试验期间进行。

三、试验报告格式

临床试验报告是对药物临床试验过程、结果的总结,是评价拟上市药物有效性和安全性的重要依据,是药品注册所需的重要文件。临床试验报告应该对试验的整体设计及其关键点给予清晰、完整的阐述;对试验实施过程应条理分明地描述;应该包括必要的基础数据和分析方法,以便于能够重现对数据和结果的分析。Ⅰ期临床试验报告可按如下格式进行撰写。

(一)耐受性试验的报告

首篇;引言;试验目的;试验管理;试验总体设计及方案的描述;对试验设计的考虑;受试者选择(入选标准、年龄、性别、民族、体重、体格检查、排除标准、例数);受试药物(名称、剂型、来源、批号、规格、有效期、保存条件);给药途径(包括给药途径的确定依据);剂量设置(初试剂量、最大试验剂量、剂量分组)及确定依据;试验过程/试验步骤;观察指标(症状与体征、实验室检查、特殊检查)观察表;数据质量保证;统计处理方案;试验进行中的修改;试验结果及分析(受试者一般状况及分析、各剂量组间可比性分析、各项观察指标的结果、数据处理与分析、发生的不良事件的观察及分析);结论;有关试验中特别情况的说明;主要参考文献目录;附件。

(二)临床药代动力学试验的报告

首篇;引言;试验目的;试验管理;试验总体设计及方案的描述;对试验设计的考虑;受试者选择(入选标准、年龄、性别、民族、体重、体格检查、实验室检查、排除标准、例数);受试药物(名称、剂型、来源、批号、规格、有效期、保存条件);给药途径及确定依据;剂量设置及确定依据;生物样本采集(样本名称、采集时间、处置方法)及试验过程;生物样本的药物测定包括分析方法的详细描述及选择依据(仪器设备、分析条件、所用对照品如被测药物、代谢物、内标物的纯度)及确证(最低定量限、特异性、精密度、准确度、提取回收率、标准曲线等)、样本稳定性考察及测定方法的质量控制、数据质量保证;统计处理方案;试验进行中的修改;研究结果数据(20%受试者的样品色谱图及随行质控样品色谱图、各种生物样本实测数据、数据处理、统计方法及结果、药代动力学参数、药-时曲线);发生的不良事件的观察及分析(包括实验室检查结果);结果分析与评价(应包括不良反应观察);结论;有关试验中特别情况的说明;主要参考文献目录;附件。

第二节　Ⅱ期临床试验

　　Ⅱ期临床试验（phase Ⅱ clinical trial）是治疗作用初步评价阶段，其目的是初步评价药物对目标适应证患者的治疗作用和安全性，确定最小耐受剂量，也包括为Ⅲ期临床试验研究设计和给药剂量方案的确定提供依据。此阶段的研究设计可以根据具体的研究目的，采用多种形式，包括随机盲法对照临床试验。

一、试验流程

（一）试验启动阶段

　　1. 收集该药物已有的各种资料　包括理化性质、药理、药化、药效、毒理以及已有的临床研究资料，制作研究者手册。研究者手册是临床试验开始前的资料汇编，内容一般包括：目录、序言、化学和物理性质、临床前研究、药理学研究、药代动力学研究、毒理学研究、已有临床资料、药品使用信息。

　　2. 筛选主要研究者　在临床基地名录中筛选医院，然后选择合适的主任级医师；联系主任医师，约定拜访时间；携研究者手册拜访；初步交谈，请他阅读研究者手册；再次拜访，与其讨论方案、试验时间、试验费用等问题。

　　3. 试验文件准备　会同临床监查公司（clinical research organization，CRO）、申办者、主要研究者，共同制定临床试验方案、病例报告表（case report form，CRF）、知情同意书样本、原始文件；CRO制定临床试验中的其他用表。

　　4. 其他研究者筛选　从临床基地名录中选择其他可能的研究者，可根据首研者的推荐以及公司曾经合作的情况进行综合判断；准备资料：方案、研究者手册、知情同意书样本、病例报告表；与其谈论方案，要求提供其医院所能提供的病例数、时间进度和经费预算；选定合适研究者，征得其医院管理部门的同意。

　　5. 召开会议　召开首次研究者会议，讨论试验方案、CRF 等。

　　6. 取得伦理委员会批件　按照 GCP 的要求，所有临床试验必须得到伦理委员会的批准。在实际进行临床试验时，首先必须取得牵头单位伦理委员会的批准，其他参加单位是否要过伦理则根据各家单位的具体要求而定。伦理委员会将对有关批件、药检报告、研究者手册、知情同意书样本、试验方案、病例报告表进行审批。

　　7. 试验药品准备　督促申办方进行试验用药品的送检；生物统计师设计随机分组方案；根据随机分组方案，设计药品标签；设计应急信件；药品包装：为每一个受试者准备好一盒药物，药盒上贴好标签，并装入相应的应急信件。

　　8. 各方签订协议

　　9. 培训　试验人员培训，以达到统一标准的目的。

　　10. 试验相关文件、表格、药品分发到各研究者

　　11. 致函　致函省级、国家药监局，致函申办者，进行资料备案。

　　12. 启动临床试验

（二）临床试验进行阶段

　　（1）制订试验的总体访视时间表。

　　（2）与研究者联系，确定访视日期，并了解试验用品是否充足。

　　（3）制订访视工作的计划、日程表，准备访视所需的文件资料和物品。

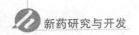

（4）与研究者会面说明本次访视的主要任务，了解试验进展情况（受试者入选情况、病例报告表填写情况），以前访视所发现问题的解决情况。

（5）核对并更新研究者管理文件册，检查并补充试验用品；检查知情同意书（注意版本、签名及日期）；核查原始文件及病例报告表（注意对试验方案的依从性、完整性、一致性、严重不良事件的发现与报告）；收集病例报告表。

（6）试验药品的核查（存放情况、发放回收情况记录、清点药品并与相应记录核对、检查盲码信封、使用是否违反方案要求）；记录所发现的问题。

（7）与研究者一起讨论和解决此次访视发现的问题，交流其他研究单位的进展和经验；将取回的药品、物品、已签署的知情同意书、病例报告表等按规定存放；填写访视报告；更新各项记录表格；对发现问题的追踪及解决；安排后续访视计划。

（8）临床试验过程中，如试验方案、知情同意书、病例报告表发生改动，需报伦理委员会审批；临床试验中发生严重不良事件，必须在 24 小时内报告药品监督部门，并尽快报告伦理委员会和申办者。

（三）试验总结阶段

（1）检查并解决常规访视中遗留问题。

（2）收集所有病例报告表并与原始文件核对检查。

（3）回收所有未使用药品，核对药品发放、使用、回收记录是否吻合；回收所有试验用品。

（4）更新所有记录表格；数据入库。

（5）生物统计师编写数据逻辑校验程序，以程序分析数据库中数据的合理性；对于逻辑校验程序发现的问题，对照原始病例报告表。如果是输入错误，则加以改正；如果是原始病例报告表填写有误，则再返回医院，进行检查更正；所有数据通过数据逻辑校验程序的审查后，锁定数据库。

（6）统计分析：生物统计师（甲）编写统计分析程序。对每个医院进行分析；对所有医院总和进行分析；对符合方案集进行分析；对意向集进行分析。生物统计师（乙）编写验算程序，对生物统计师（甲）的分析结果进行验算。生物统计师提交统计分析报告。

（7）召开临床总结会。

（8）合同尾款结算。

（9）申报资料盖章。

（10）资料准备，包括 CRF 等物资（QA、QC、统计）合同（注意小包项目、考核）药品（我方或厂家）备案。

（11）二次揭盲。

（12）会同研究者、申办者、CRO，根据统计分析结果，撰写临床试验总结报告；向 SFDA 提交临床试验总结和相关文件，注册报批。

二、试验设计

（一）试验设计的原则

由于药物临床试验的特殊性，所以应尽量避免研究过程中可能出现致使药物安全性或疗效评价结果偏离真实值的偏倚。偏倚（bias），是指在设计临床试验方案、执行临床试验、分析评价临床试验结果时，有关影响因素引起的系统误差，导致疗效或安全性评价偏离真实值。随机化与盲法就是控制偏倚的重要措施。随机化一定要配合使用盲法才能真正地减少偏倚，对受试者用随机的方法进行分组是不完整的，只有同时实施了盲法才能称得上是完整有效的。

1. 随机化（randomization）　是使参加药物临床试验中的每一个受试者都有同等的机会被分配

到试验组和对照组中,而不受研究者主观意愿的影响,保证除研究因素以外的其他可能产生混杂效应的非处理因素在组间分布均衡,从而避免试验组和对照组之间的系统差异。可分为简单随机化法、动态随机化法和分层区组随机化法。

（1）简单随机化法：分组常不均匀,经常需要调组,所以现在几乎不用此法。

（2）动态随机化法：是指在药物临床试验过程中按已经入组对象预后因素的相对频率大小来计算下一个入选对象进入某组概率的方法,即试验对象分组的概率是根据一定的条件变化而变化的。但动态随机化法存在随机程序复杂、统计分析方法较传统等缺点,因此目前应用较少。

（3）分层区组随机化法：是目前临床试验常采用的方法。分层有助于保持层内的均衡性,分层因素应根据试验目的和影响试验结果的因素来确定。在多中心临床试验中,中心就是一个分层因素,另外,当某些因素如疾病的亚型,对疗效有影响时,也应将其作为分层因素考虑。但受试者数过少时,不宜过多分层,否则分层后各个亚组（层次）受试者数更少,使试验难以实施。

区组则能保证每一个受试者等比例地随机分入试验组和对照组,有助于减少季节、气温及疾病流行波动等因素对疗效的影响,增加了每一段的可比性,即使因为某种原因患者预后存在时间趋势,也能将偏倚减少到最小。

2. 盲法（blind method）　为了控制在药物临床试验的过程中以及对结果进行解释时产生有意无意的偏倚,常采用盲法。盲法是指按试验方案的规定,在试验结束之前,不让参与研究的受试者或研究者,或其他有关工作人员知道受试者被分配在何组（试验组或对照组）,接受的是何种处理,尤其是监查员在盲法试验中必须自始至终地保持盲态,从而避免他们对试验结果的造成人为干扰。

根据设盲的程度可分为单盲法试验（single blind technique）和双盲法试验（double blind technique）,不设盲的试验称为开放试验。

双盲法试验是盲法中的最优方法。利用安慰剂、双模拟技术、胶囊技术等保证研究者和受试者无法从外观、味道等识别试验药物。双盲法应自始至终地贯彻于整个药物临床试验之中,只有在统计分析结束后才能在监视下揭盲。

（二）试验设计的类型

1. 平行组设计（parallel group design）　是最常用的临床试验设计类型,可为试验药设置一个或多个对照组,试验药也可设多个剂量组。对照组可分为阳性或阴性对照。阳性对照一般采用安慰剂,但必须符合伦理学要求。试验药设一个或多个剂量组完全取决于试验方案。

2. 交叉设计（crossover design）　是按事先设计好的试验次序,在各个时期对受试者逐一实施各种处理,以比较各处理组间的差异。交叉设计是将自身比较和组间比较设计思路综合应用的一种设计方法,它可以控制个体间的差异,同时减少受试者人数。

最简单的交叉设计是 2×2 形式,对每个受试者安排两个试验阶段,分别接受两种试验药物,而第一阶段接受何种试验药物是随机确定的,第二阶段必须接受与第一阶段不同的另一种试验药物。每个受试者需经历如下几个试验过程,即准备阶段、第一试验阶段、洗脱期和第二试验阶段。

每个试验阶段的用药对后一阶段的延滞作用称为延滞效应。采用交叉设计时应避免延滞效应,资料分析时需检测是否有延滞效应存在。因此每个试验阶段后需安排足够长的洗脱期或有效的洗脱手段,以消除其延滞效应。

3. 析因设计（factorial design）　是通过试验药物剂量的不同组合,对两个或多个试验药物同时进行评价,不仅可检验每个试验药物各剂量间的差异,而且可以检验各试验药物间是否存在交互作用,或探索两种药物不同剂量的适当组合。

4. 成组序贯设计（group sequential design）　常用于下列两种情况：①试验药与对照药的疗效相差较大,但病例稀少且临床观察时间较长；②怀疑试验药物有较高的不良反应发生率,采用成组序贯设计可以较早终止试验。

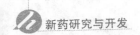

成组序贯设计,是把整个试验分成若干连贯的分析段,每个分析段病例数相等,且试验组与对照组的病例数比例与总样本中的比例相同。每完成一个分析段,即对主要指标(包括有效性和安全性)进行分析,一旦可以做出结论(拒绝无效假设,差异有统计学意义)即停止试验,否则继续进行。如果到最后一个分析段仍不拒绝无效假设,则作为差异无统计学意义而结束试验。其优点是当处理间确实存在差异时,可较早地得到结论,从而缩短试验周期。

三、给药方案的制订

(一)给药剂量和途径

参考Ⅰ期临床试验的结果,根据药理试验量效研究的结果、药物的有效血药浓度以及既往临床经验和文献资料,推算出临床有效剂量范围。在有效剂量范围内确定几个剂量组进行临床研究,找出适宜的临床给药剂量。给药途径应与临床试验批文的给药途径相同,不得随意变更。

(二)导入期和清洗期

导入期是指在开始试验药物治疗前,受试者不服用试验用药物,或者服用安慰剂的一段时间。在导入期由于没有给予研究药物,或没有按研究目的的疗程给予研究药物,不能获得有关该药物效果的临床资料,因此导入期在这方面的价值是有限的。但是导入期真正的作用并不在此,它的价值有:观察并筛选出真正符合纳入标准的受试者,之后方能入组;获得一些指标的基线值等。

清洗期(洗脱期)是指在交叉设计的试验中,在第一阶段治疗与第二阶段治疗中间一段不服用试验用药品,或者服用安慰剂的时期。

如果在临床试验前,受试者已经在服用该药物,或者在服用与研究药物相同疗效的其他药物、或其他对本药有影响的药物,在导入期期间就需要停止这些药物的使用,这时导入期也可称为"洗脱期",意指"洗去临床试验前任何可能对实验造成干扰的药物"。交叉设计试验中,下一部分实验前的导入期就称为洗脱期,这一洗脱期存在的意义是,消除上一部分试验的"延滞效应"。

好比对于几张不同材质、不同自然色的画布(受试者),要想知道手头上的颜料(研究药物)对于它们的着色效果如何,在染色之前:第一,首先要知道这些画布能否经受得住整个染色过程。这就需要在染色前观察(导入)一段时间,以评估画布是否适合入组,以免中途失败退出。第二,需要获取染色之前的背景色(基线值),以便与染色后比较。而如果画布之前已经有其他颜料(其他药物)染色过,就需要漂洗(洗脱)重现画布本来的自然色,以避免之前的其他颜料残留对本次染色造成干扰。因此导入期的范围更广。若采取了停药处理,导入期也称为洗脱期。

(三)联合用药

联合用药,又称合并用药、配伍用药,是指为了达到治疗目的而采用的两种或两种以上药物同时或先后应用,其结果主要是为了增加药物的疗效或为了减轻药物的毒副作用,但是有时也可能产生相反的结果。所以合理的联合用药,应以提高疗效和(或)降低不良反应为基本原则。联合用药时,药物的相互作用,应包括影响药动学的相互作用,应包括影响药效学的相互作用。此外,用药品种偏多,使药物相互作用的发生率增加,影响药物疗效或毒性增加。因此,在给患者用药时,应小心谨慎,尽量减少用药种类,减少药物相互作用引起的药物不良反应。

临床试验方案中应明确规定试验过程中的禁用药品和慎用药品,尤其是试验过程中出现的急性症状和体征,如泌尿结石症治疗中出现的疼痛、尿道阻塞等,高血压治疗过程中出现冠心病、心绞痛等。

对于联合用药的填写,从服用试验药物开始到试验结束,所有联合用药都要及时记录和报告。

(四)依从性

在新药临床试验中,依从性是指受试者按照规定的药物剂量和疗程服用试验药物的程度,以及研究者实施过程中对方案的遵照程度。一般情况下,受试者、研究者、申办者、受试者所处环境、药物、治疗措施等均可对依从性造成影响。

通常采用药片计数法评价依从性:药片依从性＝(受试者已用药量/预定药量)×100%。如某药的预定药量是 100 片,已经用了 70 片,剩余 30 片,其依从性为 70%。原因:忘记、痊愈、不良反应、失去信心、其他(写明具体原因)。

研究者在试验早期要尽量选择依从性佳的受试者,对受试者进行依从性方面的预测。包括:对受试者进行仔细筛选,详尽地告知试验内容、疗程、药物的不良反应及可能带给受试者的一些负担,并得到受试者的知情同意书,随访要及时等。

四、受试者的选择与中途撤出

(一)受试者的选择

1. 入选标准　包括疾病的诊断标准(尽可能有定量检验指标的上、下限),入选前患者相关的病史、病程和治疗情况要求;其他相关的标准,如年龄、性别等。应注意的是,为了保障受试者的合法权益,患者签署知情同意书应作为入选的标准之一。

2. 排除标准　列出影响研究药物疗效和安全性评估的情况,如与入选标准相反的其他治疗、合并疾病和妊娠等;容易造成失访的情况,如受试者工作环境变动等。

(二)受试者的中途撤出(脱落)

1. 脱落的定义　所有填写了知情同意书并筛选合格进入试验的受试者,均有权利随时退出临床试验,无论何时何因退出,只要没有完成方案所规定观察周期的受试者,称为脱落病例。

2. 脱落病例的处理　当患者脱落后,研究者应尽可能与患者联系,完成所能完成的评估项目,并填写试验结论表,尽可能记录最后一次服药时间。对因不良反应而脱落者,经随访最后判断与试验药物有关者,必须记录在 CRF 中,并通知申办者。

3. 脱落的原因　对于任何脱落病例,研究者必须在 CRF 表中填写脱落的原因,一般情况下有 6 种,即不良事件、缺乏疗效、违背试验方案(包括依从性差者)、失访(包括患者自行退出)、被申办者中止和其他。

五、病例报告表

病例报告表是指按试验方案所规定设计的一种文件,用以记录每一名受试者在试验过程中的数据。CRF 的设计原则有 4 个方面:遵循方案、内容完整;符合法规及相关标准;易于理解,便于操作;简明扼要,避免重复。

CRF 的内容和格式没有统一标准,但大体可以分为以下内容。

(1)封面:一般包括试验项目名称或编号、研究中心号或名称、受试者姓名缩写、随机分组编号或入组顺序号、入组日期和试验结束日期、申办单位名称及 CRF 版本号等。

(2)填表注意事项:用于指导研究者如何正确填写表格,包括填写用笔的要求、填错时的更正方法、填写时点要求、严重不良事件报告的途径和联系办法等注意事项。

(3)研究流程图:采用列表的方式表示该项目的研究流程,写明每个时点需完成的工作,如填写哪些表格、进行哪些检查等,以便于临床试验的实施及临床试验后的项目核对,避免观察或检测项目的遗漏。要清楚地列出每次访视日期及允许变动范围(时间窗)。

(4)入选标准和排除标准:为了保证受试者符合纳入要求,入选标准和排除标准要在 CRF 中逐一列出。

(5)治疗前的基本信息:包括人口学资料,如姓名拼音缩写、出生年月、性别、年龄、民族、职业

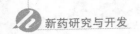
等,既往史如疾病史及用药、治疗情况等,现病史如目前诊断、病程、临床表现、体征、实验室检查及结果等。

(6)治疗期及随访期记录:治疗期和随访期要有明确的观测时点、观测起止时间的规定。每次访视均要逐项记录研究方案中所规定的访视项目,包括疗效评定标准、用药依从性、合并用药及不良反应等。每次访视结果都应分页记录。合并用药应详细记录用药名称、剂量、用药起止时间等。依从性:每次访视均应记录有无剩余药物、剩余数量,是否遵医嘱用药及原因等。不良事件:包括不良事件的名称、临床表现、出现的时间、频率、严重程度、与研究用药品的因果关系判断、对研究的影响、处理措施、转归、处理结果、报告方法等。

(7)试验结束:记录试验结束时,需说明结束日期、受试者是否完成整个研究,如未完成,应说明未完成的原因、日期等。

(8)签名页:包括临床研究单位、监查员、数据管理员、研究者、本中心研究负责人的审核承诺、签名及日期。

(9)实验室检查粘贴页:用于粘贴、保存报告单、化验单的原件或复印件,以备数据溯源。

六、数据管理

如果设计的 CRF 是一式三份(无碳复写),则应将 CRF 的第一页送交参加本临床试验的数据管理人员统一建立数据库。每个试验中心应在完成至少 5 份 CRF 后,通过临床监查员及时送交数据管理员,以便建立相应的数据库,所有数据将采用计算机软件编制数据录入程序进行双份录入。在此期间,将有疑问表通过临床监查员转交研究者进行数据审核,研究者应尽快回答并返回。在盲态审核并认为所建立的数据库正确后,将由主要研究者、申办者、统计分析人员和药品监督管理人员对数据进行锁定。锁定后的数据文件不允许再作变动。数据库将交统计分析人员按统计计划书要求进行统计分析。

如果是双盲临床试验将采用两次揭盲的方法进行揭盲。第一次揭盲在数据锁定后,交统计分析人员进行统计分析时;第二次揭盲在完成统计分析后,并由统计分析人员写出统计分析报告时进行。经揭盲后的统计分析报告交本试验的主要研究者写出研究报告。

七、质量控制与质量保证

试验方案设计需遵守《赫尔辛基宣言》《药品注册管理办法》《药物临床试验质量管理规范》、WHO 的 GCP 指导原则、ICH - GCP 指导原则、《新药(西药)临床研究指导原则》等。

临床试验过程中将由临床监查员定期进行研究医院现场监查访问,以保证研究方案的所有内容都得到严格遵守,并对原始资料进行检查以确保与 CRF 的内容一致。设计方案中应包括有具体的质量控制措施。如多中心临床试验中,参加人员应统一培训,当主要指标可能受主观影响时,需进行一致性检验,当各中心实验室的检验结果有较大差异或正常参考值范围不同时应采取一些有效措施进行校正,如统一由中心实验室检验,或进行检验方法和步骤的统一培训、一致性测定等。

八、不良事件的观察

(一)试验药品的常见不良事件

根据申办者提供的资料,列举该试验药品在国内外临床研究中所出现不良事件的种类和比率。

(二)不良事件的记录

在设计方案中对不良事件应做出明确的定义。并要求研究者如实填写不良事件记录表,记录不良事件的发生时间、严重程度、持续时间、采取的措施和转归。并说明不良事件严重程度的判断标准,判断不良事件与试验药物关系的 5 级分类标准(肯定有关、可能有关、可能无关、无关和无法判定)。

(三)严重不良事件的处理

发生在临床试验期间的任何严重不良事件,必须在 24 小时内报告研究单位的主要研究者、临床研究负责单位的主要研究者和药品临床研究基地伦理委员会、申办单位等。并有以上单位联系人和联系电话、传真等内容。

(四)应急信件的拆阅与处理

随药品下发的应急信件只有在该名患者发生严重不良事件,需立即查明所服药品的种类时,由研究单位的主要研究者拆阅,即称为紧急揭盲,一旦揭盲,该患者将被终止试验,并作为脱落病例处理,同时将处理结果通知临床监查员。研究人员还应在 CRF 中详细记录揭盲的理由、日期并签字。

(五)随访未缓解的不良事件

所有不良事件都应当追踪,直到得到妥善解决或病情稳定。

九、伦理学要求

临床试验必须遵循《赫尔辛基宣言》(1996 年版)和中国有关临床试验研究规范、法规进行。在试验开始之前,由临床研究负责单位的伦理委员会批准该试验方案后方可实施临床试验。

每一位患者入选本研究前,研究医师有责任以书面文字形式,向其或其指定代表完整、全面地介绍本研究的目的、程序和可能的风险。应让患者知道他们有权随时退出本研究。入选前必须给每位患者一份书面患者知情同意书(以附录形式包括在方案中),研究医师有责任在每位患者进入研究之前获得知情同意,知情同意书应作为临床试验文档保留备查。

十、试验报告格式

首篇;引言;试验目的;试验管理;试验设计及试验过程包括试验总体设计及方案的描述、对试验设计及对照组选择的考虑、适应证范围及确定依据、受试者选择(诊断标准及确定依据、入选标准、排除标准、剔除标准、样本量及确定依据)、分组方法、试验药物(受试药、对照药的名称、剂型、来源、批号、规格、有效期、保存条件)、给药方案及确定依据(剂量及其确定依据、给药途径、方式和给药时间安排等)、试验步骤(访视计划)、观察指标与观察时间(主要和次要疗效指标、安全性指标)、疗效评定标准、数据质量保证、统计处理方案、试验进行中的修改和期中分析;试验结果包括受试者分配、脱落及剔除情况描述、试验方案的偏离、受试者人口学、基线情况及可比性分析、依从性分析、合并用药结果及分析、疗效分析(主要疗效和次要结果及分析、疗效评定)和疗效小结、安全性分析(用药程度分析、全部不良事件的描述和分析、严重和重要不良事件的描述和分析、与安全性有关的实验室检查、生命体征和体格检查结果分析)和安全性小结;试验的讨论和结论;有关试验中特别情况的说明;临床参加单位的各中心的小结;主要参考文献目录;附件。

第三节 Ⅲ期临床试验

Ⅲ期临床试验(phase Ⅲ clinical trial)是治疗作用确证阶段。其目的是进一步验证药物对目标适应证患者的治疗作用和安全性,评价利益与风险关系,最终为药物注册申请的审查提供充分的依据。试验一般为扩大的多中心试验,应为具有足够样本量的随机盲法对照试验。

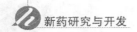

一、多中心试验

多中心试验(multicenter trial)是由多位研究者(investigator)按同一试验方案在不同地点和单位同时进行的临床试验,因此是一种更加有效的评价新药的方法。各中心同期开始与结束试验。多中心试验由一位主要研究者(principal investigator,PI)总负责,并作为临床试验各中心间的协调研究者(coordinating investigator,CI)。

多中心试验的计划和组织实施要考虑以下各点:①试验方案由各中心的主要研究者与申办者共同讨论认定,伦理委员会批准后执行;②在临床试验开始时及进行的中期应组织研究者会议;③各中心同期进行临床试验;④各中心临床试验样本大小及中心间的分配应符合统计分析的要求;⑤保证在不同中心以相同程序管理试验用药品,包括分发和储藏;⑥根据同一试验方案培训参加该试验的研究者;⑦建立标准化的评价方法,试验中所采用的实验室和临床评价方法均应有统一的质量控制,实验室检查也可由中心实验室进行;⑧数据资料应集中管理与分析,应建立数据传递、管理、核查与查询程序;⑨保证各试验中心研究者遵从试验方案,包括在违背方案时终止其参加试验。

多中心试验应当根据参加试验的中心数目和试验的要求,以及对试验用药品的了解程度建立管理系统,协调研究者负责整个试验的实施。

二、试验报告格式

Ⅲ期临床试验报告的格式与Ⅱ期格式相同,具体内容参见本章第二节。

第四节　生物利用度和生物等效性试验

在药物研究开发的过程中,尤其对于创新药(新化合物),需要考察药物的吸收速度和程度,从而进行新化合物的筛选与评价,为新化合物设计合理的给药剂型。而对于仿制药品,为了验证是否与原研药具有相同的安全性和有效性,则需要证明其被吸收的程度和速度与原研药相似。所以,在进行两种或两种以上药物制剂的比较时,需要对其制剂进行生物利用度(bioavailability,BA)和生物等效性(bioequivalence,BE)的评价。在新剂型的研制和申报过程中,必须进行生物利用度和生物等效性的研究,并提供其相关的研究资料。

生物利用度是指药物活性成分从制剂释放吸收进入全身循环的程度和速度。生物利用度一般可分为两种:①绝对生物利用度(absolute bioavailability,F_{abs})是以静脉制剂(通常认为静脉制剂生物利用度为100%)为参比制剂获得的药物活性成分吸收进入体内循环的相对量,常用于原料药和新剂型的研究;②相对生物利用度(relative bioavailability,F_{rel})则是以其他非静脉途径给药的制剂(如片剂和口服溶液)为参比制剂获得的药物活性成分吸收进入体循环的相对量。

即使是同一种药物,制剂不同,其生物利用度也是不同的,甚至同一厂家生产的制剂,生产的批次不同也可能出现生物利用度的差异,从而影响药物的疗效和安全性,如苯妥英钠、尼莫地平和地高辛就会出现上述情况。所以对于生物利用度的研究,有助于:①知道药物制剂的研制和生产过程;②指导临床上的合理用药;③寻找出药物中毒或无效的具体原因;④提供评价药物处方设计的合理性依据。所以,制剂的生物利用度是评价药物制剂质量标准的项目之一。

药物经血管外途径给药时,必须先从给药部位吸收进入血液循环,然后才能分布到各个组织部位或靶器官中发挥药物疗效。口服是最常用的给药途径,但是影响因素较为复杂,归纳起来可分为:①制剂因素,包括药物的理化性质(如粒径大小、表面积、溶解度、溶解速度、药物晶型等)、处方中赋形剂的性质和种类、制剂工艺、药物剂型以及处方中其他相关物质的性质等;②生理因素,包括患者的生理特点(胃肠道 pH、胃肠活动性、肝功能和胃肠血液灌注速率等)、年龄、性别、遗传因素、患者的饮食习惯、空腹程度、肠道菌群状况以及其他药物应用情况等;③其他因素,如食物因素也会对药物的吸收产生一定的影响。

生物等效性试验是指用生物利用度研究的方法,以药代动力学参数为指标,比较同一种药物的相同或者不同剂型的制剂,在相同的试验条件下,其活性成分吸收程度和速度有无统计学差异的人体试验。生物等效性主要考察药物的临床疗效、不良反应和毒性的一致性,对其评价是基于与已上市的相应的同种类型制剂的比较,也就是说,两个不同的制剂(其成分、制剂类型相同)吸收速率和程度统计学上的比较,即在一定的概率水平上,仿制制剂与被仿制的制剂的相应药代动力学参数差异是否在规定的允许范围内。

生物利用度和生物等效性均是评价制剂质量的重要指标,生物利用度强调反映药物活性成分到达体内循环的相对量和速度,是新药研究过程中选择合适给药途径和确定用药方案(如给药剂量和给药间隔)的重要依据之一。生物等效性则重点在于以预先确定的等效标准和限度进行的比较,是保证含同一药物活性成分的不同制剂体内行为一致性的依据,是判断后研发产品是否可替换已上市药品使用的依据,也警示药物开发者不能只注重药物体外的各种指标,同时也要关注药物的体内过程以及药物的临床应用。

目前推荐的生物等效性研究方法包括体内和体外的方法。按方法的优先考虑程度从高到低排列:药代动力学研究方法、药效动力学研究方法、临床比较试验方法、体外研究方法。

在进行制剂的生物利用度和生物等效性评价是,主要考虑三个参数:①峰浓度(peak concentration,$c_{\max}$),是指药物经过血管外给药途径吸收后,血药浓度的最大值;②峰时间(peak time,$t_{\max}$),是评价药物制剂吸收速度的指标之一;③血药浓度-时间曲线下面积(area under the curve,AUC),是直接反映药物吸收程度或吸收量的指标。同一受试者,AUC 大,表示吸收程度大,因此 AUC 是评价药物吸收程度的重要指标。$c_{\max}$ 和 $t_{\max}$ 主要与药物的制剂有关,其他参数 t、平均滞留时间(MRT)和血药浓度也可用作生物等效性评价的指标。

本节内容主要是针对化学药品口服制剂的生物利用度和生物等效性研究,也适用于其他需要吸收起全身作用的化学药品制剂。

一、普通制剂

(一) 受试者

1. **受试者的条件**　一般情况应选择男性健康受试者,特殊作用的药品则应根据具体情况选择适当受试者。选择健康女性受试者应避免妊娠的可能性。如待测药物存在一直的不良反应,也可考虑选择患者作为受试者;年龄一般为 18～40 周岁,同一批受试者年龄不宜相差 10 岁以上;体重指数在 19～26,同一批受试者体重不宜相差过大;不吸烟嗜酒;无心、肝、肾、消化道、代谢异常等病史,并进行健康体检(如心电图、血压、胸透、肝、肾功能和血糖等);无药物过敏史和神经系统疾病史;无直立性低血压史;试验前两周内及试验期间禁服任何其他药物;无影响药物吸收、分布、排泄和代谢等因素;3 个月内未用过已知对某脏器有损害的药物;签订知情同意书。

2. **中止试验条件**

(1) 受试者出现严重不良反应。

(2) 试验期间生病,需要接受治疗。

(3) 受试者要求中止试验。

(4) 其他原因如受试者不按试验要求。

3. **受试者的例数**　受试者例数应当符合统计学要求,对于目前的统计方法,18～24 例可满足大多数药物对样本量的要求,但对于某些变异性大的药物可能需要适当增加例数。

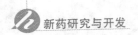

（二）受试制剂和参比制剂

试验研究中的受试制剂（test product）应为临床应用质量标准的中试（生产）规模的产品，应提供该制剂的体外溶出度、稳定性、含量或效价测定、批间一致性报告等，供试验单位参考。个别药物尚需提供多晶型及光学异构体的资料。

试验研究中的参比制剂（reference product）必须是在中国已经获批上市或者特别批准进口的药物。参比制剂的质量直接影响生物等效性试验结果的可靠性。参比制剂选择的原则是：进行绝对生物利用度研究时，选静脉注射剂为参比制剂；进行相对生物利用度研究时，首先需要考虑的是相同剂型的药物。对于仿制药品注册申请，推荐选择原研药作为参比制剂。

受试制剂和参比制剂均应注明研制单位、批号、规格、保存条件和有效期。一般受试制剂与参比制剂含量差别不能超过 5％，试验结束后受试制剂与参比制剂应保留足够长时间直到产品批准上市以备查。

（三）试验设计

因为多数药物吸收和清除在个体之间均存在很大变异，个体间的变异系数远远大于个体内变异系数，因此生物等效性研究一般要求按自身交叉对照的方法设计。对于 2 个制剂，即一个为受试制剂（T），另一个为参比制剂（R），通常采用随机方法交义的试验设计（two-period crossover），以消除试验周期可能对实验结果的影响，即 2 制剂、2 周期的交叉试验设计。具体方法为将受试者随机分成两组，一组先服受试制剂，后服参比制剂；另一组先服参比制剂，后服受试制剂（表 12-2）。两个周期间有足够长的间隔时间，为清洗期（washout period）。设定清洗期是为了消除两制剂的相互干扰，一般不应短于 7 个消除半衰期，通常间隔 1～2 周。根据试验制剂的数量不同一般采用 2×2、交叉等设计，各周期间也应有足够的清洗期。

表 12-2　2 制剂、2 周期交叉试验设计表

受试者分组	周期 1	周期 2
1	T	R
2	R	T

对于 3 个制剂，如 2 个受试制剂和 1 个参比制剂，可采用 3 制剂、3 周期二重 3×3 拉丁方试验设计，按周期分别给予受试者 3 个制剂，共有 6 种排序。因此可以将受试者随机平均分成 6 组，每组按照既定顺序给药（表 12-3）。

表 12-3　3 制剂、3 周期交叉试验设计表

受试者分组	周期 1	周期 2	周期 3
1	T1	T2	R
2	T2	R	T1
3	R	T1	T2
4	T2	T1	R
5	T1	R	T2
6	R	T2	T1

如受试者例数为 18，进行 3 种制剂的生物等效性研究，则可按照表 12-3 将 18 例受试者平均分为 6 组，每组 3 例，分别在各自的周期内按照顺序接受 3 种制剂即可。

取样点的设计对保证试验结果可靠性及药物代谢动力学参数计算的合理性,均有十分重要的意义,通常应有预实验或参考国内外的药代文献。服药前应先取空白血样,一般在吸收相部分取 $2\sim3$ 个点,峰浓度附近至少需要 3 个点,消除相取 $3\sim5$ 个点。尽量避免第一个点即为 c_{max},预实验将有助于避免这个问题。采药持续到受试药原型或其活性代谢物 $3\sim5$ 个半衰期时,或至血药浓度为 c_{max} 的 $1/20\sim1/10$,$AUC_{0\rightarrow t}/AUC_{0\rightarrow\infty}$ 通常应当大于 80%。当受试药不能用血药浓度测定方法进行生物利用度监测时,若该药原型或活性代谢物主要由尿排泄(大于给药剂量的 70%),可以考虑尿药法测定,以尿样中药物的累积排泄量来反映药物摄入量。试验药品和试验方案应当符合生物利用度测定要求。某些药物在体内迅速代谢无法测定生物样品中原型药物,也可采用测定生物样品中主要代谢物浓度的方法,进行生物利用度和生物等效性试验。

(四)服药剂量确定

服药剂量一般应与临床单次用药剂量一致,有时可适当增加剂量,但不得超过临床推荐的单次最大剂量或已经证明的安全剂量,以防可能会给受试者带来不应有的不良反应。受试制剂和参比制剂一般应服用相等剂量,需要使用不相等剂量时,应说明理由并提供所用剂量范围内的线性药物代谢动力学特征依据,结果可以剂量校正方式计算生物利用度。

一般情况下普通制剂只进行单剂量给药研究即可,但在某些情况下可能需要考虑进行多次给药研究,如:①受试药单次服用后原型药或活性代谢物浓度很低,难以用相应分析方法精密测定血药浓度时;②受试药的生物利用度有较大个体差异;③药物吸收程度相差不大,但吸收速度有较大差异;④缓控释制剂。进行多次给药研究应按临床推荐的给药方案给药,至少连续 3 次测定谷浓度确定血药浓度达稳态后选择一个给药间隔取样进行测定,并据此计算生物利用度。

(五)研究方法

受试者禁食过夜(禁食 10 小时以上),但不禁水,在次日早晨空腹服用受试制剂或参比制剂。药物用 $200\sim250$ ml 温开水送服。服药后 1 小时内禁止饮水,$2\sim4$ 小时后方可进统一标准的食物。受试者在服药后应避免激烈运动。

(六)临床观察

药物制剂的人体生物利用度研究和生物等效性评价属于临床研究的范畴,因此,人体试验必须在符合 GCP 要求的临床试验机构进行。受试者于服药后至少在观察室中停留一段时间(长短取决于药物性质),并在临床医师的监护下,随时观察和记录受试者的耐受性和药物不良反应发生情况。一旦出现严重的不良反应,应采取相应的急救措施和治疗。

(七)医学伦理委员会批准

所有涉及人的试验,在实验前,其研究计划和知情同意书,必须经过医学伦理委员会批准,试验过程接受医学伦理委员会的监督和检查,以保证最大限度地保护受试者的权益,降低试验风险。

(八)生物利用度(F)计算

受试者在不同的时间周期服用受试制剂和参比制剂后,测定血药浓度-时间数据,用梯形面积法求算 AUC 后,假定药物的清除率不变,根据要求不同,有:

1. 绝对生物利用度 F

$$F_1 = \frac{AUC_{exe}^{tn} D_{iv}}{AUC_{iv}^{tn} D_{exe}} \times 100\% \tag{12-1}$$

$$F_2 = \frac{AUC_{exe} D_{iv}}{AUC_{iv} D_{exe}} \times 100\% \tag{12-2}$$

式中,AUC_{iv} 和 AUC_{exe} 是指静脉给剂量 D_{iv} 和血管外途径给剂量 D_{exe} 后估算的 AUC。

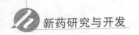

2. 相对生物利用度 F

$$F_1 = \frac{AUC_\text{T}^{\text{tn}} D_\text{R}}{AUC_\text{R}^{\text{tn}} D_\text{T}} \times 100\%$$ (12-3)

$$F_2 = \frac{AUC_\text{T} D_\text{R}}{AUC_\text{R} D_\text{T}} \times 100\%$$ (12-4)

式中，AUC_T 和 AUC_R 为分别给受试制剂 D_T 和参比制剂 D_R 后估算的 AUC。

3. 代谢产物数据　对于一些只能用相应的代谢产物进行生物利用度研究的前药，假定药物在体内按一级过程转化为活性的代谢物，则口服一定剂量 D 的原型药物后，代谢产物的 AUC_im 为 $AUC_\text{im} = F_\text{m}' Cl_\text{m} D$，式中 F' 为相应制剂的绝对生物利用度，f_m 和 Cl_m 分别为代谢产物转化分数和代谢产物的清除率。

$$F_1 = \frac{AUC_\text{m, T}^{\text{tn}} D_\text{R}}{AUC_\text{m, R}^{\text{tn}} D_\text{T}} \times 100\%$$ (12-5)

$$F_2 = \frac{AUC_\text{m, T} D_\text{R}}{AUC_\text{m, R} D_\text{T}} \times 100\%$$ (12-6)

4. 多剂量研究　多剂量给药的要求条件比单剂量多。假定按等间隔 τ 给药，在达到稳态后，测定某一给药间隔内的血药浓度，计算给药间隔内（$0 \sim \tau$）的血药浓度-时间曲线下面积（AUC_ss）和生物利用度。假定多剂量给受试制剂和参比制剂的 AUC_ss 分别为 $AUC_\text{ss, T}$ 和 $AUC_\text{ss, R}$，有

$$F = \frac{AUC_\text{ss, T} D_\text{R}}{AUC_\text{ss, R} D_\text{T}} \times 100\%$$ (12-7)

（九）生物等效性评价

当前普遍采用主要药物代谢动力学参数经对数转换后以多因素方差分析（ANOVA）进行显著性检验，然后用双单侧 t 检验和计算 90% 置信区间的统计分析方法来评价和判断药间的生物等效性。一般规定，受试制剂与参比制剂的 AUC 对数比值的 90% 可信限在 80%～125% 置信区间内；受试制剂与参比制剂的 c_max 对数比值的 90% 可信限在 70%～143% 置信区间内；受试制剂与参比制剂的 AUC、c_max 的双单侧 t 检验均得到 $P < 0.05$ 的结论，$t_1 \geqslant t_{1-\alpha(\lambda)}$ 与 $t_2 \geqslant t_{1-\alpha(\lambda)}$ 同时成立；t_max 经非参数法检验无差异，可以得出受试制剂与参比制剂具有生物等效性，受试制剂与参比制剂为生物等效制剂。

二、特殊制剂

（一）口服缓（控）释制剂

缓（控）释制剂因为采用了新技术改变了其体内释放吸收过程，因此必须进行生物利用度比较研究以证实其缓（控）释特征，但在实验设计和评价时与普通制剂都有不同。一般要求应在单次给药和多次给药达稳态两种条件下进行。由于缓（控）释制剂释放时间长，可能受食物影响大，因此必要时还应考虑食物对吸收的影响。

1. 单次给药试验　旨在比较受试者于空腹状态下服用缓（控）释受试制剂与参比制剂的吸收速度和吸收程度的生物等效性，确认受试制剂的缓（控）释药代动力学特征。实验设计基本同普通制剂，给药方式应与临床推荐用法用量一致。

（1）参比制剂：若国内已有相同产品上市，应选用该缓（控）释制剂相同的国内上市的原创药或主导产品作为参比制剂；若系创新的缓（控）释制剂，则以该药物已上市同类普通制剂的原创药或主导产品作为参比制剂。

（2）应提供药物代谢动力学参数：同样应提供：①各受试者受试制剂与参比制剂的不同时间点生物样品药物浓度，以列表和曲线图表示；②计算各受试者的药代动力学参数并计算均值与标准差：$AUC_{0\to t}$、$AUC_{0\to \infty}$、c_{max}、t_{max}、F 值，并尽可能提供其他参数如平均滞留时间（MRT）等体现缓（控）释特征的指标。

（3）结果评价：缓（控）释受试制剂单次给药的相对生物利用度估算同普通制剂。如缓（控）释受试制剂与缓（控）释参比制剂比较，如 AUC、c_{max}、t_{max} 均符合生物等效性统计学要求，可认定两制剂于单次给药条件下生物等效；若缓（控）释受试制剂与普通制剂比较，一般要求 AUC 不低于普通制剂 80%，而 c_{max} 明显降低，t_{max} 明显延迟，即显示该制剂具缓释或控释动力学特征。

2. 多次给药试验　旨在比较受试制剂与参比制剂多次连续用药达稳态时，药物的吸收程度、稳态血药浓度和波动情况。

（1）给药方法：按临床推荐的给药方案连续服药的时间达 7 个消除半衰期后，通过连续测定至少 3 次谷浓度（谷浓度采样时间应安排在不同日的同一时间内），以证实受试者血药浓度已达稳态。达稳态后参照单次给药采样时间点设计，测定末次给药完整血药浓度-时间曲线。以普通制剂为参比时，普通制剂与缓（控）释制剂应分别按推荐临床用药方法给药（例如，普通制剂每日 2 次，缓（控）释制剂每日 1 次），达到稳态后，缓（控）释制剂选末次给药，参照单次给药采样时间点设计，然后计算各参数，而普通制剂仍按临床用法给药，按 2 次给药的药时曲线确定采样时间点，测得 AUC 是实际 2 次给药后的总和，稳态峰浓度、达峰时间及谷浓度可用 2 次给药的平均值。如用剂量调整公式计算 AUC，将会使测得的 AUC 值不能准确反映实际 AUC 值。

（2）应提供的药代动力学参数与数据：①各受试者缓（控）释受试制剂与参比制剂不同时间点的血药浓度数据以及均数和标准差；②各受试者末次给药前至少连续 3 次测定的谷浓度（c_{min}）；③各受试者在血药浓度达稳态后末次给药的血药浓度-时间曲线。稳态峰浓度（$c_{ss\text{-}max}$）、达峰时间（t_{max}）及谷浓度（$c_{ss\text{-}min}$）的实测值。并计算末次剂量服药前与达 τ 时间点实测 $c_{ss\text{-}min}$ 的平均值；④各受试者的稳态药时曲线下面积（AUC_{ss}）、平均稳态血药浓度（c_{av}）。$c_{av}=AUC_{ss}/\tau$，式中 AUC_{ss} 系稳态条件下用药间隔期 $0\sim\tau$ 时间的 AUC，τ 是用药间隔时间；⑤各受试者血药浓度波动度（DF_{ss}），$DF=(c_{max}-c_{min})/c_{av}\times 100\%$。

（3）结果评价：一般同缓（控）释制剂的单次给药试验的统计。当缓释制剂与普通制剂比较时，对于波动系数的评价，应结合缓释制剂本身的特点具体分析。另外，对于不同的缓（控）释剂型，如结肠定位片、延迟释放片等，还应当考虑剂型的特殊性来设计试验，增加相应考察指标以体现剂型特点。

（二）特殊活性成分制剂

如活性成分为蛋白质多肽、激素、维生素、电解质等，因为存在内源性物质干扰问题以及体内降解问题，所以生物样本分析方法的确定是其重点。同样建议参照国内外相关文献针对自身品种考虑。

（三）复方制剂

对复方化学药品制剂生物等效性研究，一般情况下某一成分的体内行为不能说明其他成分的体内行为，故原则上应证实每一个有效成分的生物等效性。试验设计时应尽量兼顾各个成分的特点。

三、试验报告格式

首篇；引言；试验目的；试验管理；试验总体设计及方案的描述；对试验设计及参比药选择的考虑；受试者选择（入选标准、年龄、性别、体重、体格检查、实验室检查、排除标准、例数）；试验药物（包括受试药和参比药的名称、剂型、来源、批号、规格、有效期、保存条件）；给药途径及确定依据；剂量及

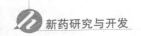

确定依据;生物样本采集(样本名称、采集时间、处置方法)及试验过程;生物样本的药物测定包括测定方法(仪器、试剂)及确证(最低定量限、特异性、精密度、准确度、回收率、标准曲线等)、样本稳定性考察、测定方法的质量控制;数据质量保证;试验进行中的修改和分析;研究结果数据包括20%受试者的样品色谱图及随行质控样品色谱图、血药浓度-时间曲线(个体与平均)、实测数据、数据处理、统计方法和结果、药代动力学参数;生物等效性评价;发生的不良事件的观察及分析(包括实验室检查结果);有关试验中特别情况的说明;主要参考文献目录;附件。

第五节 新药申请

根据《药品注册管理办法》,新药完成Ⅲ期临床试验后,对试验数据进行分析,如果能确切证明试验药物的安全性和有效性,则可向省级药品监督管理部门提出新药申请(new drug application, NDA),呈交申报资料,经国家食品药品监督管理总局审查合格后予以批准上市,发给新药证书、药品批准文号,并发布该药品的注册标准和说明书。

第六节 Ⅳ期临床试验

新药上市后,根据药品的审批类别规定,按要求或由申请人自主开展Ⅳ期临床试验(phase Ⅳ clinical trial)。

Ⅳ期临床试验是新药上市后的应用研究阶段,其目的是考察在广泛使用条件下的药物的疗效和不良反应,评价在普通或者特殊人群中使用的利益与风险关系以及改进给药剂量等。Ⅳ期临床试验既可以验证上市前临床试验的结果,还可以纠正上市前临床试验的偏差,弥补上市前临床试验缺乏的信息和资料,为临床合理用药提供依据。若Ⅳ期临床试验期间发现了药物的严重不良反应,则要求撤销上市许可证。例如,美国拜耳公司开发的降低胆固醇药"拜思亭",因严重的横纹肌溶解不良反应,由拜耳公司主动撤回。

一、Ⅳ期临床试验的特点

Ⅳ期临床试验有如下特点:①一般为多中心的临床试验,最低病例数为上市前临床试验的5~8倍(不少于2 000例);②临床评价方法除临床试验外也可采用流行病学的研究方法;③主要目的是观察药品的有效性和长期安全性,包括对不良反应、禁忌、长期疗效和使用时注意事项的考察;④注重对特殊人群,如老年人、儿童、孕妇、肝肾功能不全者及临床药物相互作用的研究;⑤进一步考察药物对患者的经济与生活质量的影响。

二、Ⅳ期临床试验的方法

Ⅳ期临床试验为上市后开放实验,不要求设对照组,但也不排除根据需要对某些适应证或某些试验对象进行小样本随机对照试验;虽为开放试验,但有关病例入选标准、排除标准、退出标准、疗效评价标准、不良反应评价标准、判定疗效与不良反应的各项观察指标等都可参考Ⅱ期临床试验的设计要求。

三、药品不良反应的评价与监测

(一) 药品不良反应相关概念

根据我国《药品不良反应报告和监测管理办法》,药品不良反应(adverse drug reaction, ADR)是指合格药品在正常用法用量下出现的与用药目的无关的有害反应。药品不良反应报告和监测，是指药品不良反应的发现、报告、评价和控制的过程。严重药品不良反应，是指因使用药品引起以下损害情形之一的反应：①导致死亡；②危及生命；③致癌、致畸、致出生缺陷；④导致显著的或者永久的人体伤残或者器官功能的损伤；⑤导致住院或者住院时间延长；⑥导致其他重要医学事件，如不进行治疗可能出现上述所列情况的。新的药品不良反应，是指药品说明书中未载明的不良反应。说明书中已有描述，但不良反应发生的性质、程度、后果或者频率与说明书描述不一致或者更严重的，按照新的药品不良反应处理。药品群体不良事件，是指同一药品在使用过程中，在相对集中的时间、区域内，对一定数量人群的身体健康或者生命安全造成损害或者威胁，需要予以紧急处置的事件，其中同一药品是指同一生产企业生产的同一药品名称、同一剂型、同一规格的药品。药品重点监测，是指为进一步了解药品的临床使用和不良反应发生情况，研究不良反应的发生特征、严重程度、发生率等，开展的药品安全性监测活动。

（二）药品不良反应的分类

1. **按身体系统分类**　皮肤附件损害（皮疹、瘙痒等）、消化系统损害（恶心、呕吐、肝功能异常等）、泌尿系统损害（血尿、肾功能异常等）、全身损害（过敏性休克、发热等）。

2. **按药理作用分类**　①A 型不良反应，是由药物的药理作用增强所致，与剂量或合并用药有关，多数能预测，发生率较高而死亡率较低，通常包括不良反应与毒性反应；②B 型不良反应，与药物正常药理作用无关，难预测，发生率低死亡率高，如临床上的变态反应；③C 型不良反应，又称迟现型不良反应，发生率高，机制复杂，难预测，如临床上的致畸、致癌、致突变作用。

3. **按世界卫生组织（WHO）药品不良反应首字母记忆法分类**　A 类，剂量相关型（augmented，剂量增大）；B 类，剂量无关型（bizarre，异乎寻常）；C 类，剂量相关和时间相关型（chronic，慢性）；D 类，时间相关型（delayed，迟发）；E 类，停药型（end of use，终止使用）；F 类，治疗失败型（failure，失败）。

4. **按国际医学科学组织委员会（CIOMS）推荐发生率分类**　十分常见（≥10%）；常见（≥1%，<10%）；偶见（≥0.1%，<1%）；罕见（≥0.01%，<0.1%）；十分罕见（<0.01%）。

（三）药品不良反应的评价

目前我国采用的是"药品"和"不良事件"的关联性评价的方法，将药品不良反应分为肯定、很可能、可能、可能无关、待评价和无法评价 6 个等级。判定不良事件与药物间的因果关系，从以下几个方面进行分析：①用药与不良反应的出现有无合理的时间关系；②反应是否符合该药品已知的不良反应类型；③停药或减量后反应是否减轻或消失；④再次使用可疑药品是否再次出现同样的反应；⑤反应是否可用并用药物的作用、患者病情的进展或其他疗法的影响来解释。具体评价结果见表12-4。

表 12-4　药品不良反应关联性评价结果

类别	1	2	3	4	5
肯定	+	+	+	+	−
很可能	+	+	+	?	−
可能	+	−	±?	?	±?
可能无关	−	−	±?	?	±?
待评价	缺乏必需信息，需要补充材料才能评价				
无法评价	缺乏必需信息并无法获得补充资料				

注：+表示肯定；−表示否定；±表示难以肯定或否定；? 表示情况不明。

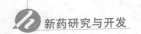

（四）药品不良反应的监测

在"反应停事件"发生后，各国政府开始建立自发报告预警系统和相关立法，不良反应报告制度相继建立。药品不良反应监测是药品再评价的重要组成部分，同时也是药品监督管理不可缺少的环节。通过药品不良反应监测，可促进合理安全用药，为评价、分析、整顿和淘汰药品提供重要的科学依据。

药品不良反应检测方法有如下 6 种：①自发呈报系统；②强制报告系统；③处方事件检测；④医院集中监测系统；⑤自动记录数据库；⑥药物流行病学调查。我国主要采取的是第二种强制报告系统。国家食品药品监督管理部门负责全国药品不良反应报告和监测的管理工作；省、自治区、直辖市药品监督管理部门负责本行政区域内药品不良反应报告和监测的管理工作；设区的市级、县级药品监督管理部门负责本行政区域内的药品不良反应报告和监测管理工作；县级以上卫生行政部门负责加强对医疗机构临床用药的监督管理。

第七节　药物临床试验质量管理规范

为保证药物临床试验过程规范，结果科学可靠，保护受试者的权益并保障其安全，根据《中华人民共和国药品管理法》《中华人民共和国药品管理法实施条例》，参照国际公认原则，制定了 GCP。GCP 是临床试验全过程的标准规定，包括方案设计、组织实施、监查、稽查、记录、分析总结和报告。凡进行各期临床试验、人体生物利用度或生物等效性试验，均须按 GCP 执行。

一、我国 GCP 的发展过程

1992 年，我国政府派人参加了世界卫生组织的《药品临床试验质量管理规范》定稿会后，酝酿起草我国的《药品临床试验质量管理规范》。1997 年，原卫生部药政局的领导和专家又参加了"人用药注册技术国际协调会议"，参照该会议的内容，起草了我国的《药品临床试验质量管理规范》，并于 1998 年 3 月颁布了我国的《药品临床试验质量管理规范（试行）》。

1988 年，原国家药品监督管理局成立后，为了加强药品监督管理力度，重新修订了《药品临床试验管理规范》等管理法规和规章。1999 年 9 月 1 日由原国家药品监督管理局颁布了《药品临床试验管理规范》，共 13 章 66 条。为了适应新修订的《药品管理法》，该规范被重新修订，并且于 2003 年 6 月 4 日经国家食品药品监督管理总局局务会审议通过，以局 3 号令的形式颁布，于同年 9 月 1 日起施行，新规范共 13 章 70 条。原国家药品监督管理局 1999 年 9 月 1 日颁布的《药品临床试验管理规范》也同时废止。

二、GCP 遵循的原则

药品临床研究通常遵循《赫尔辛基宣言》，1964 年世界医学大会发布了《赫尔辛基宣言》，对以人体作为生物医学研究的医务和科研工作者，提出了伦理和科学的标准要求，引起了全世界药物研究者的广泛关注。

《赫尔辛基宣言》是人体医学研究伦理准则的声明，是指导医师及其他参与者进行人体医学研究的准则，是正确履行促进和保护人类健康这一职责来约束医师的宣言。对受试者健康的考虑应优先于科学和社会的兴趣，并遵从伦理标准，保护他们的健康和权益，特别关注那些不能做出知情同意或拒绝知情同意的受试者、可能在胁迫下才做出知情同意的受试者、从研究中本人得不到受益的受试者及同时接受治疗的受试者。宣言强调，研究者必须知道所在国关于人体研究方面的伦理、法律和法规的要求，并且要符合国际要求。任何国家的伦理、法律和法规都不允许减少或消除本宣言中对受试者所规定的保护。

《赫尔辛基宣言》是在 1964 年 6 月第 18 届世界医学协会联合大会通过的,曾经过 1975 年 10 月日本东京第 29 届世界医学协会联合大会、1983 年 10 月意大利威尼斯第 35 届世界医学协会联合大会、1989 年 9 月中国香港第 41 届世界医学协会联合大会、1996 年 10 月南非第 48 届世界医学协会联合大会、2000 年 10 月苏格兰爱丁堡第 52 届世界医学协会联合大会等的多次修订,使该宣言逐步完善和充实,在国际药物临床研究过程中保护受试者权益等方面发挥了重要作用。

《赫尔辛基宣言》还明确了医学研究的基本原则,即保护受试者的生命和健康,并维护其隐私和尊严,是医师的职责;人体医学研究应在全面了解科学文献和相关资料及充分进行实验室试验的基础上进行;每项人体试验的设计和实施均应在试验方案中明确说明,并应将试验方案提交伦理委员会进行审核、评论、指导和适时审批;人体医学研究只能由有专业资格的人员,并且在临床医学专家指导监督下进行;医师要充分预见试验中的风险,并在能较好处理的时候才能进行人体研究;必须始终尊重受试者保护自身的权利;受试者必须自愿参加,并对研究项目有充分了解的权利。

《赫尔辛基宣言》还对医学研究与医疗相结合的附加原则进行了规定。当医学研究与医疗措施相结合时,本人作为研究的受试者要有附加条例的保护。新方法的益处、风险、负担和有效性应该与现有最佳预防、诊断和治疗方法对比。在研究结束时,每个患者都应确保得到经该研究证实的最有效的预防、诊断和治疗方法等。

国家食品药品监督管理总局颁布的《药物临床试验质量管理规范》中的总则,明确了制定本规范的原则和适用范围,同时特别强调了所有以人为对象的研究必须符合《赫尔辛基宣言》,即公正、尊重人格、力求使受试者最大程度受益和尽可能避免伤害。

三、GCP 的主要内容

我国现行的 GCP 共十三章七十条,包括：第一章,总则;第二章,临床试验前的准备与必要条件;第三章,受试者的权益保障;第四章,试验方案;第五章,研究者的职责;第六章,申办者的职责;第七章,监查员的职责;第八章,记录与报告;第九章,数据管理与统计分析;第十章,试验用药品的管理;第十一章,质量保证;第十二章,多中心试验;第十三章,附则。

(一)临床试验前的准备与必要条件

临床试验前的准备包括：①必须有充分的科学依据;②必须周密考虑该试验的目的及要解决的问题;③应权衡对受试者和公众健康预期的受益及风险,预期的受益应超过可能出现的损害;④选择的临床试验方法必须符合科学和伦理要求。

临床试验用药品由申办者准备和提供,同时提供临床前研究资料,包括处方组成、制造工艺和质量检验结果。所提供的临床前资料必须符合进行相应各期临床试验的要求。临床试验药物的制备,应当符合 GMP 要求。

承担临床试验的机构的设施与条件应满足安全有效地进行临床试验的需要。所有研究者都应具备承担该项临床试验的专业特长、资格和能力,并经过培训。研究者和申办者应就试验方案、试验的监查、稽查和标准操作规程以及试验中的职责分工等达成书面协议。

(二)受试者的权益保障

在药物临床试验的过程中,必须对受试者的个人权益给予充分的保障,并确保试验的科学性和可靠性。受试者的权益、安全和健康必须高于对科学和社会利益的考虑。伦理委员会与知情同意书是保障受试者权益的主要措施。

为确保临床试验中受试者的权益,须成立独立的伦理委员会,并向国家食品药品监督管理总局备案。伦理委员会应有从事医药相关专业人员、非医药专业人员、法律专家及来自其他单位的人员,至少五人组成,并有不同性别的委员。伦理委员会的组成和工作不应受任何参与试验者的影响。试验方案需经伦理委员会审议同意并签署批准意见后方可实施。在试验进行期间,试验方案的任何修改均应经伦理委员会批准;试验中发生严重不良事件,应及时向伦理委员会报告。伦理委员会对临床试验方案的审查意见应在讨论后以投票方式作出决定,参与该临床试验的委员应当回避。因工作需要可邀请非委员的专家出席会议,但不投票。伦理委员会应建立工作程序,所有会议及其决议均应有书面记录,记录保存至临床试验结束后五年。

伦理委员会应从保障受试者权益的角度严格按下列各项审议试验方案:①研究者的资格、经验、是否有充分的时间参加临床试验,人员配备及设备条件等是否符合试验要求;②试验方案是否充分考虑了伦理原则,包括研究目的、受试者及其他人员可能遭受的风险和受益及试验设计的科学性;③受试者入选的方法,向受试者(或其家属、监护人、法定代理人)提供有关本试验的信息资料是否完整易懂,获取知情同意书的方法是否适当;④受试者因参加临床试验而受到损害甚至发生死亡时,给予的治疗和(或)保险措施;⑤对试验方案提出的修正意见是否可接受;⑥定期审查临床试验进行中受试者的风险程度。

接到申请后,伦理委员会应及时召开会议,审阅讨论,签发书面意见,并附出席会议的委员名单、专业情况及本人签名。研究者或其指定的代表必须向受试者说明有关临床试验的详细情况,包括:①受试者参加试验应是自愿的,而且有权在试验的任何阶段随时退出试验而不会遭到歧视或报复,其医疗待遇与权益不会受到影响。②必须使受试者了解,参加试验及在试验中的个人资料均属保密。必要时,药品监督管理部门、伦理委员会或申办者,按规定可以查阅参加试验的受试者资料。③试验目的、试验的过程与期限、检查操作、受试者预期可能的受益和风险,告知受试者可能被分配到试验的不同组别。④必须给受试者充分的时间以便考虑是否愿意参加试验,对无能力表达同意的受试者,应向其法定代理人提供上述介绍与说明。知情同意过程应采用受试者或法定代理人能理解的语言和文字,试验期间,受试者可随时了解与其有关的信息资料。⑤如发生与试验相关的损害时,受试者可以获得治疗和相应的补偿。

经充分和详细解释试验的情况后获得知情同意书。知情同意书需要由受试者或其法定代理人以及执行知情同意过程的研究者签字并注明日期。在紧急情况下,无法取得本人及其合法代表人的知情同意书,如缺乏已被证实有效的治疗方法,而试验药物有望挽救生命,恢复健康,或减轻病痛,可考虑作为受试者,但需要在试验方案和有关文件中清楚说明接受这些受试者的方法,并事先取得伦理委员会同意。如发现涉及试验药物的重要新资料则必须将知情同意书作书面修改送伦理委员会批准后,再次取得受试者同意。

(三)试验方案的内容

临床试验开始前应制定试验方案,该方案应由研究者与申办者共同商定并签字,报伦理委员会审批后实施。

临床试验方案应包括以下内容:试验题目;试验目的,试验背景,临床前研究中有临床意义的发现和与该试验有关的临床试验结果、已知对人体的可能危险与受益,以及试验药物存在人种差异的可能;申办者的名称和地址,进行试验的场所,研究者的姓名、资格和地址;试验设计的类型,随机化分组方法及设盲的水平;受试者的入选标准,排除标准和剔除标准,选择受试者的步骤,受试者分配的方法;根据统计学原理计算要达到试验预期目的所需的病例数;试验用药品的剂型、剂量、给药途径、给药方法、给药次数、疗程和有关合并用药的规定,以及对包装和标签的说明;拟进行临床和实验室检查的项目、测定的次数和药代动力学分析等;试验用药品的登记与使用记录、递送、分发方式及储藏条件;临床观察、随访和保证受试者依从性的措施;中止临床试验的标准,结束临床试验的规定;疗效评定标准,包括评定参数的方法、观察时间、记录与分析;受试者的编码、随机数字表及病例报告表的保存手续;不良事件的记录要求和严重不良事件的报告方法、处理措施、随访的方式、时间和转归；试验用药品编码的建立和保存，揭盲方法和紧急情况下破盲的规定；统计分析计划，统计分析数据集的定义和选择；数据管理和数据可溯源性的规定；临床试验的质量控制与质量保证；试验相关的伦理学；临床试验预期的进度和完成日期；试验结束后的随访和医疗措施；各方承担的职责及其他有关规定；参考文献。

（四）研究者、申办者和监查员的职责

负责临床试验的研究者应具备相应职称、行医资格、专业知识和经验等条件。同时，研究者应获得所在医疗机构或主管单位的同意，保证有充分的时间在方案规定的期限内负责和完成临床试验。在临床试验过程中如发生严重不良事件，研究者应立即对受试者采取适当的治疗措施，同时报告药品监督管理部门、卫生行政部门、申办者和伦理委员会，并在报告上签名及注明日期。另外，研究者应保证将数据真实、准确、完整、及时、合法地载入病历和病例报告表，还应接受申办者派遣的监查员或稽查员的监查和稽查及药品监督管理部门的稽查和视察，确保临床试验的质量。有关临床试验的费用，研究者应与申办者商定，并在合同中写明。研究者不得向受试者收取试验用药所需的费用。临床试验完成后，研究者必须写出总结报告，如需中止一项临床试验必须通知受试者、申办者、伦理委员会和药品监督管理部门，并阐明理由。

申办者负责发起、申请、组织、监查和稽查一项临床试验，并提供试验经费，选择临床试验的机构和研究者，认可其资格及条件以保证试验的完成，在获得国家食品药品监督管理局批准并取得伦理委员会批准件后方可按方案组织临床试验。申办者提供研究者手册，其内容包括试验药物的化学、药学、毒理学、药理学和临床的（包括以前的和正在进行的试验）资料和数据。申办者、研究者共同设计临床试验方案，并签署双方同意的试验方案及合同。申办者向研究者提供具有易于识别、正确编码并贴有特殊标签的试验药物、标准品、对照药品或安慰剂，并保证质量合格。试验用药品应按试验方案的需要进行适当包装、保存。申办者应建立试验用药品的管理制度和记录系统。

申办者应任命合格的监查员，并为研究者所接受，并与研究者迅速研究所发生的严重不良事件，采取必要的措施以保证受试者的安全和权益。申办者中止一项临床试验前，须通知研究者、伦理委员会和国家食品药品监督管理总局，并述明理由。申办者应对参加临床试验的受试者提供保险，并向研究者提供法律上与经济上的担保，但由医疗事故所致者除外。研究者若不遵从已批准的方案或有关法规进行临床试验时，申办者应指出以求纠正，如情况严重或坚持不改，则应终止研究者参加临床试验并向药品监督管理部门报告。

监查的目的是保证临床试验中受试者的权益受到保障，试验记录与报告的数据准确、完整无误，保证试验遵循已批准的方案和有关法规。监查员应有适当的医学、药学或相关专业学历，并经过必要的训练，熟悉药品管理有关法规，熟悉有关试验药物的临床前和临床方面的信息以及临床试验方案及其相关的文件，是申办者和研究者之间的主要联系人。

监查员应遵循标准操作规程，具体内容包括：①在试验前确认试验承担单位已具有适当的条件，包括人员配备与培训情况，实验室设备齐全、运转良好，具备各种与试验有关的检查条件，估计有足够数量的受试者，参与研究人员熟悉试验方案中的要求。②在试验过程中监查研究者对试验方案的执行情况，确认在试验前取得所有受试者的知情同意书，了解受试者的入选率及试验的进展状况，确认入选的受试者合格。③确认所有数据的记录与报告正确完整，所有病例报告表填写正确，并与原始资料一致。所有错误或遗漏均已改正或注明，经研究者签名并注明日期。每一受试者的剂量改变、治疗变更、合并用药、间发疾病、失访、检查遗漏等均应确认并记录。核实入选受试者的退出与失访已在病例报告表中予以说明。④确认所有不良事件均记录在案，严重不良事件在规定时间内作出报告并记录在案。⑤核实试验用药品按照有关法规进行供应、储藏、分发、收回，并做相应的记录。⑥协助研究者进行必要的通知及申请事宜，向申办者报告试验数据和结果。⑦应清楚如实记录研究者未能做到的随访、未进行的试验、未做的检查，以及是否对错误、遗漏做出纠正。⑧每次访视后作

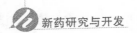

一书面报告递送申办者,报告应述明监查日期、时间、监查员姓名、监查的发现等。

(五)试验报告的内容和数据统计分析

试验中的任何观察、检查结果均应及时、准确、完整、规范、真实地记录于病历和正确地填写至病例报告表中,不得随意更改,确因填写错误,做任何更正时应保持原记录清晰可辨,由更正者签署姓名和时间。实验室数据均应记录或将原始报告复印件粘贴在病例报告表上,在正常范围内的数据也应具体记录。临床试验中的资料均须按规定保存及管理。研究者应保存临床试验资料至临床试验终止后五年。申办者应保存临床试验资料至试验药物被批准上市后五年。

数据管理的目的在于把试验数据迅速、完整、无误地纳入报告,所有涉及数据管理的各种步骤均需记录在案,以便对数据质量及试验实施进行检查。用适当的程序保证数据库的保密性,应具有计算机数据库的维护和支持程序。临床试验中受试者分配必须按试验设计确定的随机分配方案进行,每名受试者的处理分组编码应作为盲底由申办者和研究者分别保存。设盲试验应在方案中规定揭盲的条件和执行揭盲的程序,并配有相应处理编码的应急信件。在紧急情况下,允许对个别受试者紧急破盲而了解其所接受的治疗,但必须在病例报告表上述明理由。临床试验资料的统计分析过程及其结果的表达必须采用规范的统计学方法。临床试验各阶段均需有生物统计学专业人员参与。

(六)试验用药品的管理和质量保证

申办者负责对临床试验用药品做适当的包装与标签,并标明为临床试验专用,不得销售。在双盲临床试验中,试验药物与对照药品或安慰剂在外形、气味、包装、标签和其他特征上均应一致。试验用药品的使用由研究者负责,其剂量与用法应遵照试验方案,剩余的试验用药品退回申办者,并记录在案。试验用药品的供给、使用、储藏及剩余药物的处理过程应接受相关人员的检查。

对于质量保证,申办者及研究者均应履行各自职责,并严格遵循临床试验方案,采用标准操作规程,以保证临床试验的质量控制和质量保证系统的实施。药品监督管理部门、申办者可委托稽查人员对临床试验相关活动和文件进行系统性检查,确保试验数据及时、真实、准确、完整地记录。稽查应由不直接涉及该临床试验的人员执行。

(七)多中心试验的管理

关于多中心试验的管理,具体内容参见本章第三节第一部分。

(八)药物临床试验机构管理

2004年2月,原国家食品药品监督管理局和原卫生部联合制定并颁布了《药物临床试验机构资格认定办法(试行)》(简称《办法》),对药物临床试验机构进行资格认定。自2004年3月1日起,拟申请资格认定的医疗机构或原国家药品临床研究基地拟增补新的药物临床试验专业,应根据《办法》中申请资格认定的医疗机构应具备的条件,参照《药物临床试验机构资格认定标准》进行自查,提出资格认定的申请。2004年8月1日起,对原国家药品临床研究基地将进行复核检查。自2005年3月1日起,未提出资格认定申请和检查不合格的国家药品临床研究基地,将不再具有承担药物临床试验的资格,但对已经承担尚未结束的药物临床试验项目,仍可继续进行,直至该药物临床试验完成为止。

复 习 题

【A 型题】

( )

1. GCP 是以下哪种简称?

A．药物临床试验质量管理规范

B．药品临床试验质量管理规范

C．药物临床研究质量管理规范

D．药品临床研究质量管理规范

E．药物临床生产质量管理规范

2．关于Ⅰ期临床药动学试验,下列哪条是错误的? （　　）

A．目的是探讨药物在人体内过程的动态变化

B．受试者原则上男性和女性兼有

C．年龄在18~45岁为宜

D．要签署知情同意书

E．一般选择适应证患者进行

【X型题】

1．在进行临床试验中,中止试验的条件包括: （　　）

A．受试者出现严重不良反应

B．试验期间生病,需要接受治疗

C．受试者要求中止试验

D．受试者不按试验要求

E．观察到对照组的干预方案优于试验组

2．严重药品不良反应是指使用药品引起以下哪种损害情形的反应? （　　）

A．导致死亡

B．危及生命

C．致癌、致畸、致出生缺陷

D．导致显著的或者永久的人体伤残或者器官功能的损伤

E．导致住院或者住院时间延长

【名词解释】

1．生物利用度　　2．生物等效性　　3．药品不良反应　　4．Ⅰ期临床试验

【填空题】

1．新药的临床试验分为_____、_____、_____、_____。

2．根据《药物注册管理办法》,新药完成_____期临床试验后,可向有关部门提出新药申请。

3．GCP遵循的原则是_____。

【简述题】

1．请简述新药临床试验的试验人群、试验目的、试验内容、试验时间及试验例数。

2．请简述Ⅱ期临床试验的主要流程。

3．请简述CRF的格式。

4．请简述生物利用度和生物等效性的联系。

5．请简述药品不良反应评价和监测的方法。

6．请简述GCP涉及的人员和相关职责。

第十三章

新药研究案例

导 学

内容及要求

益母草总碱片新药开发的主要内容包括制备工艺,质量标准,主要药效学和急性、毒性试验等综合内容。盐酸普鲁卡因新药开发的主要内容包括化学制备、质量标准制定、稳定性实验以及药理方案实施。

掌握中药、化学药物新药临床前研究的内容和程序,掌握化学新药合成技术要点,掌握酯化、还原、成盐和精制的原理及操作技术。了解药理实验研究方法。

重点、难点

本章重点是中药及化学药物制备工艺、质量标准、主要药效学研究;本章难点是化学药物合成过程中精制的方法。

第一节 中药新药益母草总碱片的综合性实验

益母草总碱片是在益母草有效部位-总生物碱研究基础上开发的中药五类新药。益母草总碱片新药研究主要包括制备工艺、质量标准、主要药效学和急性毒性试验等综合内容。

一、益母草的鉴定

(一) 药材的来源及鉴定

益母草总碱片由益母草单味药组成,购买饮片益母草后需要按《中国药典》2015 年版 290 页规定的内容进行鉴定。

(二) 性状

益母草呈不规则的段,茎方形,四面凹下成纵沟,灰绿色或黄绿色,切面中部有白髓,叶片灰绿色多皱缩,破碎,轮伞花序腋生,花黄棕色,花冠二唇形,气微,味微苦。

(三) 鉴别

取盐酸水苏碱[含量测定]项下的供试品溶液 10 ml,蒸干,残渣加无水乙醇 1 ml 使溶解,离心,取上清液作为供试品溶液。另取盐酸水苏碱对照品加无水乙醇制成 1 ml 含 1 mg 的溶液作为对照品溶液,照薄层色谱法(通则 0502)试验,吸收上述两种溶液各 5～10 μl,分别点于同一硅胶 G 薄层板上,以丙酮-无水乙醇-盐酸(10：6：1)为展开剂,展开,取出,晾干,在 105 ℃加热 15 分钟,放冷,喷以稀碘化铋钾试液-三氯化铁试液(10：1)混合溶液至斑点显色清晰,供试品色谱中,在与对照品色谱相应的位置上显相同颜色的斑点。

(四)检查

1. 水分 益母草水分不得＞13.0%(通则 0832 第二法)。

2. 总灰分 益母草总灰分不得＞11.0%(通则 2302)。

(五)浸出物

益母草照水溶性浸出物测定法(通则 2201)项下的热浸法测定,水溶性浸出物不得＜15.0%。

(六)含量测定

1. 盐酸水苏碱 照高效液相色谱法测定。

(1)色谱条件与系统适用性试验:以丙基酰胺键合硅胶为填充剂,以乙腈-0.2%冰醋酸溶液(80：20)为流动相,用蒸发光散射检测器检测,理论塔板数按盐酸水苏碱峰计算应不小于 6 000。

(2)对照品溶液的制备:取盐酸水苏碱对照品适量,精密称定,加 70%乙醇制成 1 ml 含 0.5 mg 的溶液,即得。

(3)供试品溶液的制备:取本品粉末(过三号筛)约 1 g,精密称定,置具塞锥形瓶中,精密加入 70%乙醇 25 ml,称定重量,加热回流 2 小时,放冷,再称定重量,用 70%乙醇补足减失的重量,摇匀,滤过,取续滤液,即得。

(4)测定法:分别精密吸取对照品溶液 5～10 μl,供试品溶液 10～20 μl,注入液相色谱仪测定,用外标两点法进行对数方程计算,即得。

2. 盐酸益母草碱 照高效液相色谱法测定。

(1)色谱条件与系统适用性试验:以十八烷基键合硅胶为填充剂,以乙腈-0.4%的辛烷磺酸钠的 0.1%磷酸溶液(24：76)为流动相,检测波长为 277 nm,理论塔板数按盐酸益母草碱峰计算应不低于 6 000。

(2)对照品溶液的制备:取盐酸益母草碱对照品适量,精密称定,加 70%乙醇制成 1 ml 含 30 μg 的溶液,即得。

(3)测定法:分别精密吸取对照品溶液与盐酸水苏碱[含量测定]项下供试品溶液各 10 μl,注入液相色谱仪,测定,即得。

益母草含盐酸水苏碱($C_7H_{13}NO_2 \cdot HCl$)不得少于 0.50%,含盐酸益母草碱($C_{14}H_{21}O_5N_3 \cdot HCl$)不得少于 0.050%。

二、益母草总碱片的制备

(一)实验材料

1. 仪器 电子天平、旋转蒸发仪、压片机、电炉、冰箱、水浴锅、阳离子交换树脂、圆底烧瓶、密度计、漏斗、滤纸、蒸发皿、铁架台等。

2. 试药 碘化铋钾、淀粉或糊精、乙醇、盐酸、蒸馏水等。

(二)处方

益母草 1350 g,树脂总碱提取率以 5%计为 67.5 g,333 天用量,每天 0.2 g,一天 3 次,一次 1 片,每片 0.2 g。

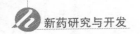

（三）益母草总碱的制备

取益母草分别加水 12 倍,加热煎煮 3 次,每次 1.5～2 小时,提取液合并浓缩至相对密度为 1.00～1.10(50～60 ℃),加乙醇至含醇量 80%,冷藏静置沉淀 12～48 小时。滤过,滤液回收乙醇并浓缩至无醇味,浓缩液加乙醇至含醇 60%～80%,沉淀 12～48 小时,滤过,滤液回收乙醇完全并浓缩至 2：1(g/ml),加盐酸调至 pH=1～2,过滤,滤液加入阳离子交换树脂柱,药液以 4 BV/h 的流速过树脂柱。加完药液后用去离子水以 6 BV/h 的流速冲洗,至水洗液 pH 6～7,弃去水洗液,用 1%～4% 的盐酸洗脱,并需每小时洗脱量应为柱体积的 6～8 倍,以氢氧化钠中和,上柱药液为 pH 4～5,离子交换柱子的柱径：柱高比为 1：(11～15)。用盐酸或碱冲洗树脂柱至用生物碱检测试剂检测无生物碱为止,洗脱液浓缩后精制即得总生物碱。

（四）益母草总碱片的制备

将上述益母草总碱加入淀粉或糊精等辅料适量,过筛,混匀,制颗粒,压片制成 1 000 片。

三、益母草总碱及其片剂的质量控制

（一）实验材料

1. 仪器　电子天平、紫外分析仪、真空泵、水浴锅、崩解仪、烧杯、布氏漏斗、抽滤瓶、732 型强酸性阳离子交换树脂等。

2. 试药　丙酮、无水乙醇、盐酸、浓氨水、甲醇、正丁醇、乙酸乙酯、三氯化铁、碘化铋钾、盐酸水苏碱等。

（二）益母草总碱的质量控制

总生物碱的含量测定采用雷氏盐比色法,由于生物碱的硫氰酸铬铵盐沉淀可溶于丙酮中,所得的紫红色液体在波长 520 nm 处有最大吸收,计算公式 $W=AMV/\varepsilon$。如以益母草中含量较多的水苏碱盐酸盐作对照,则 $M=179.63$。ε 是硫氰酸铬铵盐在丙酮中摩尔吸收系数 106.5,$V=10$ ml 是所取丙酮的体积,通过测其吸光度 A,则可得对应的含量 W(mg)。在本实验中上述公式可变为 $W=(179.36\times10A)/106.5$。

1. 供试品溶液的制备　取以上各方法提取物,加 0.1 mol/L 盐酸溶液溶解,滤过,滤液用相同浓度的盐酸溶液定容至 100 ml。

2. 测定法　分别取各供试品溶液 4.8 ml 于烧杯中,缓慢滴加新鲜配制的 2% 雷氏盐溶液 4.8 ml。放置冰箱中过夜。用垂熔漏斗抽滤,沉淀用冰水洗至无色,抽干。沉淀用丙酮溶解于 10 ml 的量瓶中,以丙酮为空白在最大吸收波长 520 nm 处测定吸收度,将数值代入上述公式计算总生物碱量,以总生物碱量除以投药量即为益母草总生物碱的提取率。

（三）益母草总碱片的质量控制

1. 性状　本品为片剂,显棕色至棕褐色,气香,味甜,微苦。

2. 鉴别　本品"含量测定"所得样品进行薄层色谱鉴别,供试品色谱中,在与对照品色谱相应的位置上显相同颜色斑点。

3. 检查

(1) 重量差异：取益母草总碱片 20 片,精密称定总重量,求得平均片重后,再分别精密称定每片的重量,每片重量与标示片重量相比较(无标示片重量的片剂与平均片重量比较)。本品规格为 0.2 g,重量差异限度为 ±7.5%,超出装量差异限度的不得多于 2 片,并不得有 1 片超出限度 1 倍。

(2) 崩解时限：取益母草总碱片 6 片,按《中国药典》2015 年版四部附录(通则 0921)崩解时限检查法的有关规定进行检查,本品为浸膏片,应在 1 小时内全部崩解,如有 1 片不能完全崩解则应另取 6 片复试,均应符合规定。

4. 含量测定 照高效液相色谱法（通则 0512）测定。

（1）盐酸水苏碱的测定

1）色谱条件与系统适用性试验：强阳离子交换色谱柱，以乙腈-0.05 mol/L 磷酸二氢钾溶液-磷酸（15∶85∶0.15）为流动相，检测波长为 192 nm。理论板数按盐酸水苏碱峰计算应不低于 2 000。

2）对照品溶液的制备：取盐酸水苏碱对照品适量，精密称定，加甲醇制成每 1 ml 含 0.5 mg 的溶液，即得。

3）供试品溶液的制备：取本品 10 片除去包衣，精密称定，研细，取约 0.5 g，精密称定，置具塞锥形瓶中，精密加入 0.5％盐酸甲醇溶液 25 ml，密塞，称定重量，超声处理（功率 250 W，频率 33 kHz）30 分钟，放冷，再称定重量，用 0.5％盐酸甲醇溶液补足减失的重量，摇匀，滤过，取续滤液，即得。

4）测定法：精密吸取对照品溶液与供试品溶液各 10 μl，注入液相色谱仪，测定，即得。本品每片含益母草以盐酸水苏碱（$C_7H_{13}NO_2 \cdot HCl$）计不得少于 3.6 mg。

（2）总生物碱的含量测定：采用雷氏盐比色法。

1）供试品溶液的制备：取本品，加 0.1 mol/L 盐酸溶液溶解，滤过，滤液用相同浓度的盐酸溶液定容至 100 ml。

2）测定法：分别取各供试品溶液 4.8 ml 于烧杯中，缓慢滴加新鲜配制的 2％雷氏盐溶液 4.8 ml，放置冰箱中过夜。用垂熔漏斗抽滤，沉淀用冰水洗至无色，抽干。沉淀用丙酮溶解于 10 ml 的量瓶中，以丙酮为空白，在最大吸收波长 520 nm 处测定吸收度，将数据代入上述公式计算总生物碱量，以总生物碱量除以投药量即为益母草总生物碱的量。

四、益母草总碱片的止痛实验

按照《中药新药研究指南》"中药新药药理学研究指南"新药的相关要求结合本品功能主治，根据具体情况选择 1～2 项实验进行，对益母草总碱片的止痛作用现选择化学刺激法-醋酸扭体法和热刺激法-热板法进行益母草总碱片止痛作用实验。

（一）实验材料

1. 试验器材 鼠笼、小动物电子秤、小鼠热板测痛仪、注射器、灌胃针、量筒等。

2. 药品 益母草总碱片高、中、低剂量组（75 mg/ml、50 mg/ml、25 mg/ml）混悬溶于生理盐水，吗啡（0.05 mg/ml）溶于生理盐水，0.6％的冰醋酸，生理盐水。

3. 动物 小鼠体重（20±2）g。每实验小组 40 只小鼠（30 只雌性，10 只雄性）。

（二）实验样品的制备

1. 益母草总碱片样品液的制备 取益母草总碱片，研成细粉，加入生理盐水（必要时加入 CMC-Na）配制成高、中、低 3 个剂量组。按 0.2 ml/10 g 灌胃给药。

2. 阴性对照 生理盐水。

3. 阳性对照 吗啡溶于生理盐水，浓度为 0.05 mg/ml。

（三）热刺激法-热板法

将小鼠（雌性）置于[（55±0.5）℃]的热板测痛仪的金属板上，热板作为热刺激，记录小鼠自投入热板至出现舔后足的时间（s）作为该鼠的痛阈值。给药前后测定每只小鼠的痛阈值，共测 2 次，以平均值不超过 30 秒者为合格。

取合格小鼠 20 只，称重，随机分为 5 组，每组 4 只，除吗啡组注射给药外，其他组都是灌胃给药，给药 30 分钟、60 分钟后分别测定痛阈值，计算平均值。若小鼠在热板上 60 秒无痛觉反应，立即取出按 60 秒记，计算痛阈提高百分率，对实验结果进行分析比较，以时间为横坐标，痛阈提高百分率为纵坐标，绘出镇痛作用时程曲线，以分析药物的作用强度，开始作用时间和持续时间（表 13-1）。

$$痛阈提高百分率(\%) = \frac{用药后平均痛阈值 - 用药前平均痛阈值}{用药前平均痛阈值} \times 100\% \qquad (13-1)$$

表 13 - 1　小鼠对药物痛阈值的影响

分组	动物数	平均痛阈值(秒)		痛阈提高百分率(%)
		用药前	用药后	
益母草总碱片高剂量组	4			
益母草总碱片中剂量组	4			
益母草总碱片低剂量组	4			
吗啡组	4			
生理盐水组	4			

(四)化学刺激法-扭体法

取小鼠 20 只,称重,平均分为 5 组,每组 4 只,雌雄各半,分别为益母草总碱片高、中、低剂量组,吗啡组和生理盐水组,观察每组动物的正常活动情况,每组鼠给予 0.6% 醋酸(或 1% 酒石酸锑钾) 0.1 ml/10 g,观察 20 分钟内各组出现扭体反应动物数及其平均扭体次数。汇总各组实验结果,记于表 13-2,并依照下列公式计算药物镇痛百分率或抑制百分率。

表 13 - 2　药物对醋酸所致小鼠扭体反应的影响

分组	动物数(n)	发生反应动物数(%)	扭体次数(次)
益母草总碱片高剂量组			
益母草总碱片中剂量组			
益母草总碱片低剂量组			
吗啡组			
生理盐水组			

$$镇痛百分率\% = \frac{实验组无扭体反应数 - 对照组无扭体反应数}{对照组扭体反应数} \times 100\% \qquad (13-2)$$

$$抑制百分率\% = \frac{对照组平均扭体次数 - 给药组平均扭体次数}{对照组平均扭体次数} \times 100\% \qquad (13-3)$$

五、益母草总碱片的急性毒性试验

按照《中药新药研究指南》"中药新药药理学研究指南"要求,进行本品的急性毒性试验。试验方案设计包括动物选择、试验方法、试验指标等。本实验主要进行周期短的急性毒性试验,观察小鼠灌胃给予益母草总碱片后的急性毒性反应和死亡情况,评价药物安全性。

(一)实验材料

1. 器材　小鼠灌胃针头、注射器、量筒、小烧杯、鼠笼、天平等。
2. 试药　益母草总碱片供试品溶液。
3. 动物　小鼠体重 20±2 g,雌雄各半。

(二)半数致死量(LD$_{50}$)的测定

LD$_{50}$ 是指某一药物使实验动物总体死亡一半的剂量,衡量一个药物急性毒性的大小,一般是以该药物使动物致死的剂量为指标,通常求其 LD_{50},因为动物的生死较其他反应容易判断,LD_{50} 是剂量反应曲线上最敏感的一点,容易测得,准确性高,误差小,易重复。同理,也可用半数有效量(ED_{50})来衡量一个药物药效的强弱,同一种动物,同一给药方法求得的 LD_{50} 与 ED_{50} 之比为治疗指数,治疗指数越大,表示药物应用时越安全,测定 ED_{50} 与 LD_{50} 实验方法基本相同,这里仅介绍 LD_{50} 的测定方法。

1. **方法与步骤** 采用改良寇氏法,可直接用死亡率进行计算,方法简单,计算简便。

(1)预实验:取小鼠 12 只,随机分为 4 组,按表 13-3 灌胃供试品溶液,记录给药 2 小时内各组死亡率,求出 0～100% 死亡率的剂量范围。

表 13-3 LD_{50} 的预试验结果

组别	小鼠/只	浓度/ (mg·ml)	剂量/ (g·kg)	给药体积/ (ml·10 g)	死亡只数 (只)	死亡率(%)
1	3		3			
2	3		10			
3	3		30	0.2		
4	3		最大浓度			

(2)正式实验:在预实验所获得的 10% 和 90% 致死量的范围内,选用 5 个剂量[剂量按等比级数排列,剂量间的比例一般用(1∶0.8)～(1∶0.7)],使一半组数反应率在 10%～50%,另一半组数反应率在 50%～90%。

取体重 20±2 g 小鼠 50 只,按体重随机分为 5 组,每组 10 只,雌雄各半,禁食 12～16 小时,各组按表 13-4 灌胃给予益母草总碱片供试品溶液,给药后观察动物中毒症状,记录给药后 2 小时内各组死亡率。

表 13-4 LD_{50} 及 95% 可信区间

组别	小鼠(只)	剂量/ (mg·kg)	对数	死亡只数(只)	死亡率 /%(P)	存活率 /%(q)	$P * q$
1	10						
2	10						
3	10						
4	10						
5	10						

2. **计算公式**

$$M = X_k - i(\sum p - 0.5) \quad LD_{50} = \log^{-1} M \tag{13-4}$$

$$S_m = \sqrt{i \sum \frac{pq}{n}} \tag{13-5}$$

$$LD_{50} \text{ 的 95% 可信限} = \lg^{-1}(M \pm 1.96 S_m) \tag{13-6}$$

M:$\log LD_{50}$;i:相邻两剂量组对数值的差;n:每组动物数。

X_k:最大剂量的对数值;P:死亡率;q:存活率。

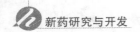

$\sum p=$各剂量组死亡率总和；S_m：log LD_{50} 的标准误。

(三) 最大耐受量(MTD)测定

经预试验益母草总碱片供试品溶液按最大溶解剂量一次性灌胃给药不引起小鼠死亡,不能测定药物的 LD_{50},故对其进行最大耐受量(MTD)测定试验。

药物最大耐受量是指动物能够耐受而不引起动物产生死亡的最高剂量。当某些药物用最大允许浓度和最大允许容量给予动物时仍未能测出 LD_{50},可以做一次或一天最大耐受量测定,也可反映受试药物的毒性情况。

1. 方法与步骤　体重为 20 ± 2 g 的小鼠 40 只,随机分为两组,每组 20 只,雌雄各半,即对照组和益母草总碱片供试品溶液组,禁食 $12\sim16$ 小时,对照组小鼠给予生理盐水 0.4 ml/10 g,灌胃给药 1 次,给药组小鼠以益母草总碱片供试品溶液的最大浓度或最大体积灌胃给药 1 次,给药后进食不禁水 4 小时,给药后将小鼠常规饲养,连续观察 7 日,记录小鼠给药后外观、行为、分泌物、排泄物等的变化,并逐日观察小鼠出现的毒性反应。

2. 结果与处理　若 7 日内未见任何动物死亡,则 MTD 可写成大于 $\times\times$ g/kg 剂量。

六、注意事项

(1) 水提醇沉时,应注意水提液要放冷至室温,再加入乙醇,加乙醇时要注意慢加快搅,沉淀时应注意密封。

(2) 镇痛实验应注意控制室温,致痛剂腹腔注射的部位和操作技术应力求一致。

(3) 止痛实验要先进行热刺激法-热板法,再进行化学刺激-扭体法试验,因为前者需要进行小鼠筛选。

(4) 热刺激法-热板法实验,应注意动物体重对结果有影响,小鼠体重以 $18\sim22$ g 为宜,小鼠个体差异大,应挑选痛阈值在 $5\sim30$ 秒以内者为合格,<5 秒、>30 秒或喜跳跃者均剔除;小鼠以雌性为好,雄性因为阴囊受热后易松弛,与热板接触而致反应过敏,室温对实验有影响,过低小鼠反应迟钝,过高则敏感,易引起跳跃。$13\sim18$ ℃范围内,小鼠反应波动较小。

(5) 化学刺激法-扭体法实验应注意酒石酸锑钾溶液或冰醋酸溶液应临时现配,放置过久,其作用明显减弱;致痛剂腹腔注射的部位和操作技术应力求一致,将给药组与对照组相比,若药物使小鼠扭体反应发生率减少 50% 以上的,才能认为有镇痛作用。

第二节　化学药物新药盐酸普鲁卡因注射液的综合性实验

普鲁卡因为临床应用较广的酯类局麻药,常作为盐酸普鲁卡因临床使用,用作浸润麻醉、传导麻醉、蛛网膜下隙麻醉和硬脊膜外麻醉,也用作局部封闭治疗。

一、盐酸普鲁卡因的制备

普鲁卡因化学名：4-氨基苯甲酸-2-(二乙氨基)乙酯盐酸盐。结构式如图 13-1 所示。

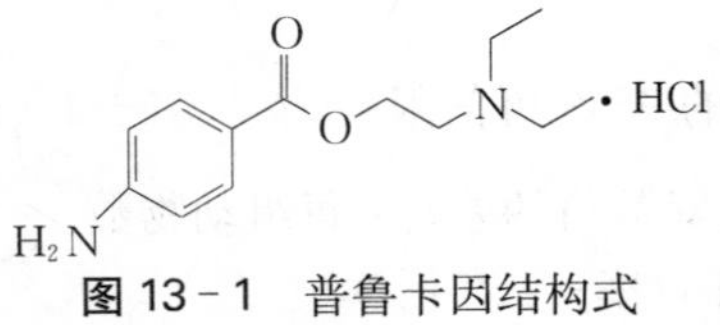

$$H_2N-\underset{}{\bigcirc}-\overset{O}{\overset{\|}{C}}-O-CH_2CH_2-N(C_2H_5)_2 \cdot HCl$$

图 13-1　普鲁卡因结构式

合成路线如图 13-2 所示。

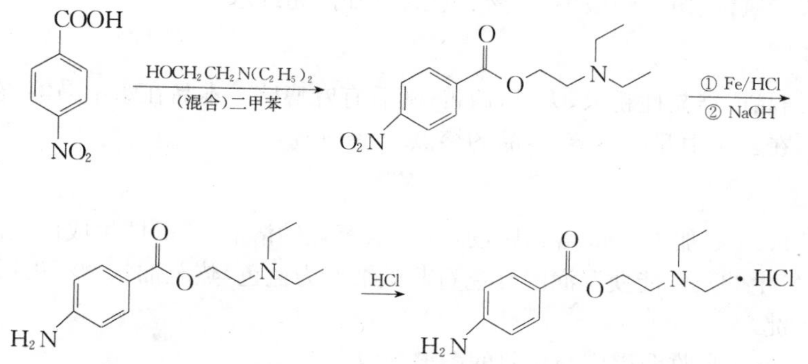

图 13-2　盐酸普鲁卡因合成路线

1. 试剂原料与仪器设备

（1）药品：对硝基苯甲酸。二乙氨基乙醇、二甲苯、3％盐酸、20％氢氧化钠、铁粉、活性炭、饱和碳酸钠、保险粉、95％乙醇。精密 pH 试纸。

（2）仪器：250 ml 三颈瓶、500 ml 三颈瓶、分水器、球形冷凝管、油浴锅、减压蒸馏装置、搅拌器、温度计、过滤装置一套。

2. 合成步骤

（1）酯化反应：在装有分水器及冷凝器的 250 ml 圆底烧瓶中，投入 15 g 对硝基苯甲酸、二甲苯摇匀，加入二乙胺基乙醇和搅拌子，直火加热，维持内温 144～146 ℃，回流数小时（TLC 板检测），量出分水量，蒸除二甲苯，撤火，以 3％盐酸 90 ml 溶解过滤，回收未反应的对硝基苯甲酸，残渣以 3％盐酸 20 ml 分次洗涤，洗液与滤液合并，滤液用 20％氢氧化钠溶液调 pH 至 4～4.2。以备下步还原用，配料比：对硝基苯甲酸：二乙胺基乙醇：二甲苯＝1∶0.83∶5.57。

（2）还原反应：在装有机械搅拌和温度计的 500 ml 三颈瓶中投入硝基卡因盐酸溶液，搅拌下于 25 ℃分次加入活化铁粉（铁粉活化方法：称取 40 目以下 20 g 铁粉加水 60 ml、加盐酸 1 ml，煮沸，除去表面层使呈黑色。倾去上清液，洗至 pH＝5～6，即得）大约 1 小时加完，反应温度自动上升，水浴控制在 40～45 ℃下反应 2 小时，还原毕，薄层色谱法（TLC）跟踪检测，抽滤，滤渣以少量水洗涤两次（10 ml/次），滤液以稀盐酸酸化至 pH 为 6，加适量活性炭 50～60 ℃保温 10 分钟，抽滤，滤渣以少量水洗涤，合并洗液与滤液，冷却至 10 ℃以下。以饱和碳酸钠溶液碱化至普鲁卡因完全析出为止，抽滤至干，称重并计算收率。

（3）精制：将得到的普鲁卡因置于干燥的小烧杯中，加入无水乙醇溶液溶解，滴加浓盐酸调 pH 至 5.5，加入氢氧化钠，加热减压蒸出乙醇，放置冷却析出结晶，过滤得盐酸普鲁卡因粗品。将粗品置于梨形瓶中，加入少量的活性炭，加入 3 倍量的 95％的乙醇适量的保险粉，回流溶解，趁热过滤，滤液自然放冷，当有结晶析出时，可用水浴冷却使析晶完全，收集结晶，抽干，干燥后即得成品。

二、盐酸普鲁卡因质量分析

本品为 4-氨基苯甲酸-2-（二乙氨基）乙酯盐酸盐，按干燥品计算，含 $C_{13}H_{20}N_2O_2 \cdot HCl$ 不得少于 99.0％。

（一）仪器设备与试剂

1. **仪器**　高效液相色谱仪、永停滴定仪、恒温水浴锅、超声仪、碱式滴定管、容量瓶、过滤器、C_{18} 色谱柱。

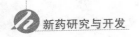

2. **试剂** 氢氧化钠、石蕊试纸、硝酸、硝酸银、盐酸、亚硝酸钠、无水碳酸钠、甲基红、溴化钾、对氨基苯甲酸、磷酸二氢钾、庚烷磺酸钠、磷酸、色谱纯甲醇、超纯水。

(二) 性状

本品为白色结晶或结晶性粉末，无臭，微苦，随后有麻痹感。本品在水中易溶，在乙醇中略溶，在三氯甲烷中微溶，在乙醚中几乎不溶，本品的熔点 154～157 ℃。

(三) 鉴别

(1) 取本品约 0.1 g，加水 2 ml 溶解后，加 10％氢氧化钠溶液 1 ml，即生成白色沉淀，加热变为油状物，继续加热，发生的蒸气能使湿润的红色石蕊试纸变为蓝色，热至油状物消失后，放冷，加盐酸酸化，即析出白色沉淀。

(2) 本品的红外光吸收图谱应与对照的图谱一致。

(3) 本品的水溶液显氯化物鉴别(1)的反应。

(4) 本品显芳香第一胺类的鉴别反应。

(四) 检查

1. **酸度** 取本品 0.40 g，加水 10 ml 溶解后，加甲基红指示液 1 滴，如显红色，加氢氧化钠滴定液(0.02 mol/L)0.20 ml，应变为橙色。

2. **溶液的澄清度** 取本品 2.0 g，加水 10 ml 溶解后，溶液应澄清。

3. **对氨基苯甲酸** 取本品，精密称定，加水溶解并定量稀释制成每 1 ml 中含 0.2 mg 的溶液，作为供试品溶液；另取对氨基苯甲酸对照品，精密称定，加水溶解并定量稀释制成每 1 ml 中含 1 μg 的溶液，作为对照品溶液；取供试品溶液 1 ml 与对照品溶液 9 ml 混合均匀，作为系统适用性溶液。照高效液相色谱法(通则 0512)试验，用十八烷基硅烷键合硅胶为填充剂，以含 0.1％庚烷磺酸钠的 0.05 mol/L 磷酸二氢钾溶液(用磷酸调节 pH 至 3.0)-甲醇(68∶32)为流动相；检测波长为 279 nm。取系统适用性溶液 10 μl，注入液相色谱仪，理论板数按对氨基苯甲酸峰计算不低于 2 000，普鲁卡因峰和对氨基苯甲酸峰的分离度应大于 2.0。精密量取对照品溶液与供试品溶液各 10 μl，分别注入液相色谱仪，记录色谱图。供试品溶液色谱图中如有与对氨基苯甲酸峰保留时间一致的色谱峰，按外标法以峰面积计算，不得过 0.5％。

4. **干燥失重** 取本品，在 105 ℃ 干燥至恒重，减失重量不得过 0.5％。

5. **炽灼残渣** 取本品 1.0 g，依法检查，遗留残渣不得过 0.1％。

6. **铁盐** 取炽灼残渣项下遗留的残渣，加盐酸 2 ml，置水浴上蒸干，再加稀盐酸 4 ml，微温溶解后，加水 30 ml 与过硫酸铵 50 mg，依法检查，与标准铁溶液 1.0 ml 制成的对照液比较，不得更深(0.001％)。

7. **重金属** 取本品 2.0 g，加水 15 ml 溶解后，加醋酸盐缓冲液(pH 3.5) 2 ml 与水适量使成 25 ml，依法检查，含重金属不得过百万分之十。

(五) 含量测定

取本品约 0.6 g，精密称定，照永停滴定法(通则 0701)，在 15～25 ℃，用亚硝酸钠滴定液(0.1 mol/L)滴定。每 1 ml 亚硝酸钠滴定液(0.1 mol/L)相当于 27.28 mg 的 $C_{13}H_{20}N_2O_2 \cdot HCl$。

三、盐酸普鲁卡因注射液的制备

(一) 实验前的准备

1. **空安瓿瓶的处理** 安瓿瓶在锯口前，应先经外观检查，清洁度实验，耐热性能实验，中性实验，耐热、耐碱实验等。合格者可切割，圆口，然后洗涤，在 100 ℃ 以上烘干备用。

2. **实验用具的处理** 调配器具使用前,先用洗衣粉等刷洗,玻璃器皿可用洗液处理,然后用自来水冲洗,再用蒸馏水冲洗,沥干,临用前用新鲜注射水荡洗。新橡皮、橡皮塞先用 0.5%~1%氢氧化钠煮沸 30 分钟,先后再用 1%盐酸煮沸 30 分钟水洗,加蒸馏水煮沸 30 分钟,再用蒸馏水洗,最后用注射用水冲洗即可使用。

(二)2%盐酸普鲁卡因注射液的制备

1. **处方** 盐酸普鲁卡因 2 g,氯化钠 0.5 g,加注射用水至 100 ml。

2. **制备** 取氯化钠 0.5 g,注射用水 90 ml,加入盐酸普鲁卡因使溶解后,用稀盐酸调节 pH 为 4.2~4.5,加注射用水至 100 ml,用 3 号垂熔玻璃漏斗过滤,取续滤液灌注于 2 ml 的安瓿瓶中,熔封,100 ℃灭菌 30 分钟,即得。

四、盐酸普鲁卡因注射液的质量控制

本品为盐酸普鲁卡因加氯化钠适量使成等渗的灭菌水溶液。含盐酸普鲁卡因($C_{13}H_{20}N_2O_2 \cdot$ HCl)应为标示量的 95.0%~105.0%。

(一)性状

本品为无色的澄明液体。

(二)鉴别

(1) 取本品,照盐酸普鲁卡因项下的鉴别(3)、(4)项试验,显相同的反应。

(2) 在含量测定项下记录的色谱图中,供试品溶液主峰的保留时间应与对照品溶液主峰的保留时间一致。

(3) 取本品(约相当于盐酸普鲁卡因 80 mg),水浴蒸干,残渣经减压干燥,依法测定。本品的红外光吸收图谱应与对照的图谱一致。

(三)检查

1. **pH** 应为 3.5~5.0(通则 0631)。

2. **有关物质** 精密量取本品适量,用水定量稀释制成每 1 ml 中约含盐酸普鲁卡因 0.2 mg 的溶液,作为供试品溶液;精密量取 1 ml,置 100 ml 量瓶中,用水稀释至刻度,摇匀,作为对照溶液;取对氨基苯甲酸对照品适量,精密称定,加水溶解并定量稀释制成每 1 ml 中约含 2.4 μg 的溶液,作为对照品溶液;取供试品溶液 1 ml 与对照品溶液 9 ml 混合均匀,作为系统适用性溶液。照盐酸普鲁卡因对氨基苯甲酸项下的方法,精密量取对照品溶液、对照溶液与供试品溶液各 10 μl,分别注入液相色谱仪,记录色谱图至主成分峰保留时间的 4 倍。供试品溶液色谱图中如有与对氨基苯甲酸峰保留时间一致的色谱峰,按外标法以峰面积计算,不得过盐酸普鲁卡因标示量的 1.2%,其他杂质峰面积的和不得大于对照溶液的主峰面积(1.0%)。

3. **渗透压摩尔浓度** 取本品,依法检查,渗透压摩尔浓度比应为 0.9~1.1。

4. **细菌内毒素** 取本品,可用 0.06 EU/ml 以上高灵敏度的鲎试剂,依法检查,每 1 mg 盐酸普鲁卡因中含内毒素的量应小于 0.20 EU。

5. **其他** 应符合注射剂项下有关的各项规定。

(四)含量测定

照高效液相色谱法(通则 0512)测定。

1. **色谱条件与系统适用性试验** 用十八烷基硅烷键合硅胶为填充剂,以含 0.1%庚烷磺酸钠的 0.05 mol/L 磷酸二氢钾溶液(用磷酸调节 pH 至 3.0)-甲醇(68:32)为流动相;检测波长为 290 nm,理论板数按普鲁卡因峰计算不低于 2 000。普鲁卡因峰与相邻杂质峰的分离度应符合要求。

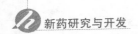

2. 测定法　精密量取本品适量,用水定量稀释制成每 1 ml 中含盐酸普鲁卡因 0.02 mg 的溶液,作为供试品溶液,精密量取 10 μl 注入液相色谱仪,记录色谱图;另取盐酸普鲁卡因对照品,精密称定,加水溶解并定量稀释制成每 1 ml 中含盐酸普鲁卡因 0.02 mg 的溶液,同法测定,按外标法以峰面积计算,即得。

五、局部麻醉实验

局麻药是指能阻断神经传导功能,使局部或相应神经支配区域产生暂时性、可逆性的感觉丧失的药物,局麻药可以作用于神经系统的任何部位以及各种神经纤维,使其支配区域的感觉和运动神经受到影响,由于其作用是可逆的,故作用结束后,神经功能可以完全恢复,对神经纤维和细胞均无损伤。本实验主要观察盐酸普鲁卡因对大鼠坐骨神经的传导阻滞作用。

(一)实验材料

1. 动物　Sprague Dawley 大鼠,雄性,160～200 g。
2. 药品　2% 盐酸普鲁卡因注射液,生理盐水。
3. 器材　1 ml 的注射器,鼠笼。

(二)实验步骤

取体重 160～200 g 的雄性大鼠,于大鼠单侧后肢坐骨神经周围注射 0.2 ml 盐酸普鲁卡因注射液,对侧给予生理盐水。给药后,即刻检测大鼠足趾和行走能力,正常大鼠足趾分开,局麻药物发挥神经阻滞作用后,足趾则缩在一起,行走时出现拖腿现象,将其置于铁丝编制的大鼠笼盖上,翻转鼠笼盖大鼠后肢足趾不能抓住鼠笼盖。每隔 5 分钟检测一次,检测大鼠足趾和行走能力,直至恢复,记录药物产生的神经阻滞作用的时间,并记录恢复时间。计算药物局麻作用开始时间,持续时间,恢复时间的平均值,计算发生神经阻滞作用的阳性率。

六、注意事项

（1）铁粉还原时必须猛烈搅拌,不使铁粉沉入瓶底,否则还原反应不完全。
（2）还原反应过程中必须使反应液保持一定的电解质(即存在 $FeCl_2$ 时)才能保证反应顺利进行,故反应中可用吸管取少量液体用氢氧化钠试液试之,呈蓝绿色,表示有亚铁离子存在,必要时可加少量盐酸。

---- 复 习 题 ----

【A 型题】

1. 反相高效液相色谱法进行药物的含量测定常用的色谱柱是： （　）
A. C_{18} 柱　　　　B. C_8 柱　　　　C. 氨基柱　　　　D. 苯基柱
E. SiO_2 柱

2. 生物碱鉴别反应常用的显色剂是： （　）
A. 香草醛硫酸液　　B. 茚三酮试液　　C. 硫酸乙醇液　　D. 稀碘化铋钾试液
E. $AlCl_3$ 试液

【X 型题】

1. 药理学常用的止痛实验有： （　）

A．热板法　　　　　B．化学刺激-扭体法　　C．耳肿胀法　　　　D．肉芽肿试验
E．水迷宫试验

2．药物质量标准研究主要包括： （　　）
A．性状　　　　　　B．鉴别　　　　　　C．检查　　　　　　D．含量测定
E．制法

【名词解释】

1．半数致死量　2．药物最大耐受量　3．局麻药

【填空题】

1．临床前新药研究主要包括_____、_____、_____、_____。
2．注射液检查项主要包括_____、_____、_____、_____、_____等方面。
3．益母草总生物碱的含量测定采用_____比色法。
4．热刺激法-热板法实验应注意_____、_____、_____等方面。

【简答题】

1．简述益母草总碱提取工艺，制备工艺研究前为什么要进行益母草质量检查。
2．益母草总碱测定方法及其原理是什么？
3．化学刺激法-扭体法实验应注意哪些内容？
4．如何制备盐酸普鲁卡因注射液？具体工艺是什么？
5．简述局麻药的作用原理。
6．制备普鲁卡因中的还原反应过程中的重要影响因素是什么？

第十四章

《新药研究与开发》综合实验

实验一　大黄制剂制备工艺及质量控制

【实验目的】掌握中药制剂的鉴别、提取、制备工艺和质量控制方法。

【实验材料】略

【时间需求】16小时

【实验过程及时间分配】

大黄药材饮片

——形态鉴别、显微鉴别(采用药用植物学和生药学知识,2小时,主要为形态描述和大黄簇晶的显微鉴别)

——总蒽醌提取(采用天然药物化学知识,6小时,主要为药材粉碎和提取,溶剂回收)

——制备成相应剂型(采用药剂学知识,4小时,学生自主选择制备成片剂还是胶囊剂,需要提前设计,提出所需要的辅料)

——质量控制(采用药物分析学知识,4小时,学生自主选择质控方法,可以采用光谱法也可采用色谱法)

【实验说明】　实验涉及药用植物学和生药学、天然药物化学、药剂学、药物分析学多个学科的知识所设计的综合性实验。同时,在药材提取、剂型选择、质量控制方法等方面由学生提前自主设计,自主选择,加强了对学生思维能力的培养。

实验二　阿司匹林的制备工艺、质量控制及药效学考察

【实验目的】掌握化药的合成、质量控制及药效学研究方法。

【实验材料】略

【时间需求】16小时

【实验过程及时间分配】

阿司匹林

——合成(采用药物化学知识,4小时,学生通过先期的文献查阅,自主选择几条合成路线,以及产物纯化条件,可以分组进行,需要提前提出所需要的原料、仪器和试剂)

——质量控制(采用药物分析学知识,4小时,学生自主选择质控方法,可以采用滴定法也可采用色谱法)

——药效学考察(采用药理学知识,8 小时,学生自行选择考察镇痛或抗炎作用,自主设计实验方法,分组进行,需要提前提出所用动物、药品及器材)

【实验说明】 实验涉及药物化学、药物分析学、药理学多个学科的知识所设计的综合性实验。同时,在药物合成反应路线、质量控制方法、药效学实验等方面由学生提前自主设计、自主选择,加强了对学生思维能力的培养。

实验三 对乙酰氨基酚的制备工艺、质量控制及药代动力学实验

【实验目的】掌握化药的制备工艺、质量控制及药代动力学研究方法。

【实验材料】略

【时间需求】20 小时

【实验过程及时间分配】

对乙酰氨基酚

——合成(采用药物化学知识,4 小时,学生通过先期的文献查阅,自主选择几条合成路线,以及产物纯化条件,可以分组进行,需要提前提出所需要的原料、仪器和试剂)

——制备成相应剂型(采用药剂学知识,4 小时,学生自主选择制备成片剂、胶囊剂、注射剂,需要提前设计,提出所需要的辅料)

——质量控制(采用药物分析学知识,4 小时,学生自主选择对不同剂型的质控方法,可以采用光谱法也可采用色谱法)

——药物代谢动力学[采用药物分析及药理学知识,8 小时,学生自主选择不同的给药动物(家兔、大鼠),给药方式(灌胃、静脉注射等),自行设计采血时间点,考察其在体内的吸收动力学]

【实验说明】实验涉及药物化学、药剂学、药物分析学、药理学多个学科的知识所设计的综合性实验。同时,在药物合成反应路线、剂型选择、质量控制方法、药动学等方面由学生提前自主设计、自主选择,加强了对学生思维能力的培养。

实验四 类胡萝卜素基因重组、表达及分离鉴定

【实验目的】掌握分子生物中基因重组、表达及分离鉴定的方法。

【实验材料】略

【时间需求】20 小时

【实验过程及时间分配】

——噬夏孢欧文氏菌基因组 DNA 提取(4 小时,除了给定的实验菌株外,学生可以通过查阅文献,寻找能够生产类胡萝卜素的其他细菌,通过培养提取器基因组 DNA,可以分组进行,需要提前提出所需要的原料、仪器和试剂)

——聚合酶链式反应扩增 crtB 基因及回收纯化(4 小时,学生根据 crtB 的序列设计引物进行基因扩增,或让学生通过设计改变程序中的退火温度、延伸时间等参数,观察 PCR 扩增的特异性与产物量的多少,加深对 PCR 技术原理的了解)

——大肠埃希菌感受态细胞的制备(2 小时,学生可以选择 $CaCl_2$ 或者 $RuCl$ 发制备感受态细胞)

——pGEM-TcrtB 载体的构建与转化(2 小时,选择感受态细胞转化法或者电击转化法)

——原核生物表达载体与酶切鉴定(8 小时,在外源基因在大肠埃希菌中的表达操作过程中,可

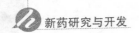

以让学生选择不同的诱导剂浓度、不同的诱导温度和不同的诱导时间,比较不同诱导条件下外源基因的表达水平)

【实验说明】分子生物学是生物制药、生物技术、生物工程等学科的基础,分子生物学实验课程对于培养学生的操作能力、强化理论教学效果具有重要作用。教学过程中,应充分利用分子生物学实验周期长,中间间隔时间多的特点,适时穿插其他单元操作的实验内容,如 PCR 扩增、DNA 链接、质粒转化、细菌培养等过程均可酌情安排下一步实验,使实验显得更加紧凑。对于设计性实验部分,任课教师可与学生座谈商讨,以确定设计内容与范围,根据实验原理,让学生对可能的实验结果有一较为准确的预期。改革传统的实验报告格式,学生所有的实验内容可以科技论文形式汇总,通过这一过程,学生能对实验内容中各单元操作的意义与相互之间的关系,更深入了解理论教学内容,并能激发学生的学习兴趣,为毕业论文的开展奠定良好的基础。

实验五　元胡制剂制备、鉴别、含量测定及残留溶剂检查

【实验目的】掌握中药制剂制备工艺、鉴别、含量测定及残留溶剂检查的方法。

【实验材料】略

【时间需求】16 小时

【实验过程及时间分配】

元胡

——生物碱的提取(采用天然药物化学知识,4 小时,主要为药材粉碎和提取浓缩,溶剂回收)

——制备(采用药剂学知识,4 小时,学生自主选择剂型,需要提前设计,提取所需的辅料)

——含量测定(采用药物分析学知识,4 小时,学生自主选择质控方法)

——残留溶剂检查(采用药物分析学知识,4 小时,学生自主选择检查方法)

【实验说明】实验涉及天然药物化学、药剂学、药物分析学多个学科的知识所设计的综合性实验。同时,在药材提取、辅料选择、质量控制方法、残留溶剂检查方法等方面由学生提前自主设计、自主选择,加强了对学生思维能力的培养。

附　　录

附录一　化学药物稳定性研究技术指导原则

一、概述

药品的稳定性是指原料药及制剂保持其物理、化学、生物学和微生物学的性质,通过对原料药和制剂在不同条件(如温度、湿度、光线等)下稳定性的研究,掌握药品质量随时间变化的规律,为药品的生产、包装、贮存条件和有效期的确定提供依据,以确保临床用药的安全性和临床疗效。

稳定性研究是药品质量控制研究的主要内容之一,与药品质量研究和质量标准的建立紧密相关。稳定性研究具有阶段性特点,贯穿药品研究与开发的全过程,一般始于药品的临床前研究,在药品临床研究期间和上市后还应继续进行稳定性研究。

本文为一般性原则,具体的试验设计和评价应遵循具体问题具体分析的原则。

二、稳定性研究设计的考虑要素

稳定性研究的设计应根据不同的研究目的,结合原料药的理化性质、剂型的特点和具体的处方及工艺条件进行。

(一)样品的批次和规模

一般地,影响因素试验采用一批样品进行,加速试验和长期试验采用三批样品进行。

稳定性研究应采用一定规模生产的样品,以能够代表规模生产条件下的产品质量。原料药的合成工艺路线、方法、步骤应与生产规模一致;药物制剂的处方、制备工艺也应与生产规模一致。

稳定性研究中,原料药的供试品量应满足其制剂稳定性试验所要求的用量。口服固体制剂如片剂、胶囊应为 10 000 个制剂单位左右。大体积包装的制剂(如静脉输液等)每批中试规模的数量至少应为各项试验所需总量的 10 倍。特殊品种、特殊剂型所需数量,视具体情况而定。

(二)包装及放置条件

稳定性试验要求在一定的温度、湿度、光照条件下进行,这些放置条件的设置应充分考虑到药品在贮存、运输及使用过程中可能遇到的环境因素。

原料药的加速试验和长期试验所用包装应采用模拟小包装,所用材料和封装条件应与大包装一致。药物制剂应在影响因素试验结果基础上选择合适的包装,在加速试验和长期试验中的包装应与拟上市包装一致。

稳定性研究中所用设备应能较好地对各项试验条件的要求的环境参数进行控制和监测。

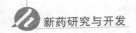
(三) 考察时间点

由于稳定性研究目的是考察药品质量随时间变化的规律,因此研究中一般需要设置多个时间点考察样品的质量变化。

考察时间点应基于对药品的理化性质的认识、稳定性趋势评价的要求而设置。如长期试验中,总体考察时间应涵盖所预期的有效期,中间取样点的设置要考虑药品的稳定性特点和剂型特点。对某些环境因素敏感的药品,应适当增加考察时间点。

(四) 考察项目

稳定性研究的考察项目应选择在药品保存期间易于变化,并可能会影响到药品的质量、安全性和有效性的项目,以便客观、全面地反映药品的稳定性。根据药品特点和质量控制的要求,尽量选取能灵敏反映药品稳定性的指标。

一般地,考察项目可分为物理、化学、生物学和微生物学等几个方面。具体品种的考察项目设置应结合药品的特性进行。

(五) 显著变化

稳定性研究中如样品发生了显著变化,则试验应中止。一般来说,原料药的"显著变化"应包括以下内容。

(1) 性状,如颜色、熔点、溶解度、比旋度超出标准规定,以及晶型、水分等变化超出标准规定。

(2) 含量测定超出标准规定。

(3) 有关物质,如降解产物、异构体的变化等超出标准规定。

(4) 结晶水发生变化。

一般来说,药物制剂的"显著变化"包括以下内容。

(1) 含量测定中发生 5% 的变化;或者不能达到生物学或者免疫学检测过程的效价指标。

(2) 药品的任何一个降解产物超出标准规定。

(3) 性状、物理性质及特殊制剂的功能性试验(如颜色、相分离、再混悬能力、结块、硬度、每撤给药剂量等)超出标准规定。

(4) pH 超出标准规定。

(5) 制剂溶出度或释放度超出标准规定。

(六) 分析方法

评价指标所采用的分析方法应经过充分的验证,能满足研究的要求,具有一定的专属性、准确性、灵敏度、重现性等。

三、稳定性研究的试验方法

根据研究目的和条件的不同,稳定性研究内容可分为影响因素试验、加速试验、长期试验等。

(一) 影响因素试验

影响因素试验是在剧烈条件下进行的,目的是了解影响稳定性的因素及可能的降解途径和降解产物,为制剂工艺筛选、包装材料和容器的选择、贮存条件的确定等提供依据。同时为加速试验和长期试验应采用的温度和湿度等条件提供依据,还可为分析方法的选择提供依据。

影响因素试验一般包括高温、高湿、光照试验。一般将原料药供试品置适宜的容器中(如称量瓶或培养皿),摊成 ≤5 mm 厚的薄层,疏松原料药摊成 ≤10 mm 厚的薄层进行试验。对于制剂产品,一般采用除去内包装的最小制剂单位,分散为单层置适宜的条件下进行。如试验结果不明确,应加试两个批号的样品。

对于某些制剂,如软膏、注射液,应提供低温条件下的试验数据(如注射剂的冻融试验),以确保在低温条件下的稳定性。对于需要溶解或者稀释后使用的药品,如注射用粉针剂、溶液片剂等,还应考察临床使用条件下的稳定性。

1. 高温试验　供试品置密封洁净容器中,在 60 ℃ 条件下放置 10 日,于第 5 日和第 10 日取样,检测有关指标。如供试品发生显著变化(如制剂含量下降 5%),则在 40 ℃ 下同法进行试验。如 60 ℃ 无显著变化,则不必进行 40 ℃ 试验。

2. 高湿试验　供试品置恒湿密闭容器中,于 25 ℃、RH 90%±5% 的条件下放置 10 日,在第 5 日和第 10 日取样检测。检测项目应包括吸湿增重项。若吸湿增重 5% 以上,则应在 25 ℃、RH 75%±5% 的条件下同法进行试验;若吸湿增重 5% 以下,且其他考察项目符合要求,则不再进行此项试验。

恒湿条件可以通过在密闭容器下部放置饱和盐溶液来实现。根据不同的湿度要求,选择 NaCl 饱和溶液(15.5～60 ℃,RH 75%±1%)或 KNO₃ 饱和溶液(25 ℃,RH 92.5%)。

3. 光照试验　供试品置装有日光灯的光照箱或其他适宜的光照容器内,于照度 4 500±500 lux 条件下放置 10 日,在第 5 日和第 10 日取样检测。

以上为影响因素稳定性研究的一般要求。根据药品的性质必要时可以设计试验,探讨 pH、氧、冷冻等其他因素对药品稳定性的影响。

(二)加速试验

加速试验是在超常条件下进行的,目的是通过加快市售包装中药品的化学或物理变化速度来考察药品稳定性,对药品在运输、保存过程中可能会遇到的短暂的超常条件下的稳定性进行模拟考察,并初步预测样品在规定的贮存条件下长时间内的稳定性。

加速试验一般取拟上市包装的三批样品进行,建议在比长期试验放置温度至少高 15 ℃ 的条件下进行。一般可选择 40±2 ℃、RH 75%±5% 条件下,进行 6 个月试验。在试验期间第 0、1、2、3、6 个月末取样检测考察指标。如在 6 个月内供试品经检测不符合质量标准要求或发生显著变化,则应在中间条件 30±2 ℃、RH 65%±5% 同法进行 6 个月试验。

对采用不可透过性包装的含有水性介质的制剂,如溶液剂、混悬剂、乳剂、注射液等的稳定性研究中可不要求相对湿度。对采用半通透性的容器包装的药物制剂,如多层共挤 PVC 软袋装注射液、塑料瓶装滴眼液、滴鼻液等,加速试验应在 40±2 ℃、RH 20%±5% 的条件下进行。

乳剂、混悬剂、软膏剂、糊剂、凝胶剂、眼膏剂、栓剂、气雾剂、泡腾片及泡腾颗粒等制剂宜直接采用 30±2 ℃、RH 65%±5% 的条件进行试验。

对温度敏感药物(需在冰箱中 4～8 ℃ 冷藏保存)的加速试验可在 25±2 ℃、RH 60%±5% 的条件下同法进行。需要冷冻保存的药品可不进行加速试验。

(三)长期试验

长期试验是在上市药品规定的贮存条件下进行,目的是考察药品在运输、保存、使用过程中的稳定性,能更直接地反映药品稳定性特征,是确定有效期和贮存条件的最终依据。

取三批样品在 25±2 ℃、RH 60%±10% 的条件下进行试验,取样时间点在第一年一般为每 3 个月末一次,第二年为每 6 个月末一次,以后为每年末一次。对温度敏感药物的长期试验可在 6±2 ℃ 的条件下进行试验,取样时间同上。

(四)药品上市后的稳定性研究

药品在注册阶段进行的稳定性研究,一般并不能够完全代表实际生产产品的稳定性,具有一定的局限性。采用实际条件下生产的产品进行的稳定性考察的结果,是确定上市药品稳定性的最终依据。

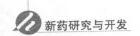

在药品获准生产上市后,应采用实际生产规模的药品继续进行长期试验,必要时还应进行加速试验和影响因素试验。根据继续进行的稳定性研究的结果,对包装、贮存条件和有效期进行进一步的确认。

药品在获得上市批准后,可能会因各种原因而申请对制备工艺、处方组成、规格、包装材料等进行变更,一般应进行相应的稳定性研究,以考察变更后药品的稳定性趋势,并与变更前的稳定性研究资料进行对比,以评价变更的合理性。

四、稳定性研究结果的评价

药品稳定性的评价是对稳定性研究中的各项试验,如影响因素试验、加速试验、长期试验中得到的药品稳定性信息进行系统的分析和结果判断。

(一)贮存条件的确定

新药注册申请应综合影响因素试验、加速试验和长期试验的结果,同时结合药品在流通过程中可能遇到的情况进行综合分析。选定的贮存条件应按照规范术语描述。

(二)包装材料/容器的确定

一般先根据影响因素试验结果,初步确定包装材料和容器,结合加速试验和长期试验的稳定性研究的结果,进一步验证采用的包装材料和容器的合理性。

(三)有效期的确定

药品的有效期应综合加速试验和长期试验的结果,进行适当的统计分析得到,最终有效期的确定一般以长期试验的结果来确定。

由于试验数据的分散性,一般应按95%可信限进行统计分析,得出合理的有效期。如三批统计分析结果差别较小,则取其平均值为有效期,如差别较大则取其最短的为有效期。若数据表明测定结果变化很小,表明药品是很稳定的,则可以不做统计分析。

五、名词解释

1. 有效期　系指一段时间内,市售包装药品在规定的储存条件下放置,药品的质量仍符合注册质量标准。

2. 批次　指按相同的生产工艺在一次生产过程中生产的一定数量的原料药或制剂,其药品质量具有均一性。

3. 上市包装　上市销售药品的内包装和其他层次包装的总称。

六、起草说明

(略)

附录二　化学药物制剂人体生物利用度和生物等效性研究技术指导原则

一、概述

药物制剂要产生最佳疗效,其活性药物成分应当在预期的时间段内释放并被吸收到作用部位,在作用部位达到预期的有效浓度。因为大多数药物是进入全身血液循环后产生全身治疗效果的,作用部位的浓度和血液中药物浓度存在一定的比例关系,因此可以通过测定血液循环中的药物浓度来获得反映药物体内的吸收速度和程度的主要药代动力学参数,间接预测药物制剂的临床治疗效果,以评价制剂的质量。允许这种预测的前提是制剂中活性成分进入体内的行为是一致并且可重现的。

生物利用度(BA)是反映药物活性成分吸收进入体内的程度和速度的指标。因为过去出现的一些由制剂生物利用度不同而导致的不良事件,人们认识到确有必要对制剂中活性成分生物利用度的一致性或可重现性进行验证,尤其是在含有相同活性成分的仿制药品要替代它的原创药进入临床使用的时候。如前所述,药物浓度和治疗效果相关,假设在同一受试者,相同的血药浓度-时间曲线意味着在作用部位能产生相同的药物浓度,产生相同的疗效,因此可以药代动力学参数作为替代的终点指标来建立等效性,即生物等效性(BE)。

BA 和 BE 研究已经成为评价制剂质量的重要手段。由于我国目前药品的开发仍是以仿制为主,创新为辅,创新制剂多为在原剂型上的改良,因此生物利用度和生物等效性研究成为其研究开发中的重要内容。本指导原则重点阐述了 BA 和 BE 研究的相关概念,何时该进行 BA 和 BE 研究以及如何进行 BA 和 BE 研究的设计、操作和评价,以期引导国内进行科学规范的 BA 和 BE 研究,促进我国药品制剂质量的提高。

本制导原则主要针对口服化学药品制剂的 BA 和 BE 研究进行阐述,也适用于其他需要吸收起全身作用的化学药品制剂。因为在具体应用过程中有可能面临多种具体情况,对于一些特殊问题,仍应遵循具体问题具体分析的原则。

二、BA 和 BE 基本概念及应用

1. **生物利用度**　是指药物或药物活性成分从制剂释放吸收进入全身循环的程度和速度。一般分为绝对生物利用度和相对生物利用度。绝对生物利用度是以静脉制剂为参比制剂获得的药物吸收进入体内循环的相对量(因为静脉制剂生物利用度通常被认为是 100% 的);相对生物利用度则是以其他非静脉途径给药的制剂为参比制剂,如片剂和口服溶液的比较。

2. **生物等效性**　是指药学等效制剂或可替换药物在相同试验条件下,服用相同剂量,其活性成分吸收程度和速度的差异无统计意义。通常意义的 BE 研究是指用 BA 研究方法以药代动力学参数为终点指标根据预先确定的等效标准和限度进行的比较研究。在药代方法确实不可行时,也可以考虑以临床试验、药效学指标、体外试验指标进行比较,但需充分证实其方法具有科学性和可行性。

了解以下几个概念将有助于理解 BA 和 BE。

1. **原创药**(innovator product)　是指已经经过全面的药学、药理学和毒理学以及临床研究数据证实其安全有效性并首次被批准上市的产品。

2. **药学等效性**(pharmaceutical equivalence)　如果两药品含有相同量的同一活性成分,具有相同的剂型,符合同样的或可比较的质量标准,则可以认为它们是药学等效的。药学等效制剂不一定意味着生物等效,因为辅料的不同或生产工艺差异可能会导致药物溶出或吸收加快或减慢。

3. **治疗等效性**(therapeutic equivalence)　如果两制剂含有相同活性成分,并且临床上显示具有相同的安全性和有效性,可以认为两药具有治疗等效性。如果两制剂中所用辅料本身并不会导致有效性和安全性问题,生物等效性研究是证实两制剂治疗等效性最合适的办法。如果药物吸收速度与临床疗效无关,吸收程度相同但吸收速度不同的药物也可能达到治疗等效。而含有相同的活性成分只是活性成分化学形式不同(如某一化合物的盐、酯等)或剂型不同(如片剂和胶囊剂)的药物也可能治疗等效;

4. **基本相同药物**(essentially similar product)　如果两个制剂具有相同数量且符合同一质量标准的活性成分,具有相同剂型,并且经过证明具有生物等效性,则两个制剂可以认为是基本相同药物。从广义上讲,这一概念也应适用于含同一活性成分的不同的剂型,如片剂和胶囊剂。与原创药基本相同药物是可以替代原创药使用的。

BA 和 BE 均是评价制剂质量的重要指标,BA 强调反映药物活性成分到达体内循环的过程,是新药研究过程中选择最佳给药途径和确定用药方案(如给药剂量和给药间隔)的重要依据之一。BE 则重点在于以预先确定的等效标准和限度进行的比较,是保证含同一药物活性成分的不同制剂质量一致性的依据,是判断后研发产品是否可替代已上市药品使用的依据。

BA 和 BE 的研究目的不同,因而在药品研发的不同阶段有不同作用。

如在新药研究阶段,为了确定新药处方、工艺合理性,通常需要比较改变上述因素后药剂是否能达到预期的生物利用度;开发了新剂型,要对拟上市剂型进行生物利用度研究以确定剂型的合理性,要通过与原剂型比较的 BA 或 BE 研究来确定新剂型的给药剂量;在临床试验过程中,可能要通过 BE 研究来验证同一药物的不同时期产品的前后一致性,如早期和晚期的临床试验用药品,临床试验用药品(尤其是用于确定剂量的试验药)和拟上市药品。

在仿制生产已有上市药品时,由于不同厂家的处方工艺不同,可能存在影响制剂生物利用度的因素,故此时可以通过体内生物等效性研究来求证仿制产品与原创药是否具生物等效性,如等效则可替代原创药使用。

新药或仿制药批准上市后,如处方组成成分、比例以及工艺等出现变更时,研究者可以根据产品变化的程度来确定进行进一步的人体 BA 或 BE 研究,求证变更后和变更前产品是否具有相同的安全性和有效性。

三、研究方法

如前所述,BE 研究是在试验制剂和参比制剂生物利用度比较基础上建立等效性,BA 研究本身也是比较性研究,两者的研究方法与步骤基本一致,只是研究目的的不同,而导致在某些设计和评价上有一些不同,故在这部分主要阐述 BE 研究方法,该方法同样适合于 BA 研究,建议研究者根据产品研究目的来进行适当调整。

目前推荐的生物等效性研究的方法包括体外和体内的方法,按方法的优先考虑程度从高到低排列:药代动力学研究方法、药效动力学研究方法、临床试验方法、体外研究方法。具体如下。

1. **药代动力学研究** 即采用人体生物利用度比较研究的方法,如前所述,因为 BA 定义表达为有效成分到达全身循环的吸收程度和速度,通过测量可获得的不同时间点的生物样本(如全血、血浆、血清或尿液)中药物含量,获得药物浓度-时间曲线(concentration-timecurve,C-T 曲线)图,并经过适当的数据处理,计算出与吸收程度和速度有关的药代动力学参数如曲线下面积(AUC),达峰浓度(c_{max})、达峰时间(t_{max})等,来反映药物从制剂中释放吸收到体循环中的动态过程,再通过统计比较判断两制剂是否在治疗上等效。

2. **药效动力学研究** 在无可行的药代动力学研究方法建立生物等效性研究时(如无灵敏的血药浓度检测方法、浓度和效应之间不存在线性相关),可以考虑用明确的、可分级定量的、客观的临床药效学指标通过药效-时间曲线(effect-time curve)比较来建立等效性,使用该方法同样应严格遵守临床试验相关管理规范,并经过充分方法学确证。

3. **临床试验** 当无适宜的药物浓度检测方法,也缺乏明确的、可定量分级的、客观的临床药效学指标时,也可以通过对照的临床比较试验,以综合的疗效终点指标来验证两制剂的等效性。然而,作为生物等效研究方法,对照的临床试验可能因为样本量有限和检测指标不灵敏而缺乏效率,而扩大样本量,又将带来经济上的耗费,故应尽量采用前述方法。

4. **体外研究** 一般不提倡用体外的方法来建立生物等效性,因为体外不能完全代替体内行为,但在某些情况下,如能提供充分依据,也可以采用体外的方法来进行生物等效研究。FDA 规定,根据生物药剂学分类证明属于高溶解度、高渗透性,快速溶出的口服制剂可以采用体外溶出度比较研究的方法验证生物等效,因为该类药物的溶出、吸收已经不是药物进入体内的限速步骤。对于难溶性但高渗透性的药物,如已建立良好的体内外相关关系,也可用体外溶出的研究来替代体内研究。但这仅限用于原发厂产品上市后变更的情况,具体研究和评价方法可参见相关文献,在此不作详细阐述。

四、BA 和 BE 研究具体要求

上述方法中,以药代动力学参数为终点指标的研究方法是目前普遍采用的生物等效性研究方法,一个完整的生物等效性研究包括生物样本分析、实验设计、统计分析、结果评价四个方面内容。

(一)生物样本分析方法的建立和确证

生物样品一般来自全血、血清、血浆、尿液或其他组织,具有取样量少、药物浓度低、内源性物质的干扰多(如无机盐、蛋白质、脂质、代谢物以及可能同服的其他药物)以及个体的差异大等特点,因此必须根据待测物的结构、生物介质和预期的浓度范围,建立适宜的生物样品定量分析方法,并对方法进行确证。

1. 常用分析方法　目前常用的几种分析方法有以下几种。

(1)色谱法:气相色谱法(GC)、高效液相色谱法(HPLC)、色谱-质谱联用法(LC-MS、LC-MS-MS、GC-MS、GC-MS-MS)等,可用于大多数药物的检测。

(2)免疫学方法:放射免疫分析法、酶免疫分析法、荧光免疫分析法等,多用于蛋白质多肽类物质检测。

(3)微生物学方法:可用于抗生素药物的测定。

生物样本分析方法的选择宜尽量选择可行的、灵敏度高的方法。

2. 方法学确证(Method Validation)　建立可靠的和可重现的定量分析方法是进行生物等效性研究的关键之一。为了保证分析方法可靠,必须对方法充分验证,一般应进行以下几方面的考察。

(1)特异性(specificity):特异性是指样品中存在干扰成分的情况下,分析方法能够准确、专一地测定分析物的能力。必须提供证明所测定物质是受试药品的原形药物或特定活性代谢物,生物样品所含内源性物质和相应代谢物、降解产物不得干扰对样品的测定,如果有几个分析物,应保证每一个分析物都不被干扰。应确定保证分析方法特异性的最佳检测条件。对于色谱法至少要考察 6 个不同来源空白生物样品色谱图、空白生物样品外加对照物质色谱图(注明浓度)及用药后的生物样品色谱图反映分析方法的特异性。对于质谱法(LC-MS、LC-MS-MS)则应注意考察分析过程中的介质效应。

(2)标准曲线和定量范围(calibration curve):标准曲线反映了所测定物质浓度与仪器响应值之间的关系,一般用回归分析方法(如用加权最小二乘法)所得的回归方程来评价。应提供标准曲线的线性方程和相关系数,说明其线性相关程度。标准曲线高低浓度范围为定量范围,在定量范围内浓度测定结果应达到试验要求的精密度和准确度。

配制标准样品应使用与待测样品相同生物介质,不同生物样品应配制标准样品制备各自的标准曲线,用于建立标准曲线的标准浓度个数取决于分析物可能的浓度范围和分析物/响应值关系的性质。必须至少用 6 个浓度建立标准曲线,对于非线性相关可能需要更多浓度点。定量范围要能覆盖全部待测的生物样品浓度范围,不得用定量范围外推的方法求算未知样品的浓度。建立标准曲线时应随行空白生物样品,但计算时不包括该点,仅用于评价干扰。标准曲线各浓度点的实测值与标示值之间的偏差*在可接受的范围之内时,可判定标准曲线合格。可接受范围一般规定为最低浓度点的偏差在±20%以内,其余浓度点的偏差在±15%以内。只有合格的标准曲线才能对临床待测样品进行定量计算。当线性范围较宽的时候,推荐采用加权的方法对标准曲线进行计算,以使低浓度点计算得比较准确。

(3)定量下限(lower limit of quantitation,LLOQ):定量下限是标准曲线上的最低浓度点,表示测定样品中符合准确度和精密度要求的最低药物浓度。LLOQ 应能满足测定 3～5 个消除半衰期时

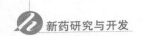

样品中的药物浓度或能检测出 c_{max} 的 $1/20 \sim 1/10$ 时的药物浓度。其准确度应在真实浓度的 $80\% \sim 120\%$ 内,相对标准差(RSD)应小于 20%。应由至少 5 个标准样品测试结果证明。

(4)精密度与准确度(precision and accuracy):精密度是指在确定的分析条件下,相同介质中相同浓度样品的一系列测量值的分散程度。通常用质控样品的批内和批间 RSD 来考察方法的精确度。一般 RSD 应小于 15%,在 LLOQ 附近 RSD 应小于 20%。

准确度是指在确定的分析条件下,测得的生物样品浓度与真实浓度的接近程度(即质控样品的实测浓度与真实浓度的偏差),重复测定已知浓度分析物样品可获得准确度。一般应在 $85\% \sim 115\%$,在 LLOQ 附近应在 $80\% \sim 120\%$。

一般要求选择高、中、低 3 个浓度的质控样品同时进行方法的精密度和准确度考察。低浓度选择在 LLOQ 的 3 倍以内,高浓度接近于标准曲线的上限,中间选一个浓度。在测定批内精密度时,每一浓度至少制备并测定 5 个样品。为获得批间精密度应至少在不同天连续制备并测定 3 个分析批(analytical run/analytical batch),至少 45 个样品。

(5)样品稳定性(stability):根据具体情况,对含药生物样品在室温、冰冻和冻融条件下以及不同存放时间进行稳定性考察,以确定生物样品的存放条件和时间。还应注意考察储备液的稳定性以及样品处理后的溶液中分析物的稳定性,以保证检测结果的准确性和重现性。

(6)提取回收率:从生物样本基质中回收得到分析物质的响应值除以纯标准品产生的响应值即为分析物的提取回收率。也可以说是将供试生物样品中分析物提取出来供分析的比例。应考察高、中、低 3 个浓度的提取回收率,其结果应当一致、精密和可重现。

(7)微生物学和免疫学方法确证:上述分析方法确证主要针对色谱法,很多参数和原则也适用于微生物学或免疫学分析,但在方法确证中应考虑到它们的一些特殊之处。微生物学或免疫学分析的标准曲线本质上是非线性的,所以应采用比化学分析更多的浓度点来建立标准曲线。结果的准确度是关键的因素,如果重复测定能够改善准确度,则应在方法确证和未知样品测定中采用同样的步骤。

微生物学或免疫学分析方法确证实验应包括在几天内进行的 6 个分析批,每个分析批包括 4 个浓度(LLOQ,低、中、高浓度)的质控双样本。

3. 方法学质控 只有在生物样本分析方法确证完成之后才能开始测定未知样品。在测定生物样品中的药物浓度时应进行质量控制,以保证所建立的方法在实际应用中的可靠性。推荐由独立的人员配制不同浓度的质控样品对分析方法进行考核。

每个未知样品一般测定一次,必要时可进行复测。生物等效性试验中,来自同一个体的生物样品最好在同一批中测定。每个分析批生物样品测定时应建立新的标准曲线,并随行测定高、中、低三个浓度的质控样品。每个浓度至少双样本,并应均匀分布在未知样品测试顺序中。当一个分析批中未知样品数目较多时,应增加各浓度质控样品数,使质控样品数大于未知样品总数的 5%。质控样品测定结果的偏差一般应小于 15%,低浓度点偏差一般应小于 20%,最多允许 $1/3$ 不在同一浓度的质控样品结果超限。如质控样品测定结果不符合上述要求,则该分析批样品测试结果作废。

浓度高于定量上限的样品,应采用相应的空白介质稀释后重新测定。对于浓度低于定量下限的样品,在进行药代动力学分析时,在达到 c_{max} 以前取样的样品应以零值计算,在达到 c_{max} 以后取样的样品应以无法定量(notdetectable,ND)计算,以减小零值对 AUC 计算的影响。

整个分析过程应当遵从预先制定的实验室 SOP(standard operating procedures)以及 GLP(good laboratory practice)原则。

4. 分析数据的记录与报告提交 分析方法的有效性应通过实验证明。在分析报告中,应提交完成这些实验工作的相关资料。建立一般性和特殊性标准操作规程、保存完整的实验记录是分析方法有效性的基本要素。生物分析方法建立中产生的数据和 QC(quality control)样品测试结果应全部记录并妥善保存,并提交足够的可供评价的方法学建立和样品分析的数据。

至少应当提交的数据包括以下内容。

（1）方法建立数据：分析方法的详细描述；仪器设备、分析条件；该方法所用对照品（被测药物、代谢物、内标物）的纯度和来源；描述测定特异性、准确度、精密度、回收率、定量限、标准曲线的实验并给出获得的主要数据列表；列出批内批间精密度和准确度的详细结果；描述稳定性考察及相关数据；根据具体情况提供代表性的色谱图或质谱图并加以说明。

（2）样品分析数据：样品处理和保存的情况；分析样品时标准曲线列表；用于计算结果的回归方程；各分析批 QC 样品测定结果综合列表并计算批内和批间精密度、准确度；各分析批包括的未知样品浓度计算结果。

提交 20% 受试者样品测试的色谱图复印件,包括相应分析批的标准曲线和 QC 样品的色谱图复印件。

注明缺失样品的原因,重复测试的结果。对舍弃任何分析数据和选择所报告的数据说明理由。

（3）其他相关信息：项目编号、分析方法编号、分析方法类型、分析方法确证进行简化的理由,以及相应的项目计划编号、标题等。

（二）实验设计与操作

1. 交叉设计　　交叉设计是目前应用最多最广的方法,因为多数药物吸收和清除在个体之间均存在很大变异,个体间的变异系数远远大于个体内变异系数,因此,生物等效性研究一般要求按自身交叉对照的方法设计。把受试对象随机分为几组,按一定顺序处理,一组受试者先服用受试制剂,后服用参比制剂;另一组受试者先服用参比制剂,后服用受试制剂。两顺序间应有足够长的间隔时间,为清洗期（washout period）。这样,对每位受试者都连续接受两次或更多次的处理,相当于自身对照,可以将制剂因素对药物吸收的影响与其他因素区分开来,减少了不同试验周期和个体差异对试验结果的影响。

根据试验制剂数量不同分别采用 2×2 交叉、3×3 交叉、4×4 交叉设计。如果是两种制剂比较,双处理、双周期,两序列的交叉设计是较好的选择。如试验包括 3 个制剂（受试制剂 2 个和参比制剂 1 个）时,宜采用 3 制剂 3 周期二重 3×3 拉丁方试验设计。各周期间也应有足够的清洗期。

设定清洗期是为了消除两制剂的互相干扰,避免上个周期内的处理影响到随后一周期的处理中。一般不应短于 7 个消除半衰期。如果清除周期不够长,一个处理可能延续到下一个处理周期中去,这一携带效应会使对于直接处理效应的估计更加困难甚至是不可能的。

但有些药物或其活性代谢物半衰期很长时则难以按此方法设计实施,在此情况下可能需要按平行组设计进行。

而对于某些高变异性（highly variable）的药物,可能应采用重复设计,对同一受试者两次接受同一制剂时可能存在的个体内差异进行测定。

2. 受试者的选择

（1）受试者入选条件：受试者的选择应当尽量使个体间差异减到最小,以便能检测出制剂间的差异。试验方案中应明确入选和剔除条件。

一般情况应选择男性健康受试者。特殊作用的药品,则应根据具体情况选择适当受试者。选择健康女性受试者应考虑到妊娠的可能性,避免可能带来的偏差。如待测药物存在已知的不良反应,可能带来安全性担忧,也可考虑选择患者作为受试者。

年龄：一般为 18～40 周岁,同一批受试者年龄不宜相差 10 岁以上。

体重：正常受试者的体重一般不应低于 50 kg。按体质指数（body mass index,BMI）＝体重（kg）/身高（m²）计算,一般在标准体重范围内。同一批受试者体重不宜差距过大,因为受试者服用的药物剂量是相同的。

受试者应经过全面体检,身体健康,无心、肝、肾、消化道、神经系统、精神异常及代谢异常等病史;体格检查示血压、心率、心电图、呼吸状况、肝、肾功能和血象无异常,避免药物体内过程受到疾病干扰。根据药物类别和安全性情况,还应在试验前、试验期间、试验后进行特殊项目检查,如降糖药应检查血糖水平。

为避免其他药物干扰,试验前两周内及试验期间禁服任何其他药物。实验期间禁烟、酒及含咖啡因的饮料,或某些可能影响代谢的果汁,以免干扰药物体内代谢。受试者最好是无烟酒嗜好。如有吸烟史,在讨论结果时应考虑可能的影响。还应注意有无吸毒史。

如已知药物存在遗传多态性导致代谢差异,应考虑由于慢代谢可能出现的安全性问题。

(2) 受试者例数:受试者例数应当符合统计学要求,对于目前的统计方法,18~24例可满足大多数药物对样本量的要求,但对某些变异性大的药物可能需要适当增加例数。

一个临床试验的例数多少是由三个基本因素决定的。①显著性水平:即 α 值的大小,通常取0.05或5%;②把握度:即 $1-\beta$ 值的大小,β 是犯第Ⅱ类错误的概率,也就是把实际有效误判为无效的概率,一般定为80%;③变异性(CV%)和差别(θ):两药等效性检验中检测指标的变异性和差别越大所需例数越多。最理想的设计是采用最少的受试者例数来达到有80%把握度证明两种制剂是否生物等效,否则,N 过大可能会带来其他非常重要差异的出现。因为在试验前并不知道 θ 和CV%,只能根据已有的参比制剂的上述参数来估算或进行预试验。另外,当一个生物利用度试验完成后,可以根据 θ、CV%和把握度等参数来求 N 值,并与试验所选择例数进行对比,检验试验所采用例数是否合适,尤其应避免出现例数过少情况,得出假阴性的错误,即实为两制剂等效却误判为不等效。

(3) 受试者分组:必须采用随机方法分组,各组间应具有可比性。两组例数最好相等,这时可比性最好,因此一般受试者例数为偶数。

(4) 伦理学要求:药物制剂人体生物利用度和生物等效性试验属临床试验范畴,故须具备我国药品临床试验质量管理规范(GCP)要求的各项必要条件,按规范要求进行试验。须提供伦理委员会的批准书,受试者签署知情同意书。

3. 受试制剂和参比制剂(test and reference product,T and R) 参比制剂的质量直接影响生物等效性试验结果的可靠性,参比制剂的安全有效性应合格,一般应选择国内已经批准上市相同剂型药物中的原创药,在无法获得原创药时,也可选用上市主导产品作为参比制剂。但须提供相关质量证明(如含量、溶出度等检查结果)及选择理由。若为完成特定研究目的,可选用相同药物的其他药剂学性质相近的上市剂型作为参比制剂,这类参比制剂亦应该是已上市的且质量合格的产品。

对于受试制剂,应为符合临床应用质量标准的放大产品。应提供该制剂的体外溶出度、稳定性、含量或效价测定、批间一致性报告等,供试验单位参考。个别药物尚需提供多晶型及光学异构体的资料。

参比制剂和受试制剂均应注明研制单位、批号、规格、保存条件、有效期。参比制剂和受试制剂含量差别不能超过5%。

试验结束后受试制剂和参比制剂应保留足够长时间直到产品批准上市以备查。

4. 给药剂量 进行药物制剂生物利用度和生物等效性研究时,给药剂量一般应与临床单次用药剂量一致,有时为了达到检测要求,也可以加倍服药剂量。但为安全考虑,一般不得超过临床推荐常用的单次最大剂量。受试制剂和参比制剂最好应用相等剂量,需要使用不相等剂量时,应说明理由并提供所用剂量范围内的线性药代动力学特征依据,结果可以剂量校正方式计算生物利用度。

一般情况下普通制剂仅进行单剂量给药研究即可,但在某些情况下可能需要考虑进行多次给药研究,如:①受试药品单次服用后原形药或活性代谢物浓度很低,难以用相应分析方法精密测定血药浓度时;②受试药的生物利用度有较大个体差异;③药物吸收程度相差不大,但吸收速度有较大差异；④缓控释制剂（参见五、2部分）。进行多次给药研究应按临床推荐的给药方案给药，连续 3 次测定谷浓度确定血药浓度达稳态后选择一个给药间隔取样进行测定，并据此计算生物利用度。

5. 取样　取样点的设计对保证试验结果可靠性及药代动力学参数计算的合理性，均有十分重要的意义。通常应有预试验或参考国内外的药代文献，为合理设计采样点提供依据。应用血药浓度测定法时，一般应兼顾到吸收相、平衡相和消除相。在血药浓度—时间曲线各时相及预计达峰时间前后应有足够采样点，使血药浓度曲线能全面反映药物在体内处置的全过程。服药前应先取空白血样。在吸收分布相部分至少取 2～3 个点，平衡相至少需要 3 个点，消除相取 6 个或 6 个以上点。采样持续到受试药原形或其活性物 3～5 个半衰期时，或持续采样至血药浓度为 c_{max} 的 1/20～1/10 以后，$AUC_{0 \to t}/AUC_{0 \to \infty}$ 通常应当大于 80%。对于长半衰期药物，应尽可能取样持续到足够比较整个吸收过程，因为末端消除项对制剂吸收过程的评价影响不大。多次给药研究中，对于一些已知生物利用度受昼夜节律影响的药物，可能则应该连续 24 小时取样。

当受试药不能用血药浓度测定方法进行生物利用度检测时，若该药原形或活性代谢物主要由尿排泄，可以考虑尿药法测定，以尿样中药物的累积排泄量来反映药物摄入量。试验药品和试验方案应当符合生物利用度测定要求。尿样的收集采用分段收集法，其采集频度、间隔时间应满足估算受试药原形药或活性代谢物经尿的排泄程度。但该方法不能反映药物吸收速度。

一些前体药物在体内迅速代谢无法测定生物样品中原形药物，或者药物活性代谢物在药物疗效中发挥重要作用时，也可采用测定生物样品中相应活性代谢物浓度的方法，进行生物利用度和生物等效性试验。

6. 药代动力学参数计算　一般用非房室数学模型分析方法来估算药代动力学参数，因为用房室模型方法估算药代参数时，采用不同的方法或软件其值可能有较大差异。研究者可根据具体情况选择使用，但所用软件必须符合统计学要求并应在研究报告中注明所用软件。在生物等效性研究中，其主要测量参数 c_{max} 和 t_{max} 均以实测值表示。$AUC_{0 \to t}$ 以梯形法计算，故受数据处理程序影响不大。

7. 研究过程标准化　整个研究过程应当标准化，以使得除制剂因素外，其他各种因素导致的体内药物释放吸收差异减少到最小。受试者的饮食、活动都应统一，包括试验前一日和试验期内均禁止饮用酒类和咖啡类饮料，某些可能影响药物代谢的果汁；试验前禁食过夜 10 小时以上，于次日早晨空腹服用受试制剂或参比制剂，用 200～250 ml 温开水送服；服药 2 小时后方可再饮水，4 小时后统一进标准餐。受试者服药后应避免剧烈运动，亦不得长时间卧床，避免活动造成对胃肠道运动和局部血流量的影响。

试验工作应在 I 期临床试验观察室进行。受试者应得到医护人员的监护。受试期间发生的任何不良反应，均应及时处理和记录，必要时停止试验。

（三）数据处理及统计分析

1. 数据表达　BA 和 BE 研究必须提供所有受试者各个时间点试验药品和参比药品的药物浓度测定数据、每一时间点的平均浓度（mean）及其标准差（SD）和相对标准差（RSD），提供每个受试者的药-时曲线（C-T 曲线）图和平均 C-T 曲线图以及 C-T 曲线各个时间点的标准差。

2. 药代动力学参数

（1）单次给药的 BA 和 BE 研究，提供所有受试者服用试验药品和参比药品的 $AUC_{0 \to t}$、$AUC_{0 \to \infty}$、c_{max}、t_{max}、$t_{1/2}$、F 等参数及其平均值和标准差。

c_{max} 和 t_{max} 均以实测值表示。$AUC_{0 \to t}$ 以梯形法计算；$AUC_{0 \to \infty}$ 按公式计算：$AUC_{0 \to \infty} = AUC_{0 \to t} + c_t/\lambda_z$（$t$ 为最后一次可实测血药浓度的采样时间；c_t 为末次可测定样本药物浓度；λ_z 系对数血药浓度-时间曲线末端直线部分求得的末端消除速率常数，可用对数血药浓度-时间曲线末端直线部分的斜率求得；$t_{1/2}$ 用公式 $t_{1/2} = 0.693/\lambda_z$ 计算）。

以各个受试者受试制剂（T）和参比制剂（R）的 $AUC_{0 \to t}$ 或 $AUC_{0 \to \infty}$ 值按下式分别计算其相对生物

利用度(F)值：

当受试制剂和参比制剂剂量相同时：$F=AUC_T/AUC_R\times100\%$

受试制剂和参比制剂剂量不同时,若受试药物具备线性药代动力学特征,可按下式以剂量予以校正：$F=[AUC_T\times D_R/AUC_R\times D_T]\times100\%$（$AUC_T$、$AUC_R$ 分别为 T 和 R 的 AUC；D_R、D_T 分别为 T 和 R 的剂量）

生物利用度评价以 AUC_{0-t} 为主,并参考 $AUC_{0-\infty}$。

（2）对于多次给药的 BA 和 BE 研究,提供试验药品和参比药品的三次谷浓度数据（c_{min}）,稳态下的 AUC_{ss}、c_{max}、t_{max}、$t_{1/2}$ 和 F 等参数。当受试制剂与参比制剂剂量相等时,F 值按下式计算：

$F=AUC_{ssT}/AUC_{ssR}\times100\%$（式中 AUC_{ssT} 和 AUC_{ssR} 分别为 T 和 R 稳态条件下的 AUC）

3. 统计分析

（1）对数转换：评价 BE 的药代动力学参数 AUC 和 c_{max} 在进行等效性检验前必须作以 10 为底的对数转换或自然对数转换。方差分析的前提条件是实验数据服从或近似服从正态分布。当数据有偏倚时经对数转换可校正其对称性。此外,统计中数据对比宜用比值法而不用差值法,通过对数转换,可实现将均值之比置信区间转换为对数形式的均值之差的计算。

（2）等效判断标准：当前普遍采用主要药代参数经对数转换后以多因素方差分析（ANOVA）进行显著性检验,然后用双单侧 t 检验和计算 90% 可信区间的统计分析方法来评价和判断药物间的生物等效性。

方差检验是显著性检验,设定的无效假设是两药无差异,检验方式为是与否,在 $P<0.05$ 时认为两者差异有统计意义,但不一定不等效；$P>0.05$ 时认为两药差异无统计意义,但 $P>0.05$ 并不能认为两者相等或相近。在生物利用度试验中,采用多因素方差分析（ANOVA）进行统计分析,以判断药物制剂间、个体间和周期间的差异。在生物等效性实验中,方差分析可提示误差来源,为双单侧 t 检验计算提供了误差值（MSE）。

双向单侧 t 检验及 $(1-2\alpha)\%$ 置信区间法是目前生物等效检验的唯一标准。双向单侧 t 检验是等效性检验,设定的无效假设是两药不等效,供试验药在参比药一定范围之外,在 $P<0.05$ 时说明供试药没有超过规定的参比药的高限和低限,拒绝无效假设,可认为两药等效。$(1-2\alpha)\%$ 置信区间是双向单侧 t 检验另一种表达方式。其基本原理是在高、低 2 个方向对受试制剂的参数均值与高低界值之间的差异分别作单侧 t 检验,若受试制剂均数在高方向没有大于或等于参比制剂均数的 120%（数据进行对数转换时取 125%）（$P<0.05$）,且在低方向也没有小于或等于参比制剂均数的 80%（$P<0.05$）,即在两个方向的单侧 t 检验,都能以 95% 的置信度确认没有超出规定范围,则可认为受试制剂与参比制剂生物等效。

等效判断标准,根据临床经验人为确定,一般规定,经对数转换后的受试制剂的 AUC 在参比制剂的 80%～125%,受试制剂的 c_{max} 在参比制剂的 70%～143%。根据双单侧检验的统计量,同时求得 $(1-2\alpha)\%$ 置信区间,如在规定范围内,即可有 $1-2\alpha$ 的概率判断两药生物等效。

如有必要时,应对 t_{max} 经非参数法检验,如无差异,可以认定受试制剂与参比制剂生物等效。

4. 群体生物等效性和个体生物等效性　目前均采用平均生物等效性（average bioequivalence,ABE）评价方法,药物生物等效性的统计推断是以受试药和参比药生物利用度参数平均值为考察指标的,从它们的样本均数推断总体均数是否等效。平均生物等效性只考虑参数平均值,未考虑变异及分布,不能保证个体间生物利用度相近,对低变异和高变异药物设置的生物等效性标准一样。因此也有提出群体等效性（population bioequivalence,PBE）和个体生物等效性（individual bioequivalence,IBE）的概念。

等效性研究用途是区别以下两种临床情况：可处方性（prescribability）和可互换性（switchability）。可处方性是指医师首次开处方给患者时,对该药品一般的性能特征较为清楚,该药已经经过相关临床研究(包括生物等效性研究)验证了它的有效性和安全性。可互换性是指在治疗过程中,医师要让某一患者从一种药转用另一种药治疗的情况,此时医师可以肯定新用药品的安全性和有效性和被替换药是可比拟的。目前通常执行平均生物等效性研究可以证实药物可处方性,但按其等效标准达到生物等效的药品用于某个患者时可能出现治疗不等效,而个体等效性研究则强调了对于每个患者用药的可互换性,减少了由于个体差异带来的风险。

因为目前对群体生物等效性和个体生物等效性经验有限,在此不作详述,建议参照相关文献进行实验设计和统计分析以及评价。

(四)结果的评价

生物等效性是指一种药物的不同制剂在相同的实验条件下,给予相同剂量,其吸收程度和吸收速度没有明显差异。故对受试制剂与参比制剂的生物等效性评价,应从药物吸收程度和吸收速度两方面进行,评价多采用反映这两方面的 3 个药代动力学参数即 AUC、c_{max} 和 t_{max} 是否符合前述等效标准。AUC 反映药物进入体循环的药物的量,反映一定浓度和时间下的累积暴露量,c_{max} 和 t_{max} 则反映吸收速度。

目前比较肯定 AUC 对药物吸收程度的衡量作用,而 c_{max}、t_{max} 依赖取样时间的安排,用他们衡量吸收速率有时是不够敏感和恰当的。不适合用于具有多峰现象的制剂及样本变异大的实验。在评价时,若出现某些不等效特殊情况,需具体问题加以具体分析。

对于 AUC,一般要求 90% 可信区间在 80%～125% 范围内。对于治疗窗窄的药物,这个范围可能应适当缩小,而在少数情况下,如果经临床证实合理的情况下,也可以适当放宽范围。对 c_{max} 也是如此。而对于 t_{max},仅仅在其释放快慢与临床疗效和安全性密切相关时才需要统计评价,其等效范围可根据临床要求来确定。对于出现试验制剂生物利用度比大大高于参比制剂的情况,即所谓超生物利用度(suprabioavailability),可以考虑两种情况:①参比制剂是否本身即为生物利用度低的产品,因而导致试验药相对生物利用度提高;②参比制剂质量符合要求,试验药确实超生物利用度,可以降低剂量进一步进行相对生物利用度研究,摸索出等效的给药剂量。如不改变剂量,该剂量应有临床研究数据的支持。

结果的评价应结合研究目的出发,进行生物等效性评价的目的是保证临床用药的可互换性,进行相对生物利用度研究,则主要分析获得的相对生物利用度数值进一步确定新剂型的临床使用剂量,并非一定要求等效。

(五)提交临床报告内容

为了满足评价的需求,一份生物等效性研究临床报告内容至少应包括以下内容:①实验目的;②生物样本分析方法的建立和考察的数据,提供必要的图谱;③详细的实验设计和操作方法,包括受试者的资料、样本例数、参比制剂、给药剂量、服药方法和采样时间安排;④原始测定未知样品浓度全部数据,每个受试者药代参数和药时曲线;⑤采用的数据处理程序和统计分析方法以及详细统计过程和结果;⑥服药后的临床不良反应观察结果,受试者中途退出和脱落记录及原因;⑦生物利用度或生物等效性结果分析以及必要的讨论;⑧参考文献。正文前应有简短摘要;正文末,应注明实验单位、研究负责人、参加实验人员,并签名盖章,以示对研究结果负责。

五、特殊制剂

以上 BE 研究方法主要针对普通口服制剂,但某些剂型要求有其特殊性,简述如下。

1. 口服缓控释制剂　缓释、控释制剂因为采用了新技术改变了其体内释放吸收过程,因此必须进行生物利用度研究或生物等效性试验以证实其缓控释特征,但在实验设计和评价时与普通制剂都有不同。一般要求应在单次给药和多次给药达稳态两种条件下进行,必要是还应研究食物对吸收的影响。

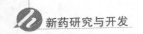
（1）单次给药试验旨在比较受试者于空腹状态下服用缓释、控释受试制剂与参比制剂的吸收速度和吸收程度的生物等效性，确认受试制剂的缓释、控释药代动力学特征。实验设计基本同普通制剂。

1）参比制剂：若国内已有相同产品上市，应选用该缓释、控释制剂相同的国内外上市主导产品作为参比制剂；若系创新的缓释、控释制剂，则以该药物已上市同类普通制剂的主导产品作为参比制剂。

2）应提供药物代谢动力学参数：同样应提供：①各受试者受试制剂与参比制剂的不同时间点生物样品药物浓度，以列表和曲线图表示；②计算各受试者的药代动力学参数并计算均值与标准差：$AUC_{0\to t}$、$AUC_{0\to\infty}$、c_{max}、t_{max}、F 值，并尽可能提供其他参数如吸收速率常数（Ka）、平均滞留时间（MRT）等体现缓释特征的指标。

3）生物利用度及生物等效性评价：缓释、控释受试制剂单次给药的相对生物利用度估算同普通制剂。缓释、控释受试制剂与缓控释参比制剂比较，AUC、c_{max}、t_{max} 均符合生物等效性统计学要求，可认定两制剂于单次给药条件下生物等效；若缓释、控释受试制剂与普通制剂比较，AUC 符合生物等效性一般要求，而 c_{max} 明显降低，t_{max} 明显延迟，Ka 显著增加，则显示该制剂具缓释或控释动力学特征。

（2）多次给药试验旨在比较缓释、控释受试制剂与参比制剂多次连续用药达稳态时，药物的吸收程度、稳态血药浓度和波动情况。

1）给药方法按临床推荐的给药方案连续服药的时间达 7 个消除半衰期后，通过连续测定至少 3 次谷浓度（谷浓度采样时间应安排在不同日的同一时间内），以证实受试者血药浓度已达稳态。达稳态后最后一个给药间期内，参照单次给药采样时间点设计，测定血药浓度。

以普通制剂为参比时，普通制剂与缓（控）释制剂分别按推荐临床用药方法给药（例如，普通制剂每日 2 次，缓/控释制剂每日 1 次），达到稳态后，缓（控）释制剂选最后 1 次给药间期，参照单次给药采样时间点设计，然后计算各参数，而普通制剂仍按临床用法给药，按 2 次给药的药时曲线确定采样时间点，测得 AUC 是实际 2 次给药后的总和，不宜用剂量调整公式计算（如以 1 次给药 AUC 的 2 倍计），稳态峰浓度、达峰时间及谷浓度可用 2 次给药的平均值。

2）应提供的药代动力学参数与数据：①各受试者缓释、控释受试制剂与参比制剂不同时间点的血药浓度数据以及均数和标准差；②各受试者至少连续 3 次测定稳态谷浓度（c_{min}）；③各受试者在血药浓度达稳态后末次给药的血药浓度-时间曲线。稳态峰浓度（c_{max}）、达峰时间（t_{max}）及 c_{min} 的实测值，并计算末次剂量服药前与达 τ 时间点实测 c_{min} 的平均值；④各受试者的稳态药时曲线下面积（AUC_{ss}）、平均稳态血药浓度（c_{av}）。$c_{av}=AUC_{ss}/\tau$，式中 AUC_{ss} 系稳态条件下用药间隔期 $0\sim\tau$ 时间的 AUC，τ 是用药间隔时间；⑤各受试者血药浓度波动度（DF）。$DF=c_{max}-c_{min}/c_{av}\times100\%$。

3）生物利用度和生物等效性评价：一般同缓释、控释制剂的单次给药试验的统计。

当缓释制剂与普通制剂比较时，对于波动系数的评价，应结合缓释制剂本身的特点具体分析。

另外，对于不同的缓控释剂型，如结肠定位片、延迟释放片等，还应当考虑剂型的特殊性来设计试验，增加相应考察以体现剂型特点。

2. 特殊活性成分制剂　如活性成分为蛋白质多肽、激素、维生素、电解质等，因为存在内源性物质干扰问题以及体内降解问题，所以生物样本分析方法的确定是其重点。同样建议参照国内外相关文献针对自身品种考虑。

3. 复方制剂　对存在多个成分的复方化学药品制剂生物等效性研究，因为不能保证一个成分的体内行为可以完全代表其他成分的体内行为，故原则上应证实每一个主要有效成分的生物等效性。试验设计时应尽量兼顾各个成分的特点。

六、结语

需要说明的是，本指导原则仅表述了当前对生物利用度和生物等效性研究的认识和一般性原则，研究者同时还应当联系相关法规以及其他有关指导原则来综合考虑，如临床药代动力学研究、临床试验生物统计、临床试验报告等。

还需要说明的是,生物利用度和生物等效性研究只是作为一个验证制剂质量的手段,对仿制药品,仅仅是上市前最后一个研究阶段,真正要提高我国仿制药品(广义的)质量,仅仅依靠提高生物等效性研究技术要求是不够的。是否能达到与原创药生物等效,更为重要的是从最开始的处方筛选、生产工艺条件以及质量研究考察着手,尽可能分析原创药的有关专利文献和其他有关资料,以避免最后出现不等效的情况。

七、名词解释

1. 标准样品(standard sample)　在生物介质中加入已知量分析物配制的样品,用于建立标准曲线,计算质控样品和未知样品中分析物浓度。

2. 质控样品(quality control sample)　质控样品系将已知量的待测药物加入到生物介质中配制的样品,用于监测生物分析方法的效能和评价每一分析批中未知样品分析结果的完整性和正确性。一般配制高、中、低三个浓度的质控样品。

3. 分析批(analytical run/batch)　包括待测样品、适当数目的标准样品和质控样品的完整系列。由于仪器性能的改善和自动进样器的使用,一天内可以完成几个分析批,一个分析批也可以持续几天完成,但连续测量不宜超过 3 天。

4. 高溶解度(highly soluble)　若药物的最大剂量能溶解在 250 ml 或更少的 pH 1~7.5 的水溶液中,此药物可被认为是高溶解度的药物。250 ml 的量来源于标准的生物等效性研究中的实验原则。

5. 高渗透性(highly permeable)　渗透性的分类标准以药物在人体内的吸收程度(吸收剂量的分数,而不是系统生物利用度)为间接依据,以测定通透人体肠壁膜的量为直接依据。也可以选用能充分描述人体内的吸收程度(如体外上皮组织细胞培养法)的非人体系统。若没有资料证明药物在胃肠道内是不稳定的,以质量平衡测定法为依据,同静脉注射给药相比较为依据,当药物的吸收程度达到 90％时,此药物可被认为是高渗透性的。

6. 快速溶出(rapidly dissolving)　利用美国药典规定的第一法装置 100 rpm(或二法装置 50 rpm),使用 900 ml 或少于 900 ml 的下列每种介质测定溶出度。

(1) 0.1 mol/L HCl 或符合美国药典的无酶人工胃液。

(2) 4.5 的缓冲液。

(3) 6.8 的缓冲液或符合美国药典的无酶人工肠液。

在上述条件下,若一个口服速释制剂在 30 分钟内其标示量的 85％以上完全溶出,则此药物被认为是快速溶出的。

7. 高变异性(highly variable)　不同受试者之间对药物的体内处置存在较大差异。这种差异的增加使得对样本例数可能要求增加。

八、起草说明

(略)

附录三　中药、天然药物制剂研究技术指导原则

一、概述

中药、天然药物制剂研究影响中药、天然药物发挥作用的速度与程度,关系到中药、天然药物的

安全、有效与可控。本指导原则主要阐述中药、天然药物剂型选择的依据、制剂处方研究、制剂成型工艺研究、直接接触药品的包装材料的选择的基本内容，并对有关问题进行讨论。由于药材前处理、提取纯化、质量研究和稳定性研究另有相应的指导原则，故不在本指导原则中讨论，涉及此部分工作可参照有关指导原则进行。

制剂研究的基本原则应是根据临床用药需求，结合提取、分离与纯化等工艺研究，从安全、有效，以及生产的稳定和质量的可控性等方面进行研究。一个良好的制剂，应能达到"高效、速效、长效""剂量小、毒性小、不良反应小"和"生产、运输、贮藏、携带、使用方便"的要求。

由于中药、天然药物成分复杂、作用多样，剂型种类、成型工艺方法与技术繁多，加之现代制剂技术迅速发展，新方法与技术不断涌现，不同的方法与技术所应考虑的重点，需进行研究的难点，要确定的技术参数，均有可能不同。因此，应根据药物的具体情况，借鉴传统组方、用药理论与经验，结合生产实际进行必要的研究，以明确具体工艺参数，做到工艺合理、可行、稳定、可控，以保证药品的安全、有效及其质量的稳定。建议研究者借鉴新技术、新工艺、新辅料，并应用到中药、天然药物制剂成型的研究中，开展创新性的研究。

二、基本内容

（一）剂型选择

1. 剂型选择的依据　药物必须制成不同的剂型，采用一定的给药途径接触或导入机体才能发挥疗效。剂型的不同可能导致药物的作用性质、作用速度、毒副作用的不同，从而影响到药物的临床疗效。因此，合理的药物剂型的选择是保证和提高药物疗效的关键。

剂型选择应在尊重传统组方、用药理论与经验的基础上，以满足临床医疗需要为宗旨，通过对药物理化性质、剂型特点、生物特性等方面综合分析后的选择。

剂型的选择应全面考虑与药品安全性、有效性、质量可控性等相关的各种因素，主要包括以下几方面。

（1）临床需要及用药对象：选择药物剂型时，应考虑不同剂型可能适用于不同的临床病症需要；还应考虑适用患者的顺应性以及生理情况，如年龄、性别、体重等。

（2）药物性质及处方剂量：中药有效成分复杂，各成分溶解性、化学稳定性、在体内的吸收、分布、代谢、排泄过程也各不相同，应根据药物的性质选择适宜的剂型。

由于中药处方量、半成品量及性质、临床服用剂量不同，不同剂型对药物的容纳量不同，所选择的剂型也应不同。

（3）药物的安全性：在选择剂型时需充分考虑其安全性。没有一种药物制剂是绝对安全的，但是应比较剂型因素产生的疗效增益和带来的不安全的危险，应充分考虑先前人用该药物的经验。不安全的危险包括毒性和不良反应。

（4）其他因素：建议考虑目前医药工业发展的整体技术水平、设备条件，生产单位的技术水平和生产条件，市场需求，以及药物经济学的有关问题等。

研制和申报单位应充分重视剂型的选择，提供具有说服力的文献依据和试验资料，充分阐述剂型选择的科学性、合理性、必要性。

2. 需要注意的问题

（1）应充分重视药物制剂处方前研究。在充分认识药物的基本理化性质、剂型特点以及制剂要求的基础上，进行研究、分析、改进，提供文献或试验依据，以保证剂型选择的合理性和科学性。

（2）在剂型选择和设计中注意借鉴相关学科的新理论、新方法和新技术，鼓励新剂型的开发。

（3）应根据具体药物的性质及临床需要，在要尊重传统用药方式与传统剂型的同时，充分吸收现代制剂研究的新成果，在保证安全、提高疗效、方便临床的基础上，研究和创制新剂型。

（4）中药、天然药物临床用药经验的积累主要是基于口服与外用给药途径。因此，在选择注射剂这一剂型时，由于缺乏人用历史，以及中药、天然药物成分的复杂性，应特别关注其安全性、有效性及质量可控性，提供充分的研究资料及试验数据。

（5）对于已有国家标准的药品的剂型改变，应在对已有药品剂型的应用进行全面、综合评价的基础上有针对性地进行，并对新旧剂型进行对比研究，充分阐述剂型改革的必要性和所选剂型的合理性。

（二）制剂处方研究

制剂处方研究是根据半成品（中间体）性质、剂型特点、临床用药要求等，筛选适宜的辅料，确定制剂处方的过程。制剂处方研究是制剂研究的核心内容。

1．制剂处方前研究　　制剂处方前研究是制剂成型研究的基础，其目的是保证药物的稳定、有效，并使制剂处方和制剂工艺适应工业化生产的要求。一般在制剂处方确定之前，应针对不同药物剂型的特点及其制剂要求，进行制剂处方前研究。在中药、天然药物制剂处方研究中，除应了解有效成分的基本理化性质以外，还应重点了解半成品的理化性质。半成品理化性质对制剂工艺、辅料、设备的选择有较大的影响，在很大程度上决定了制剂成型的难易。例如，用于制备固体制剂的半成品，应主要了解其溶解性、吸湿性、流动性、可压缩性、堆密度等内容；用于制备口服液体制剂的半成品，应主要了解其溶解性、酸碱性、稳定性以及嗅、味等内容。

（1）单一成分组成的药物，应对其理化性质、稳定性、制剂特性、药物与辅料的相互作用等进行研究。

（2）有效部位组成的药物，应充分认识有效部位的理化性质和制剂特性，对于一些重要的参数如溶解性、有效成分的纯度、稳定性以及与辅料的相互作用等应提供文献或试验研究资料。

（3）复方制剂成分复杂，对其认识不很清楚，但一些基本特性应予了解、明确。

2．辅料的选择　　辅料除赋予制剂成型外，还可能改变药物的理化性质，调控药物在体内的释放过程，影响甚至改变药物的临床疗效、安全性和稳定性等。新辅料的应用，为改进和提高制剂质量，研究和开发新剂型、新制剂提供了基础。在制剂成型工艺的研究中，应重视辅料的选择研究，注意对新辅料的应用研究。

辅料选择一般应考虑以下原则：满足制剂成型、稳定的要求，不与药物发生不良相互作用，避免影响药品的定性、定量分析。考虑到中药、天然药物的特点，从减少服用量、增加患者依从性的角度出发，在选择辅料时除应满足制剂成型的需要外，还应注意辅料的用量，良好的制剂处方应能在尽可能少的辅料用量下获得最好的制剂成型性。所用辅料应符合药用要求。

3．制剂处方筛选研究　　制剂处方筛选研究，可根据药物、辅料的性质，结合剂型特点，采用科学、合理的试验方法和合理的评价指标进行。制剂处方筛选研究应考虑以下因素：临床用药的要求、有效成分的理化性质、辅料性质、半成品理化性质、剂型特点、患者的顺应性等，并应考虑有效成分、半成品与辅料的相互作用，辅料对有效成分的物理稳定性、化学稳定性、生物稳定性的影响等因素。必要时，可以通过影响因素实验考察主药（如有效成分、有效部位药物）与辅料的相互作用，考察光、氧、热、湿等对有效成分稳定性的影响。通过处方筛选研究，应明确所用辅料的种类、型号、规格、用量等。

在制剂处方筛选研究过程中，为减少研究中的盲目性，提高工作效率，获得理想的效果，可在预实验的基础上，应用各种数理方法安排试验。如采用单因素比较法，正交设计、均匀设计或其他适宜的方法。开展制剂处方优选的计算机辅助设计研究，也是值得探索的一个方法。

（三）制剂成型工艺研究

制剂成型工艺研究是按照制剂处方研究的内容，将经提取、纯化后所得半成品或部分生药粉与

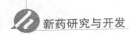

辅料进行加工处理,按照合适的评价指标进行筛选,并优选、确定适当的辅料、制剂技术和设备,制成一定的剂型并形成最终产品的过程。实际上,制剂成型研究是处方设计的具体实施过程,并通过研究进一步改进和完善处方设计,选定制剂处方、制剂技术和设备。

1. 制剂成型工艺研究应考虑的原则　制剂成型工艺研究一般应考虑成型工艺路线和制备技术的选择,应注意实验室条件与中试和生产的衔接,考虑大生产制剂设备的可行性、适应性。对单元操作或关键工艺、批间质量,应进行考察,以保证操作的可重复性、化学成分及其质量的稳定性。应提供详细的制剂成型工艺流程,各工序技术条件试验依据等资料。在制剂过程中,应注意其均匀性,对于含有有毒药物以及用量小而活性强烈的药物,在处方、工艺路线设计、设备选用等方面应作特别考虑。

临床研究用药品,应当在符合《药品生产质量管理规范》条件的车间制备,制备过程应当严格执行《药品生产质量管理规范》的要求。

2. 制剂成型工艺研究评价指标的选择　制剂工艺研究评价指标的选择是确保制剂成型研究达到预期要求的极为重要的内容,制剂处方设计、辅料筛选、成型技术、机械设备的优选等都应根据不同药物的具体情况,选择评价指标。评价指标可以是化学指标,也可以是药效指标、生产指标等。研究者可根据药物性质、剂型特点、制剂生产工艺、设备情况等,选择合理的评价指标。

评价指标应是客观的、可量化的。量化的评价指标对处方设计、筛选、制剂生产具有重要意义。例如,颗粒的流动性、与辅料混合后的物性变化、物料的可压性、吸湿性等可作为片剂成型工艺的考察指标的主要内容。对于口服固体制剂,有时还需进行溶出度的考察。

3. 制剂技术、制剂设备　制剂处方筛选、制剂成型均需在一定的制剂技术和设备条件下才能实现。新的制剂技术以及相应的制剂设备,是提高中药制剂水平和产品质量的重要方面。在制剂研究过程中,特定的制剂技术和设备往往可能对成型路线,以及所使用辅料的种类、用量产生很大影响。在制剂成型研究过程中充分关注制剂新技术、新设备的选择与应用。

固定工艺参数及其所用设备,有利于保证工艺的稳定,减少批间质量差异,以保证药品的安全、有效,及其质量的稳定。

(四) 直接接触药品的包装材料的选择

在选择直接接触药品的包装材料时应对同类药品及其包装材料进行相应的文献调研,证明选择的可行性。并结合药品稳定性研究进行相应的考察。应符合《药品包装材料、容器管理办法》(暂行)、《药品包装、标签规范细则》(暂行)及相关要求,提供相应的注册证明和质量标准。

在某些特殊情况或文献资料不充分的情况下,应加强药品与直接接触药品的包装材料的相容性考察。采用新的包装材料,或特定剂型,在包装材料的选择研究中除应进行稳定性实验需要进行的项目外,还应增加相应的特殊考察项目。

三、起草说明

(略)

附录四　中药、天然药物中试研究的技术指导原则

一、概述

中药、天然药物的中试研究是指在实验室完成系列工艺研究后,采用与生产基本相符的条件进行工艺放大研究的过程。

中试研究是对实验室工艺合理性的验证与完善，是保证工艺达到生产稳定性、可操作性的必经环节。供质量标准、稳定性、药理与毒理、临床研究用样品应是经中试研究确定的工艺制备的样品。中试研究是药品研究工作的基础和核心内容之一，直接关系到药品的安全、有效和质量可控。故中试研究规模、批次、样品质量、中试场地、设备等应符合有关要求。

二、基本内容

（一）中试研究的作用

进行质量标准、药理毒理、稳定性、临床研究的样品都应当是经过中试研究确定的工艺制备而成的样品。只有在工艺稳定、可行的条件下制备的样品，才能保证药理毒理、质量标准及稳定性研究结果的可靠。

通过中试研究，可发现工艺可行性、劳动保护、环保、生产成本等方面存在的问题，减少药品研发的风险。

（二）中试研究的有关问题

中试场地必须符合《药品生产质量管理规范》条件，中试研究设备应该与生产设备的技术参数基本相符。由于药品剂型不同，所用生产工艺、设备、生产车间条件、辅料、包装等都有很大差异，因此在中试研究中要结合剂型，特别要考虑如何适应生产的特点开展工作，应注意以下问题。

1. 中试研究的规模与批次　投料量、半成品率、成品率是衡量中试研究可行性、稳定性的重要指标。一般情况下，中试研究的投料量为制剂处方量（以制成 1 000 个制剂单位计算）的 10 倍以上。装量大于或等于 100 ml 的液体制剂应适当扩大中试规模，以有效成分、有效部位为原料或以全生药粉入药的制剂，可适当降低中试研究投料量，但均要达到中试研究的目的。半成品率、成品率应相对稳定。

中试研究一般需经过多批次试验，以达到工艺稳定的目的。申报临床研究时，应提供至少 1 批稳定的中试研究数据，包括批号、投料量、半成品量、辅料量、成品量、成品率等，并与实验室研究数据相比较。

变更药品规格的补充申请一般不需提供中试研究资料，但改变辅料的除外。

2. 中试研究的质量控制　中试研究过程中应考察各关键工序的工艺参数及相关的检测数据，注意建立中间体的内控质量标准。

中试研究应提供所用药材及中试样品含测成分的含量数据，并计算转移率。

参 考 答 案

第一章

【A 型题】
1. C 2. D 3. D
【X 型题】
1. ABC 2. ABC 3. AC

第二章

【A 型题】
1. B 2. B 3. D
【X 型题】
1. ABC 2. ABCDE 3. ABCDE

第三章

【A 型题】
1. C 2. E 3. E 4. A
【X 型题】
1. BD 2. DE 3. BC 4. BC

第四章

【A 型题】
1. C 2. B
【X 型题】
1. ABE 2. ABCDE 3. ABCDE

第五章

【A 型题】
1. D 2. A 3. B
【X 型题】
1. ABCDE 2. ABCD 3. ABCDE 4. ACDE

第六章

【A型题】
1. B 2. A 3. D 4. B
【X型题】
1. ABCD 2. ABCD 3. ABD 4. AB

第七章

【A型题】
1. A 2. E
【X型题】
1. ABCDE 2. ABCDE

第八章

【A型题】
1. D 2. D 3. C 4. B
【X型题】
1. ABDE 2. ABCDE 3. ADE 4. ACD

第九章

【A型题】
1. C 2. B
【X型题】
1. BCE 2. ACD 3. ABCD 4. ABCDE

第十章

【A型题】
1. C 2. B
【X型题】
1. ABD 2. ACD 3. ABCD 4. ABC 5. ABCE

第十一章

【A型题】
1. C 2. B 3. A
【X型题】
1. ABCE 2. ADE 3. ABCDE

第十二章

【A型题】
1. A 2. E
【X型题】
1. ABCD 2. ABCDE

第十三章

【A 型题】

1. A **2.** D

【X 型题】

1. AB **2.** BCD

参 考 文 献

［1］ 陈玲,李娜,刘艳红,等. 2007—2016 年全球上市新药评述及研发趋势[J]. 中国新药杂志,2018,27
(3)：249 - 254.

［2］ 陈丽,孙国峰,郭彩芳,等. 我国化学药制造业发展趋势分析[J]. 化工管理,2017.12：11 - 12.

［3］ 赖树清,王奇巍,刘健惠. 2017 年中国新药审批及注册申报情况分析[J]. 中国医药工业杂志,2018,49
(3)：392 - 396.

［4］ 李全林. 新医药开发与研究[M]. 北京：中国医药科技出版社,2008.

［5］ 陈小平. 新药发现与开发[M]. 北京：化学工业出版社,2012.

［6］ 查锡良,药立波. 生物化学与分子生物学[M]. 8 版. 北京：人民卫生出版社,2013.

［7］ 张景海. 药学分子生物学[M]. 5 版. 北京：人民卫生出版社,2016.

［8］ 余多慰,龚祝南,刘平. 分子生物学[M]. 南京：南京师范大学出版社,2007.

［9］ 陈惠黎. 生物大分子的结构和功能[M]. 上海：上海医科大学出版社,1999.

［10］ 郭宗儒. 药物分子设计[M]. 北京：科学出版社,2005.

［11］ 吕宝璋,卢建,安明榜. 受体学[M]. 合肥：安徽科学技术出版社,2000.

［12］ 李学军,杨宝学. 药理学[M]. 北京：北京大学医学出版社,2016.

［13］ 王晓良. 应用分子药理学[M]. 北京：中国协和医科大学出版社,2015.

［14］ 陈小平,王效山. 新药发现与开发[M]. 北京：化学工业出版社,2012.

［15］ 徐文芳. 新药设计与开发[M]. 北京：科学出版社,2001.

［16］ 赵桂森. 新药设计与开发基础[M]. 济南：山东大学出版社,2016.

［17］ 周爱儒,查锡良. 生物化学[M]. 6 版. 北京：人民卫生出版社,2005.

［18］ 陈临溪,李兰芳,王毅. 细胞信号转导药理与临床[M]. 北京：人民军医出版社,2014.

［19］ 徐文芳. 药物设计学[M]. 2 版. 北京：人民卫生出版社,2011.

［20］ 姜凤超. 药物设计学[M]. 北京：中国医药科技出版社,2016.

［21］ 徐文芳. 新药设计与开发[M]. 北京：科学出版社,2001.

［22］ Berridge M. The molecular basis of communication within the cell [J]. Sci Am, 1985,253(4)：142 -
150.

［23］ Rodbell M. The role of hormone receptors and GTP-regulatory proteins in membrane transduction
[J]. Nature, 1980,284(5751)：17 - 22.

［24］ Lefkowitz R. The beta-receptor and adenylate cyclase [J]. Biochim Biophys Acta, 1976,457(1)：1 -
39.

［25］ Shuster M J. Cyclinc AMP-dependent protein kinase closes the serotonin-sensitive K＋ chanels of
aplysia sensory nervous in cell-free membrane patches [J]. Nature，1985,313(6001)：392 - 395.

［26］ Kahn, M. Peptide secondary structure mimetics. Recent advances and future challenge [J]. Syniett,
1993(11)：821 - 826.

［27］ Houghten, R, A. Pinilla C, Blondelle SE, et al. Generation and use of synthetic peptide

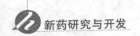

combinatorial libraries for basic research and drug discovery [J]. Nature, 1991,(354)：84 - 86.

[28] 彭司勋. 药物化学——回顾与发展[M]. 北京：人民卫生出版社,2002.

[29] 李其翔,张红. 新药药物靶标开发技术[M]. 北京：高等教育出版社,2006.

[30] 徐文方. 药物设计学[M]. 北京：人民卫生出版社,2007.

[31] 郑虎. 药物化学[M]. 北京：人民卫生出版社,2010.

[32] 叶德举,罗小民,江建华,等. 先导化合物的发现——整合计算机虚拟筛选、化学合成和生物测试方法[J]. 化学进展,2007,19(12),1939 - 1946.

[33] 仇缀百. 药物设计学[M]. 北京：高等教育出版社,2008.

[34] 晏仁义,陈若芸. 天然产物中先导化合物的发现与优化[J]. 中国天然药物,2005,3(6)：332 - 335.

[35] 郭涛. 药物研究与开发[M]. 北京：人民卫生出版社,2007.

[36] 仇文升,李安良. 药物化学[M]. 北京：高等教育出版社,2002.

[37] 徐文方. 新药设计与开发[M]. 北京：科学出版社,2001：621.

[38] 姜凤超. 药物设计学[M]. 北京：化学工业出版社,2007.

[39] 李元. 基因工程药物[M]. 北京：化学工业出版社,2002.

[40] 毛建平,毛秉智. 基因药物研究现状和对策[J]. 中国生物化学和分子生物学学报,2004,2(2),143 - 148.

[41] 杜冠华. 高通量药物筛选[M]. 北京：化学工业出版社,2002.

[42] 陈凯先,蒋华良,嵇改运. 计算机辅助药物设计：原理、方法及应用[M]. 上海：上海科学技术出版社,2000.

[43] 王淑月,王洪亮. 前药原理与新药设计[J]. 河北工业科技,2003,70,54 - 57.

[44] 徐筱杰,侯廷军,乔学斌,等. 计算机辅助药物分子设计[M]. 北京：化学工业出版社,2004.

[45] 王淑月,尹宏军,陈竞洪. 软药原理与新药设计[J]. 河北工业科技,2004,21(1),68 - 78.

[46] 尤启东,林国强. 手性药物：研究及应用[M]. 北京：化学工业出版社,2004.

[47] 郭增平. 新药发现与筛选[M]. 西安：西安交通大学出版社,2017.

[48] 陈小平,马凤余. 新药发现与开发[M]. 2 版. 北京：化学工业出版社,2017.

[49] 姜凤超. 药物设计学[M]. 北京：中国医药技术出版社,2016.

[50] 郭涛. 药物研究与开发[M]. 北京：人民卫生出版社,2007.

[51] 李学军. 多靶点药物研究及应用[M]. 北京：人民卫生出版社,2011.

[52] 陈晓光. 药理学研究的新思路与新靶点[M]. 北京：中国协和医科大学出版社,2012.

[53] 方浩. 药物设计学[M]. 北京：人民卫生出版社,2016.

[54] 江振洲,杨婷婷,李晓骄阳,等. 药物作用靶点研究最新进展[J]. 药学进展,2014,38(3)：161 - 173.

[55] 江振洲,刘晓昕,周旺,等. 我国疾病靶点研究最新进展[J]. 药学进展,2015,39(5)：335 - 350.

[56] 徐炎,李学军. 多靶点药物治疗及药物发现[J]. 药学学报,2009,44(3)：226 - 230.

[57] 丁大伟,章永红. 以细胞凋亡通路为靶点的抗肿瘤中药研究进展[J]. 中国老年学杂志,2018,1(38)：239 - 241.

[58] 邓沱,宁志强,周玉祥,等. 生物芯片技术在药物研究与开发中的应用[J]. 中国新药杂志,2002,11(1)：23 - 31.

[59] 于占洋. 药学文献检索与利用[M]. 2 版. 北京：中国医药科技出版社,2009.

[60] 胡晋红,储文功. 药学信息学[M]. 上海：第二军医大学出版社,2015.

[61] 王曙. 新药研究与开发[M]. 成都：四川大学出版社,2013.

[62] 姜凤超. 药物设计学[M]. 北京：化学工业出版社,2007.

[63] 邱明丰,叶德全. 现代药物研发实践[M]. 上海：上海交通大学出版社,2015.

[64] 王长云,邵长伦. 海洋药物学[M]. 北京：科学出版社,2011.

[65] 仇缀百. 药物设计学[M]. 2 版. 北京：高等教育出版社,2008.

[66] 陈小平,王效山.新药发现与开发[M].北京:化学工业出版社,2012.

[67] 邓世明,林强.新药研究思路与方法[M].北京:人民卫生出版社,2008.

[68] 赵临襄.化学制药工艺学[M].北京:中国医药科技出版社,2003.

[69] 张秋荣.制药工艺学[M].郑州:郑州大学出版社,2007.

[70] 曹岚.中国中药新药研制与申报[M].南昌:江西高校出版社,2008.

[71] 李均.最新药品注册技术精讲[M].北京:化学工业出版社,2008.

[72] 杨世民.药事管理学[M].北京:人民卫生出版社,2011.

[73] 徐文方.药物设计学[M].2版.北京:人民卫生出版社,2011.

[74] 陈小平,马凤余.新药发现与开发[M].2版.北京:化学工业出版社,2017.

[75] 杨世民.药事管理学[M].6版.北京:人民卫生出版社,2016.

[76] 赵琳,吴慧哲.药事管理学[M].2版.上海:上海科学技术出版社,2017.

[77] 于治国.体内药物分析[M].3版.北京:中国医药科技出版社,2017.

[78] 李晓彦,温泽淮,唐雪春,等.临床试验中病例报告表设计的原则与流程[J].中药新药与临床药理,2013,24(2):206-209.

[79] 李雪峰,吴艳乔.药物临床试验中的随机化与盲法[J].西南军医,2011,13(2):326-327.

[80] 王晓杰,胡红杰.药品质量管理[M].2版.北京:化学工业出版社,2016.

[81] 国家食品药品监督管理总局.药品不良反应报告和监测管理办法(卫生部令第81号)[S].2011.

[82] 国家食品药品监督管理总局.药品注册管理办法(局令第28号)[S].2007.

[83] 国家食品药品监督管理总局.药物临床试验质量管理规范(局令第3号)[S].2003.

[84] 国家食品药品监督管理总局.药物临床试验机构资格认定办法(试行)[S].2004.

[85] 国家食品药品监督管理总局.药物Ⅰ期临床试验管理指导原则(试行)[S].2011.

[86] 国家食品药品监督管理总局.肝功能损害患者的药代动力学研究技术指导原则[S].2012.

[87] 国家食品药品监督管理总局.肾功能损害患者的药代动力学研究技术指导原则[S].2012.

[88] 国家食品药品监督管理局药品安全监管司,国家药品不良反应监测中心.药品不良反应知识100问[S].2011.

[89] 化学药物临床试验报告的结构与内容技术指导原则课题研究组.化学药物临床试验报告的结构与内容技术指导原则[S].2005.

[90] 化学药物临床药代动力学研究技术指导原则课题研究组.化学药物临床药代动力学研究技术指导原则[S].2005.

[91] 化学药物制剂人体生物利用度和生物等效性研究技术指导原则课题研究组.化学药物制剂人体生物利用度和生物等效性研究技术指导原则[S].2005.

[92] 王北婴,李仪奎.中药新药研制开发技术与方法[M].上海:上海科学技术出版社,2001.

[93] 邱明丰,叶德全.现代医药研发实践[M].上海:上海交通大学出版社,2015.